全国中医药行业高等教育"十四五"规划教材

全国高等中医药院校规划教材（第十一版）

预防医学

（新世纪第三版）

（供中医学、针灸推拿学、中西医临床医学、护理学等专业用）

主 编 史周华

中国中医药出版社

·北 京·

图书在版编目（CIP）数据

预防医学/史周华主编 . —3 版 . —北京：中国中医药出版社，2021.6（2025.3 重印）

全国中医药行业高等教育"十四五"规划教材

ISBN 978-7-5132-6842-4

Ⅰ . ①预…　Ⅱ . ①史…　Ⅲ . ①预防医学-中医学院-教材

Ⅳ . ①R1

中国版本图书馆 CIP 数据核字（2021）第 053569 号

融合出版数字化资源服务说明

全国中医药行业高等教育"十四五"规划教材为融合教材，各教材相关数字化资源（电子教材、PPT 课件、视频、复习思考题等）在全国中医药行业教育云平台"医开讲"发布。

资源访问说明

扫描右方二维码下载"医开讲 APP"或到"医开讲网站"（网址：www.e-lesson.cn）注册登录，输入封底"序列号"进行账号绑定后即可访问相关数字化资源（注意：序列号只可绑定一个账号，为避免不必要的损失，请您刮开序列号立即进行账号绑定激活）。

资源下载说明

本书有配套 PPT 课件，供教师下载使用，请到"医开讲网站"（网址：www.e-lesson.cn）认证教师身份后，搜索书名进入具体图书页面实现下载。

中国中医药出版社出版

北京经济技术开发区科创十三街 31 号院二区 8 号楼

邮政编码　100176

传真　010-64405721

北京盛通印刷股份有限公司印刷

各地新华书店经销

开本 889×1194　1/16　印张 20　字数 533 千字

2021 年 6 月第 3 版　2025 年 3 月第 6 次印刷

书号　ISBN 978-7-5132-6842-4

定价　75.00 元

网址　www.cptcm.com

服 务 热 线　010-64405510　　微信服务号　zgzyycbs

购 书 热 线　010-89535836　　微商城网址　https://kdt.im/LIdUGr

维 权 打 假　010-64405753　　天猫旗舰店网址　https://zgzyycbs.tmall.com

如有印装质量问题请与本社出版部联系（010-64405510）

全国中医药行业高等教育"十四五"规划教材
全国高等中医药院校规划教材（第十一版）

《预防医学》

编 委 会

主　编

史周华（山东中医药大学）

副主编

李国春（南京中医药大学）　　　　朱继民（安徽中医药大学）

费宇彤（北京中医药大学）　　　　闫国立（河南中医药大学）

齐宝宁（陕西中医药大学）　　　　徐　刚（江西中医药大学）

杨胜辉（湖南中医药大学）

编　委（以姓氏笔画为序）

王成岗（山东中医药大学）　　　　王晓波（辽宁中医药大学）

王超楠（河北中医学院）　　　　　叶运莉（西南医科大学）

关红军（牡丹江医学院）　　　　　李　海（广西中医药大学）

杨海军（湖北中医药大学）　　　　杨琬芳（山西中医药大学）

吴夏秋（浙江中医药大学）　　　　张胜利（福建中医药大学）

陈新林（广州中医药大学）　　　　岳　嘉（甘肃中医药大学）

金如锋（上海中医药大学）　　　　郑丽红（黑龙江中医药大学）

赵秀荣（承德医学院）　　　　　　赵铁牛（天津中医药大学）

姜　爽（长春中医药大学）　　　　徐俊芳（湖北民族大学）

蔡　琨（贵州中医药大学）　　　　熊光轶（云南中医药大学）

潘校琦（成都中医药大学）

学术秘书

韩晓春（山东中医药大学）

《预防医学》
融合出版数字化资源编创委员会

全国中医药行业高等教育"十四五"规划教材
全国高等中医药院校规划教材（第十一版）

主　编

史周华（山东中医药大学）

副主编

李国春（南京中医药大学）　　　　朱继民（安徽中医药大学）

费宇彤（北京中医药大学）　　　　闫国立（河南中医药大学）

齐宝宁（陕西中医药大学）　　　　徐　刚（江西中医药大学）

杨胜辉（湖南中医药大学）

编　委（以姓氏笔画为序）

王成岗（山东中医药大学）　　　　王晓波（辽宁中医药大学）

王超楠（河北中医学院）　　　　　叶运莉（西南医科大学）

关红军（牡丹江医学院）　　　　　李　海（广西中医药大学）

李　娟（陕西中医药大学）　　　　杨海军（湖北中医药大学）

杨琬芳（山西中医药大学）　　　　吴夏秋（浙江中医药大学）

张胜利（福建中医药大学）　　　　陈新林（广州中医药大学）

岳　嘉（甘肃中医药大学）　　　　金如锋（上海中医药大学）

郑丽红（黑龙江中医药大学）　　　赵秀荣（承德医学院）

赵铁牛（天津中医药大学）　　　　姜　爽（长春中医药大学）

徐俊芳（湖北民族大学）　　　　　韩晓春（山东中医药大学）

蔡　琨（贵州中医药大学）　　　　熊光轶（云南中医药大学）

潘校琦（成都中医药大学）

全国中医药行业高等教育"十四五"规划教材
全国高等中医药院校规划教材（第十一版）

专家指导委员会

名誉主任委员
余艳红（国家卫生健康委员会党组成员，国家中医药管理局党组书记、局长）
王永炎（中国中医科学院名誉院长、中国工程院院士）
陈可冀（中国中医科学院研究员、中国科学院院士、国医大师）

主任委员
张伯礼（天津中医药大学教授、中国工程院院士、国医大师）
秦怀金（国家中医药管理局副局长、党组成员）

副主任委员
王　琦（北京中医药大学教授、中国工程院院士、国医大师）
黄璐琦（中国中医科学院院长、中国工程院院士）
严世芸（上海中医药大学教授、国医大师）
高　斌（教育部高等教育司副司长）
陆建伟（国家中医药管理局人事教育司司长）

委　员（以姓氏笔画为序）
丁中涛（云南中医药大学校长）
王　伟（广州中医药大学校长）
王东生（中南大学中西医结合研究所所长）
王维民（北京大学医学部副主任、教育部临床医学专业认证工作委员会主任委员）
王耀献（河南中医药大学校长）
牛　阳（宁夏医科大学党委副书记）
方祝元（江苏省中医院党委书记）
石学敏（天津中医药大学教授、中国工程院院士）
田金洲（北京中医药大学教授、中国工程院院士）
仝小林（中国中医科学院研究员、中国科学院院士）
宁　光（上海交通大学医学院附属瑞金医院院长、中国工程院院士）

匡海学（黑龙江中医药大学教授、教育部高等学校中药学类专业教学指导委员会主任委员）

吕志平（南方医科大学教授、全国名中医）

吕晓东（辽宁中医药大学党委书记）

朱卫丰（江西中医药大学校长）

朱兆云（云南中医药大学教授、中国工程院院士）

刘　良（广州中医药大学教授、中国工程院院士）

刘松林（湖北中医药大学校长）

刘叔文（南方医科大学副校长）

刘清泉（首都医科大学附属北京中医医院院长）

李可建（山东中医药大学校长）

李灿东（福建中医药大学校长）

杨　柱（贵州中医药大学党委书记）

杨晓航（陕西中医药大学校长）

肖　伟（南京中医药大学教授、中国工程院院士）

吴以岭（河北中医药大学名誉校长、中国工程院院士）

余曙光（成都中医药大学校长）

谷晓红（北京中医药大学教授、教育部高等学校中医学类专业教学指导委员会主任委员）

冷向阳（长春中医药大学校长）

张忠德（广东省中医院院长）

陆付耳（华中科技大学同济医学院教授）

阿吉艾克拜尔·艾萨（新疆医科大学校长）

陈　忠（浙江中医药大学校长）

陈凯先（中国科学院上海药物研究所研究员、中国科学院院士）

陈香美（解放军总医院教授、中国工程院院士）

易刚强（湖南中医药大学校长）

季　光（上海中医药大学校长）

周建军（重庆中医药学院院长）

赵继荣（甘肃中医药大学校长）

郝慧琴（山西中医药大学党委书记）

胡　刚（江苏省政协副主席、南京中医药大学教授）

侯卫伟（中国中医药出版社有限公司董事长）

姚　春（广西中医药大学校长）

徐安龙（北京中医药大学校长、教育部高等学校中西医结合类专业教学指导委员会主任委员）

高秀梅（天津中医药大学校长）

高维娟（河北中医药大学校长）

郭宏伟（黑龙江中医药大学校长）

唐志书（中国中医科学院副院长、研究生院院长）

彭代银（安徽中医药大学校长）

董竞成（复旦大学中西医结合研究院院长）

韩晶岩（北京大学医学部基础医学院中西医结合教研室主任）

程海波（南京中医药大学校长）

鲁海文（内蒙古医科大学副校长）

翟理祥（广东药科大学校长）

秘书长（兼）

陆建伟（国家中医药管理局人事教育司司长）

侯卫伟（中国中医药出版社有限公司董事长）

办公室主任

周景玉（国家中医药管理局人事教育司副司长）

李秀明（中国中医药出版社有限公司总编辑）

办公室成员

陈令轩（国家中医药管理局人事教育司综合协调处处长）

李占永（中国中医药出版社有限公司副总编辑）

张峘宇（中国中医药出版社有限公司副总经理）

芮立新（中国中医药出版社有限公司副总编辑）

沈承玲（中国中医药出版社有限公司教材中心主任）

前 言

为全面贯彻《中共中央 国务院关于促进中医药传承创新发展的意见》和全国中医药大会精神，落实《国务院办公厅关于加快医学教育创新发展的指导意见》《教育部 国家卫生健康委 国家中医药管理局关于深化医教协同进一步推动中医药教育改革与高质量发展的实施意见》，紧密对接新医科建设对中医药教育改革的新要求和中医药传承创新发展对人才培养的新需求，国家中医药管理局教材办公室（以下简称"教材办"）、中国中医药出版社在国家中医药管理局领导下，在教育部高等学校中医学类、中药学类、中西医结合类专业教学指导委员会及全国中医药行业高等教育规划教材专家指导委员会指导下，对全国中医药行业高等教育"十三五"规划教材进行综合评价，研究制定《全国中医药行业高等教育"十四五"规划教材建设方案》，并全面组织实施。鉴于全国中医药行业主管部门主持编写的全国高等中医药院校规划教材目前已出版十版，为体现其系统性和传承性，本套教材称为第十一版。

本套教材建设，坚持问题导向、目标导向、需求导向，结合"十三五"规划教材综合评价中发现的问题和收集的意见建议，对教材建设知识体系、结构安排等进行系统整体优化，进一步加强顶层设计和组织管理，坚持立德树人根本任务，力求构建适应中医药教育教学改革需求的教材体系，更好地服务院校人才培养和学科专业建设，促进中医药教育创新发展。

本套教材建设过程中，教材办聘请中医学、中药学、针灸推拿学三个专业的权威专家组成编审专家组，参与主编确定，提出指导意见，审查编写质量。特别是对核心示范教材建设加强了组织管理，成立了专门评价专家组，全程指导教材建设，确保教材质量。

本套教材具有以下特点：

1.坚持立德树人，融入课程思政内容

将党的二十大精神进教材，把立德树人贯穿教材建设全过程、各方面，体现课程思政建设新要求，发挥中医药文化育人优势，促进中医药人文教育与专业教育有机融合，指导学生树立正确世界观、人生观、价值观，帮助学生立大志、明大德、成大才、担大任，坚定信念信心，努力成为堪当民族复兴重任的时代新人。

2.优化知识结构，强化中医思维培养

在"十三五"规划教材知识架构基础上，进一步整合优化学科知识结构体系，减少不同学科教材间相同知识内容交叉重复，增强教材知识结构的系统性、完整性。强化中医思维培养，突出中医思维在教材编写中的主导作用，注重中医经典内容编写，在《内经》《伤寒论》等经典课程中更加突出重点，同时更加强化经典与临床的融合，增强中医经典的临床运用，帮助学生筑牢中医经典基础，逐步形成中医思维。

3.突出"三基五性"，注重内容严谨准确

坚持"以本为本"，更加突出教材的"三基五性"，即基本知识、基本理论、基本技能，思想性、科学性、先进性、启发性、适用性。注重名词术语统一，概念准确，表述科学严谨，知识点结合完备，内容精炼完整。教材编写综合考虑学科的分化、交叉，既充分体现不同学科自身特点，又注意各学科之间的有机衔接；注重理论与临床实践结合，与医师规范化培训、医师资格考试接轨。

4.强化精品意识，建设行业示范教材

遴选行业权威专家，吸纳一线优秀教师，组建经验丰富、专业精湛、治学严谨、作风扎实的高水平编写团队，将精品意识和质量意识贯穿教材建设始终，严格编审把关，确保教材编写质量。特别是对32门核心示范教材建设，更加强调知识体系架构建设，紧密结合国家精品课程、一流学科、一流专业建设，提高编写标准和要求，着力推出一批高质量的核心示范教材。

5.加强数字化建设，丰富拓展教材内容

为适应新型出版业态，充分借助现代信息技术，在纸质教材基础上，强化数字化教材开发建设，对全国中医药行业教育云平台"医开讲"进行了升级改造，融入了更多更实用的数字化教学素材，如精品视频、复习思考题、AR/VR等，对纸质教材内容进行拓展和延伸，更好地服务教师线上教学和学生线下自主学习，满足中医药教育教学需要。

本套教材的建设，凝聚了全国中医药行业高等教育工作者的集体智慧，体现了中医药行业齐心协力、求真务实、精益求精的工作作风，谨此向有关单位和个人致以衷心的感谢！

尽管所有组织者与编写者竭尽心智，精益求精，本套教材仍有进一步提升空间，敬请广大师生提出宝贵意见和建议，以便不断修订完善。

国家中医药管理局教材办公室
中国中医药出版社有限公司
2023 年 6 月

　　预防医学是以人群作为研究对象，以"环境-人群-健康"作为工作模式，运用自然科学与社会科学的理论与方法，探索环境因素对人群健康的影响及其规律，制定其预防策略和措施，消除和控制危险因素，达到预防和控制疾病、促进健康、提高生命质量和延年益寿等目标的一门学科。医学生不仅要掌握诊疗疾病的知识和技能，也需要具备"防患于未然"与"治未病"的预防医学知识和技能。本教材为全国中医药行业高等教育"十四五"规划教材之一，汇聚了全国高等中医药院校从事预防医学教学与科研的一线专家学者的集体智慧，在保持原有框架和内容的基础上，做了进一步完善。

　　新型冠状病毒肺炎在全球肆虐，再次让人们认识到预防医学的重要性。全书贯穿"预防为主、防治结合、中西医并重"的理念，从中医学、针灸推拿学、中西医临床医学、护理学等专业特点和需求出发，坚持"三基"（基本知识、基本理论、基本技能）和"五性"（思想性、科学性、先进性、启发性、适用性）基本原则，以现代健康观和现代医学模式为引领，强化课程思政建设，按"大预防""大卫生"和"大健康"的要求，从"四大卫生""预防服务与疾病防控"与"流行病学基础"三个角度进行撰写。本教材突出预防为主的观念，倡导群体预防与个体预防相结合，彰显预防医学的思维方法，增强医学生运用预防医学的基本理论和技能，开展社区、临床预防服务工作；学以致用，引导医学生结合预防医学的研究方法进行医学科研设计、资料分析、病因探索、疗效评价、社区与临床健康服务决策等。教材思政内容，以"春雨润物细无声"的形式融合在扉页和章节里，有效体现立德树人、教书育人、家国情怀的时代要求。

　　本书具体编写情况及分工：第一章绪论由史周华执笔，主要介绍预防医学的基本概念、研究内容、研究方法，影响健康的因素和三级预防策略，目前卫生工作面临的挑战及医学生学习预防医学的意义。第二章至第七章由赵铁牛、蔡锟、闫国立、徐刚、潘校琦、齐宝宁、岳嘉、杨琬芳执笔，着重介绍自然环境与健康，营养与健康，食源性疾病与食物中毒，职业因素与健康，职业病预防与控制，社会、心理、行为生活方式与健康（包括心身疾病的预防与控制）等。第八章至第十五章由金如锋、杨胜辉、吴夏秋、徐俊芳、姜爽、关红军、王晓波、叶运莉、郑丽红、李海执笔，概括介绍预防服务与疾病防控，包括社区预防服务、临床预防服务、中医预防服务、传染病的预防与控制、慢性非传染性疾病的预防与控制、伤害的预防与控制、医源性疾病的预防与控制、突发公共卫生事件的预防与控制等。第十六章至第二十三章为流行病学基础，由王超楠、赵秀荣、陈新林、杨海军、熊光轶、叶运莉、王成岗、朱继民、李国春、张胜利、费宇彤执笔，内容包括流行病学概述、疾病分布、描述性研究、分析性研究、实验性研究、偏倚控制与病因推断、诊断试验与筛检试验评价和循证医学等。

本教材为融合教材，相关数字化工作由朱继民教授负责，所有编委会成员共同参与数字教材的编写。数字教材实验内容主要摘选自齐宝宁教授、岳嘉副教授、叶运莉教授、费宇彤教授提供的预防医学实验教程。纸质教材只在后面附有实验目录。

感谢上一版教材所有编委老师的贡献！尤其感谢毛淑芬、饶朝龙、吴建军、王军、王劲松、孔丽娅、杨旻、步怀恩、翟华强、王业秋、李璐、覃思等专家、学者们的奉献与支持！

本书编写得到了全国高等中医药院校的积极响应与大力支持，不胜感激！山东中医药大学和黑龙江中医药大学对教材编写会、定稿会给予了热情与周到的安排，在此深表感谢！

本教材得到中国中医药出版社的积极支持和有力指导，在此对贵社领导、责编和工作人员深表感谢！上一版教材经全国中医药院校的广泛应用，得到师生们的高度认可和有益反馈，在此对师生们也深表感谢！

在编写过程中，全体编委努力工作，反复修改，力争精益求精，书中不足之处，欢迎广大同道与读者提出宝贵意见，以便再版时修订提高。

《预防医学》编委会
2021 年 5 月

知行合一，健康长寿

　　人民健康是民族昌盛和国家强盛的重要标志。把保障人民健康放在优先发展的战略位置，完善人民健康促进政策。

　　促进优质医疗资源扩容和区域均衡布局，坚持预防为主，加强重大慢性病健康管理，提高基层防病治病和健康管理能力。

　　促进中医药传承创新发展。创新医防协同、医防融合机制，健全公共卫生体系，提高重大疫情早发现能力，加强重大疫情防控救治体系和应急能力建设，有效遏制重大传染性疾病传播。深入开展健康中国行动和爱国卫生运动，倡导文明健康生活方式。

——党的二十大报告：推进健康中国建设

　　以基层为重点，以改革创新为动力，预防为主，中西医并重，将健康融入所有政策，人民共建共享。

——新时期卫生与健康工作方针

　　生命至上，举国同心，舍生忘死，尊重科学，命运与共。

——伟大的抗疫精神

　　天行健，君子以自强不息。地势坤，君子以厚德载物。

——《周易》乾卦、坤卦

　　君子以思患而豫防之。

——《周易》既济卦

　　人法地，地法天，天法道，道法自然。

——老子《道德经》第二十五章

圣人不治已病治未病，不治已乱治未乱，此之谓也。夫病已成而后药之，乱已成而后治之，譬犹渴而穿井，斗而铸锥，不亦晚乎！

——《黄帝内经素问·四气调神大论》

上古之人，其知道者，法于阴阳，和于术数，食饮有节，起居有常，不妄作劳，故能形与神俱，而尽终其天年，度百岁乃去。

恬淡虚无，真气从之，精神内守，病安从来？

——《黄帝内经素问·上古天真论》

毒药攻邪，五谷为养，五果为助，五畜为益，五菜为充，气味合而服之，以补精益气。

——《黄帝内经素问·脏气法时论》

"西方医学之父"的古希腊医学家希波克拉底对健康和疾病有深刻的认识：

我们体内的自然力量是真正的治疗者，体内的自然疗愈力是获得康复的最大力量。

医生的天职是尽可能利用、帮助、激发、调动人体的能力，而不是去取而代之。

病人的本能就是病人的医生，而医生只是帮助本能的。

阳光、空气、水和运动，这是生命和健康的源泉。

让食物变成药物而不要把药物当成食物。

知道是什么样的人得病比知道一个人得什么病重要。

目　录

第一章

绪　论

扫一扫，查阅本章数字资源，含PPT、音视频、图片等

　　医学（medicine）是研究人类生命现象及其规律的科学，旨在防治疾病、优生优育、促进健康和延年益寿。现代医学根据其研究对象和任务不同主要分为基础医学、临床医学、预防医学等部分，在整个医学科学的发展中，三者既有区别又相互联系，彼此渗透，有机一体，不可分割。预防医学是医学的重要组成部分，是人类高瞻远瞩和未雨绸缪的谋略与智慧，是"防患于未然"思想指导下的医学实践不断积累起来的理论、技能与方法体系。三级预防是预防医学的核心内容，也是防治结合或融合的理论依据。中西医在预防疾病、促进健康方面各有优势，中西医结合，更有利于呵护大众的健康。预防为主，防治结合，中西医并重，把健康融入所有政策是我国人民健康幸福的有力保障。

第一节　预防医学概述

一、预防医学的概念

　　预防医学（preventive medicine）是以人群作为研究对象，以"环境-人群-健康"作为工作模式，运用自然与社会的科学理论与方法，探索环境因素对人群健康的影响及其规律，制定其预防策略和措施，消除和控制危险因素，达到预防和控制疾病、促进健康、提高生命质量和延年益寿等目标的一门学科。其理论、技能与方法的形成来源于人类与疾病斗争的过程，并在实践中不断充实、完善与发展。

　　公共卫生（public health）是以预防医学的观念、理论和技能为基础，针对疾病预防和健康促进而采取的社会性实践的总称，这些社会性实践可称为公共卫生措施。美国公共卫生先导者、耶鲁大学教授Winslow早在1923年就提出：公共卫生是通过有组织的社会努力，达成预防疾病、延长寿命、增进健康的一门科学和艺术。

　　公共卫生带有明显的行政管理特色，因其需要动员社会各部门的力量，并由政府直接采取行动。公共卫生融合了各种人文、社会、科学及工程技术学科的知识和技能。公共卫生的使命是：预防疾病、保护环境、预防意外伤害、健康促进、灾难事故的应急处理、保证卫生服务的有效性和可及性等。公共卫生与预防医学密不可分，目标一致且相互促进。

二、预防医学的内容

　　预防医学作为一门相对独立的学科，具有完整的理论体系。

　　1. 基本理念　①预防为主，防治结合。预防为主是最基本、最鲜明且贯穿于本学科始终的

理念。疾病是可以预防的，就疾病的治疗与预防而言更强调预防，因其意义更大、效率更高；防治结合是三级预防落到实处的保障，防、治相互促进，共同呵护人类健康。②大卫生。强调预防措施和效果的实现，既可针对个体，也可针对群体，群体更重要，从而强调全社会参与。③生态平衡。认为人类健康的动态过程维系受制于大环境的生态平衡，没有相对稳定的生态平衡系统，人类的生存与健康就没有可持续的维持与发展。④多因多果。认为致病因素与疾病可表现为单因多果、多因单果或多因多果的非单一性因果关系形态。⑤宏观与量化研究。因研究对象是群体，以致应用宏观与微观相结合的研究方法的同时强调宏观，应用定量与定性方法相结合的同时强调定量。⑥其他。如社会与经济效益评价以及法治观念等。

2. 研究内容　预防医学研究的内容和涉及的范围十分广泛，按《学科分类与代码》（GB/T 13745—2009）分类，预防医学与公共卫生学（代码为330）是一级学科，其包含的二级学科有：营养学、毒理学、消毒学、流行病学、传染病学、媒介生物控制学、环境医学、职业病学、地方病学、社会医学、卫生检验学、食品卫生学、儿少与学校卫生学、妇幼卫生学、环境卫生学、劳动卫生学、放射卫生学、卫生工程学、卫生经济学、卫生统计学、计划生育学、优生学、健康促进与健康教育学、卫生管理学、预防医学与卫生学其他学科等。

归纳起来主要研究内容有如下几个方面。

（1）描述疾病分布与健康水平的动态变化　采用人群健康研究的医学统计学和流行病学方法，描述和分析特定人群的疾病谱、死亡谱的变化趋势，了解疾病的分布、发生条件和消长规律，阐明并评价健康危险因素。

（2）探讨健康影响因素　采用宏观与微观相结合的研究方法，阐明人类生活环境、工作环境、社会环境、心理行为及生物遗传因素对人群健康和疾病的作用规律，改善和利用有益的环境因素，控制和消除有害的环境因素。

（3）制定预防疾病、促进健康的策略和措施　针对健康危险因素制定防控对策，提出有效的个体和群体预防策略及控制危险因素的具体措施，并对其效果进行考核与评价。

（4）研究卫生保健和疾病防控工作的组织和管理方法　探究如何充分利用、合理配置卫生资源和科学管理卫生服务系统，为卫生工作决策提供科学依据和咨询建议，通过临床预防服务和社区预防服务，达到预防疾病、促进健康、防止残疾和早逝、提高生命质量和延年益寿的目的。

3. 研究方法　预防医学既运用常规性分类的科学研究方法，又运用基础医学、临床医学、环境卫生学、卫生经济学、卫生管理学及现代科学技术和医学信息等方法，但主要应用的是医学统计学方法和流行病学方法。医学统计学方法包括统计描述和统计推断，为健康影响因素研究提供了量化指标、效果差异比较的假设检验、多因素分析系列方法及高效率统计软件应用等方法。流行病学方法包括观察法、实验法、理论法研究，为探讨危险因素和病因提供了严密的逻辑思维路径、系统的方法和评价的标准，具体内容见第十六章至第二十三章。

三、预防医学的特点

预防医学相对于临床医学和基础医学而言有如下特点。

1. 研究对象是人群，包括个体和群体，以群体为主，主要着眼于健康和无症状患者。

2. 突出预防为主的观念，强调积极预防疾病具有更大的人群健康效益（图1-1）。

3. 重视与临床医学结合，将预防贯穿于临床实践全过程，实施三级预防策略和措施。

4. 研究方法上注重宏观与微观相结合，定量与定性相结合，按生物-心理-社会现代医学模式，从整体论出发，研究自然、社会和心理因素对人类健康的影响。

5. 研究重点是健康影响因素与人群健康的关系，制定预防对策与措施，达到控制或消除病因、预防和控制疾病、促进健康和提高生命质量的目的。

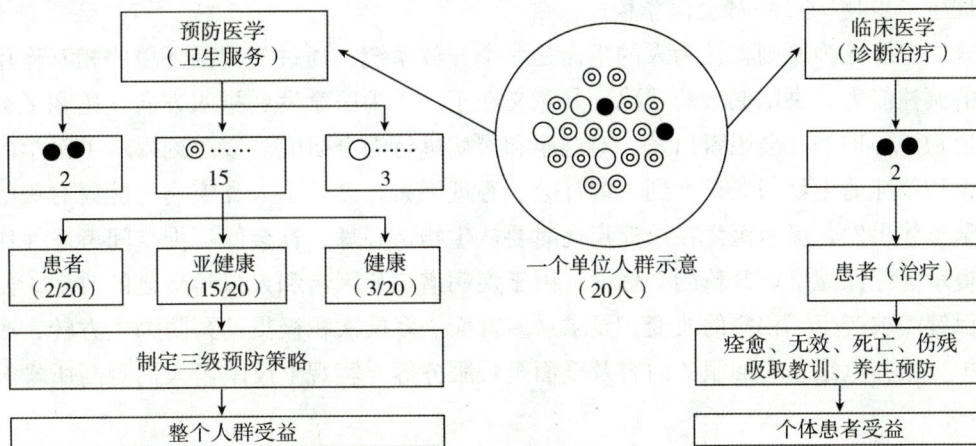

图 1-1 预防医学与临床医学的健康效益比较

第二节 医学模式及健康观

一、医学模式

医学模式（medical model）是关于医学的总体看法或概括认识，即解释和处理健康与疾病问题的整体思维方法及行为方式。

由于受到不同历史时期的科学、技术、哲学和生产方式等方面的影响，医学模式的转变经历了神灵主义医学模式、自然哲学医学模式、机械论医学模式、生物医学模式（biomedical model）和生物-心理-社会医学模式（bio-psycho-social medical model）5 个阶段，其中生物医学模式和生物-心理-社会医学模式对医学发展影响深远。

1. 生物医学模式 是从人的生物属性出发，解释和处理健康与疾病问题的整体思维方法及行为方式。西方文艺复兴运动后，医学开始进入实验医学阶段，用生物学方法，对人体的形态结构、功能及生理、病理状态下的各种生命现象进行深入研究，致力于寻找每一种疾病特定的生理、病理变化，发展相应的生物学治疗方法。生物医学模式在保护人类健康以及对医学进一步发展的影响中，发挥了重大促进作用，并且在医学科学界长期占领着统治地位。然而，由于该模式只注意人体疾病的生物因素方面，忽视了疾病许多重要的心理因素与社会因素的主导、中介作用，从而渐渐凸显出其片面性及局限性。

2. 生物-心理-社会医学模式 是在认同人的生物属性的同时，兼顾心理因素、社会因素及其他因素，解释和处理健康与疾病问题的整体思维方法及行为方式。随着社会经济发展，疾病谱的改变，工业化、城市化、人口老龄化进程加快，与生态环境、生活方式相关的卫生问题日益加重；心脑血管疾病、恶性肿瘤和其他非传染性疾病正在上升，并成为人类健康的主要威胁；遗传性疾病、代谢性疾病也日渐增多；微量元素缺乏病、城市儿童营养失调已构成对儿童健康的威胁；环境污染、水质污染、土壤污染及不良生活及交通条件的变化，致使创伤及心身疾病、精神疾病日益增多。如此种种，生物医学模式已不能充分地解释现代卫生保健实践中的一系列问题，而且还束缚着医学研究的进一步发展。1979 年，美国医学家恩格尔（Engel G. L）指出：导致疾病的原因是生物、心理、社会诸方面，因此，也应该从这几个方面来寻找对抗和治疗疾病的方法。由此催生了生物-心理-社会医学模式。

该模式以系统论为原则，认为人的生命是一个开放系统，通过与周围环境的相互作用，以及系统内部的调控能力，决定健康的状况。其意义在于：①为医学发展指明方向，拓宽了医学研究领域，从生物、心理、社会因素出发，对健康和疾病进行综合研究。②深刻揭示了医学的本质和发展规律，从单纯的生物因素扩大到人的社会、心理因素，涉及了人类疾病与健康有关的各种因素，从医学整体出发，提示医生在诊疗疾病时要从生物、心理、社会的三维空间考虑并作出正确决策。③提示医疗保健事业改革的必然性。由于疾病谱、死因谱和人口年龄谱的改变，使社区居民的卫生保健需求产生了相应的改变，要求从多方面、多层次积极贯彻预防为主方针，改革卫生服务，如扩大服务范围、增加服务内容及全面全程服务等。客观上反映了人们对高质量医疗卫生服务的需求。

该模式促进了临床医学的历史性变革，主要表现为从治疗服务扩大到临床预防服务（clinical preventive service），从技术服务扩大到社会服务，从院内服务扩大到院外服务，从生理服务扩大到心理服务。其核心是突出社会因素的主导性作用，强调医学的发展方向是从研究疾病到研究健康，知行上以"疾病为中心"转变为以"健康为中心"。

二、健康观

健康观是人们在特定医学模式指导下对健康的整体性认识。

1. 健康   是指一个人在身体、精神和社会等方面都处于良好的状态。传统的健康观是"无病即健康"，现代人的健康观是整体健康。

1948 年，世界卫生组织（WHO）对健康提出的定义是："健康不仅是没有疾病或不虚弱，更是保持身体的、精神的和社会适应的完美状态。"

1978 年，WHO 又提出了衡量一个人是否健康的十项标准：①精力充沛，能从容不迫地应付日常生活和工作的压力而不感到过分紧张；②处事乐观，态度积极，乐于承担责任，事无巨细不挑剔；③善于休息，睡眠良好；④应变能力强，能适应各种环境变化；⑤能够抵抗一般性感冒和传染病；⑥体重得当，身材均匀，站立时头、肩、臂位置协调；⑦眼睛明亮，反应敏锐，眼睑不发炎；⑧牙齿清洁，无空洞，无痛感；齿龈颜色正常，不出血；⑨头发有光泽，无头屑；⑩肌肉、皮肤富有弹性，走路轻松有力。

1990 年，WHO 又重新颁布了四维健康的定义：一个人只有在躯体、心理、社会适应和道德的各个方面都健康，才算是完全健康。

现代"健康"的概念涵盖了生理、心理、社会、道德四个层面。躯体和器官的健康是生理意义上的健康，是健康的基础，生理功能正常，也就是无伤残、无病痛；精神与智力的正常是心理意义上的健康；良好的人际关系和社会适应能力是社会意义上的健康；不损人利己、有良好的自律能力是道德意义上的健康。只有在这四方面均衡发展的人，才是一个健康的人。

从道德观念出发，每个人不仅对个人健康负有责任，同时也对社会健康承担着义务。不能通过损害他人的利益来满足自己的需要；要按照社会认可的道德行为来约束及支配自己的思维和行为；具有辨别真伪、善恶、荣辱的是非观念和能力。孔子讲"仁者寿"，道德健康尤为重要。

现代"健康"的概念是一个动态的概念，健康与疾病往往共存于机体。"健康"内涵的动态性，如同一个连动轴，"健康"与"疾病"处于同一轴线的两个不同的端点。疾病有轻重之分，健康也有一般意义上的和最高意义上的区别。一个人在其一生中健康状态总是处于变化过程中。因此，只有努力地追求，才能保持一种健康的状态；一旦患了疾病之后，又能尽快地控制，并向着健康的一端发展。

疾病包括精神与生理两方面，病因包括生物和社会文化两部分。不少疾病从生理角度上来看，是由于致病菌、病毒引起的，但从社会文化上来看，贫困、不良的卫生习惯、不健康的生活方式、营养不良、过度劳累等是主要致病因素。

医学模式已由原来以个体为单位、以疾病为前提、以治疗为对策的单纯"生物医学模式"演变成为以群体为单位、以健康为前提、以防治结合为对策的"生物-心理-社会医学模式"。新的医学模式，拓宽了治疗与预防的领域，它无论在内涵上，还是所涉及的策略上，都发生了深刻的变化。

2. 健康是资源　健康是一个积极的概念，它不仅是个人身体素质的体现，也是社会和个人的资源。现代健康观，更具体地反映了人们对身心健康的综合需求及人们对健康的全面理解和追求。为达到身心健康和较好地适应社会的完美状态，每个人都必须有能力去认识和实现这些愿望。

3. 健康是权利和责任　健康是人类的一项基本需求和权利，也是社会进步的重要标志和潜在动力。国家实行医疗保障制度、合作医疗制度，以发展卫生事业，是对公民权利的尊重和保护，任何法人、组织和个人都要尊重公民的健康权利。同时，不但每个人都有关心自己和他人健康的责任，而且政府机构、社会各部门和全体社会成员都对人民健康负有共同责任。健康是人全面发展的基础，关系到千家万户的幸福。

4. 健康决定因素　决定个体和人群健康状态的因素被称之为健康决定因素。1974 年，时任加拿大卫生与福利部部长 Marc Lalonde 发表了一篇题为 *A New Perspective on the Health of Canadians* 的著名报告，把影响健康的因素归纳为四大类：人类生物学、生活方式、环境及卫生服务的可得性。

健康决定因素受到国家经济水平和卫生事业发展的影响，同时还取决于社会群体的文化教育素质、精神文明程度、生态平衡的保持、自然资源的利用及人口数量等方面的作用，它们相互影响，共同制约群体健康水平。美国学者德威尔（Dever）进一步将健康决定因素归纳为四大类十二项，并以新的 Georgia 模式（图 1-2）解释各因素的相互联系及对健康的影响。国内外研究表明，四大类危险因素导致死亡的比重由高至低依次约为：生活及行为方式（40%）、人类生物学因素（30%）、环境因素（20%）、卫生服务（10%）。

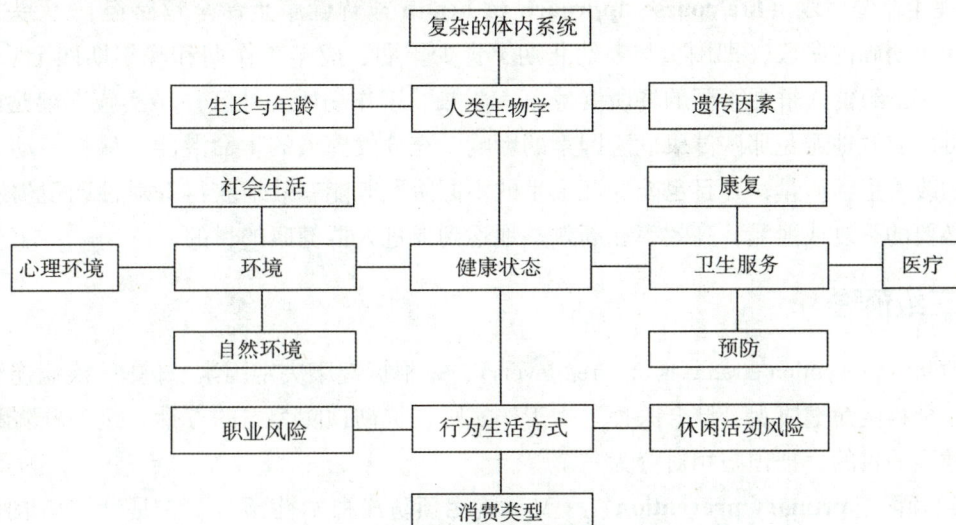

图 1-2　影响健康的因素（Georgia 模式）

5. 健康四大基石　世界卫生组织倡导的健康生活方式"四大基石"包括合理膳食、适量运动、心理平衡、戒烟限酒。①合理膳食，即营养要全面均衡。主食由细粮、杂粮搭配，减少动物性脂肪和甜食的摄入，多吃新鲜蔬菜、水果、豆制品和牛奶，限制食用糖与食盐用量。②适量运动。运动贵在坚持，重在适度。项目可因人而异，每天中度运动 1 小时。③戒烟限酒。吸烟是导致高血压、冠心病、肺癌、支气管炎、肺气肿等多种疾病的重要危险因素。任何年龄的人戒烟都可获得健康上的真正收益。酒少许，不喝高度烈性酒，经常或过量饮酒会影响健康。④心理平衡。健康的四大基石中，心理平衡最重要。要正确对待自己、他人和社会，知足常乐，助人为乐，乐观进取，奉献社会，一生健康幸福。

第三节　三级预防与五层次预防

一、理论依据

1. 健康-疾病连续带（health-disease continuum，HDC）　即机体由健康到疾病是一个连续的过程，在这个过程中受各种健康决定因素影响，有一系列渐进相连的机体状态或健康标志呈现。对于个体来说，健康→疾病→健康（或死亡）；对于群体来说，健康高分布（健康问题低分布）→健康低分布（健康问题高分布）→健康高分布（健康问题低分布），是一个连续的过程，如传染病在某人群中的流行过程。这就是我们常说的疾病分布或健康问题分布的连续性。

2. 疾病自然史（natural history of disease）　是指疾病从发生、发展到结局（死亡或痊愈等）的自然全过程。按时间顺序、有无临床症状和体征分为四个明显的阶段：①病理发生期；②临床前期，即从机体失代偿到出现最初症状和体征；③临床期，即从疾病初发症状到出现典型临床表现；④结局，即疾病可发展至缓解、痊愈、伤残或死亡。某些疾病可有一定的先兆，早于病理改变阶段，表现出对某病的易患倾向，如血清胆固醇升高可能是冠心病的先兆。

基于疾病自然史的阶段性及健康-疾病连续带的理论，由健康危险因素作用于机体到出现临床症状有一个时间过程，危险因素的性质和接触剂量（或浓度）的多少可使疾病发生的时间有长有短，这样就为我们在疾病的预防上提供了机会窗（window of opportunity for prevention）。在疾病自然史的不同阶段，通过有效的早期诊断、预防和治疗，可改变疾病的自然史直至向健康转归。

3. 全程生命健康观（life course approach to health 或称健康生命全程路径）　是通过把人生划分为几个明确的阶段（即围生与婴幼儿期、青少年期、成年工作期和晚年期四个阶段），针对这些不同年龄组的人群在不同的场所（家庭、学校、工作场所、社区）中实施连续性预防服务措施，就可以有效地避免那些健康危险因素的影响，充分发挥人的生命潜能，保护劳动力，延长生命期限和改善生活质量；并且也能保证人生的不同阶段既能有效地获得针对性的卫生服务，也不造成不必要的重复或遗漏，高效率和高效益地达到促进人群健康的目的。

二、三级预防

三级预防（prevention strategies at three levels），是根据健康决定因素、健康-疾病连续带、疾病自然史、全程生命健康观，结合医疗卫生工作实际，贯彻预防为主的方针，达到预防和控制疾病、促进健康的目的，把预防相对分为三个等级。

1. 一级预防（primary prevention）　又称病因预防或根本性预防。它是针对病因，结合全球性预防战略和国家性预防策略，建立和健全社会、经济、文化等方面的机制。如以国家法令或规程的形式，颁发一系列法规或条例，预防有害健康的因素进入国民的生活环境；同时，把个体预防和社会性预防相结合，把全人群的普遍预防和高危人群的重点预防相结合。该级预防旨在预防疾病发生，降低发病率，促进健康。

2. 二级预防（secondary prevention） 亦称临床前期预防，是在疾病出现临床症状或体征之前所开展的早期发现、早期诊断和早期治疗的"三早"预防工作。对于传染病，要做好"五早"（三早加疫情早报告及患者早隔离）工作。该级预防旨在防止疾病发展，降低病死率，保护健康。

3. 三级预防（tertiary prevention） 即临床预防，是在疾病发生后对患者实施及时治疗、促进康复、防止恶化、预防并发症和伤残的工作。包括对症治疗和康复治疗：通过对症治疗和医学监护，减少疾病的不良作用，预防并发症和伤残；对于丧失劳动力或残疾者，则通过康复治疗促进其身心康复和延长健康寿命，以达到"病而不残，残而不废"的目的。该级预防旨在防止病残，促进康复，提高生存率，恢复健康。

三级预防相辅相成，是一个密不可分的整体，其主要内容和措施见表1-1。

表1-1 三级预防策略与措施的主要内容

预防级别	功能特点	主要内容	措施
一级预防（病因预防）	涉及健康范围广，工作艰巨，投资少，效益高	非特异性预防 特异性预防	卫生立法、保护环境、健康教育与促进、保健行为、合理营养和改变不良生活行为方式等；计划免疫、消除病因、职业预防、高危人群保护、婚前卫生工作、妊娠期和儿童的卫生保健
二级预防（临床前预防）	保护健康，控制疾病发展和恶化，防控疾病的复发	慢性非传染性疾病预防 传染性疾病预防	早期发现、早期诊断、早期治疗、定期筛查、自我检查 早期报告、早期发现、早期诊断、早期治疗、早期隔离
三级预防（临床预防）	恢复健康，促使患者功能恢复，能参加社会活动	防止病残康复医疗	通过合理治疗，防止病情恶化、复发，防止合并症、后遗症和防止病残；开展功能性康复及心理康复、延长寿命、临终关怀

三级预防措施的落实，可根据干预对象是群体或个体，分为社区预防服务和临床预防服务。社区预防服务是以社区为范围、以群体为对象开展的预防工作。临床预防服务是在临床场所，以个体为对象实施个体的预防干预措施。

对于多数疾病，无论其病因是否明确，都应强调一级预防，如对职业因素所致疾病、医源性疾病，较易见效。有些疾病的病因是多因素的，则要按其特点，通过筛检、早诊断和早治疗较易改善预后，如心脑血管疾病、代谢性疾病，除针对其危险因素致力于一级预防外，还应兼顾二级和三级预防。对那些病因不明又难以察觉的疾病，只有实行第三级预防这一途径。有些危险因素的控制既可以是一级预防，也可是二级或三级预防，如高血压的控制本身来讲是三级预防，但对脑卒中和冠心病来讲则是一级预防。

三、中医预防理念

中医理论强调整体观念，认为人体是一个有机整体，形神统一；奉行阴阳、五行、相生相克等辩证观，认为人与日月相应、与天地相参、天人合一，人的健康或疾病变化与外界环境自然消长规律密切相关；倡导"治未病"，坚持预防为主的思想及中医预防理念，讲究阴平阳秘，精气神俱佳，重视医养结合，全面预防。

1. 未病先防 是通过各种内养外防的综合调摄措施，补养体内的精气，保持正气，慎避虚邪侵害，从而起到防患于未然的作用。如《素问遗篇·刺法论》："正气存内，邪不可干。"《素问·上古天真论》："恬淡虚无，真气从之，精神内守，病安从来。"可见，中医和西医都高度一致地重视预防为主的思想。

2. 既病防变　是在疾病发生的初期，及时采取各种措施，预防病情的蔓延和恶化。如《金匮要略·脏腑经络先后病脉证并治》："夫治未病者，见肝之病，知肝传脾，当先实脾，四季脾旺不受邪，即勿补之。"对患者来说，既有药物、针灸等治疗手段，亦包括饮食宜忌、慎避风寒等诸多法则。

3. 瘥后防复　指疾病初愈至完全恢复正常健康状态这段时间的预防措施。如《素问·热病论》："热病少愈，食肉则复，多食则遗，此其禁也。"生活起居应有规律，注意生活调摄，避免劳力及劳心过度，慎戒房劳、喜怒过度及悲忧太甚等过度的情志刺激，避免疾病复发、新病侵袭，促进疾病向健康转归。

四、五层次预防

人类社会是由个人、家庭、社区、国家和国际组成，将预防工作系统全面深入到这5个层面就称为五层次预防。

1. 个人预防　即第一层次预防，个体预防是一切预防的基础，可采用定期体格检查和筛查、计划免疫和药物预防、倡导健康的行为和生活方式来预防疾病，促进健康。

2. 家庭预防　即第二层次预防，家庭是社会的最小细胞，家庭每位成员的心理、行为和生活方式在很大程度上受到家庭类型、结构、功能和关系等方面的影响，有些预防措施只有在家庭范围内才能得到落实，如平衡膳食和食盐摄入量的控制。有些预防措施在家庭成员的支持下更容易实现，如戒烟限酒。

3. 社区预防　即第三层次预防，是在社区范围内为保护居民健康而采取的综合措施。社区预防的基本原则：疾病预防、降低危害健康因素、健康教育与健康促进、免疫预防与药物预防、筛检等。

4. 国家预防　即第四层次预防，各国依据自己国情制定卫生法规、卫生监督条例，促进全民健康水平不断提高。

5. 国际预防　即第五层次预防，当今世界是"地球村"，国与国之间的各种交流与人员往来特别频繁，疾病的全球预防就显得非常重要。世界卫生组织在疾病国际预防方面发挥指导和组织协调的作用，各国政府需有效合作处理公共卫生问题，共同努力促进人类的健康。

五、预防的策略

随着工业化、城镇化、人口老龄化进程加快，疾病谱、生态环境、生活方式等发生了变化，我国面临多重疾病威胁并存、多种影响因素交织的复杂局面。随着人民生活水平从小康向富裕过渡以及健康意识的增强，人们更加追求生活质量、关注健康安全，不仅要求看得上病、看得好病，更希望不得病、少得病，看病更舒心、服务更体贴，这必然带来层次更高、覆盖范围更广的全民健康需求。预防疾病、促进健康，需要新理念、新措施、新方法，需要精准预防与综合预防相结合，需要有效的预防策略相对应。

1. 预防的高危策略与全人群策略　预防的高危策略与全人群策略是针对整个病因链上不同环节采取的预防措施，两者相辅相成，根据不同类型疾病，实践中有所侧重或有机结合。

高危策略：是对未来发病风险高的一小部分个体，针对致病危险因素采取有针对性的措施，降低危险暴露水平及其未来发病的风险。其优点是重点关注病因链的近端因素，干预针对性强，效果明显。高危策略对资源的利用可能更符合成本效益原则。但是，当问题的根源波及整个人群时，仅仅治疗那些患者和显著易感的个体是治标不治本的策略。

全人群策略：不需要确定哪些个体未来发生疾病的风险高、哪些风险低，而是通过消除有害暴露，尤其是那些个体难以觉察或控制的环境暴露，或针对人群中有害暴露的决定因素（即病因链的远端因素）采取措施，降低整个人群有害暴露的水平，进而降低全人群发生疾病的风险，使全人群受益。

2. 健康的生命全程路径与以人为本的一体化服务 健康的生命全程路径是一种从保证健康的生命起始，并根据整个人生各关键时期（如孕期、婴幼儿期、青少年期、成年期及老年期）的需求，采取有针对性的措施来提高健康干预有效性的策略。它不仅是在时间上关注一个人的一生和下一代，还从生态学的视角关注群体健康的多重原因，从而通过及时的健康投资让个人和整个社会获得健康和经济的高回报。

以人为本一体化服务模式是一种根据居民及其家庭的健康需求来组织提供服务的模式。

以人为本的卫生服务（people-centered care）：让患者、家属和所在社区作为卫生服务的受益人和参与者，共同参与到卫生服务决策和实施过程中，从而使他们对卫生服务体系充满信任，同时卫生服务体系也能够以人性化和一体化的方式，根据他们的需求和偏好提供服务。

一体化卫生服务（integrated care，也称整合型卫生服务）：指根据健康需求，通过协调卫生系统内部各级各类卫生医疗机构，将包括健康促进、疾病预防、治疗、疾病管理、康复和临终关怀等在内的各种医疗卫生服务整合在一起，为大众提供终生连续性的卫生服务。

第四节 预防医学的发展

一、预防医学发展简史

1. 古代预防思想 《易经》中有"君子以思患而豫（预）防之"，这是目前所知人类预防思想的最早记载（公元前 8 世纪至公元前 7 世纪）。《黄帝内经素问》首篇《上古天真论》阐发了养生防病措施；次篇《四气调神大论》进一步指出："圣人不治已病治未病，不治已乱治未乱……夫病已成而后药之，乱已成而后治之，譬犹渴而穿井，斗而铸锥，不亦晚乎。"《备急千金要方》中有"上医治未病之病，中医治欲病之病，下医治已病之病"（唐代孙思邈）的记载，这是古代预防策略和措施的体现。

希波克拉底（Hippocrates，约公元前 460—前 370 年）的《气候水土论》首次阐述环境因素与疾病的关系，并强调：知道什么样的人患病，比知道这个人患的什么病更重要。盖伦（C. Galen，约 130—200 年）继承并发展了四体液说，提出精气说。埃德温·卡德维克（Edwin Chadwick，1800—1890 年）于 1842 年发表《关于英国工人阶级的卫生状况报告》，促使英国政府制定《公共卫生法》。维勒梅（L. R. Villerme）于 1828 年指出：法国人口死亡率的研究证明了疾病与贫困有着明显的联系，为现代预防医学的形成奠定了基础。

2. 近代预防医学发展简史 19 世纪下半叶的第一、二次技术革命在促进西方资本主义工业迅速发展的同时，产生了都市人口急剧增加带来的劳动和生活环境改变等一系列问题，除了传染病威胁居民的健康外，还出现了理化因素所造成的职业危害，迫使一些先进的工业化国家在城市规划、新建和改建工厂时，不得不考虑供排水、住宅卫生、工厂卫生等环境卫生和卫生立法问题。但当时仍多限于以个体为对象进行疾病的治疗和预防，主要采取隔离传染病患者、建立检疫所、船舶检疫、烧毁污物、管制交通等措施，由此卫生学（hygiene）学科应运而生。

自19世纪末到20世纪初，人类在战胜天花、霍乱、鼠疫等烈性传染病的实践中，逐渐认识到仅以个体进行疾病预防，其效益不高，必须以群体为对象进行预防，人类开始由以个人卫生为主的状态进入了群体医学的时代，称为第一次卫生革命，其特征是以控制传染性为主的公共卫生措施。

20世纪40—50年代，北美开始强调包括个人、家庭和社会等方面的预防措施，将个人摄生防病扩大到社会性预防措施。但是，由于人类的疾病谱和死因谱发生了明显变化，对于不良的行为生活方式和社会环境因素所致的疾病，单纯采用传统的生物医学手段难以解决问题，从而进入社会预防阶段，称为第二次卫生革命，其特征是以干预个人不良生活行为方式来控制慢性非传染性疾病的健康促进。

20世纪70年代起，为了使所有人都尽可能地达到更高的健康水平，医学强调采用卫生政策、社会经济、人口、卫生保健服务和环境保护等整体社会预防体系对疾病进行区域性、国家性以至全球性整体预防，其组织措施强调多层次、全方位，包括自我健康、家庭卫生保健、社区卫生保健、区域性卫生规划、国家卫生保健战略与宏观卫生调控、全球卫生保健战略规划行动等，使预防医学进入以全人类为对象进行预防的时代，亦称第三次卫生革命，其特征为以生态模式为指导，采用综合干预措施来延长人类健康寿命和提高生活质量的新公共卫生。

二、我国卫生工作方针和主要卫生工作成就

1. 我国卫生工作的基本方针 新中国成立初期，我国的卫生工作方针是："面向工农兵，预防为主，团结中西医，卫生工作与群众运动相结合。"1991年，我国在《国民经济和社会发展十年规划和"八五"计划》中对卫生工作方针进行了如下调整："预防为主，中西医并重，依靠科技与教育，动员全社会参与，为人民健康服务，同时把医疗卫生工作的重点放在农村。"1996年12月通过了《中共中央 国务院关于卫生改革与发展的决定》，指出的卫生工作方针是："以农村为重点，预防为主，中西医并重，依靠科技与教育，动员全社会参与，为人民健康服务，为社会主义现代化建设服务。"中共中央 国务院于2016年10月25日印发《"健康中国2030"规划纲要》，确立新时期我国卫生与健康工作方针为"以基层为重点，以改革创新为动力，预防为主，中西医并重，将健康融入所有政策，人民共建共享"。

2. 我国卫生工作的主要成就 改革开放四十多年来，我国医药卫生事业发展的成就主要有五个方面。

（1）有效控制了危害广大人民群众健康的重大传染病：我国一贯坚持和贯彻预防为主的卫生工作方针，特别是2003年"非典"之后，进行了新中国成立以来规模最大的公共卫生体系建设，基本建成了覆盖城乡、功能比较完善的疾病预防控制体系、应急医疗救治体系和卫生监督体系。2020年"新型冠状病毒肺炎"重大疫情得到有效防控和抗击，彰显了中国特色社会主义医疗卫生制度的显著优势，人民至上，生命至上，健康融入所有政策。同时，我国对艾滋病、结核病、血吸虫病等重大传染病患者实行免费药物治疗，对儿童普遍实行免疫规划、免费疫苗接种预防的传染病已达到15种。

（2）建立了基本覆盖城乡居民的医疗保障制度框架：城镇职工基本医疗保险、城镇居民基本医疗保险和新型农村合作医疗是三项具有社会保险性质的基本医疗保障制度。截至2019年底，全国基本医疗保险参保人数超过13亿人，参保覆盖率稳定在95%以上。同时，我国不断

健全城乡医疗救助制度，积极发展补充医疗保险和商业医疗保险，满足不同人群的多样化健康需求。

（3）建立了较完善的医疗卫生服务体系：1978—2019 年，我国医疗卫生机构总数由 17.0 万个增加到 100.7545 万个，其中医院为 34354 个，占比 3.41%；基层医疗卫生机构为 954390 个，占比 94.72%；专业公共卫生机构为 15924 个，占比 1.58%；其他机构为 2877 个，占比 0.29%。病床数由 204 万张增加到 880.7 万张，其中医院床位数共 686.65 张，公立医院占比 72.5%，民营医院占比 27.5%。卫生人员由 310 万人增加到 1292.8 万人，每万人口专业公共卫生机构人员达到 6.41 人。其中执业（助理）医师为 386.7 万人，每千人口 2.77 人；注册护士为 444.5 万人，每千人口 3.18 人，卫生人力构成得到进一步优化。同时不断加强医疗机构管理，医疗服务质量和技术水平显著提高。中医药在重大疾病控制和疑难杂症救治等方面发挥了重要作用，已成为我国卫生服务体系中不可缺少的重要力量。近年来，我国不断加强农村三级卫生服务网络建设。逐步建立城市医院与社区卫生服务机构分工协作的新型城市服务体系。

（4）不断完善医药生产与卫生监管体系：1998—2019 年，我国医药工业总产值年均增长 20%，药品品种、数量和质量已基本满足国内需求。2019 年，全国公共场所卫生被监督单位 134.9 万个，生活饮用水卫生（供水）被监督单位 8.4 万个，合格率均在 95% 以上；建立了农村药品监督网和药品供应网，农民用药更加安全、方便、便宜。药物不良反应监测体系和制度逐步完善。

（5）居民健康水平不断提高：人均期望寿命由 1978 年的 68.2 岁增加到 2019 年的 77.3 岁，孕产妇死亡率由 1991 年的 80/10 万降低到 2019 年的 1.78/10 万，婴幼儿死亡率由 1991 年的 50.2‰降低到 2019 年的 5.6‰。这些健康指标已处于发展中国家的前列，有些地区已达到中等发达国家的水平。

三、我国卫生工作面临的挑战

随着社会经济的发展，城镇化、老龄化、工业化、全球化快速发展，我国面临多重健康问题挑战。目前，我国人群的主要健康问题包括：传染性疾病、慢性非传染性疾病、生活环境与健康问题、地方病与职业病、食源性疾病与食品安全、精神卫生和心理健康问题、伤害、老年健康问题、妇幼儿童健康问题、农村卫生发展问题、医药卫生体制机制等。

1. 传染性疾病仍然严重 近几年，由于自然和社会环境的变化、人们生活方式的改变等原因，传染病总体发病水平出现上升趋势，表现为以下几方面。

（1）新的传染病不断出现：近三十年来，经济贸易全球化，旅游业飞速发展，国际交流日益频繁，加快了新传染病的传播。全球新发传染病有 40 余种，其中，大部分在我国均有病例发生或流行，如艾滋病、O_{139}霍乱、O_{157}：H_7 大肠杆菌肠炎、传染性非典型肺炎（SARS）、H_5N_1 和 H_7N_9 禽流感、新型冠状病毒肺炎等。此外，我国还存在其他新发传染病传入的可能，包括埃博拉出血热、西尼罗热、尼帕病毒病等。

（2）某些传染病死灰复燃：新时期，由于社会发展较快，人口流动加剧，卫生保健服务工作未能及时跟上等原因，部分曾被控制的传染病呈现流行扩散趋势，如肺结核、性病、血吸虫病、布鲁氏菌病等。2019 年全国报告肺结核患者 77.6 万例，在所有甲乙类传染病中仅次于病毒性肝炎居第二位。20 世纪 60 年代，我国基本消灭了性病，但 20 世纪末，性病在我国的发病率又呈上升趋势。

（3）常见多发传染病依然严峻：计划免疫的普及极大地控制或消除了常见传染病的危害，但由于我国地域辽阔、人口众多、各地经济社会发展不平衡、卫生服务水平与条件不均等原因，致使有些常见多发传染病仍然很突出，常见的传染病如乙肝、丙肝、甲肝、戊肝、HIV、流感、麻疹、水痘、手足口病、流行性腮腺炎等，在部分地区的流行形势还相当严重。

2. 慢性非传染性疾病危害加剧　随着人们生活方式的变化，老年化社会的加剧，慢性非传染性疾病已成为影响我国人民健康并造成死亡的首要原因。恶性肿瘤、脑血管病、心脏病、糖尿病、呼吸系统疾病等主要慢性病患者约 2 亿人，死亡人数占全国居民因病死亡人数的 88.5% 以上。另外，慢性非传染性疾病的发病率在不断上升，发病趋势越来越年轻化。

3. 生活环境与健康问题突出　我国经过 40 多年经济快速持续增长，目前已经进入城镇化中期和工业化中后期，走完了发达国家一百多年走过的历程。压缩型的快速工业化进程，导致资源和能源过度消耗，使生态环境的承载能力已经接近并即将超过临界线，生态破坏、环境污染特别严重，直接或间接威胁着人民群众的健康。例如，水土流失面积占国土面积 37%，沙化土地占18%，90% 的草原不同程度退化，受污染的耕地高达上千万公顷。城市空气质量普遍超标，区域型雾霾、重污染天气频发；水污染问题严重。另外，受全球人口剧增、环境污染、气候变暖、酸雨危害、臭氧层破坏等影响，我国异常天气与地质灾难频发，危害人群生存与健康。

4. 地方病与职业病世界之最　我国是世界上地方病病种最多、分布最广、危害严重的国家，受威胁人口多达 4.2 亿多。地方病主要发生于广大农村、山区、牧区等偏僻地区，主要有碘缺乏病、水源性高碘甲状腺肿、地方性氟中毒、地方性砷中毒、大骨节病和克山病等。职业环境方面，职业病危害因素分布广泛，从传统工业到新兴产业以及第三产业，都存在一定的职业病危害，接触职业病危害因素人群数以亿计，职业病防治涉及三十多个行业，法定职业病名单达 132种。接触职业危害人数、职业病患者累计数量、死亡数量及新发患者数量，都居世界首位。尘肺、职业性中毒等仍然是我国人群健康特别是劳动者健康的严重公共卫生问题。

5. 食品营养与食品安全面临严峻的考验　营养过剩与营养不良并存，食源性疾病屡屡发生，食品安全亟待加强与改善。2005 ～ 2014 年，陆续发生孔雀石绿、苏丹红鸭蛋、三聚氰胺奶粉、地沟油、瘦肉精、毒生姜、镉大米、过期肉等食品安全大事件，食品供应链各个主要环节均不同程度地发生了安全事件，其中 60.16% 的事件在食品生产与加工环节，75.50% 的事件则是由人为因素所导致，不规范使用添加剂引发的事件最多，占 31.24%，其他人为造假或欺诈、使用过期原料或出售过期产品、无证或无照生产经营、非法添加违禁物等。食品生产与加工企业"小、散、低"为主的格局并没有发生根本性改观。同时由于诚信和道德的缺失，且经济处罚与法律制裁不到位，在"破窗效应"下，必然诱发人源性的食品安全事件。

6. 精神卫生和心理健康不容乐观　随着我国国民经济的发展，社会经济体制改革日益深入，社会竞争不断加剧，劳动力的重新组合，人口和家庭结构的变化，原有社会支持网络的削弱，导致了各种心理应激因素急剧增加，精神卫生问题日益突出。儿童的行为问题、大中学生的心理卫生问题、老年期精神障碍、酒精与麻醉药品滥用及自杀等问题逐年增加，精神疾病已经成为全球性重大公共卫生问题，开展相关研究工作已迫在眉睫。

7. 伤害发生率不断上升　伤害是指由运动、热量、化学、电或放射线的能量交换超过机体组织的耐受水平而造成的组织损伤和由于窒息而引起的缺氧，以及由此引起的心理损伤等。伤害是导致发达国家和多数发展中国家儿童死亡的第一位死因，是世界范围内令人高度关注的公共卫生问题之一。按伤害发生意图，可将伤害分为非故意伤害和故意伤害。前者主要包括交通事故、溺水、中毒、药物反应、砸伤、穿刺伤、跌倒、爆裂伤、机械性窒息等，后者包括自杀、他伤和暴力等。伤害可造成大量的残疾和早死，消耗大量的医疗费用和资源，给个人、家庭和社会带来巨大的痛苦与负担。近些年来，我国出现的伤害主要包括交通事故、溺水、中毒、火灾、烧伤、意外坠落、自杀、他伤等。

8. 老年健康问题日趋严重　我国的人口老龄化不仅非常迅速，而且严重缺乏应对的准备，具有"未富先老"和"未备先老"的双重特征。目前，中国已经进入人口老龄化快速发展期，老年人口数量以每年 3.2% 的速度增加，预计到 2050 年，我国老龄人口将达到 4 亿，占总人口的 23.3%。从不同的角度看，人口老龄化会带来不同的难题。例如，从经济保障看，人口老龄化会带来养老负担和财政压力；从医疗护理看，人口老龄化会带来疾病负担和医疗压力；从空巢独居看，人口老龄化会带来心理问题和人道拷问。综合来说，人口老龄化的诸多负面影响归根结底是与老年人的健康状况分不开的。预防老年性疾病，促进老年人的健康，提高其生活质量，已成为公共卫生领域乃至家庭、社会和政府面临的重大挑战。

9. 妇幼儿童健康备受关注　妇幼儿童是一个国家卫生保健的重点，其健康水平代表着人口的总体健康状况。中国历来重视和关心妇幼儿童健康问题，中国历史上形成的高生育率、高死亡率的传统生育模式已经改变，实现了低生育率和低死亡率的良性循环。不过，由于地区间发展不平衡，一些疾病仍然严重影响着妇幼儿童健康，孕产妇死亡率、新生儿死亡率，农村高于城市，经济欠发达地区高于发达地区。流动人口中妇幼儿童卫生保健问题尤为突出。出生缺陷影响了国民素质的不断提高。包括婚检、孕妇的产前检查、叶酸的发放、高危孕产妇的监控、生殖健康的宣传、分娩的一系列检查和产后访视的妇女保健，包括产后访视、体检、疫苗接种、体弱儿的监控、新生儿筛查（新筛）等等，离"人人全面享有"相差尚较远。"三孩放开"政策出台后，关注妇幼儿童健康需要更加全面有序有效地开展。

10. 农村卫生发展仍然滞后　艾滋病、结核病、病毒性肝炎、血吸虫病和地方病患者，大部分在农村。农村公共卫生面临传染病、慢性病和意外伤害并存的局面。农村卫生机构服务能力、基础条件差及人员素质有待改善。特别是农村公共卫生体系不健全，缺乏经费保障，预防保健工作存在隐患。

11. 医药卫生体制机制有待健全和完善　我国"看病难、看病贵"问题突出。卫生资源分布不均衡，过度集中在大城市和大医院，社区卫生资源不足、人才短缺、服务能力不强。各级公立医疗机构运行机制不合理，公益性质淡化。药品市场秩序混乱，价格过高。我国医疗保险体系有待健全和完善。

12. 健康管理普及率与效率均不高　健康管理是指一种对个人或人群的健康危险因素进行检测、分析、评估和干预的全面管理过程。健康管理是以控制健康危险因素为核心，体现一、二、三级预防并举，健康管理的实施环节为健康监测、健康评估、健康干预，整个服务过程为环形运转循环，通过三个实施环节不断循环运行，以减少或降低危险因素的个数和级别，保持低风险水平。目前我国健康管理工作中的居民健康档案工程普遍展开，但为居民提供的健康教育、健康评估、健康促进、健康追踪、健康督导和导医陪诊等专业化健康管理服务严重不足，公众的认知度还不高，健康管理的一些理念尚未被公众所接受。"知、信、行"程度不高，许多患者死于对疾病的"无知"，或"知"而"不信"，或"信"而"不行"。比如，吸烟有害健康，法律规定公共场所禁止吸烟，可是吸烟者能戒掉的很少，烟民队伍还在不断壮大；WHO 认为每年约有 200 万人因久坐而早逝，人们体力活动只有一百年前的 3%，体力退化，免疫力减弱。网络时代，我国青少年与青年学生花费大量的碎片化时间网上浏览，缺乏运动，体质明显下降，健康问题堪忧。

"十四五"期间，我国仍然同时面临着世界公共卫生问题和我国卫生工作的双重挑战，因此，卫生工作的服务理念、服务模式、服务范围也必须做相应调整和改变：①必须从维护居民健康和促进经济社会发展的大局出发，增强卫生发展的整体性和协调性；②必须从经济社会发展水平和人民群众承受能力出发，夯实公共卫生和基本医疗服务基础；③必须从偏重治疗向健康促进转变，从注重个体服务对象向家庭和社会群体转变，服务内容由专科向更加注重全科转变，建立起涵盖每个人整个生命周期的连续性服务模式；④必须健全有利于发挥中医药作用的体制机制，坚持中西医并重，更加注重发挥中医药"简、便、验、廉"的特点，注重"治未病"的保健养生理念，强调大医精诚、以人为本的人文精神，使中医药为提高人民群众健康素质发挥更大作用；⑤必须把培育高素质卫生人才放在优先位置，改革人才培养和使用的体制机制，造就一代又一代技术高超、医德高尚，能适应未来医学模式转变和人民群众健康需求的专业技术人才。

四、预防医学的发展趋向

1. 预防为主已成为现代医学发展的方向　①预防是解决健康问题的根本性对策。预防医学正是通过探明导致疾病的根源，从源头上采取有效的干预措施，消除和控制危险因素，从而防止疾病发生。②预防是实现医学目的优先考虑的要素。现代医学旨在预防疾病和促进健康，解除疼痛和疾苦，治疗疾病和照料不能治愈者，预防早死和追求安详死亡。在整个医学乃至国民经济发展中，预防医学必然处于优先地位。③预防为主是最有效、最经济的卫生措施。从卫生经济学角度衡量，预防是卫生工作少投入、高产出、低费用、高效益的关键措施，要实现全球卫生战略目标和《"健康中国2030"规划纲要》，都必须坚持预防为主。④预防为主始终是我国卫生工作方针的重要内容。

2. 预防医学发展的途径及特点　①学科发展上表现为分化与综合相结合，以各学科（包括非医学学科）的交叉融合为主导方向，特别是预防医学与临床医学、基础医学相结合；②研究方法上表现为宏观与微观的有机结合，即传统的现场研究与实验室研究（如基因组学、分子遗传学技术等）相结合；③病因预防上表现为在注重躯体性疾病预防的同时，与注重心理、精神、行为因素性疾病预防相结合；④基层服务模式上表现为预防与保健相结合，推行预防保健、医疗康复、健康教育和计划生育为一体的社区卫生服务；⑤职责范围上表现为医学预防和社会预防相结合，并逐渐趋向社会预防为主，以适应医学模式的改变。

五、学习预防医学的意义

1988年，世界医学教育会议发布的《爱丁堡宣言》明确提出："医学教育的目的是培养促进全体人民健康的医生。"此后，WHO提出了"五星级医生"（five-star doctor）要求作为全球性策略：①卫生保健提供者，能根据患者预防、医疗、保健及康复的总体需要提供卫生服务；②医疗决策者，能从伦理、费用与病情等方面综合考虑并合理选择各种诊疗新技术；③健康教育者，能承担健康教育的任务，有效地促进个体和群体的健康；④社区卫生领导者，能根据个人、社区和社会对卫生保健的需求做出适宜反应及参与卫生决策；⑤服务管理者，能协同卫生部门及其他社会机构开展卫生服务管理。

现代预防医学是循证的公共卫生学，以卫生（医学）统计、流行病学为基础，遵循"双轨"原则不断发展。"双轨"指技术科学与社会管理科学作为两驾马车推动新公共卫生学前进。技术科学指迎接生物科学世纪，引进分子生物学、基因组学等先进科技方法，找寻更多证据防治疾病，在大数据时代实现"精准医疗"和"精准预防"。社会管理科学指引入先进的公共管理原理，包括社会学、法学、管理学、伦理学、经济学、政策学等，使医疗卫生服务者熟练掌握4种类型的干预健康手段，即：卫生服务、教育（含健康促进）、社会（含社区）和卫生法规手段。

预防医学是医学服务中最积极、最经济的医学服务模式，代表着医学发展方向。现代医院服务的对象已不仅仅是患者，还包括健康和亚健康者。一名合格的医师，不仅要通晓临床各科疾病及其诊断与治疗的理论与技能，而且要掌握预防医学的理论与技能。

通过学习预防医学应使医学生具备以下能力：树立预防为主的观念，领会预防医学的思维方法，运用预防医学的基本理论和技能，开展临床预防服务工作；在实际工作中能敏锐地察觉和报告公共卫生问题，能提供个体化的健康维护计划，并能协同公共卫生人员促进社区人群健康；完整地理解现代医学的目标，培养良好的医德，为患者提供最佳的服务。另外，预防医学的方法学（统计学、流行病学、循证医学等），对医学科研设计、资料分析、病因探索、疗效评价、临床决策有重要作用，拥有这些知识与能力，必将提升临床服务水平。

另外，学习、了解医疗卫生战线的医学家如执笔《医学衷中参西录》的张锡纯、公共卫生先驱者"中国公共卫生之父"陈志潜等的生平事迹或故事，对当今医学生更好地理解新时期国家卫生与健康工作方针、努力学好预防医学，具有积极而重要的作用。

面对卫生工作的新挑战，预防疾病促进健康的事业不仅仅是预防工作者的职责，还需要全社会的共同努力。WHO 认为，医师是"改变人类行为的工程师"，新公共卫生要对应于生活方式时代（大多数现代疾病是由不良生活方式所致）的需求，把行为预防（含心理学）放在首位。中医师要认识到三级预防是预防医学的重要策略，并将其落实到自己的医学服务实践中，做到预防为主、防治结合、中西医并重，成为一名既能诊治患者，又能开展个体化的临床预防服务和群体的社区预防服务的"促进全体人民健康"的五星级医生。

"生命至上、举国同心、舍生忘死、尊重科学、命运与共"的伟大抗疫精神是中国精神红色谱系新的精神结晶。大医精诚是医学生一生的理想追求，学习预防医学，将有助于医学生防治结合，全方位、全生命周期呵护大众的健康。

> **本章小结**：预防医学是现代医学的重要组成内容之一，是以健康为中心，以人群为对象，通过多学科、多方位研究各类环境与健康的相互关系及疾病发生发展的规律，并利用有利环境因素和控制不利环境因素，以达到预防疾病、促进健康、提高生命质量的目的。新的健康观为四维健康观，有四大健康决定因素。三级预防和五层次预防是预防医学的基本原则和重要策略，全方位、多层次、生命全程路径保障大众健康，预防是根本，防治结合是手段，中西医并重是途径。树立预防为主的观念，领会预防医学的思维方法，运用预防医学的基本理论和技能，有助于医学生成为五星级医生，从而呵护和促进大众少得病，健康长寿。

思考题

1. 预防医学的概念、内容和特点是什么？
2. 现代健康观和现代医学模式是什么？
3. 健康决定因素有哪些？
4. 三级预防的概念是什么？三级预防策略与措施的主要内容有哪些？
5. 新时期我国卫生与健康工作的基本方针是什么？
6. 中医预防理念是什么？
7. 学习预防医学同医学教育目标和医生临床工作实践有什么内在联系？

第二章
自然环境与健康

环境是人类赖以生存和发展的物质基础，为人类提供了生命活动所需要的营养物质和生活、生产场所，人的健康与环境紧密相连、息息相通。环境的变化会直接或间接地影响健康，在长期进化发展过程中，人类已经形成了一定的调节功能以适应环境的变化。但是，如果环境的异常变化超过了一定的范围，就会引发疾病或死亡。人们在合理利用环境为其发展提供有利条件的过程中，对环境造成了污染和破坏，进而对自身的健康产生危害。只有正确认识人类和环境的辩证关系，与环境和谐共处，人类才能真正维护自身的健康，并保证可持续发展。

第一节　人类与环境

一、环境的概念

环境（environment）是指在特定时刻由物理、化学、生物及社会各因素构成的整体状态，这些因素可能对生命机体或人类活动直接或间接地产生现时或远期作用（WHO）。环境分为自然环境与社会环境。

1. 自然环境（natural environment）　是环绕人们周围的各种自然因素（大气、水、植物、动物、土壤、岩石、矿物、太阳辐射等）的总和，是人类赖以生存的物质基础。通常将自然环境划分为大气圈、水圈、生物圈、土壤圈、岩石圈等五个自然圈。根据环境受人类活动影响的情况，自然环境可分为原生环境和次生环境。

（1）原生环境（primitive environment）：指天然形成，且基本未受人为活动影响的自然环境，如原始森林地区、人迹罕至的荒漠等。原生环境存在着许多对人体健康有利的因素，例如清洁的水、空气、土壤、适宜的太阳辐射和微小气候等，都对健康起促进作用。如广西巴马，山清水秀，负离子氧含量高，堪称天然氧吧，那里的人们多长寿。但原生环境对人群健康也会带来不良影响，例如有些地区的水或土壤出现某些元素含量过多或过少，从而引起生物地球化学性地方病。因自然因素而导致的环境问题，称原生环境问题或第一环境问题。

（2）次生环境（secondary environment）：指人类社会生产活动下，原生环境中的物质交换、迁移和转化、能量与信息的传递等都发生了重大变化的自然环境，如耕地、种植园、工业区、城市等。人类改造原生环境，使之适应于人类的需要，促进了人类的经济文化的发展。如果在生产过程中不重视环境中的物质和能量的平衡，就会使次生环境的质量劣变，给人类的生产、生活带来一系列不利的因素。因人类活动而导致的环境问题，称为次生环境问题或第二环境问题。

2. 社会环境（social environment）　我们所处的社会政治、经济、法制、科技、文化等环境，是在自然环境基础上，人类通过长期有意识的社会劳动、加工和改造自然所创造的物质生产体系，包括人类在生产、生活和社会活动过程中形成的生产关系、阶级关系和社会关系。社会环境不仅可直接影响人群或个体的健康状况，而且可以影响自然环境和人的心理环境，间接影响人的健康。自然环境是社会环境的基础，而社会环境又是自然环境的变化形态。

二、环境的组成

环境是由多种环境介质和环境因素组成的。

1. 环境介质（environmental medium）　是人类赖以生存的物质环境条件，通常以气态、液态和固态三种物质形态而存在，能够容纳和运载各种环境因素。具体来说，环境介质是指大气、水、土壤（岩石）及包括人体在内的所有生物体。

2. 环境因素（environmental factor）　是被环境介质容纳和运载的各种成分，它既包括以生物、化学、物理等为内容的物质因素，也包括以观念、制度、行为准则等为内容的非物质因素；既包括自然因素，也包括社会因素。

（1）生物因素（biological factor）：自然环境是一个以生物体为主的有机界与无机界构成的整体，生物体包括动植物、昆虫、微生物、寄生虫等，与人类健康尤为重要的生物因素主要有微生物、寄生虫、支原体、原虫等。

（2）化学因素（chemical factor）：人类生存的环境中有天然及人工合成的化学物质、动植物和微生物体内的化学组分。环境中常见的化学因素包括金属和类金属等无机物；煤、石油等能源在燃烧过程中产生的硫氧化合物、氮氧化合物、碳氧化合物、碳氢化合物等；生产过程中的原料、中间体或废弃物（废水、废气、废渣）；农药、食品添加剂及以粉尘形态出现的有机和无机物质。很多化学元素在正常接触和使用情况下对机体无害，过量或低剂量长时期接触时会产生有害作用。

（3）物理因素（physical factor）：人们在日常生活和生产环境中会接触到很多物理因素，如气温、湿度、气压、声波、振动、辐射（电离辐射与非电离辐射）等。在自然状态下，物理因素一般对人体无害，有些还是人体生理活动必需的外界条件，只有当强度过强或接触时间过长时，才会对机体的不同器官或系统功能产生危害。

（4）社会-心理因素（socio-psychological factor）：社会因素包括社会制度、文化、经济水平、风俗习惯、宗教信仰、职业和婚姻状况等，它影响人们的收入和开支、营养状况、居住条件、受教育的机会等。健康水平的提高和疾病的发生、发展及转归受到社会因素的制约。社会因素对人类健康的作用，一方面通过影响人类对自然环境的保护、利用、改造的政策制定和措施实施，另一方面通过影响人们的心理状态而影响人类的健康。

心理因素是指在特定的社会环境条件下，导致人们在社会行为方面乃至身体、器官功能状态产生变化的因素。它影响人们的内在情绪变化及认知、处事观念和态度的改变。强度过大、时间过久的心理紧张会使人的心理活动失去平衡，继而导致神经活动功能失调，甚至引起心身疾病的发生，严重者还可能造成各种精神性疾病。

三、生态系统与生态平衡

1. 生物圈（biosphere）　奥地利地质学家休斯（E. Suess）在 1875 年首次提出生物圈的概念：地球上有生命活动领域及其居住环境的整体。具体为海平面以下约 12km 到海平面以上约 10km 的范围，但绝大多数生物通常生存于海洋洋面之下和地球陆地地面之上 100m 范围内，生物的多样性是生物圈最重要的特征。

2. 生态系统（ecosystem） 指人类或生物群落与周围环境相互作用，通过物质循环、能量交换和信息流动所共同构成的功能系统。

3. 食物链（food chain） 在生态系统中，一种生物被另一种生物吞食，后者再被第三种生物所吞食，这种生物间以食物连接起来的链锁关系称为食物链。食物链是生态系统中物质转换、能量传递、信息流动及其循环的一种重要方式，在维持生态平衡中起着重要作用。

生物富集作用是指某些生物不断从环境中摄取浓度极低的金属元素或难分解的化合物，在体内聚集起来，使该物质在生物体内达到相当高甚至引起其他生物或人中毒的浓度。

生物放大作用是指生态系统的食物链上，某种元素或难分解化合物在生物体中浓度随着高营养级生物吞食低营养级生物蓄积，浓度随营养级数提高而增大。

生物富集作用是生物体从环境中摄取污染物而浓缩；而生物放大作用是通过食物链摄取低营养级生物，而使污染物蓄积。

一般来说，寿命越长、营养层次越高的生物，其体内积聚的毒物浓度越高。例如 DDT 是一种不易分解并能长期残存的农药，在海水中的浓度可能很低，但当其通过食物链到达不同营养级生物体内时，就会逐步积累和增加浓度。如刚毛藻体内 DDT 的浓度为海水中的 1600 倍，银鸥的为海水的 151 万倍。人若食用积累有 DDT 的水生生物也会受害。

4. 生态平衡（ecological balance） 在一定时间内，生态系统中的生产者、消费者和分解者之间，生物群落与非生物环境之间，物质、能量的输出和输入，生物性种群和数量，以及各种群之间的比例，始终保持着一种动态平衡关系，即为生态平衡。生态平衡是生物生存、活动和繁衍得以正常进行的基础。

四、人类与环境的关系

人类既是环境的产物，又是环境的塑造者，人类与环境是对立统一的辩证关系。

1. 人与环境的统一性 人与环境都是由物质组成的，人类与其周围的地理环境每时每刻都发生着密切的关系，不断进行着物质、能量和信息的交换，使人与环境成为不可分割的统一体。人体血液中 60 多种元素含量与地壳中含量呈现明显的相关性，说明了人与环境的高度一致性。环境的构成及状态发生改变时，人体又不断地进行自身调节，适应环境变化，通过相互适应达到统一。机体的适应性是人类在长期发展的进程中与环境相互作用而形成的遗传特征。

人的生活和生产活动以各种方式不断地对环境施加影响，环境通过自净或自调控等作用对其影响具有一定的缓冲能力，以维持生态平衡，保证人类生存环境的稳定。

2. 人与环境的对立性 另一方面，环境又根据自身的规律在不停地形成和转化着一定的物质和能量，它的变化和发展，不因人类有目的的活动而改变自己的内在规律性，因此，人类与环境之间也存在着一种对立的关系，表现在环境对人类活动产物的缓冲能力是有限的，当人类对环境的不良影响在强度上超过其环境容量和恢复力时，则会导致环境恶化、生态破坏；其次，机体对环境的适应能力不是无限的，若某种环境因素作用强度太大，或环境中出现大量新的污染物，超出机体自身的调节能力，则不能适应，而出现有害的健康效应。人类的健康、疾病、寿命等都是环境与机体相互作用的结果。

3. 可持续发展 人类只有全面正确地认识环境，在从事自身的生产和活动中有效发挥其主观能动性，并遵循环境发展变化的内在规律，才能保护好环境，促进生态平衡。因此必须禁止那种不顾子孙后代，任意糟蹋自然资源的行为，创建一个可持续发展的社会。

"可持续发展"源于 1980 年代的"绿色运动"，它强调经济与社会的发展要符合地球生态系统的动态平衡的法则和资源可持续利用的原则。目前世界对"可持续发展"的公认概念源 1987 年世界环境与发展委员会的报告《我们共同的未来》中所载："既能满足我们现今的需求，又不损害子孙后代，能满足他们需求的发展模式。"碳达峰和碳中和，减排温室气体，是今后一个时期，中国向世界的承诺。

第二节　生物地球化学性疾病

一、概述

1. 概念　生物地球化学性疾病（biogochemical disease）是指由于地球地壳表面化学元素分布不均匀，使某些地区的水和（或）土壤中某些元素过多、过少或比例失常，通过食物和饮水使人体内某些元素过多或过少而引起的某些特异性疾病。常见疾病有碘缺乏病、水源性高碘危害、地方性氟中毒、地方性砷中毒、克山病、大骨节病等。

2. 流行特征

（1）明显的地区性分布：由于该类疾病为地球表面某种化学元素水平的不均衡所致，所以其分布具有明显的地区性差异。

（2）与环境中元素水平相关：生物地球化学性疾病人群流行强度与某种化学元素的环境水平有着明显的剂量反应关系，此种相关性在不同的时间、地点和人群之间都表现得十分明显。

（3）多种元素的联合作用：多种化学元素、多种致病因子同时作用可产生联合效应，研究资料表明，低硒与低碘之间有一定的协同作用，可使碘缺乏病流行强度加重；在碘（或硒）水平过低的地区，若同时存在有高氟危害，可使人群较早出现氟中毒效应。多种病因元素并存对生物地球化学性疾病流行强度、流行规律及健康效应产生复杂的影响。

3. 控制措施

（1）组织措施：建立健全专业队伍和防治网络，明确各级人员的职责，将地方病控制工作落到实处；有计划、有组织地开展连续性监测，准确了解疾病的流行强度、流行规律，制定有效干预控制措施。

（2）技术措施：通过技术措施，使人群摄入适量的微量元素，如改水工程、降低环境中过多的氟元素、食盐中加微量元素、补充不足的碘和硒等。

二、碘缺乏病

1. 概念　碘缺乏病（IDD）是由于外环境缺碘，造成人体碘摄入量不足而引起的一系列病症的总称，包括地方性甲状腺肿、地方性克汀病、地方性亚临床型克汀病及影响生育而出现的不育症，早产儿、死产、先天性畸形儿等。

2. 流行特征

（1）世界流行状况：碘缺乏病是遍及全球的地方病，并成为严重的公共卫生问题。全世界有 118 个国家存在碘缺乏病。大约占世界人口的 30%（即 15.72 亿人）生活在较严重的缺碘地区。目前，碘缺乏病主要分布于拉丁美洲、非洲、亚洲及大洋洲的经济欠发达国家，而欧洲、北美洲的大部分国家已基本控制了碘缺乏病的流行。

（2）中国流行状况：中国是世界上碘缺乏病分布最广泛、病情较严重的国家之一。城市人口缺碘较轻，农村（尤其是老少边穷地区）人口缺碘较严重。在实施全民食盐加碘后，属于轻度缺碘状况。

3. 病因

（1）土壤食物中缺碘：碘是新陈代谢和生长发育必需的微量营养素，是人体合成甲状腺激素的主要原料。人体对碘的生理需求量为 0.1～0.3mg/d，体内碘的来源主要为食物和水，我国大部分地区外环境（水、土壤等）几乎都缺碘，尤其山区、半山区、丘陵、河谷地带、荒漠化地区以及河流冲刷地区缺碘较为严重。

（2）致甲状腺肿物质：致甲状腺肿物质通常来自三个方面，食物、饮水和药物。含致甲状腺肿物质的食物有胡萝卜、甘蓝、大豆粉、洋葱、大蒜、核桃和木薯等。饮水中的致甲状腺肿物质主要来自含硫的有机物、污染水的微生物和水中的化学元素如钙、氟、锂等。致甲状腺肿药物有硫脲化合物、甲巯咪唑（他巴唑）、过硫酸盐、氨基苯乙哌啶酮、钴、锂等。

（3）营养因素：与碘缺乏病有关的营养因素主要包括蛋白质、维生素、微量元素等。

4. 临床表现

（1）地方性甲状腺肿：主要症状和体征是甲状腺肿大，颈部变粗是最常见的初期症状和体征，后期出现甲状腺的萎缩和功能衰退。

（2）地方性克汀病：主要临床表现是较严重的智力障碍、聋哑、神经运动功能障碍、体格发育落后等，常称呆、小、聋、哑、瘫。

5. 诊断　流行病学资料、临床表现（辅助检查），排除由碘缺乏以外原因所造成的疾病后，即可诊断为碘缺乏病。

6. 监测

（1）目的：观察重点人群尿碘、盐碘水平、甲状腺肿大及功能等情况，及时掌握人群碘营养状况及病情的消长趋势，为适时采取针对性防治措施和科学调整干预策略提供依据。

（2）内容：通常包括碘盐和病情监测两部分，病情监测是指 8～10 岁儿童的甲状腺检查和新生儿甲状腺功能、抗体检测；碘盐监测是指干预策略（包括碘盐、碘油以及健康教育）后的人群碘营养状况（用尿碘来评价）。

7. 干预与管理

（1）碘盐：碘缺乏病的病因清楚，食盐加碘是消除碘缺乏病最根本、安全、经济、简便的措施。只要认真落实以食盐加碘为主的综合防治措施，就可以取得投入很小、产出很大的社会效益和经济效益。补碘要坚持长期性、日常性和生活化的原则。但处于水源性高碘危害环境的人群不可食用加碘食盐。

（2）碘油：碘油作为碘盐的辅助措施，适用于偏僻、交通不便的深山边远地带和地旷人稀、居民食用盐（当地分散的自产盐）不通过商业渠道流通的地区，以及那些暂时尚不能供应碘盐或不能有效地供应碘盐的地区。碘油使用的重点人群应以妇女为主（新婚育龄妇女、孕妇、哺乳期妇女）。严格执行卫生部卫通〔1998〕第 28 号通告，凡需以碘油作为补碘措施和作为辅助措施的地区，要经专家论证，由省级卫生行政部门批准，并报卫生部备案后使用。

三、地方性氟中毒

1. 概念　地方性氟中毒（endemicfluorosis）是指由于一定地区的环境中氟元素过多，而致生活在该环境中的居民经饮水、食物和空气等途径，长期摄入过量氟所引起的以氟骨症和氟斑牙为主要特征的一种慢性全身性疾病，又称地方性氟病。

2. 流行特征

（1）世界的分布概况：地方性氟中毒是地球上分布最广的地方病之一，在五大洲的 40 多个国家有不同程度的流行。

（2）地方性氟中毒在我国分布面也是非常广泛，是世界流行较严重的国家之一，到目前为止，除上海市、海南省以外，其余各省、直辖市、自治区中均有地方性氟中毒病区存在。

3. 病因　长期摄入过量氟是发生该病的主要原因，人体摄入总氟量每天超过 4mg 时即可引起慢性氟中毒。我国北方病区主要为饮水所致，西南病区为燃煤污染，边疆病区主要为饮用含氟量高的砖茶及其制品。该病好发年龄为青壮年，女性常高于男性，患病率随年龄的增长而升高。妊娠和哺乳妇女更易发病，且病情较重。营养不良，特别是蛋白质、钙、维生素缺乏时，机体对氟的敏感性增高。

（1）饮水型：长期饮用高氟水，饮水含氟量大于 1.0mg/L。

（2）煤烟型：燃高氟煤，室内空气和粮食氟污染，燃煤污染总摄氟量大于 3.5mg/d。

（3）砖茶型：饮用含氟量高的砖茶及其制品，当地出生成长的 8—12 周岁儿童氟斑牙患病率大于 30%。

4. 临床表现　氟主要侵犯牙齿和骨骼，引起氟斑牙和氟骨症，这是氟中毒的特征性损害。

（1）氟斑牙：牙釉面呈白垩样线条或斑块；釉面出现浅黄、黄褐色、深褐色或黑色，也可因釉面缺损而出现细小的凹痕。氟斑牙发生后终生不退，轻者影响外观，重者影响咀嚼。

（2）氟骨症：持续性骨关节疼痛是最常见的自觉症状，继续发展可出现肢体变形，X 线表现为骨结构改变，伴有肢体麻木、蚁走感、知觉减退等神经感觉异常症状等。氟骨症目前尚无特异的治疗方法及治疗药物。

5. 干预与管理

（1）通过改换低氟水源、饮水除氟、改良炉灶等方式，降低环境危险因素水平。

（2）提倡饮用安全水、正确燃煤、少饮用砖茶或饮用低氟砖茶等健康生活行为。

6. 控制标准

（1）病情指标：当地出生并在当地生长的 8—12 周岁儿童氟斑牙患病率小于 30%；氟骨症患者的症状明显减轻，骨关节功能得到改善，X 线征象有逆转。没有新发氟骨症患者。

（2）人群总摄氟量达到下列标准：8—15 岁：2.0～2.4mg/（人·日）；15 岁以上：3.0～3.5mg/（人·日）。

病情指标是病区控制的决定性指标，人群总摄氟量是病区控制的先决条件。

第三节　环境污染与人类健康

一、环境污染概述

1. 环境污染（environmental pollution）　是指有害物质或因子进入环境并在环境中扩散、迁移、转化，使环境系统的结构与功能发生变化，对人类或其他生物的生存和发展产生不利影响的现象。

环境污染来源于：①工农业生产：工业生产过程中产生的"废气、废水、废渣"，含有大量有害的物质，如果处理不当，大量排放到环境中，可造成空气、水、土壤、食物等环境的污染。农业生产过程中各类农药的长期广泛应用，可造成农作物、畜牧产品等农药残留。②日常生活：

如污水、垃圾、粪尿等废弃物处理不当，不仅可以污染空气、水、土壤，还可滋生蚊蝇，造成水体富营养化，甚至传播疾病。③交通运输：可产生噪声、振动等物理性污染物，汽油、柴油等液体染料燃烧产生的尾气，是产生光化学烟雾污染的重要原因。④其他：电磁波通信设备可产生微波和其他电磁辐射波；医用和军用的原子能和放射性核素机构所排放的各类放射性废弃物和可吸入颗粒物，都可使自然环境受到不同程度的污染。

2. 环境污染物（environmental pollutant）　是指进入环境并能引起环境污染的物质。

环境污染物可分为化学性污染物、物理性污染物和生物性污染物，还可分为一次污染物和二次污染物。一次污染物是指从污染源直接进入环境，其理化性质未发生改变的污染物，如汞、二氧化氮；二次污染物是指排入环境中的一次污染物在物理、化学、生物因素作用下发生变化，形成理化性质与一次污染物不同的新污染物，如有机汞、光化学烟雾。光化学烟雾是汽车所排放尾气在强烈日照作用下，经光化学反应而形成的具有强烈刺激性气味的烟雾。

3. 公害（public nuisance）　严重的环境污染和破坏造成公众的安全、健康、生命财产和生活方面的危害称为公害。严重环境污染所导致的地区性疾病称为公害病。环境污染造成短期内人群大量发病和死亡的事件称为公害事件。20世纪全球著名的十大公害事件见表2-1。

表2-1　20世纪全球著名的十大公害事件

名称	主要污染物	中毒情况	发生时间及地点	致害原因
马斯河谷事件	烟尘及二氧化硫	几千人中毒、60人死亡	1930年发生在比利时马斯河谷	二氧化硫进入肺部
洛杉矶光化学烟雾事件	光化学烟雾	大多数居民患病，65岁以上老人死亡400人	1943年5~10月份发生在美国洛杉矶市	石油工业排出的废气和汽车尾气在强烈的阳光作用下产生的光化学烟雾
多诺拉烟雾事件	烟雾及二氧化硫	4天内43%的居民患病，20余人死亡	1948年10月发生在美国多诺拉镇	二氧化硫、三氧化硫等硫化物附在烟尘上，被吸入肺部
伦敦烟雾事件	烟尘及二氧化硫	4天内死亡4000人	1952年12月发生在英国伦敦	硫化物和烟尘生成气溶胶被吸入肺部
水俣事件	甲基汞	截至1972年有近200人患病，50余人死亡，20多个婴儿神经系统受损	1953~1961年发生在日本九州南部熊本县水俣镇	工厂含汞的废水排入水俣湾，使海鱼体内含有甲基汞，当地居民食鱼而中毒
四日市事件	二氧化硫、煤尘等	500多人患哮喘病，有30余人死亡	1955年发生在日本四日市	烟尘及二氧化硫被吸入肺部
米糠油事件	多氯联苯	受害者达万人以上，死亡近20人	1968年发生在日本九州爱知县等23个县府	食用含有多氯联苯的米糠油
富山事件（痛痛病）	镉	截至1968年有300人患病，有100多人死亡	1931~1975年发生在日本富士县神通川流域	食用含镉的米和水
博帕尔事件	甲基异氰酸酯	死亡2万人，受害20多万人，5万人失明，孕妇流产或产下死婴，数千头牲畜被毒死，受害面积达40平方公里	1984年12月3日发生在印度博帕尔市	美国联合碳化公司在印度博帕尔市的农药厂因管理混乱，操作不当，致使地下储罐内剧毒的二异氰酸甲酯因压力升高而爆炸外泄

续表

名称	主要污染物	中毒情况	发生时间及地点	致害原因
切尔诺贝利核泄漏事件	放射性物质	31人死亡，237人受到严重发射性伤害，而且在20年内还将有3万人可能患上癌症。核电站周围的庄稼全部被掩埋，距电站7公里内的树木全部死亡，此后半个世纪10公里内不能耕作放牧，100公里内不能生产牛奶	1986年发生在苏联乌克兰基辅市的切尔诺贝利核电站	由于管理不善和操作失误，4号反应堆爆炸起火，致使大量放射性物质泄漏

二、环境污染物在环境中的转归

1. 转归的方式　污染物进入环境后在环境中空间位置和存在形态的变化称为转归。转归方式主要包括以下几种。①物理转归：如稀释、沉淀、扩散、挥发、混合等，可使环境得到一定程度的净化，但条件一旦变化，污染物又可重新进入环境，形成第二次污染。②化学转归：如溶解、离解、氧化还原、水解、络合、螯合、化学沉淀、降解、光化学反应等，可使有害的物质降低毒性，也可使一次污染物转化为二次污染物，使其毒性增强。③生物转归：如生物吸收、分解、转化、富集作用等，可使污染物的毒性发生改变。动物的排泄物在微生物的作用下，被分解为含氮的无机盐，使其无害化；无机汞在微生物的作用下转化为有机汞，毒性增强；生物转归还可使污染物在生物体内蓄积，使高位营养级生物体内污染物的浓度高于低位营养级生物体内的浓度。

2. 环境自净　污染物进入环境后，在物理、化学、生物因素的作用下，经过一定时间，环境污染物浓度或总量减低，恢复到受污染前的状态，该过程被称为环境自净。超出环境自净能力或环境条件的改变都会停止自净，造成环境质量恶化，如一些性质稳定的有机氯农药和多氯联苯等，在环境中分解较慢，残留的时间较长，往往很难通过环境自净作用达到完全消除。

3. 对环境的破坏　环境污染不但会给生态系统造成直接的破坏，也会给人类社会造成间接的危害，例如，温室效应、酸雨、臭氧层破坏和生物多样性锐减等就是由污染衍生出的环境效应。

（1）温室效应：二氧化碳气体具有吸热和隔热的功能，现代化工业社会过多燃烧煤炭、石油和天然气，大量的二氧化碳气体进入大气，使地球表面变热。这种温室效应可使全球变暖、病虫害增加、海平面上升等。

（2）酸雨：是指pH值小于5.6的雨雪或其他形式的降水。酸雨主要是由于人为地向大气中排放大量酸性物质造成的。酸雨可导致土壤酸化、建筑物损坏等。

（3）臭氧层破坏：大气臭氧层主要有三个作用，其一为保护地球上的人类和动植物免遭短波紫外线的伤害；其二为臭氧吸收太阳光中的紫外线并将其转换为热能，加热大气；其三为温室气体的作用，因此，臭氧的高度分布及变化是极其重要的。臭氧层受到破坏，则使人类的健康受损，如白内障、皮肤癌等疾病的发病率增加；影响水生和陆生的生态平衡，对生态环境带来多方面的危害。大多数科学家认为，人类过多地使用氯氟烃类化学物质（CFCs）是破坏臭氧层的主要原因。氯氟烃是一种人造化学物质，1930年由美国的杜邦公司投入生产。在第二次世界大战后，尤其是进入 20 世纪 60 年以后开始大量使用，主要用作气溶胶、制冷剂、发泡剂、化工溶剂等。另外，哈龙类物质（用于灭火器）、氮氧化物也会造成臭氧层的损耗。

（4）生物多样性锐减：在自然界中，生物与生物、生物与非生物之间组成了一个整体，它们相互依存、相互制约，保持着一种生态平衡。由于食物链的作用，地球上每消失一种植物，往往有 10～30 种依附于这种植物的动物和微生物也随之消失。因此，动植物的大量灭绝必然导致生态平衡的破坏，给人类带来意想不到的灾难，如人类未来的食品来源减少、药物来源匮乏、工农业资源短缺、物种的生物遗传基因剧减等。

三、环境污染物在人体中的代谢

污染物在体内的代谢包括吸收、分布、生物转化和排泄等过程。

1. 侵入和吸收 污染物主要经呼吸道和消化道侵入人体，也可经皮肤或其他途径侵入。空气中的气态污染物或悬浮的颗粒物质，经呼吸道进入人体；水和土壤中的污染物质，主要是通过饮用水和食物经消化道被人体吸收，整个消化道都有吸收作用，但以小肠较为重要。

2. 分布和蓄积 污染物经上述途径吸收后，由血液分布到人体各组织。污染物长期隐藏在组织内，其量又可逐渐积累，这种现象称为蓄积。蓄积在某些情况下具有某种保护作用，但同时仍是一种潜在的危险。

3. 生物转化 被储存在组织细胞内的绝大部分污染物都要经过某些酶的代谢（或转化），从而改变其毒性，增强其水溶性而易于排泄。肝脏、肾脏、胃肠等器官对各种污染物都有生物转化功能，其中以肝脏最为重要。

4. 排泄 各种污染物在体内经生物转化后，主要经肾脏、消化道和呼吸道，少量可随汗液、乳汁、唾液等各种分泌液排出体外，也有的在皮肤新陈代谢过程中到达毛发而离开机体，有些毒物能够通过胎盘进入胎儿血液，影响胎儿的发育，造成先天性中毒及畸胎。污染物在排出过程中，可在排出的器官造成继发性损害，成为中毒表现的一部分。

四、环境污染的危害

（一）环境污染对健康的损害

环境污染物对人体健康的损害，可表现为特异性损害和非特异性损害两个方面。特异性损害是指环境污染物引起人体急性和慢性中毒、远期的损害及致敏作用。非特异性损害主要表现为一些常见疾病的发病率增高，人体抵抗力和劳动能力的下降。

1. 急性损害 指机体一次大剂量接触或在 24 小时内多次接触污染物所引起的快速而剧烈的中毒效应。中毒效应的程度与污染物的毒性和剂量有关，有的在瞬间即产生中毒症状甚至死亡，有的可在接触几天后才出现明显的中毒症状或死亡。引起急性中毒事件发生的主要原因有：事故性排放、特殊的地理条件或气象条件。伦敦烟雾事件、美国洛杉矶烟雾事件、印度博帕尔农药泄漏事件等都是典型的环境污染引起的急性中毒事件。

2. 慢性损害 污染物在不引起急性中毒的剂量条件下，长期反复进入机体，引起的机体在生理、生化及病理学方面的改变，出现临床症状、体征的中毒状态或疾病状态。慢性损害是由于毒物本身在体内的蓄积（物质蓄积）或由于毒物对机体微小损害的逐次累积（功能蓄积）所致。如低剂量汞长时间污染水体并通过食物链富集所致水俣病，病程经历数年至数十年。

3. 远期损害 包括致突变、致癌和致畸作用。凡能改变机体细胞遗传物质而诱发突变的环境物质均称为诱变原，诱变原作用于体细胞引起突变并由此引起癌变称为致癌作用，诱变原作用于胚胎细胞并造成胎儿发育的先天畸形称为致畸作用。

（1）致突变作用：按其改变的终点分为两大类：一是分子水平上的微损伤，即基因突变；二是染色体水平的损伤，即染色体畸变。现已发现环境中的常见污染物如亚硝胺类、苯并（a）芘、氯乙烯、甲醛、苯、砷、铅、烷基汞化合物等，都具有致突变作用。

（2）致癌作用：环境因素中存在着化学的、物理的、生物的及社会心理的致癌因子，目前人们研究较多的是化学的致癌因子，致癌因子可分为直接致癌物和间接致癌物。常见主要致癌物有多环芳烃类、烷化剂类、芳香胺类、N-亚硝基化合物、黄曲霉毒素 B_1、苏铁素等。

（3）致畸作用：在胚胎发育过程中，可因受到各种因素的影响，使胚胎细胞分化、器官形成和正常发育不能正常进行，以致出现器官的器质性缺陷，造成形态结构的异常，称为畸形。甲基汞、氨基蝶呤、反应停、碘缺乏、电离辐射、风疹病毒、疱疹病毒等均对人类有致畸作用。

4. 致敏作用　人体的免疫系统在环境污染物的长期作用下，会发生免疫功能失调或病理反应，主要表现为：机体对病原微生物感染的抵抗力下降、免疫球蛋白的水平降低、超敏反应及中性白细胞和巨噬细胞的吞噬作用增强。

5. 非特异损害　人体长期连续地吸入低浓度的污染物质会导致一些常见疾病的患病率上升，呼吸道疾病是大气污染引起的常见疾病，SO_2、飘尘、NO_x 等均能刺激呼吸系统，诱发呼吸道的各种病症，包括慢性气管炎、肺气肿、支气管哮喘、尘肺、肺癌等。

（二）环境污染引起的公害病

公害病具有严格的法律意义，必须经过科学的鉴定和国家法律的认可。如 1974 年日本实施的《公害健康被害补偿法》中确认了水俣病（甲基汞中毒）、痛痛病（镉中毒）、米糠油事件（多氯联苯中毒）导致的疾病、森永奶粉事件（砷中毒）导致的疾病及四日市哮喘事件（大气污染的二氧化硫刺激）导致的疾病为公害病，并规定了有关的诊断标准及赔偿事项。

（三）环境污染对人群健康影响的特点

1. 影响范围大，接触人群广　生活环境受到了污染，涉及的人群可以是一个居民区、一个城市，甚至整个人类。

2. 污染物浓度低，作用时间长　污染物进入环境后，受到大气、水体稀释，一般浓度较低，但环境中的污染物不易自行降解，因此接触者大多长时间暴露于污染环境中，甚至终生接触。

3. 污染物复杂，作用多样性　进入环境中的污染物十分复杂，它们各有不同的生物学效应，对机体的危害是多种多样的，既可能有局部作用（局部刺激），又可能有全身毒害（全身性中毒）；既可有特异作用，又可有非特异作用，甚至可产生远期危害（遗传性影响）。

4. 污染物种类多，呈联合作用　环境中的有害因子种类很多，它们常常是同时综合作用于人体，可呈现相加作用、协同作用或拮抗作用。

5. 污染容易，治理困难　环境很容易遭受污染，一旦被污染，要想恢复原状，不但费力大、代价高，而且难以奏效，甚至还有重新污染的可能。

五、环境污染对人群损害的影响因素

环境污染物对机体健康能否造成危害，以及造成危害的程度，受到许多条件的影响，其中最主要的影响因素为污染物的理化特性、剂量或强度、作用时间、多种污染物的联系作用、个体因素等。

1. 理化特性   毒物的化学结构可决定其理化特性与化学活性，而后者又可影响物质的生物活性，是决定毒性的重要物质基础。

2. 剂量或强度   环境污染物对人体危害的程度，主要取决于污染物进入人体的剂量。环境污染引起的生物效应可以从以下两方面加以表达。

（1）剂量-效应关系（dose-effect relationship）：是指一种外来化合物剂量与个体或群体呈现某种效应的定量强度，或平均定量强度之间的关系。此类效应的观察结果属于计量资料，可以某种测量数值表示，又称量效应，如有机磷酸酯农药抑制胆碱酯酶活性程度，可用酶活性单位的测定值来表示。剂量-效应关系可以用曲线表示，即以表示反应强度的量效应为纵坐标、以剂量为横坐标绘制散点图。

（2）剂量-反应关系（dose-response relationship）：用于研究外来化合物的剂量与在群体中呈现某种特定效应个体百分数之间的关系。此类效应的观察结果（反应）属于计数资料，又称质效应，只能以有或无、正常和异常表示，如死亡、麻醉等。剂量-反应关系可以用曲线表示，即以表示质效应的百分率为纵坐标、以剂量为横坐标绘制散点图。常见的剂量-反应曲线有直线、抛物线、S形曲线三种形式，是外来化合物安全性评价的重要资料。

3. 作用时间   在一定剂量或强度条件下，作用持续时间的长短对作用的后果具有重要影响。许多环境污染物在体内具有蓄积性，只有作用时间达到一定阶段，毒物在体内的蓄积才能达到一定水平，产生一定损害，因此，一些环境污染物对机体的危害不是立即就显露出来的，往往需要几年甚至几十年的时间才出现健康损害的结果。污染物在体内的蓄积量受摄入量、生物半寿期和作用时间三个因素的影响。生物半寿期是污染物在机体或器官内的量减少到原有量的一半所需要的时间，是评定环境污染物毒性蓄积的重要指标。

4. 多种污染物的联合作用   当环境受污染时，污染物通常不是单一的，几种污染物同时作用于人体时，应考虑它们的联合作用和综合影响，往往一种物质可能干扰另一种物质的吸收、代谢或排泄，这种干扰可能是减弱，也可能是加强。可表现为：①相加作用：是指几种污染物产生联合作用时的毒性为单项污染物毒性的总和。②独立作用：两种或两种以上的污染物作用于机体，所引发的生物效应相互不干扰，其联合作用表现为化合物各自的毒性效应。③协同作用：当两种污染物同时进入机体产生联合作用时，且其毒性作用的总效应远远超过两者之和。④拮抗作用：一种污染物能使另一种污染物的毒性作用减弱，即混合物的毒性作用低于两种污染物任何一种单独产生的毒性作用。

5. 个体因素   在相同环境条件下，同一毒物对不同个体的毒性有很大差异，这主要是由于机体的感受性和耐受性不同，并随个体年龄、性别、健康状况、营养情况、遗传、生活习惯等因素而异。

（1）敏感人群和高危险人群：老、弱、病、残、幼，甚至胎儿，他们是抵抗力最弱、最容易受到有害因子伤害的人群，称为敏感人群；有些人群接触某有害因子的机会比其他人群多，强度也大，因此，摄入量比普通人群要高得多，这种人群称高危险人群。也可以把敏感人群和高危险人群统称为高危险人群。

（2）人群健康效应谱：人群接触同样程度的环境污染物，其中大多数仅使体内有污染物负荷或出现意义不明的生理学变化，只有一小部分人会出现亚临床变化，甚至发病或死亡。由人体对污染物负荷增加到患病、死亡这样一个"金字塔"式的健康效应，被称为环境有害因素作用下产生的人群健康效应谱（图2-1）。从人群健康效应谱上可以看到环境污染物作用于人群时，并不是所有的人都出现同样的毒性反应，而是呈"金字塔"式的分布。尽管多数人在环境有害因素作用下呈现出轻度的生理负荷增加和代偿功能状态，但仍有少数人处于病理性变化，即疾病状态甚至出现死亡。环境医学的一项重要任务就是及早发现亚临床变化和保护高危险人群。

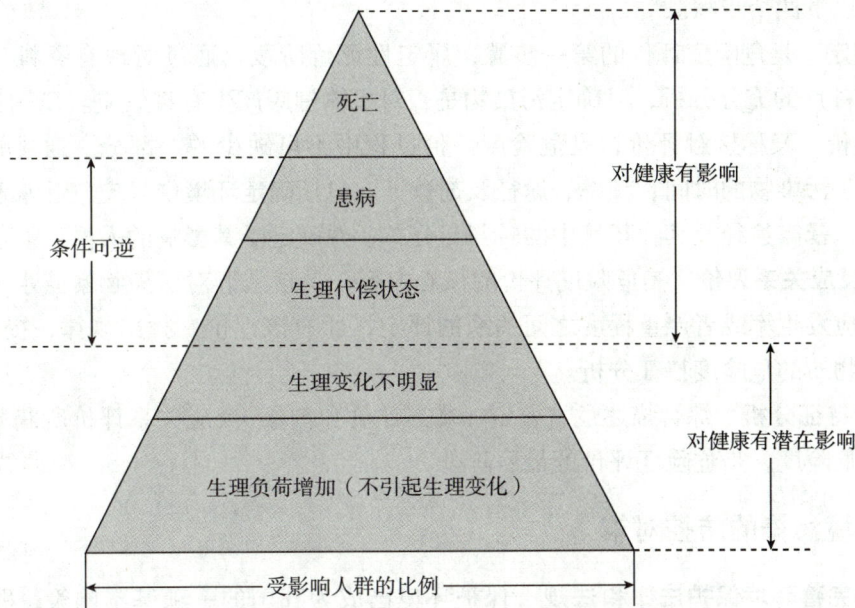

图 2-1　人群对环境异常变化的反应金字塔形分布

六、环境污染的防控

（一）环境污染物常用的毒理学指标

1. 半数致死量（LD$_{50}$）或浓度（LC$_{50}$）　是指引起一群受试对象 50% 个体死亡所需的剂量或浓度。LD$_{50}$的单位为 mg/kg，LC$_{50}$的单位为 mg/L（液体）或 mg/m^3（气体）。长期以来，半数致死量是衡量毒性大小的公认指标。

2. 阈剂量　最敏感的受试动物接触某种污染物，用已知最敏感的观察指标或用现代的检查方法测出该污染物能引起受试动物产生异常生理、生化等反应或潜在的病理学改变的最小剂量。

3. 最大无作用剂量（ED$_0$）　阈剂量以下的剂量为阈下剂量，阈下剂量中最大的剂量，称为最大无作用剂量，即污染物在一定时间内，按一定方式与机体接触，用现代的检测方法和最灵敏的观察指标不能发现任何损害作用的最高剂量。阈剂量是确立最大无作用剂量的依据，最大无作用剂量又是确立有害物质在环境中的最大容许浓度的毒理学依据。

4. 毒作用带　从阈剂量开始到刚好引起受试动物死亡的剂量为止（实际工作中以半数致死量为上限），为污染物的毒作用带，污染物的毒作用带范围越小，危险性就越大。半数致死剂量与急性阈剂量的比值为急性毒作用带，急性毒作用带值小，引起死亡的危险性大；急性阈剂量与慢性阈剂量的比值为慢性毒作用带，慢性毒作用带值大，发生慢性中毒的危险性大。

（二）环境污染物的危险度评价

环境中的污染物并非在任何情况下都会对环境和人类构成实际危害，是否构成危害取决于特定接触条件下，污染物毒作用特征、剂量-反应关系及人体实际接触的剂量。危险度评价是在综合分析人群流行病学调查、毒理学试验、环境监测和健康监护等多方面研究资料的基础上，对毒物损害人类健康的潜在能力进行定性和定量的评估，以判断损害可能发生的概率和严重程度。危险度评价包括以下四个步骤。

1. 危害鉴定　是危险度评价的第一步骤，属定性评价阶段。通过对现有资料（包括毒理学和流行病学资料）的充分分析，以确定污染物是否对机体健康产生有害效应。

2. 暴露评价　又称接触评价，是危险度评价过程中不可缺少的一部分。通过暴露评价，估计出人群暴露于污染物的时间、频率、途径及剂量等，包括确定环境中（空气、水和土壤等）有害物质的浓度、暴露途径及其在环境中的转归与分布，并确定受其影响的人群。

3. 剂量-反应关系评价　是危险度评价的核心内容，是指人群对污染物暴露水平和其所产生的某种健康效应发生率或者严重程度之间关系的评定，通过该评价，找出规律，提出剂量-反应模式，用于该物质的危险度特征分析。

4. 危险度特征分析　综合描述危害鉴定、暴露评价和剂量-反应关系评价所获得的信息来确定人群暴露的危险度，是危险度评价的最后阶段。

（二）环境污染的防控对策

1. 制定并完善环境保护法律和法规　保护环境已成为我国的一项基本国策，我国已经颁布了《中华人民共和国环境保护法》等12部主要环境保护法规和《工业"三废"排放试行标准》等17部环境保护标准。

2. 加强环境保护的行政管理　认真贯彻有关法律、法规、标准及方针政策，积极推行防治技术，严格控制污染物排放。

3. 加强环境科学技术研究，采用先进的污染防治技术　合理布局、改革工艺、综合利用、净化处理，以减少污染物的排放量。

4. 树立"绿水青山就是金山银山"的理念，正确处理发展经济与保护环境的关系　贯彻新发展理念，尤其是绿色发展理念，正确处理发展经济与保护环境的关系，增强全民环境保护意识和社会责任感，自觉执行环保法规、政策、方针、条例，共同创造优美的环境。

5. 开展全民垃圾分类教育，培养全民环境保护意识、爱护环境的习惯和自觉性　广泛开展垃圾分类宣传教育，切实增强垃圾分类法律法规的知晓率、参与度和践行力，养成垃圾分类的良好习惯和自觉性。

6. 增强全社会国家生物安全意识　利用电视、广播和互联网平台，开展动植物检疫及生物安全科普宣传活动，保护生物多样性，增强全社会国家生物安全意识。

7. 发展低碳经济，倡导低碳生活方式　在可持续发展理念指导下，大力发展低碳技术和低碳经济，减少煤炭和石油等高碳能源消耗，减少温室气体排放，并倡导全社会奉行低碳生活方式。

第四节　环境介质与健康

一、大气介质与健康

空气中主要污染物有二氧化硫、氮氧化物、总悬浮颗粒物和可吸入性颗粒物、一氧化碳、氟化物、铅及其化合物等。

1. 二氧化硫（SO_2）　　二氧化硫主要由燃煤及燃料油等含硫物质燃烧产生，其次是来自自然界，如火山爆发、森林起火等产生。

二氧化硫对人体的结膜和上呼吸道黏膜有强烈刺激性，可损伤呼吸器官，导致支气管炎、肺炎，甚至肺水肿、呼吸麻痹等。另外，二氧化硫对金属材料、房屋建筑等制品有腐蚀损坏作用，还可使植物叶片变黄甚至枯死。

国家环境质量标准规定：居住区二氧化硫日平均浓度应低于 $0.15mg/m^3$，年平均浓度应低于 $0.06mg/m^3$。

2. 氮氧化物（NO_x）　　空气中氮氧化物（NO_x）主要有一氧化二氮（N_2O）、一氧化氮（NO）、二氧化氮（NO_2）、三氧化二氮（N_2O_3）等，其中主要成分是 NO 和 NO_2。

氮氧化物污染主要是生产、生活中所用的煤、石油等燃料燃烧的产物；其次是汽车和内燃机燃烧排放的尾气；再次是来自生产或使用硝酸的工厂排放的废气。

当 NO_x 与碳氢化合物共存于空气中时，经强烈的紫外线照射，形成光化学反应，产生光化学烟雾，其成分极为复杂，主要含有臭氧、过氧酰基硝酸酯、醛类、过氧化氢等有机化合物混合成的气溶胶颗粒，会对人群的健康产生危害。NO_2 可引起气管和肺损害，甚至造成肺水肿；NO 可引起变性血红蛋白的形成，并对中枢神经系统产生影响。

国家环境质量标准规定，居住区 NO_x 日平均浓度应低于 $0.10mg/m^3$，年平均浓度应低于 $0.05mg/m^3$。

3. 颗粒物（particulate matter，PM）　　大气中呈颗粒状态的物质统称颗粒物。按粒径大小可分为以下几类。

（1）总悬浮颗粒物：指粒径小于或等于 $100\mu m$ 的颗粒物，包括液体、固体或两者结合存在的并悬浮于空气介质中的颗粒。

（2）可吸入性颗粒物（简称 PM10）：指大气中直径大于 $2.5\mu m$、等于或小于 $10\mu m$ 的颗粒物。

（3）可入肺颗粒物（简称 PM2.5）：指大气中直径小于或等于 $2.5\mu m$ 的颗粒物。虽然 PM2.5 只是地球大气成分中含量很少的组分，但 PM2.5 对空气质量和能见度等有重要的影响。PM2.5 粒径小，面积大，活性强，富含大量的有毒、有害物质（例如，重金属、微生物等），且在大气中的停留时间长、输送距离远，因而对人体健康影响大。

科学家用 PM2.5 表示每立方米空气中这种颗粒的含量，这个值越高，就代表空气污染越严重。目前国际上主要发达国家以及亚洲的日本、泰国、印度等均将 PM2.5 列入空气质量指标。2012 年 2 月，我国发布新修订的《环境空气质量标准》，增加了对空气中 PM2.5 的监测。根据 PM2.5 检测网的空气质量新标准，24 小时平均值标准（单位为 $\mu g/m^3$）：优：0～35；良：35～75；轻度污染：75～115；中度污染：115～150；重度污染：150～250；严重污染：250 及以上。

PM10 和 PM2.5 均为细颗粒物，粒径越小，进入呼吸道的部位越深。$10\mu m$ 直径的颗粒物通常沉积在上呼吸道，$2.5\mu m$ 以下颗粒物的可深入到细支气管和肺泡。PM2.5 进入人体到肺泡后，直接影响肺的通气功能，使机体容易处在缺氧状态，引发包括哮喘、支气管炎和心血管病等；PM2.5 还可成为病毒和细菌的载体，为呼吸道传染病的传播推波助澜。在欧盟国家中，据统计，PM2.5 导致人们的平均寿命减少 8.6 个月。

PM2.5 主要来自化石燃料的燃烧（如机动车尾气、燃煤）、挥发性有机物等，颗粒中大多含有重金属等有毒物质。

二、室内环境介质与健康

室内污染物除受室外环境污染的影响外，还与室内建筑和人体活动产生的污染有关。《室内空气质量标准》和《民用建筑室内环境污染控制规定》的控制项目不仅有化学性污染（包括人们熟悉的甲醛、苯、氨、氡、可吸入颗粒物、二氧化碳、二氧化硫等13项），还有物理性、生物性和放射性污染。

1. 甲醛 是一种无色、具有强烈刺激性的挥发性有机化合物。甲醛被广泛应用于各种建筑装饰材料之中，其熔沸点很低，因而很容易从装修材料中挥发出来。

甲醛的危害很大，当室内空气中的甲醛含量超过 $0.06mg/m^3$ 时就有异味和不适感，造成刺眼流泪、结膜充血发炎、皮肤过敏、咽喉不适或疼痛等；达到 $30mg/m^3$，会立即致人死亡。长期接触低剂量甲醛可引起慢性呼吸道疾病、鼻咽癌、脑瘤、白血病、月经紊乱、新生儿染色体异常等。据美国医学部门调查，甲醛释放污染是造成3~5岁儿童哮喘病增加的主要原因。

《居室空气中甲醛的卫生标准》（GB/T 16127—1995）规定：居室空气中甲醛的最高容许浓度为 $0.08mg/m^3$。

2. 苯（及其化合物） 是无色透明油状液体，具有强烈芳香的气味，室内装修过程中、居室建造过程中，苯被广泛使用。

苯被国际癌症研究中心确认为高毒致癌物质，对皮肤和黏膜有局部刺激作用，吸入或经皮肤吸收可引起中毒，严重者可发生再生障碍性贫血或白血病。

《室内空气质量标准》（GB/T 168883—2002）规定：居室空气中苯的最高容许浓度为 $0.11mg/m^3$。

3. 氡 由放射性元素镭衰变而生成，是一种放射性气体。建筑材料、供水及天然气中释放的氡是其主要来源。

人体吸入氡后，衰变产生的氡子体呈微粒状，吸入呼吸系统会堆积在肺部，沉淀到一定程度后，这些微粒会损坏肺泡，进而导致肺癌。

《室内空气质量标准》规定：居室空气中氡的标准限值为年平均 $\leq 400Bq/m^3$。

4. 总挥发性有机化合物 WHO、美国国家科学院等机构一直强调总挥发性有机化合物（total volatile organic compounds，TVOC）是一类重要的空气污染物，是空气中三种有机污染物（多环芳烃、挥发性有机物和醛类化合物）中影响较为严重的一种。TVOC可以分为八类：烷类、芳烃类、烯类、卤烃类、酯类、醛类、酮类和其他。

TVOC主要来源于家具、墙面装饰材料、快干漆、化妆品、有机氯化物、氟利昂、空调管道衬套等。

目前认为，TVOC具有基因毒性，能引起机体免疫水平失调，影响中枢神经系统功能，出现头晕、头痛、嗜睡、无力、胸闷等自觉症状；还可能影响消化系统，出现食欲不振、恶心等；严重时可损伤肝脏和造血系统，出现变态反应。

此外，住宅厨房油烟能产生 NO、CO、SO_2、丙烯酸、3，4-苯并芘等有害物质；香烟烟雾中存在着醛类、多环芳烃、烟焦油等；室内人体新陈代谢能排出病毒和细菌；室内电器设备会散发出炭粉微粒、臭氧，产生电磁辐射、静电干扰及挥发性有机物等，这些污染都会严重危害人们的身体健康。

三、水介质与健康

水是一种很好的溶剂，所有的无机和有机物质都能或多或少地溶解于水中，其卫生问题可归纳为以下几方面。

1. 致病微生物 主要来自生物制品等行业及生活污水，有各种病菌、病毒和寄生虫等，常能引起各种介水传染病。

2. 水体富营养化 主要来自食品、化肥等生产行业的废水及生活污水，如硝酸盐、亚硝酸盐、铵盐和磷酸盐等。这些营养素如果在水中大量积累，会造成水体富营养化，使藻类大量繁殖，导致水质恶化；亚硝酸化合物等可能直接导致胃癌。

3. 耗氧污染物 主要来自食品、造纸、化纤等行业排放的废水及生活污水，如碳水化合物、蛋白质、油脂、木质素、纤维素等。当水中微生物分解这些有机物时，要消耗水中的溶解氧，使水中缺氧，并产生硫化氢、氨等气体，使水质恶化，长期饮用会导致内分泌紊乱、癌症等一系列疾病。

4. 非金属污染物 主要来自工农业生产中排出的废水，如各种氢氰酸、氰化钾、硫酸、硝酸等。水体中如果有过量的无机污染物，会改变水的 pH 值，使微生物不能生长，还会消耗水中的溶解氧，危害淡水生物，影响人群健康。

5. 金属污染物 主要来自农药、医药、仪表及各类有色金属矿山的废水，如汞、镉、铬、铅、砷、铝、镁、钙等各种金属离子污染物。重金属可引起慢性中毒，如水俣病、痛痛病等；金属铝目前被认为与老年痴呆有关；饮用钙、镁含量过高的硬水可增加肾胆结石的概率；饮用钙、镁含量过低的软水可增加心血管疾病的发病率。

生活饮用水中主要介质的卫生标准 GB 5749—2006 中，水质常规指标及限值见表 2-2，饮用水中消毒剂常规指标及要求见表 2-3。

表 2-2　水质常规指标及限值

指标	限值
1. 微生物指标[①]	
总大肠菌群（MPN/100mL 或 CFU/100mL）	不得检出
菌落总数（CFU/mL）	100
2. 毒理指标	
砷（mg/L）	0.01
镉（mg/L）	0.005
铬（六价，mg/L）	0.05
铅（mg/L）	0.01
汞（mg/L）	0.001
硒（mg/L）	0.01
氰化物（mg/L）	0.05
氟化物（mg/L）	1.0
硝酸盐（以 N 计，mg/L）	10，地下水源限制时为 20
亚氯酸盐（使用二氧化氯消毒时，mg/L）	0.7
氯酸盐（使用复合二氧化氯消毒时，mg/L）	0.7
3. 感官性状和一般化学指标	
色度（铂钴色度单位）	15
浑浊度（NTU-散射浊度单位）	1，水源与净水技术条件限制时为 3
臭和味	无异臭、异味

续表

指标	限值
肉眼可见物	无
pH（pH 单位）	不小于 6.5 且不大于 8.5
铝（mg/L）	0.2
铁（mg/L）	0.3
锰（mg/L）	0.1
铜（mg/L）	1.0
锌（mg/L）	1.0
氯化物（mg/L）	250
硫酸盐（mg/L）	250
4. 感官性状和一般化学指标	
溶解性总固体（mg/L）	1000
总硬度（以 $CaCO_3$ 计，mg/L）	450
耗氧量（CODMn 法，以 O_2 计，mg/L）	3，水源限制，原水耗氧量>6mg/L 时为 5
挥发酚类（以苯酚计，mg/L）	0.002
阴离子合成洗涤剂（mg/L）	0.3
5. 放射性指标[②]	指导值
总 α 放射性（Bq/L）	0.5
总 β 放射性（Bq/L）	1

注：①MPN 表示最可能数；CFU 表示菌落形成单位。当水样检出总大肠菌群时，应进一步检验大肠埃希氏菌或耐热大肠菌群；水样未检出总大肠菌群，不必检验大肠埃希氏菌或耐热大肠菌群。②放射性指标超过指导值，应进行核素分析和评价，判定能否饮用。

表 2-3　饮用水中消毒剂常规指标及要求

消毒剂名称	与水接触时间	出厂水中限值	出厂水中余量	管网末梢水中余量
氯气及游离氯制剂（游离氯，mg/L）	至少 30min	4	≥0.3	≥0.05
一氯胺（总氯，mg/L）	至少 120min	3	≥0.5	≥0.05
二氧化氯（ClO_2，mg/L）	至少 30min	0.8	≥0.1	≥0.02

四、土壤介质与健康

土壤是生态系统物质交换和循环的中心环节，也是各种废弃物的天然收容和净化处理场所。土壤受废弃物排放、污水灌溉、废气沉降和农药施用等污染，超出其分解能力，导致土壤自净能力被破坏，以致成为污染物的贮库。有害物质长年盘踞在土壤中，不断地迁移到相邻环境介质中，通过空气、水和植物对人体健康产生危害。土壤相关常见的卫生问题有以下几方面。

1. 微量元素　从整体上来讲，构成人体的各种化学元素的含量与地壳的化学组成有明显的相关性。地壳中几乎含有元素周期表中的所有天然元素，这些元素可分为宏量元素和微量元素，宏量元素在一般情况下不会缺乏，而微量元素的分布却是很不均匀的，存在着地区间的差别。生物体中的微量元素多为酶、辅酶的组成成分，是生物维持正常生命活动和生理功能所不可或缺的，当地球上的微量元素缺乏或过多，超出人体调节的范围时，体内平衡遭到破坏，可造成生物地球化学性疾病。

2. 重金属及类金属　污染土壤的重金属主要来自农药、废水、污泥和大气沉降等，重金属污染与其他有机化合物的污染不同，不少有机化合物可以通过自然界本身的物理、化学或生物的净化方式，使有害程度降低或解除，而重金属具有富集性，很难在环境中降解，即使浓度小，也可经食物链浓缩，通过农作物和水体等进入机体，从而造成公害。

3. 农药污染　农药能防治病、虫、草害，如果使用得当，可保证作物的增产；不当滥用，则会导致害虫、病菌的抗药性，可引起鸟、兽、鱼、蚕等非靶生物伤亡事件的发生。目前大多数农药性质稳定、半衰期长，有些农药残留毒性大，残留于土壤中的农药由气流和水流带到世界各地，从而污染大气和地下水。农药污染已在许多国家造成公害，还有致突变、致癌和致畸的危险。

4. 病原微生物　存在于土壤中的病原体，除肠道致病菌、寄生虫卵、病毒、钩端螺旋体外，还有破伤风杆菌、炭疽杆菌、肉毒杆菌等，土壤中已发现100多种能使人类致病的病毒，这些都为土壤传播疾病创造了条件。

5. 放射性物质　地壳中存在着天然的放射性元素和放射性同位素，它们和宇宙线一起组成放射性本底。此外，工业或科研机构利用的原子能所排出的废弃物可造成土壤放射性污染。土壤对放射性污染不能自行排除，只有靠其自然衰变。土壤中放射性物质可通过食物链传入人体，产生内照射，还可以通过建筑材料对人体产生外照射，导致放射性疾病，影响人类的健康。

6. 致癌因子　人工施肥的土壤中，含氮化合物经细菌的亚硝化和去亚硝化作用产生亚硝酸盐；一些胺和酰胺作为农药进入土壤，在还原硝酸盐细菌作用下能合成亚硝胺。亚硝胺是环境性致癌物之一，长期食用含亚硝酸盐、亚硝胺高的农作物，可使人群癌症的发病率增高。

环境是一个整体，大气、水体和土壤是息息相关的地理环境要素，污染物质在这三者之间相互转化和迁移，往往形成污染循环，任何一个方面的变化都可能影响到整个生态系统。

本章小结：每年6月5日为世界环境日，这是为了强调保护地球环境的重要性。环境是人类赖以生存和发展的物质基础，是由物理、化学、生物及社会各因素构成的整体状态。自然环境分为原生环境与次生环境，环境的变化会直接或间接地影响健康。环境污染物对环境造成了污染和破坏，会引发疾病或死亡。有害物质进入土壤、水和空气环境中，经过扩散、迁移和转化，使环境系统的结构与功能发生变化，对人类或其他生物的生存和发展产生不利影响。环境污染物不仅对人体健康产生急性和慢性中毒、远期损害和致敏损害，还可以增加常见疾病的发病率，降低人体抵抗力和劳动能力。危险度评价和环境污染的防控对策尤为重要，四大环境介质与健康息息相关。人人环保，生态友好，全民健康。

思考题

1. 解释下列名词：环境、自然环境、社会环境、原生环境、次生环境、生态系统、环境污染物、剂量–效应关系、剂量–反应关系、人群健康效应谱。
2. 人类与环境是什么样的关系？
3. 环境污染物有哪些来源？
4. 环境污染是如何影响人类健康的？
5. 怎样进行污染对人类健康影响的危险度评价？

民以食为天，食物是人类赖以生存的环境因素之一，与健康关系极为密切。合理膳食可提供人体所需的各种营养素和热能，维护机体正常的生理功能，促进健康和生长发育，提高机体的抵抗力和免疫力，有利于预防疾病，增强体质。长期摄入食物不足或过量，则不利于健康甚至导致疾病发生。

第一节　食物营养成分与热能

营养（nutrition）就是谋求养生，即保养、调养生命。现代营养学认为，营养是指人体通过向外界摄取各种食物，经过消化、吸收和利用食物中的营养素和其他有益成分，以维持机体的生长、发育和调节各种生理功能的生物学过程。

营养素（nutrients）是指食物中能够被人体消化、吸收和利用的有机和无机物质，是可给人体提供能量、构成机体成分和组织修复以及生理调节功能的化学成分。人体所需要的营养素有蛋白质、脂类、碳水化合物、矿物质、维生素、水等六大类。这些营养素中有些不能在人体内合成的，必须从食物中获得，称为必需营养素；有些可以在体内由其他食物成分转换生成，不一定需要由食物中直接获得，称为非必需营养素。

蛋白质、脂类、碳水化合物因为需要量多，在膳食中所占的比重大，称为宏量营养素；矿物质和维生素在膳食中所占比重小，称为微量营养素。除了营养素外，食物中还含有许多其他成分。现代营养学中，往往把食物中具有生理调节功能的物质也包括在营养素中，如膳食纤维。

一、热能

新陈代谢是一切生命活动的基本特征，维持生命活动需要消耗热能。热能的摄入与消耗是否平衡等直接影响其他营养素的代谢与身体健康。营养学中热能单位惯用"卡""千卡"（cal、kcal）表示，国际通用的能量单位是"焦耳"（J）。换算关系为：1卡=4.184焦耳。

（一）能量来源

人体所需的能量来源于食物，食物中能提供热能的三大营养素为碳水化合物、脂类和蛋白质。由于体内外化学反应环境和食物消化吸收率的差异，每克三种产能营养素在体外燃烧产能（物理卡价）和体内氧化产能（生理卡价）并不相等，见表3-1。

表 3-1　三大产热营养素的生理卡价

营养素	物理卡价（/g）	消化率（%）	生理卡价（/g）
脂肪	39.54kJ（9.45kcal）	95	37.56kJ（9.0kcal）
碳水化合物	17.15kJ（4.10kcal）	98	16.81kJ（4.0kcal）
蛋白质	23.64kJ（5.65kcal）	92	16.74kJ（4.0kcal）

（二）人体能量消耗

1. 基础代谢　是指维持机体最基本生命活动所消耗的能量，即人体在安静和恒温条件下（一般 18～25℃），禁食 12 小时后，静卧、放松而又清醒时，只有呼吸、心跳等最基本的生命活动，没有食物的消化吸收和体力、脑力活动的能量消耗。

2. 体力活动　包括劳动与体育活动。体力活动是人体能量消耗的主要因素，人在运动或劳动时耗氧量显著增加，可达到安静时的 10～20 倍。

3. 食物特殊动力作用　也称食物热效应（thermic effect of food，TEF），是指因摄入食物引起的能量消耗增加的现象。能量消耗增加的多少随食物而异，进食碳水化合物能耗增加 5%～6%，进食脂肪增加 4%～5%，持续 1 小时；进食蛋白质增加 30%～40%，持续 10～12 小时；一般混合膳食约增加基础代谢的 10%。

4. 生长发育　处在生长发育过程中的儿童，其一天的能量消耗还应包括生长发育所需要的能量。新生儿按千克体重与成人相比较，其能量消耗多 2～3 倍。3～6 个月的婴儿，每日用于生长发育的能量占摄入热能的 15%～23%。怀孕的妇女，由于子宫内胎儿的发育，间接地承担并提供其迅速发育所需的能量，加上自身器官及生殖系统的进一步发育，需要特殊的能量，尤其在怀孕后半期。乳母则应补偿乳汁分泌所需的能量，每日约 500kcal。

（三）能量的需要和供给

人体能量代谢的最佳状态是达到能量消耗与能量摄入的平衡，这种能量平衡（energy balance）能使机体维持健康。能量代谢失衡（缺乏或过剩）则会对健康产生不利影响，甚或致病。

一日能量供给中，建议蛋白质占总热能的 10%～15%，脂肪占总热能的 20%～30%，碳水化合物占总热能的 50%～65%。不同性别、年龄、生理状况、活动强度时的热能推荐量不同（一般年龄越小，蛋白质和脂肪供能比适当增加，成年人脂肪供给量不宜超过总能量的 30%），轻体力劳动的成年男性每日能量需要量约为 2250kcal，女性约为 1800kcal，具体数据请参考《中国居民膳食营养素参考摄入量（2013 版）》（简称 DRIs2013）。正常人群一日三餐热能分配以早、中、晚分别占一天需要量的 30%、40%、30% 为宜。

二、蛋白质

蛋白质（protein，pro）是构成人体组织、调节各种生理功能不可缺少的物质，可促进机体生长发育，参与许多重要物质的转运，并供给热能。人体蛋白质占体重的 16%～19%，蛋白质与人体的生长发育及健康有着非常密切的关系，每日大约有 3% 的蛋白质更新。氨基酸是组成蛋白质的基本单位。人体内不能合成或合成量不足，必须由食物供给的氨基酸，称为必需氨基酸（essential amino acid，EAA），如异亮氨酸、亮氨酸、赖氨酸、蛋氨酸、苯丙氨酸、苏氨酸、色氨酸、缬氨酸、组氨酸（儿童）；能在体内合成的则称为非必需氨基酸；半胱氨酸和酪氨酸在体内可分别由蛋氨酸和苯丙氨酸转变而成，所以半胱氨酸和酪氨酸称为条件必需氨基酸或半必需氨基酸（如果膳食中能直接提供这两种氨基酸，则人体对蛋氨酸和苯丙氨酸的需要量可分别减少30%和50%）。

1. 氨基酸模式与蛋白质的互补作用 蛋白质中各种必需氨基酸的构成比例称为氨基酸模式（amino acid pattern，AAP），即根据蛋白质中必需氨基酸含量，以含量最少的色氨酸为1，计算出的其他氨基酸的相应比值。

人体所需蛋白质来源于多种食物，凡蛋白质氨基酸模式与人体蛋白质氨基酸模式接近的食物，其必需氨基酸在体内的利用率就高，反之则低。例如，动物蛋白质中的蛋、奶、肉、鱼等以及大豆蛋白质的氨基酸模式与人体蛋白质氨基酸模式较接近，被称为优质蛋白质。其中鸡蛋蛋白质的氨基酸模式与人体蛋白质氨基酸模式最为接近，在比较食物蛋白质营养价值时常作为参考蛋白质。而食物蛋白质中一种或几种必需氨基酸含量相对较低，导致其他必需氨基酸在体内不能被充分利用而使蛋白质营养价值降低，这些含量相对较低的氨基酸称为限制氨基酸（limiting amino acid，LAA），含量最低的称第一限制氨基酸。植物蛋白质中，赖氨酸、蛋氨酸、苏氨酸和色氨酸含量相对较低，营养价值也相对较低。为了提高植物性蛋白质的营养价值，往往将两种或两种以上的食物混合食用，从而达到以多补少的目的，提高膳食蛋白质的营养价值，不同食物间相互补充其必需氨基酸不足的作用，称为蛋白质互补作用。

2. 食物蛋白质营养价值评价 由于各种食物蛋白质的含氮量都接近16%，而且蛋白质是体内各种含氮物质的主要来源，因此通过测定摄入食物和排出物的含氮量，可以大体了解机体对摄入蛋白质的利用情况。

（1）消化吸收率（digestibility）：以吸收氮量与摄入氮量的比值表示。吸收氮以摄入氮减去粪氮求得。但粪氮并不等于未吸收的氮，其中包括消化道脱落上皮细胞、消化液以及微生物等所含的氮，称粪代谢氮，因此消化率又有表观消化率（apparent digestibility，AD）与真实消化率（true digestibility，TD）之分。

$$AD=\frac{摄入 N-粪 N}{摄入 N}\times100\%$$

$$TD=\frac{摄入 N-（粪 N-粪代谢 N）}{摄入 N}\times100\%$$

（2）蛋白质的生物学价值（biological value，BV）：储留氮与吸收氮的比值。生物价越高，说明蛋白质被机体利用率越高，即营养价值越高，最高值为100。

$$BV=\frac{储留氮}{吸收氮}\times100=\frac{吸收氮-（尿氮-尿代谢氮）}{食物氮-（粪氮-粪代谢氮）}\times100\%$$

（3）氨基酸评分（amino acid score，AAS）：亦称蛋白质化学分，首先将待评蛋白的各种必需氨基酸含量，分别与参考蛋白的同一种氨基酸的含量进行比较，求出比值；然后，找出比值最低的氨基酸即为第一限制氨基酸，该比值即为待评蛋白质的氨基酸评分。

$$AAS=\frac{待评蛋白质每克蛋白质（或氮）的某种氨基酸含量（mg）}{参考蛋白质每克蛋白质（或氮）的某种氨基酸含量（mg）}$$

通过氨基酸评分，可知各种膳食蛋白缺少何种氨基酸、富含何种氨基酸，从而能设计出更好地发挥蛋白质互补作用的混合食品或菜谱。比如：小麦粉（标准粉）的AAS为0.47，第一限制氨基酸为赖氨酸；黄豆（大豆）的AAS为0.74，第一限制氨基酸为蛋氨酸。将二者1:1混合后，*AAS* 变成 0.81，第一限制氨基酸为蛋氨酸；7∶3 混合后，虽然第一限制氨基酸仍然是蛋氨酸，但是 *AAS* 变成 0.86。混合蛋白的氨基酸评分有了明显提高。

（4）氮平衡（nitrogen balance，*NB*）：氮平衡＝摄入氮－（尿氮+粪氮+皮肤等氮损失）

氮平衡既可衡量机体蛋白质代谢及营养状况，也可用于食物蛋白质营养价值评价的指标。例如 A 食物的蛋白质纠正负氮平衡用时比 B 食物用时短，则 A 食物的蛋白质优于 B 食物。

（5）蛋白质的净利用率（net protein utilization，*NPU*）：是摄入的蛋白质被机体储留利用的情况，反应食物中蛋白质被利用的程度，即机体利用的蛋白质占食物中蛋白质的百分比。较 *BV* 更为全面。该指标以 10% 的被测蛋白质作为膳食蛋白质来源。

$$NPU = 生物学价值 \times 消化率 \times 100\% = \frac{保留 N}{吸收 N} \times \frac{吸收 N}{摄入 N} \times 100\%$$

（6）蛋白质的功效比值（protein efficiency ratio，*PER*）：是单位重量的摄入蛋白质所增加体重的数值。

$$PER = \frac{动物体重增加（g）}{摄入蛋白质（g）}$$

为使不同的实验条件下的实验结果具有一致性和可比性，动物实验时用标化酪蛋白为参考蛋白设对照组，无论酪蛋白质组 *PER* 为多少，均换算为 2.5。

$$校正的\ PER = PER \times \frac{2.5}{实测的酪蛋白\ PER}$$

3. 人体蛋白质营养状况评价　蛋白质营养状况的评价，除体格检查的常用指标如身高、体重、发育等，还应检查上臂肌围和上臂肌面积，这是评价总体蛋白质储存的较可靠的指标。还可以测定血清白蛋白、运铁蛋白、前白蛋白、视黄醇结合蛋白等；检查头发的毛干与毛根的形态改变。

4. 蛋白质来源与供给量　蛋白质的食物来源可分为植物性蛋白质和动物性蛋白质两大类。主要来源：粮谷类食品（米、面）；良好来源（优质蛋白）：蛋、奶、禽畜鱼肉、豆类。

理论上，成人摄入 30g/d 蛋白质就可达氮平衡；但从安全性考虑，成人摄入蛋白质按每千克体重每日 0.8g 较好。我国以植物性食物为主，蛋白质利用率偏低，所以成人每日摄入量以 1.0～1.5g/kg 为宜。摄入蛋白质提供能量占膳食总热能的 10%～15%，儿童青少年以 12%～15% 为宜。蛋白质供给量在重体力劳动、精神紧张、应激状态等情况下应适当增加。婴幼儿和儿童相对每日需要量比成人高。18 岁至成年，男性 RNI 约 65g/d，女性 RNI 约 55g/d。其他年龄段 RNI 请参考《中国居民膳食营养素参考摄入量（2013 版）》（DRIs2013）。与 DRIs2000 相比，成年轻体力劳动男性和女性 RNI 均减少 10g/d。

三、脂类

脂类（lipids）包括中性脂肪（fat）和类脂（lipid），前者主要是甘油及脂肪酸，后者包括磷脂、糖脂和类固醇等。脂肪是人体重要的供能营养素，也是体内主要的储能物质。合理的脂类营养，对于防病保健康有重要意义。

1. 脂肪的主要功能　供能与储能（安静状态下空腹的成年人，维持其需要的能量大约 25% 来自游离脂肪酸，15% 来自葡萄糖的代谢，而其余则由内源性脂肪提供）；增加食物口感，促进食欲；增强饱腹感、维持体温；有利于脂溶性维生素包括胡萝卜素等的吸收；提供机体所必需的脂肪酸；固定和保护脏器；有效地利用碳水化合物和节约蛋白质；另外，脂肪组织分泌的瘦素、肿瘤坏死因子、白介素 6、白介素 8、血管紧张素原等参与机体代谢、免疫、生长发育等。

2. 必需脂肪酸的主要功能 必需脂肪酸（essential fatty acid，EFA）是指人体不能合成或合成不足的多不饱和脂肪酸。严格地说，是指 ω-6 系列的亚油酸（1inoleic acid）与 ω-3 系列的 α-亚麻酸（α-1inolenic acid）。它们可由植物合成，但人体不能合成。亚油酸作为其他 ω-6 系脂肪酸的前体可在体内转变生成 γ-亚麻酸（γ-1inolenic acid）、花生四烯酸（arachidonic acid，ARA，AA）等 ω-6 系脂肪酸；α-亚麻酸则作为 ω-3 系脂肪酸的前体，可转变生成二十碳五烯酸（timnodonic acid，EPA）、二十二碳六烯酸（docosahexaenoic acid，DHA）等 ω-3 系脂肪酸。必需脂肪酸的主要功用有以下几个方面：构成线粒体和细胞膜的重要组成成分、合成前列腺素的前体、参与胆固醇代谢、参与动物精子的形成、维护视力、对于 X 射线引起的一些皮肤损伤有保护作用。

3. 胆固醇与磷脂的功用 两者都是脂蛋白与细胞膜的组成成分；脂蛋白是与脂类包括部分脂溶性维生素的吸收、运输、代谢及利用密切相关的物质；胆固醇是增强生物膜坚韧性的有关成分，磷脂则是与膜的流动性相关的成分，且与信息传递功能有关；胆固醇是体内类固醇激素与内源性维生素 D 的原料；胆固醇的代谢产物胆酸能乳化脂类，帮助膳食脂类吸收；此外，神经组织中还有脑苷脂、神经节苷脂（属糖脂）及神经鞘磷脂等，与神经的功能密切相关。

4. 食物来源与参考摄入量 脂肪主要来源于动物的脂肪组织和肉类（多为饱和脂肪酸，但鱼类为多不饱和脂肪酸，EPA、DHA 主要存在于鱼贝类食物中），以及油料植物及粮谷类（多为多不饱和脂肪酸，但椰子油、棕榈油、可可油为饱和脂肪酸）。亚油酸普遍存在于植物油中，植物油高于动物油，猪油高于其他动物油，禽肉高于畜肉，瘦肉高于肥肉。α-亚麻酸在豆油、麻油、亚麻子油、苏子油以及绿叶蔬菜的叶绿体中含量较多。磷脂较多的食物为蛋黄、动物肝、大豆、麦胚和花生等。胆固醇丰富的食物是动物脑、肝、肾等内脏和蛋类，肉类和奶类。

脂肪摄入过多，会增加肥胖、高血压、心血管疾病和某些癌症的发病率，应将脂肪摄入限制在一定范围内。成人脂肪摄入量宜控制在总能量的 20%～30%，饱和脂肪酸摄入量应低于总热能的 10%。

食入高胆固醇后，肝内胆固醇含量升高，可反馈抑制关键性酶，使肝脏合成胆固醇减少，但不能降低肝外组织的合成。胆固醇摄入量每日不宜超过 300mg。要防治高脂血症与动脉硬化，日常须注意控制胆固醇的摄入量，不要过多进食富含胆固醇的食物。植物性食物中含有谷固醇、麦角固醇及豆固醇等，能干扰食物胆固醇的吸收，膳食纤维能吸附胆汁酸，从而促进肝中胆固醇代谢，使胆汁酸排出，所以有降低血胆固醇的作用。

四、碳水化合物

碳水化合物（carbohydrate）是一大类有机化合物，也称为糖类，由碳、氢、氧三种元素构成，其化学本质为多羟醛（或酮）及其衍生物。根据碳水化合物的聚合度一般可以将其分为 3 类：糖（包括单糖，如葡萄糖、半乳糖、果糖等；双糖，如蔗糖、乳糖、麦芽糖、海藻糖等）、寡糖（如麦芽糊精、棉子糖、水苏糖、低聚果糖等）和多糖（如淀粉、纤维素、半纤维素、果胶等）。

膳食中的碳水化合物常分为两类：一类是可以被人体消化吸收与利用的糖类，即可利用的碳水化合物；另一类是人体不能消化吸收，但对人体有益的非淀粉多糖，即膳食纤维，是不可利用的碳水化合物。前者是人体的必需营养素，后者是人体的膳食必需成分。两类碳水化合物对人体健康都具有重要意义。

1. 碳水化合物的生理功能 供给热能和节约蛋白质作用（sparing proteinaction）；为其他有机物代谢提供氧化途径；参与构成重要的生命物质，参与受体结构、细胞间信息传递、解毒反应等；参与肝脏的解毒功能；增强肠道蠕动和排便功能。

三羧酸循环的必要物质如草酰乙酸需由糖代谢供给，如果草酰乙酸不足，脂肪酸不能彻底氧化而产生过多的酮体，酮体不能及时被氧化而在体内蓄积，以致产生酮血症和酮尿症，引起代谢性酸中毒。膳食中充足的碳水化合物可以防止上述现象的发生，这被称为碳水化合物的抗生酮作用（antiketogenesis）。

2. 膳食纤维的生理功能 辅助消化、通便；减少肠内压力、防治憩室病；预防"压挤病"；吸水保水，夹带食物残渣、有害代谢产物较快排出体外，有利于防癌；吸附黏结胆汁盐，降低血液胆固醇，利于防胆石症；与脂类、胆酸盐结合排出，延迟葡萄糖吸收，减轻胰岛素细胞的功能负担，利于防治高血脂、糖尿病及肥胖病。

人体肠道若有干结粪便淤滞，分节运动增强，肠内压增大，容易导致下肢静脉曲张、盲肠炎、痔疮、裂孔疝、静脉血栓形成等，统称为"挤压病"。膳食纤维促进排便，减轻肠内压，可以预防"挤压病"。

3. 食物来源与供给量 膳食中淀粉的来源主要是粮谷类和薯类食物。粮谷类一般含碳水化合物 60%～80%，薯类中含量为 15%～29%，豆类中为 40%～60%。单糖和双糖的来源主要是蔗糖、糖果、甜食、糕点、甜味水果、含糖饮料和蜂蜜等。

碳水化合物供能占总热能的 50%～65% 较合理，且精制糖占总热能 <10%。摄入过少会引起酮病、组织蛋白分解过多，水钠丢失；摄入多糖优于单糖、双糖，因为能同时获得其他营养物质。

2007 年版的《中国居民膳食指南》建议正常成年人每人每日摄入 25～30g 的膳食纤维；DRIs2013 中膳食纤维特定建议值（specific proposed levels, SPL）为每日 25g（AI），尚无可耐受最高摄入量建议。

五、矿物质

由于进化原因，人体组织内几乎含有自然界存在的各种元素，而且与地球表层的元素组成基本一致。这些元素中，20 种左右的元素为人体必需的元素，除碳、氢、氧、氮主要以有机化合物存在外，其余统称无机盐（minerals）。元素在人体中的含量大于体重的 0.01% 者被称为常量（或宏量）元素（macroelements），如钙、磷、钠、钾、氯、镁、硫等 7 种；小于体重的 0.01% 者为微量元素（microelements）或痕量元素（trace elements），如铁、锌、铜、锰、碘、硒、氟等。这里简要介绍常量元素钙（Ca）及微量元素铁（Fe）、锌（Zn）的生理功能、食物来源与参考摄入量、缺乏与过量的危害，见表 3-2。

表 3-2 钙、铁、锌的主要生理功能、缺乏症状、食物来源和参考摄入量 *

分类	生理功能	缺乏症状、相关疾病和毒性	食物来源	参考摄入量
Ca	构成骨骼和牙齿的主要成分；维持神经与肌肉活动；促进体内某些酶的活性；参与凝血过程、激素分泌、维持体液酸碱平衡以及细胞内胶质稳定性及毛细血管渗透压等	儿童佝偻病；成人骨质软化症；老年人骨质疏松症；影响生殖机能；骨质增生、抽搐等	奶与奶制品、小虾皮、海带、发菜和豆与豆制品	RNI：18 岁以上 800mg/d，孕妇、乳母 >200mg/d UL：2000mg/d

分类	生理功能	缺乏症状、相关疾病和毒性	食物来源	参考摄入量
Fe	血红蛋白与肌红蛋白、细胞色素 A 以及某些呼吸酶的成分；参与体内氧与 CO_2 的转运、交换和组织呼吸过程；促进药物在肝脏的解毒	缺铁性贫血；工作效率降低、学习能力下降、冷漠呆板；儿童表现为易烦躁，抗感染能力下降	动物肝脏、全血、黑木耳、海带、肉类、鱼类	RNI：18 岁以上男性 12mg/d；女性 20mg/d；孕妇（早、中、晚）>0、>4、>9mg/d，乳母>4mg/d UL：42mg/d
Zn	酶的组成成分或激活剂，在组织呼吸、蛋白质合成、核酸代谢中起重要作用；维持食欲、味觉、生殖机能的正常发育和免疫功能	儿童生长发育迟缓；性功能减退，精子产生过少；创伤愈合不良，抵抗力下降，易感染；智力下降；胎儿中枢神经系统先天畸形	动物肝脏、牡蛎、龙虾、坚果、黄豆粉、胚芽	RNI：18 岁以上男性为 12.5mg/d，女性为 7.5mg/d，孕妇>2mg/d，乳母>4.5mg/d，UL：40mg/d

* DRIs 数据来自《中国居民膳食营养素参考摄入量（2013 版）》

六、维生素

维生素（vitamins）是维持人和动物机体健康所必需的一类营养素，为低分子有机化合物，它们不能在体内合成或者合成的量不足以满足机体的需要，必须由食物供给。按照溶解性分为水溶性维生素（包括 B 族维生素和维生素 C）和脂溶性维生素（包括维生素 A、维生素 D、维生素 E、维生素 K）。

维生素的命名有多种方式。按发现顺序以字母命名：如维生素 A、维生素 B、维生素 C、维生素 D 等；按化学结构：如视黄醇、硫胺素、核黄素、烟酸（尼克酸）等；按功能：如抗干眼病维生素、抗佝偻病维生素、抗坏血病维生素、抗脚气病维生素等。各种维生素的名称见表 3-3。

表 3-3 各种维生素的名称

脂溶性维生素	水溶性维生素
• 维生素 A：视黄醇/抗干眼病维生素 • 维生素 D：钙化醇/抗佝偻病维生素（D_2：麦角骨化醇；D_3：胆钙化醇） • 维生素 E：生育酚 • 维生素 K：凝血维生素/抗出血维生素/叶绿醌	• B 族维生素： 维生素 B_1：硫胺素/抗脚气病因子/抗神经炎因子 维生素 B_2：核黄素 维生素 B_3：烟酸/维生素 PP/尼克酸/抗癫皮病因子 维生素 B_5：泛酸 维生素 B_6：（吡哆醇、吡哆醛、吡哆胺） 维生素 B_{12}：氰钴胺素/抗恶性贫血病维生素 叶酸：蝶酰谷氨酸/维生素 M 生物素：维生素 H/辅酶 R • 维生素 C：抗坏血酸/抗坏血病维生素

各类维生素的功能、缺乏症状、食物来源和推荐摄入量参见表 3-4 和表 3-5。

表 3-4 脂溶性维生素的功能、缺乏症状、食物来源和推荐摄入量

分类	生理功能	缺乏症状	良好食物来源	推荐摄入量
A*	维持正常视觉；维持皮肤黏膜层的完整性；维持和促进免疫功能；促进生长发育；维持生殖功能；抗癌作用	暗适应能力降低及夜盲症；毛囊过度角化症；呼吸道炎症，反复感染；干眼病；儿童发育缓慢；影响生殖机能	肝脏、禽蛋、鱼肝油、鱼卵和牛奶等；与植物的橙、黄、绿等色素共存，蔬菜、水果的颜色越深胡萝卜素含量越高	RNI：18 ～ 各组，男性：800μgRE/d，女性：700μgRE/d

续表

分类	生理功能	缺乏症状	良好食物来源	推荐摄入量
D	调节骨代谢，主要调节钙代谢	儿童：佝偻病 成人：骨软化症	鱼肝油、动物肝脏、蛋黄、强化奶等；皮肤经紫外线照射合成	RNI：14～<65 岁组均为 10μg/d；>65 岁组 15μg/d
E	抗氧化作用；提高运动能力、抗衰老；调解体内某些物质合成；阻断亚硝胺生成	红细胞脆性增加；尿中肌酸排出增多；新生儿溶血性贫血；癌症、动脉粥样硬化等病变的危险性增加	在食物中分布广泛，菜籽油是主要来源	AI：14 岁以上所有年龄组均为 14mg/d
K	通过 γ 羧基谷氨酸残基激活凝血因子 Ⅱ、Ⅶ、Ⅸ、Ⅹ	儿童：新生儿出血性疾病 成人：凝血障碍	肠道细菌合成，绿叶蔬菜，大豆，动物肝脏	AI：14～各组，80μg/d

*：视黄醇当量（μg）= 维生素 A（IU）×0.3+β-胡萝卜素（μg）×1/6

1μgβ-胡萝卜素=0.167μgRE，1μg 类胡萝卜素=0.084μgRE，1IU 维生素 A=0.3μgRE。

表 3-5 水溶性维生素的功能、缺乏症状、食物来源和推荐摄入量

分类	生理功能	缺乏症状	良好食物来源	推荐摄入量
B$_1$	参与体内三大营养素的代谢；维持神经、肌肉的正常功能以及维持正常食欲、胃肠蠕动和消化液分泌	脚气病、Wernicke-Korsakoff 综合征（也称为脑型脚气病）	动物内脏、瘦肉、全谷、酵母、豆类、坚果、蛋类	RNI：男：1.4mg/d 女：1.2mg/d
B$_2$	催化广泛的氧化-还原反应，如呼吸链能量产生，蛋白质与某些激素的合成，Fe 的转运，参与叶酸吡多醛、烟酸的代谢；具有抗氧化活性	口腔-生殖综合征；儿童生长迟缓，轻中度缺铁性贫血；其他 B 族维生素缺乏及相应症状	动物内脏、瘦肉、奶油、无脂牛奶、蛋、牡蛎、绿色蔬菜、豆类、小米	RNI：男：1.4mg/d 女：1.2mg/d
B$_3$	是以 NAD、NADP 为辅基的脱氢酶类绝对必要的成分；参与细胞内生物氧化还原过程，Fat、类固醇等的生物合成；是葡萄糖耐量因子的重要成分，具有增强胰岛素效能的作用	糙皮病、腹泻、皮炎、痴呆或精神压抑	海鱼、动物肝脏、鸡胸脯肉、牛肉、蘑菇	RNI：男：15mg/d 女：12mg/d
B$_6$	参与多种酶反应；在营养素代谢中起到重要作用；脑和其他组织中的能量转化、核酸代谢；影响免疫系统	皮炎、舌炎、抽搐和神经精神症状	白肉、肝脏、豆类和蛋类、柠檬类水果、香蕉、奶类	AI：男女均为 1.4mg/d UL：60mg/d
叶酸	一碳单位的供体；在甘氨酸和丝氨酸的可逆互变中既作为供体，又可作为受体；经腺嘌呤、胸苷酸影响 DNA 和 RNA 合成；通过蛋氨酸代谢影响磷脂、肌酸、神经介质的合成；参与细胞器蛋白质合成中启动 tRNA 的甲基化过程	DNA 合成受阻；同型半胱氨酸转化为蛋氨酸障碍；衰弱、精神萎靡、健忘、失眠、阵发性欣快症、胃肠道功能紊乱和舌炎等、生长发育不良	动物肝、肾、绿叶蔬菜、马铃薯、豆类、麦胚等	RNI：男女均为 400μg/d UL：1000μg/d
B$_{12}$	辅酶参与生化反应，促进蛋白质合成，维持造血系统正常	巨幼红细胞性贫血、外周神经退化、皮肤过敏	肉类、鱼类、贝壳、家禽、奶类	AI：男女均为 2.4μg/d
C	维持细胞的能量代谢，促进胶原组织合成，参与机体造血功能，抗氧化作用，解毒作用，维持心肌功能	纳差、疲乏无力、伤口愈合延迟、牙龈出血、毛细血管自发破裂	木瓜、橙汁、甜瓜、草莓、花椰菜、辣椒、柚子汁	RNI：男女均为 100mg/d，UL：2000mg/d

七、水

水是人体内含量最多、最重要的组成成分，是维持生命活动必不可少的物质之一。水在体内各组织器官的分布差异很大，内脏、血液、肌肉、皮肤中含量很丰富，骨骼和脂肪组织中含量较少。随着年龄的增加，体内的水分含量逐渐减少。成年人体内水分含量占体重的 65% 左右。细胞内水分含量为体内总量的 2/3，细胞外水分含量约占 1/3。

1. 水的生理功能　水是构成细胞和体液的重要组成成分，能够调节机体的生理功能，还具有保健和缓解病痛的作用。水直接参与新陈代谢，是体内一切生化反应的主要介质；参与体温调节；参与内脏间、关节间的润滑、缓冲和保护作用；调节渗透压和酸碱平衡；水还可以协助营养素、激素、酶等在体内运送以及尿素、CO_2、尿酸等代谢废物的排出。此外，充足的水分还能减少皱纹，使皮肤滋润而富有弹性，稀释血液，减低血液黏稠度，排出多余的废物，减轻肾脏负担等。

2. 水的需要量　人体每日摄入的水量必须和排出的水量保持平衡，称为水平衡。若摄入水不足或丢失水过多，可引起体内水缺乏，重者可导致脱水；若饮水量过大而电解质摄入不足或者水在体内异常滞留和分布，可导致水分过多症或水中毒。

体内水的来源包括饮水、食物中的水及内生水三部分。人体对水的需要量受代谢、年龄、体力活动、环境温度、膳食、疾病和损伤等多方面因素的影响，因此水的需要量变化很大。2013 年，中国营养学会推荐健康成人每日需水量（AI）2700～3000mL。正常成年人每日从食物获得的水约1000mL，内生水约 300mL，因此中国营养学会推荐在温和气候条件下，轻体力活动水平的成年人饮用水的 AI 为：18 岁以上男性为 1.7L/d，女性为 1.5L/d，孕妇为 1.7L/d，乳母为 2.1L/d，若在高温或进行中等以上身体活动时，应适当增加饮水量。

第二节　合理营养

合理营养（rational nutrition），也叫均衡营养（balance nutrition），指全面而平衡的营养，即每日膳食中各种营养素种类齐全、数量充足、相互间比例恰当。

合理营养是维持人体正常生长发育和保持良好健康状态的物质基础。其基本要求是：①摄取的食物应供给机体足够的能量和各种营养素。保证机体活动和劳动；保证机体生长发育、组织修复、维持和调节体内的各种生理活动；能提高机体免疫力和抵抗力，适应各种环境和条件下的机体需要；②摄取的食物应保持各种营养素平衡，包括各种营养素摄入量和消耗量以及各种营养素之间的平衡；③通过合理加工烹调，尽可能减少食物中营养素的损失并提高消化吸收率。使食物多样化，并具有良好的色香味形，促进食欲，满足饱腹感；④食物本身清洁无毒害，无污染，食之对人体无害；⑤有合理的膳食制度，三餐定时定量、比例合适、分配合理，零点适当。

合理营养，平衡膳食，提倡厉行节约，反对浪费。2021 年 4 月 29 日我国颁布施行的《中华人民共和国反食品浪费法》，倡导文明、健康、节约资源、保护环境的消费方式，提倡简约适度、绿色低碳的生活方式。

一、中国居民膳食营养素参考摄入量

20 世纪 90 年代前，我国主要采用"推荐的每日膳食中营养素供给量（recommended daily allowance，RDA）"指标。随着科学研究和社会实践的发展，中国营养学会于 2000 年 10 月提出新时期中国人需要的膳食营养素参考摄入量（daily dietary reference intakes，DRIs），对各种营养素的理化性质、代谢、功能、推荐值、营养状况评价及主要食物来源等方面进行了系统论述，2013年修订工作完成。2013修订版的特点主要体现在：①更多应用循证营养学的研究资料。②纳入近十年来营养学研究新成果，增加了10种营养素的EAR/RNI数值，并尽可能采用了以中国居民为对象的研究资料。③基于非传染性慢性病（NCD）一级预防的研究资料，提出了宏量营养素的可接受范围（AMDR），以及一些微量营养素的建议摄入量（PI-NCD）。④增加"某些膳食成分"的结构、性质、生物学作用等内容，对科学依据充分的，提出了可耐受最高摄入量（UL）或（和）特定建议值（SPL）。⑤说明DRIs应用程序和方法，为其推广应用提供参考。

（一）膳食营养素参考摄入量

膳食营养素参考摄入量是一组每日平均膳食营养素摄入量的参考值，包括以下四项内容。

1. 平均需要量（estimated average quirement，EAR）　是群体中各个体需要量的平均值，是根据个体需要量的研究资料计算得到的。EAR是制定推荐的营养素摄入量的基础。EAR主要用于评价和计划群体膳食，根据某一特定人群中摄入量低于EAR的个体的百分比来估计群体中营养素摄入不足的发生率；如果某个体摄入量低于EAR两个标准差，可认为不能达到该个体的需要量。EAR能够满足群体中50%的成员的需要水平。

2. 推荐的营养素摄入量（recommended nutrient intake，RNI)　作为个体每日摄入该营养素的目标值，可以满足某一群体中绝大多数（97%～98%）个体需要量的摄入水平。长期摄入RNI水平，可以满足身体对该营养素的需要，保持健康和维持组织中有适当的储备。如果个体的摄入量低于RNI，可以认为营养素有不足的危险；否则，可以认为该个体没有摄入不足的危险。RNI常常用平均需要量+2个标准差计算，不能计算标准差时，为1.2×平均需要量。

能量需要量（estimated energy requirement，EER）是指能长期保持良好的健康状态、维持良好的体型、机体构成以及理想活动水平的个体或群体，达到能量平衡时所需要的膳食能量摄入。群体的能量推荐摄入量直接等同于该群体的能量EAR，而不是像蛋白质等其他营养素那样等于EAR加2倍标准差。所以能量的推荐摄入量不用RNI表示，而直接使用EER来描述。

EER的制定须考虑性别、年龄、体重、身高和体力活动的不同。成人EER的定义为：一定年龄、性别、体重、身高和身体活动水平的健康群体中，维持能量平衡所需要摄入的膳食能量。儿童EER的定义为，一定年龄、体重、身高、性别（3岁以上儿童）的个体，维持能量平衡和正常生长发育所需要的膳食能量摄入量。孕妇的EER包括胎儿组织沉积所需要的能量；对于乳母，EER还需要加上泌乳所需的能量需要量。

《DRIs2013》提出EAR和RNI的营养素有蛋白质、总碳水化合物、维生素A、维生素D、维生素B_1、维生素B_2、维生素B_6、维生素B_{12}、维生素C、烟酸、叶酸、钙、磷、镁、铁、锌、碘、硒、铜、钼、水、膳食纤维。

3. 适宜摄入量（adequate intake，AI）　是通过观察或实验获得的健康人群某种营养素的摄入量。如个体需要量的研究资料不足而不能计算EAR，因而不能求得推荐摄入量时（RNI），可设定适宜摄入量来代替RNI。

AI不是通过研究营养素的个体需要量求出来的，而是通过对健康人群摄入量的观察或实验获得的。例如，纯母乳喂养的足月产健康婴儿，从出生到4～6个月，他们的营养素全部来自母乳。母乳中供给的各种营养素量就是他们的AI值。

AI与RNI都用作个体摄入量的目标，能够满足目标人群中几乎所有个体的需要。其区别是

AI 的准确性不如 RNI，有时可能超过 RNI。在缺乏肯定的资料作为 EAR 和 RNI 的基础时，AI 可作为个体每日摄入该营养素的目标值，同时也用作限制每日过多摄入的标准。当健康个体摄入量达到 AI 时，出现营养缺乏的危险性很小；如果长期摄入超过 AI 值时，可能产生毒副作用。

《DRIs2013》提出 AI 的营养素有：亚油酸、亚麻酸、EPA+DHA、维生素 E、泛酸、生物素、钾、钠、氯、氟、锰、铬。

4. 可耐受最高摄入量（tolerable upper intake level，UL）　是平均每日摄入营养素的最高限量。其含义是机体摄入"可耐受"水平营养素对人群中的几乎所有个体不会产生健康危害作用。当摄入量超过 UL 时，则损害健康的危险性随之增大。UL 是日常摄入量的高限，不是建议摄入水平。

《DRIs2013》提出 UL 的营养素及膳食成分有：维生素 A、维生素 D、维生素 E、维生素 B_6、维生素 C、叶酸、烟酸、胆碱、钙、磷、铁、锌、硒、氟、锰、钼、叶黄素、大豆异黄酮、蕃茄红素、原花青素、植物甾醇、L-肉碱、姜黄素。

（二）宏量营养素可接受范围

宏量营养素可接受范围（acceptable macronutrient distribution ranges，AMDR）指蛋白质、脂肪和碳水化合物理想的摄入量范围，该范围可以提供这些必需营养素的需要，并且有利于降低发生 NCD 的危险，常用占能量摄入量的百分比表示。

蛋白质、脂肪和碳水化合物都属于在体内代谢过程中能够产生能量的营养素，三者的摄入比例还影响微量营养素的摄入状况。另一方面，当产能营养素摄入过量时又可能导致机体能量储存过多，增加 NCD 的发生风险。因此有必要提出 AMDR，以预防营养素缺乏，同时减少摄入过量而导致 NCD 的风险。传统上 AMDR 常以某种营养素摄入量占摄入总能量的比例来表示，其显著的特点之一是具有上限和下限。如果个体的摄入量高于或低于推荐范围，可能引起必需营养素缺乏或罹患 NCD 的风险增加。

（三）预防非传染性慢性病的建议摄入量

预防非传染性慢性病的建议摄入量（proposed intakes for preventing noncommunicable chronic diseases，PI-NCD，简称建议摄入量，PI）是指膳食营养素摄入量过高导致的 NCD，一般涉及肥胖、高血压、血脂异常、中风、心肌梗死以及某些癌症。PI-NCD 是以 NCD 的一级预防为目标，提出的必需营养素的每日摄入量。当 NCD 易感人群某些营养素的摄入量达到 PI 时，可以降低发生 NCD 的风险。

《DRIs2013》提出 PI 值的有维生素 C、钾、钠。

（四）特定建议值

特定建议值（specific proposed levels，SPL）的提出主要针对营养素以外的其他膳食成分（如植物化合物）。近几十年的研究证明，传统营养素以外的某些膳食成分具有改善人体生理功能、预防 NCD 的生物学作用，其中多数属于植物化合物，特定建议值（SPL）是指膳食中这些成分的摄入量达到这个建议水平时，有利于维护人体健康。

《DRIs2013》提出 SPL 值的有：大豆异黄酮、叶黄素、番茄红素、植物甾醇、氨基葡萄糖、花色苷、原花青素。

应当特别强调的是：DRIs 是应用于健康人的膳食营养标准，不是患有急性或慢性病的人的营养治疗标准，也不是为患有营养缺乏病的人设计的营养补充标准。

二、膳食结构

膳食结构也称食物结构，是指消费的食物种类及其数量的相对构成，表示膳食中各种食物间的组成关系。根据膳食中动物性、植物性食物所占的比重，以及能量、蛋白质、脂肪和碳水化合物的供给量作为划分膳食结构的标准，可将世界不同地区的膳食结构分为以下四种类型。

1. 动植物食物平衡的膳食结构　该类型以日本为代表。植物性和动物性食物消费比较均衡，其中植物性食物占较大比重，动物性蛋白质占膳食蛋白质总量的50%，并有丰富的蔬菜、水果等，能量供给约为 10.88MJ（2600kcal），蛋白质和脂肪均可达80g左右，且动物脂肪不高，植物性食物中膳食纤维和动物性食物的营养素如铁、钙等均比较充足，有利于避免营养缺乏和营养过剩，能量能够满足人体需要，食物结构比较合理，基本符合营养要求。该膳食结构成为世界各国调整膳食结构的参考。

2. 植物性食物为主的膳食结构　大多数发展中国家如印度、巴基斯坦、孟加拉和非洲一些国家等属此类型。膳食构成以植物性食物为主，动物性食物为辅。该类型的膳食能量基本可满足人体需要，但蛋白质、脂肪摄入量均低，来自动物性食物的营养素如铁、钙、维生素 A 摄入不足。营养缺乏是这些国家人群的主要营养问题，人的体质较弱、健康状况不良、劳动生产率较低。但从另一方面看，以植物性食物为主的膳食结构，膳食纤维充足，动物性脂肪较低，有利于冠心病和高脂血症的预防。

3. 动物性食物为主的膳食结构　该类膳食结构为高蛋白、高脂肪、高能量膳食，导致冠心病、糖尿病、肠癌和乳腺癌等发病率增加，严重威胁着居民的身体健康。此种膳食结构以欧美发达国家为代表，这些国家植物性食物消费量较少，动物性食物消费量大，热能、蛋白质、脂肪摄入量均高，人均每日热能达 14.7MJ（3500kcal），蛋白质与脂肪摄入分别可达100g和150g。与植物性为主的膳食结构相比，营养过剩是此类膳食结构国家人群所面临的主要健康问题。

4. 地中海膳食结构　该膳食结构以地中海命名，是因为该膳食结构的特点为居住在地中海地区的居民所特有的，意大利、希腊可作为该种膳食结构的代表。该膳食结构的主要特点是：①膳食富含植物性食物，包括水果、蔬菜、土豆、谷类、豆类、果仁等；②食物的加工程度低，新鲜度较高，该地区居民以食用当季、当地产的食物为主；③橄榄油是主要的食用油；④脂肪提供能量占膳食总能量比值在 25%～35%，饱和脂肪所占比例低，占 7%～8%；⑤每日食用少量（适量）奶酪和酸奶；⑥每周食用少量（适量）鱼、禽，蛋；⑦新鲜水果作为每日餐后食品，甜食每周只食用几次；⑧每月食用几次红肉（猪肉、牛肉和羊肉及其产品）；⑨大部分成年人有饮用葡萄酒的习惯。此膳食结构的突出特点是饱和脂肪摄入量低，而复合碳水化合物、蔬菜、水果摄入量较高。

地中海地区居民心脑血管疾病发生率很低，许多国家参照这种膳食模式改进自己国家的膳食结构。

附：当前我国居民膳食结构　调查分析证实，近十年来我国城乡居民的膳食、营养状况有了明显改善，历史上若干的贫困地区居民，在膳食营养方面已得到了基本满足，营养不良和营养缺乏患病率继续下降。但由于膳食成分搭配不合理，以致营养成分不平衡导致的营养失调性疾病呈上升趋势，如心血管疾病、脑血管疾病和恶性肿瘤等疾病，已列居中国居民死因的前三位。而超重或肥胖已成为中国经济较发达地区居民的现实营养问题。城市居民畜肉类及油脂消费过多，谷类食物消费偏低。2019 年，城市居民每人每日油脂消费量由 1992 年的 37g 增加到 44g，脂肪供能比达到35%，超过世界卫生组织推荐的30%的上限，谷类食物供能比仅为47%，明显低于55%～65%的合理范围。农村居民膳食结构趋向合理，优质蛋白质占蛋白质总量的比例从17%增加到31%，脂肪供能比由19%增加到28%，碳水化合物供能比由70%下降到61%。此外，奶类、豆类制品摄入过低仍是全国普遍存在的问题。总之，我国目前的营养状况是"不足"与"过量"并存，营养不良依然存在，"富裕病"呈上升趋势。

三、中国居民膳食指南

膳食指南是营养工作者根据营养学原理提出的一组以食物为基础的建议，是针对各国各地存在的问题而提出的一个通俗易懂、简明扼要的合理膳食基本要求，是一个有效的宣传普及材料。它倡导平衡膳食、合理营养，以减少与膳食有关的疾病、促进健康。

中国营养学会依据国内经济与居民膳食结构的不断变化，分别于1989年、1997年、2007年颁布了《中国居民膳食指南》，指导中国居民的膳食营养。2014年，中国营养学会受国家卫生计生委委托，组织了《中国居民膳食指南》修订专家委员会，对我国第三版《中国居民膳食指南（2007）》进行修订。根据《中国居民营养与慢性病状况报告（2015年）》中指出的我国居民面临营养缺乏和营养过剩双重挑战的情况，结合中华民族饮食习惯以及不同地区食物可及性等多方面因素，参考其他国家膳食指南制定的科学依据和研究成果，对部分食物日摄入量进行调整，提出符合我国居民营养健康状况和基本需求的膳食指导建议。2016年5月13日，国家卫生计生委正式发布《中国居民膳食指南（2016）》，指南由一般人群膳食指南、特定人群膳食指南和中国居民平衡膳食实践三个部分组成。同时推出修订版中国居民平衡膳食宝塔、中国居民平衡膳食餐盘和儿童平衡膳食算盘等三个可视化图形，指导大众在日常生活中进行具体实践。

（一）一般人群膳食指南

针对2岁以上的所有健康人群，有6条核心推荐：①食物多样，谷类为主；②吃动平衡，健康体重；③多吃蔬果、奶类、大豆；④适量吃鱼、禽、蛋、瘦肉；⑤少盐少油，控糖限酒；⑥杜绝浪费，兴新食尚。

（二）特定人群膳食指南

针对孕妇、乳母、2岁以下婴幼儿、2—6岁学龄前儿童、7—17岁儿童少年、老年和素食人群等特定人群的生理特点及营养需要，在一般人群膳食指南的基础上对其膳食选择提出特殊指导。

1. 中国孕妇、乳母膳食指南

（1）孕期膳食指南：孕早期应注意补充叶酸，常吃含铁丰富的食物，选用碘盐；孕吐严重者，可少量多餐，选择清淡适口的膳食；保证摄入含必要量碳水化合物的食物；孕中晚期适量增加奶、鱼、禽、蛋、瘦肉、海产品的摄入量；适量身体活动，维持体重的适宜增长；禁烟酒，愉快孕育新生命，积极准备母乳喂养。

（2）哺乳期妇女膳食指南：增加富含优质蛋白质和维生素A的动物性食物及海产品，选用碘盐；产褥期食物多样不过量，重视整个哺乳期营养；愉悦心情，充足睡眠，促进乳汁分泌；坚持哺乳，适度运动，逐步恢复适宜体重；忌烟酒，避免浓茶和咖啡。

2. 中国婴幼儿喂养指南 适用于出生至满2周岁婴幼儿。

（1）6个月龄内婴儿母乳喂养指南：产后尽早开奶，坚持新生儿第一口食物是母乳；坚持6

月龄内纯母乳喂养；顺应喂养，建立良好的生活规律；生后数日开始补充维生素 D_3 400IU/d，不需补钙；不能用纯母乳喂养时，宜首选婴儿配方奶喂养；监测体格指标，保持健康生长。

（2）7—24 月龄婴幼儿喂养指南：继续母乳喂养，满 6 月龄起添加辅食；从富含铁的泥糊状食物开始，逐步添加达到食物多样；提倡顺应喂养，鼓励但不强迫进食；辅食不加调味品，尽量减少糖和盐的摄入；注重饮食卫生和进食安全；定期监测体格指标，追求健康生长。

3. 中国儿童少年膳食指南 适用于 2 周岁至不满 18 岁的未成年人（2—17 岁）。

（1）学龄前儿童膳食指南：适用于 2 周岁至满 6 周岁前的儿童。推荐儿童规律就餐，自主进食不挑食，培养良好饮食习惯；每日饮奶，足量饮水，正确选择零食；食物应合理烹调，易于消化，少调料、少油炸；参与食物选择与制作，增进对食物的认知与喜爱；经常户外活动，保障健康生长。

（2）学龄儿童膳食指南：学龄儿童是指从 6 岁到不满 18 岁的未成年人。学龄儿童膳食指南在一般人群膳食指南的基础上，推荐如下 5 条：认识食物，学习烹饪，提高营养科学素养；三餐合理，规律进餐，培养良好饮食行为；合理选择零食，足量饮水，不喝含糖饮料，禁止饮酒；不偏食节食，不暴饮暴食，保持适宜体重增长；增加户外活动，保证每日至少活动 60 分钟中等强度以上的身体活动，其中每周至少 3 次高强度的身体活动（包括抗阻力运动和骨质增强型运动）。

4. 中国老年人膳食指南 适用于 65 岁以上的人群，是在一般人群膳食指南基础上对老年人膳食指导的补充说明和指导。

本指南推荐：①少量多餐细软，预防营养缺乏。②主动足量饮水，积极户外活动：每日饮水量达到 1500～1700mL，每日户外锻炼 1～2 次，每次 1 小时左右，以轻微出汗为宜；或每日至少 6000 步，注意每次运动要量力而行，可以分多次运动。③延缓肌肉衰减，维持适宜体重：延缓肌肉衰减对维持老年人活动能力和健康状况极为重要。延缓肌肉衰减的有效方法是吃动结合。老年人体重应维持在正常稳定水平，不应过度苛求减重，体重过高或过低都会影响健康。④摄入充足食物，鼓励陪伴进餐：老年人每日应至少摄入 12 种及以上的食物，家人应多陪伴，注意饮食和体重变化，及时发现和预防疾病的发生和发展。

5. 素食人群膳食指南 素食人群是指以不食肉、家禽、海鲜等动物性食物为饮食方式的人群。如果膳食组成不合理，会增加蛋白质、维生素 B_{12}、n-3 多不饱和脂肪酸、铁、锌等营养素缺乏。该指南推荐谷类为主，食物多样，适量增加全谷物；增加大豆及其制品的摄入，每日 50～80g，选用发酵豆制品；常吃坚果、海藻和菌菇；蔬菜、水果应充足；合理选择烹调油。

四、中国居民平衡膳食宝塔

平衡膳食宝塔是膳食指南量化和形象化的表达，也是人们在日常生活中贯彻膳食指南的方便工具（图 3-1）。平衡膳食宝塔提出了比较理想的营养膳食模式，把平衡膳食的原则转化为各类食物的数量和比例，以图形的形式表现出来。宝塔共分 5 层，各层位置、种类和面积大小不同，体现了食物在膳食中的地位、种类和数量的多少。食物的数量是根据能量需要而设计的（1600～2400kcal），宝塔中的食物为 5 类，包括谷薯类、蔬菜水果类、畜禽鱼蛋类、奶类、大豆和坚果类、烹饪用油盐。

平衡膳食宝塔建议：平均每日摄入 12 种以上食物，每周 25 种以上。每日摄入谷薯类食物 250～400g，其中全谷物和杂豆类 50～150g，薯类 50～100g。餐餐有蔬菜，保证每日摄入 300～500g 蔬菜，深色蔬菜应占 1/2。天天吃水果，保证每日摄入 200～350g 新鲜水果，果汁不能代替鲜果。每周吃鱼 280～525g，畜禽肉 280～525g，蛋类 280～350g，平均每日摄入总量 120～

200g。吃各种各样的奶制品，相当于每日液态奶 300g。经常吃豆制品，适量吃坚果。成人每日食盐不超过 6g，每日烹调油 25～30g。控制添加糖的摄入量，每日摄入不超过 50g，最好控制在 25g 以下。每日反式脂肪酸摄入量不超过 2g。足量饮水，成年人每日 7～8 杯（1500～1700mL），提倡饮用白开水和茶水；不喝或少喝含糖饮料。儿童少年、孕妇、乳母不应饮酒。成人如饮酒，男性一天饮用酒的酒精量不超过 25g，女性不超过 15g。坚持日常身体活动，每周至少进行 5 天中等强度身体活动，累计 150 分钟以上；主动身体活动最好每日 6000 步。

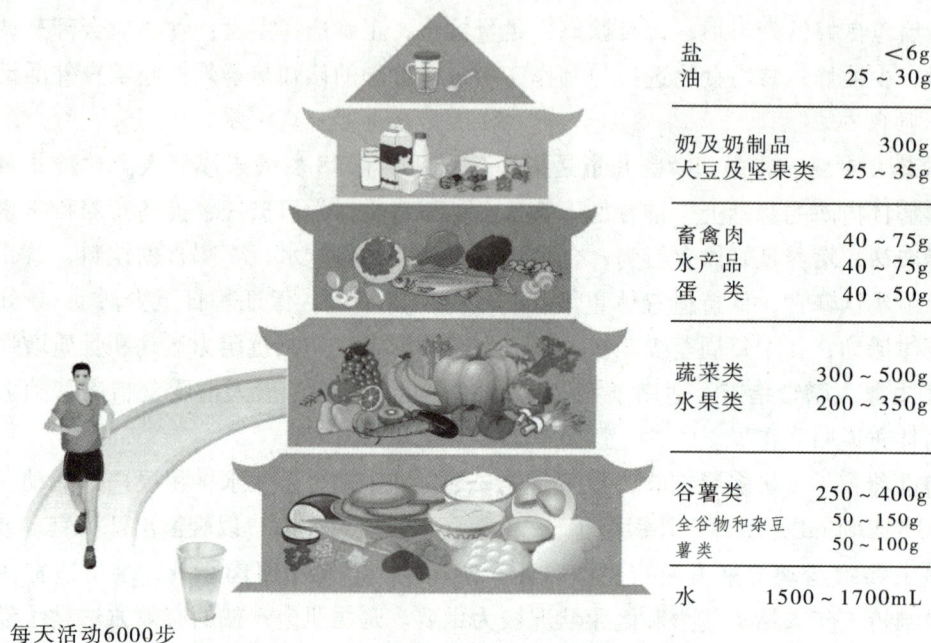

盐	<6g
油	25～30g
奶及奶制品	300g
大豆及坚果类	25～35g
畜禽肉	40～75g
水产品	40～75g
蛋 类	40～50g
蔬菜类	300～500g
水果类	200～350g
谷薯类	250～400g
全谷物和杂豆	50～150g
薯 类	50～100g
水	1500～1700mL

每天活动6000步

图 3-1　中国居民平衡膳食宝塔（2016）

平衡膳食宝塔的应用基本原则：确定合适的能量水平；根据个体能量需要确定食物需要；同类互换，调配丰富多彩的膳食；因地制宜。

《中国居民膳食指南（2016）》还给出平衡膳食餐盘与算盘的形式。与膳食宝塔相比，膳食餐盘是一个简单的，或者一个人一餐大致的食物组成和结构比例，这个结构比例也更加直观和简洁，更加清晰，容易记忆；膳食算盘主要是适合儿童使用的，基于儿童对于份量的认识，哪种食物份量多，哪种食物份量少，便于他们理解和记忆。希望通过不同的图形，让大众更加理解平衡膳食的核心思想。

第三节　营养调查与评价

营养调查（nutritional survey）是运用科学手段来了解某一人群或个体的膳食和营养水平，以此判断其膳食结构是否合理和营养状况是否良好的重要手段。全面的营养调查工作一般由四部分内容组成，即膳食调查、体格测量、营养缺乏的临床检查、营养状况实验室检测。这四部分调查检测工作是互相联系和互相验证的，一般同时进行。营养评价（nutritional assessment）则是全面评价这四部分内容，包括膳食评价和人的营养状况评价两个方面，并客观地对其所发现人群中的营养问题提出解决措施。

营养调查与评价的目的是了解不同地区、不同年龄组人群的膳食结构和营养状况；了解与食物不足和过度消费有关的营养问题；发现与膳食营养素有关的营养问题，为进一步监测或进行原因探讨提供依据；评价居民膳食结构和营养状况的发展，并预测今后的发展趋势；为某些与营养有关的综合性或专题性研究课题提供基础资料；为国家制定政策和社会发展规划提供科学依据。

一、膳食调查

膳食调查的目的是了解在一定时间内，调查对象通过膳食所摄取的能量和各种营养素的数量和质量，借此来评定正常营养需要得到满足的程度。

（一）调查方法

常用的调查方法有称重法、记账法、询问法、食物频率法、化学分析法等。

1. 称重法　是运用日常的各种测量工具对食物量进行称重或估计，从而了解被调查者（个人、家庭或团体）当前食物消耗的情况。

该方法每次调查天数以连续 3～5 日为宜，一般每年应进行 4 次（每季 1 次），至少应在春冬和夏秋各进行 1 次。事先应做好调查计划，主要内容包括：明确调查的目的和意义；调查对象的选择和样本量的大小应有足够的代表性；制定膳食记录表，先做预调查试验，修改完善符合要求后方可正式使用；调查员和被调查对象都应经过适当培训；如何收集资料、核对、录入建库及评价方法和指标等。

评价前准备程序：①准确记录每餐各种食物及调味品的名称。②准确称取每餐各种食物的烹调前毛重、舍去废弃部分后的净重、烹调后的熟重以及吃剩饭菜的重量；准确记录混合食物的配比。③计算生熟比，生熟比＝生食物重量÷熟食物重量；④将调查期间所消耗的食物按品种分类、综合，求得每人每日的食物消耗量；⑤按食物成分表计算每人每日的营养素摄入量。

利用生熟比计算原料重：摄入食物中某原料的生重＝摄入食物的熟重×（生食物中该原料的重÷熟食重）或摄入食物中某原料的生重＝摄入熟食重×生熟比×生食物中该原料的比重（即该原料的配比）。

人日数的确定：个人人日数＝早餐餐次×早餐餐次比＋午餐餐次×午餐餐次比＋晚餐餐次×晚餐餐次比；群体人日数＝每个个体人日数之和。

标准人的概念：为了标准化的需要，将混杂人群标准化成相当于多少个标准人，然后按照标准人的 DRIs 数据计算和评估。一般将 60kg 轻体力劳动男子作为标准。也可以根据需要自行设定。

该方法的主要优点：能准确测定食物份额的大小或重量，获得可靠的食物摄入量和每人每日食物摄入变化状况，是个体或群体膳食摄入调查的较理想方法。常把称重结果作为标准，评价其他方法的准确性。

其局限性：此法较复杂、耗时，耗人力、物力较大；对调查人员的技术要求高，需要被调查对象有文化且具依从性，如受教育较高的个体（他们对膳食与健康较关注）所占的比例过大会产生偏倚；食物记录过程可能影响或改变其日常的饮食模式等。

2. 记账法　是最早、最常用的方法，这种方法需要完整详细的食物用量记录和进餐人数记录，估计一定时期内的食物消耗总量，再计算每人每日各种食物的平均摄入量。

评价前准备程序：①核实登记的账目，称重调查期前库存/剩余的食物名称、重量；②准确记录、称重调查期新购进的食物名称、重量；③准确记录、称重调查期丢弃的食物名称、重量，记录/估计期间混合食物的配比、生熟比；④准确记录、称重调查期结束时库存/剩余的食物名称、重量；⑤计算期间使用食物的生重，利用食物成分表计算分析。

优点：操作较简单，费用低，人力少，可适用于大样本；在记录精确和每餐用餐人数统计确实的情况下，能够得到较准确的结果；此法较少依赖记账人员的记忆，食物遗漏少；伙食单位的工作人员经过短期培训可以掌握这种方法，能定期自行调查。

缺点：调查结果只能得到全家或集体中人均的摄入量，难以分析个体膳食摄入状况。与其他方法相比较，可以调查较长时期的膳食，适合于进行全年不同季节的调查。

3. 膳食回顾法 又称询问法，即对被调查者连续 3 日各种食物摄入情况进行回顾调查，获得个人每日各种食物摄入量，根据食物成分表计算出能量和营养素的摄入量。一般采用 24 小时膳食回顾法，是目前最常用的一种膳食调查方法。该方法简便易行，但所得资料比较粗略，有时需要借助食物模型提高其准确性。在实际工作中，一般选用 3 日连续调查方法。

24 小时一般是指从最后一餐吃东西开始向前推 24 小时。食物量通常用家用量具、食物模型或食物图谱进行估计。具体询问获得信息的方式有多种，可以通过面对面询问、使用开放式表格或事先编码好的调查表，通过电话、录音机或计算机程序等进行。常用的方法是用开放式调查表进行面对面询问。调查员一定要经过认真培训，因为信息是通过调查员引导性提问获得的。24 小时回顾法经常要建立一种特定的引导方法，以帮助应答者记住一天内所消耗的所有食物。有时在回顾后要用一个食物清单核对表，因为一些食物或快餐很容易被遗忘。

评价前准备程序：①询问、记录调查期食用的食物名称、重量；②估计期间混合食物的配比、生熟比；③计算期间使用食物的生重，利用食物成分表计算分析。

该法虽适合一些散居的特殊人群调查，应答率较高，可以得到比较准确的结果；24 小时回顾法也适合于描述不同年龄组个体的平均摄入量；能得到个体的膳食营养素摄入状况，便于与其他相关因素进行分析比较，这种调查结果对于人群营养状况的原因分析也是非常有价值的。但由于调查主要依靠应答者的记忆能力来回忆、描述他们的膳食，因此不适合于年龄在 7 岁以下的儿童与 75 岁以上的老人；如果回顾膳食不全面，可能对结果有很大的影响，当样本较大、膳食相对单调时，误差将被分散；对调查者要严格培训，不然调查者之间差别很难标准化。

4. 食物频率法 分为定性、定量、半定量食物频率法。是估计被调查者在过去较长时间内（数月或数年）摄入某些食物的种类、频率和数量的一种方法，以问卷的形式进行，获得个人长期能量和各种营养素的平均摄入量。该方法的优点是节省时间，可反映长期的膳食行为，调查结果可用于研究慢性病与膳食模式之间的关系，也可提供膳食咨询指导；缺点是食物量化不准确、回答有关食物频率问题的认知过程十分复杂，调查结果摄入量偏高，当前的饮食模式影响被调查者对过去的膳食回顾。

5. 化学分析法 收集所调查对象一日膳食中要摄入的所有主副食品，通过实验室化学分析方法来测定其能量和营养素的数量和质量。可分为双份饭法和双份原料法两种。该方法的优点是能准确得出营养素的实际摄入量；缺点是分析过程复杂、代价高，只在有特殊需要时才进行，如代谢性疾病，一般只测定某一种或几种食物中的某一种或几种营养素。

（二）调查结果评价

对膳食调查资料的分析评价，主要包括以下内容。

1. 居民食物摄入状况，食物种类摄入是否齐全、是否多样化、摄入量是否充足。

2. 膳食结构是否合理，并与膳食指南和膳食平衡宝塔的比较。

3. 每人每日能量和主要营养素平均摄入量，主要营养素日平均摄入量占推荐或适宜摄入量的百分比。

4. 三大产热营养素的餐次分配比例。

5. 三大产热营养素的摄入百分比。

6. 蛋白质、脂肪来源的百分比。

7. 其他，如人口特征、饮食习惯、经济状况及其相关性等。

二、体格测量

从身体形态和人体测量资料中可以较好地反映营养状况，体格的大小和生长速度是营养状况的灵敏指标。体格测量的数据，越来越被认为是评价群体或个体营养状况的有用指标，特别是学龄前儿童的体测结果，常被用来评价一个地区人群的营养状况。这是因为儿童在整个人群中最敏感，具有代表性，其测定方法比较规范，对人群营养状况的反映比较灵敏，而且所需费用相对较低。主要测量项目为身高（身长、顶臀长）、坐高、体重、头围、上臂围、皮褶厚度、腰围、臀围等，测量方法与注意事项请参见有关书籍。

身高、体重的测量是体格测量的主要内容，其表示方法有按年龄的身高、按年龄的体重及按身高的体重。按年龄的身高偏低，表示较长期的营养不良；而按身高的体重偏低，表示近期的营养不良。不同年龄和性别的人群其评价方法不同，特别是儿童，评价方法较多，其评价标准各国也不一致。2009 年 9 月，卫生部妇幼保健与社区卫生司发布了《中国 7 岁以下儿童生长发育参照标准》，该表可从国家卫生健康委员会网站下载，目前可以以此作为评价 7 岁以下儿童生长发育状况的参考标准。常用的评价方法有以下几种：平均值法、中位数百分比法、标准差法、百分位法、体质指数法。限于篇幅，这里只介绍体质指数法。体质指数＝体重（kg）／［身高（m）］^{2}。

体质指数（body mass index，BMI）是评价 18 岁以上成人群体营养状况的常用指标。它不仅对反映体型胖瘦程度较为敏感，而且与皮褶厚度、上臂围等营养状况指标的相关性也较高。①WHO 对成人 BMI 的划分：18.5～24.9 为正常，<18.5 为低体重（营养不足），≥25.0 为超重，肥胖前状态是 25.0～29.9，一级肥胖 30.0～34.9，二级肥胖 35.0～39.9，三级肥胖>40.0。这一标准为世界各国广泛采用。②亚太地区 BMI：世界卫生组织肥胖专家顾问组针对亚太地区人群的体质及其与肥胖有关疾病的特点，于 2002 年提出亚洲成年人 BMI：<18.5 为体重过低，18.5～22.9 为正常，≥23.0 为超重，23.0～24.9 为肥胖前期，25.0～29.9 为一级肥胖，>30.0 为二级肥胖。这一标准很少人采用。③我国 BMI：最近国际生命科学学会中国办事处中国肥胖问题工作组提出对中国成人判断超重和肥胖程度的界限值，BMI<18.5 是体重过低，18.5～23.9 为体重正常，24.0～27.9 为超重，>28 为肥胖。为了便于进行国际间的相互比较，各国多推荐使用 WHO 对成人 BMI 的分级标准。

除上述评价方法外，还可以进行综合评价，即先对各项指标分别进行评价，然后根据结果再做出综合评价；应用多元统计分析方法对其营养状况、生长发育评价方法进行研究。多项指标综合评价更为全面，是今后研究营养状况、生长发育评价方法的主要方向。

三、实验室检查和临床检查

常见营养缺乏病的临床症状、体征和辅助检查结果见表 3-6 和表 3-7。

表 3-6 营养缺乏的症状、体征

部位	体征	缺乏的营养素
全身	消瘦或浮肿，发育不良	能量、蛋白质、锌
	贫血	蛋白质、铁、叶酸、维生素 B_{12}、B_6、B_2、C
皮肤	干燥，毛囊角化	维生素 A
	毛囊四周出血点	维生素 C
	癞皮病皮炎	烟酸
	阴囊炎，脂溢性皮炎	维生素 B_2
头发	稀少，失去光泽	蛋白质，维生素 A
眼睛	毕脱氏斑，角膜干燥，夜盲	维生素 A
唇	口角炎，唇炎	维生素 B_2
口腔	齿龈炎，齿龈出血，齿龈松肿	维生素 C
	舌炎，舌猩红，舌肉红	维生素 B_2、烟酸
	地图舌	维生素 B_2、烟酸、锌
指甲	舟状甲	铁
骨骼	颅骨软化，方颅，鸡胸，串珠肋，O 型腿，X 型腿	维生素 D
	骨膜下出血	维生素 C
神经	肌肉无力，四肢末端蚁行感，下肢肌肉疼痛	维生素 B_1

表 3-7 诊断营养缺乏常用的生化参考指标及临界值

蛋白质	1	血清总蛋白	60～80g/L
	2	血清白蛋白	30～50g/L
	3	血清球蛋白	20～30g/L
	4	白/球（A/G）	1.5～2.5：1
	5	空腹血中氨基酸总量/必需氨基酸量	＞2
	6	血液比重	＞1.015
	7	尿羟脯氨酸	＞2.0～2.5mmol/L 尿肌酐系数
	8	游离氨基酸	40～60mg/L（血浆），65～90mg/L（红细胞）
	9	每日必然损失氮（ONL）	男 58mg/kg，女 55mg/kg
血脂	1	总脂	4.5～7.0g/L
	2	甘油三酯	0.2～1.1g/L
	3	α 脂蛋白	30%～40%
	4	β 脂蛋白	60%～70%
	5	胆固醇（其中胆固醇酯）	1.1～2.0g/L（70%～75%）
	6	游离脂肪酸	0.2～0.6mmol/L
	7	血酮	＜20mg/L
钙、磷、维生素 D	1	血清钙（其中游离钙）	90～110mg/L（45～55mg/L）
	2	血清无机磷	儿童 40～60mg/L，成人 30～50mg/L
	3	血清钙磷沉积	＞30～40
	4	血清碱性磷酸酶	儿童 5～15 菩氏单位，成人 1.5～4.0 菩氏单位
	5	血浆 25-OH-D_3	36～150nmol/L
	6	血浆 1,25-$(OH)_2$-D_3	62～156pmol/L

续表

铁	1	全血血红蛋白浓度	成人：男 > 130g/L，女、儿童 > 120g/L，6 岁以下小儿及孕妇 > 110g/L
	2	血清运铁蛋白饱和度	成人 > 16%，儿童 > 7%～10%
	3	血清铁蛋白	> 10～12mg/L
	4	血液红细胞压积（HCT 或 PCV）	男 40%～50%，女 37%～48%
	5	红细胞游离原卟啉	< 70mg/L RBC
	6	血清铁	500～1840μg/L
	7	平均红细胞体积（MCV）	80～90μm³
	8	平均红细胞血红蛋白量（MCH）	26～32μg
	9	平均红细胞血红蛋白浓度（MCHC）	0.32～0.36
锌	1	发锌	125～250μg/mL（各地暂用：临界值 < 110μg/mL，绝对缺乏 < 70μg/mL）
	2	血浆锌	800～1100μg/L
	3	红细胞锌	12～14mg/L
	4	血清碱性磷酸酶活性	儿童 5～15 菩氏单位，成人 1.5～4.0 菩氏单位
维生素 A	1	血清视黄醇	儿童 > 300μg/L，成人 > 400μg/L
	2	血清胡萝卜素	> 800μg/L
维生素 B_1	1	24 小时尿	> 100μg
	2	4 小时负荷尿	> 200μg（5mg 负荷）
	3	任意一次尿（/g 肌酐）	> 66μg
	4	血	RBC 转酮醇酶活力 TPP 效应 < 16%
维生素 B_2	1	24 小时尿	> 120μg
	2	4 小时负荷尿	> 800μg（5mg 负荷）
	3	任意一次尿（/g 肌酐）	> 80μg
	4	血	红细胞内谷胱甘肽还原酶活力系数 ≤1.2
烟酸	1	24 小时尿	> 1.5mg
	2	4 小时负荷尿	> 3.5～3.9mg（5mg 负荷）
	3	任意一次尿（/g 肌酐）	> 1.6mg
维生素 C	1	24 小时尿	> 10mg
	2	4 小时负荷尿	> 5～13mg（500mg 负荷）
	3	任意一次尿（/g 肌酐）	男 > 9mg，女 > 15mg
	4	血	> 3mg/L 血浆
叶酸	1	血浆叶酸	3～16μg/L
	2	红细胞叶酸含量	130～628μg/L
其他	1	尿糖	(−)
	2	尿蛋白	(−)
	3	尿肌酐	0.7～1.5g/24h 尿
	4	尿肌酐系数	男 23mg/（kg·bw），女 17mg/（kg·bw）
	5	全血丙酮酸	4～12.3mg/L

注：参考人民卫生出版社《营养与食品卫生学》第 5 版，吴坤主编；《中国营养科学全书》2004 年版等。

四、营养诊断咨询程序

营养咨询和营养诊断也要遵循一定的程序，才不至于遗漏某些信息，做到全面、准确的评价，提出合理、有效、可行的饮食建议。一般来说，大致要遵循以下的逻辑顺序。

1. 一般信息 主要了解咨询者或者评价对象的姓名、性别、年龄、身高、体重、职业、地址、联系方式等，以便综合考虑相关因素的影响；如果是患者，还要了解病情状况。

2. 既往病史 主要考虑消化系统相关疾病等情况，其他系统的疾病也不能忽视。一般而言，任何疾病都属于应激状态，绝大多数疾病状态对营养素和能量的需求都是增加的，了解相关信息的目的是考虑疾病对消化、吸收功能的影响，以及营养素利用、病理需要等。

3. 膳食营养史 主要是询问了解膳食规律、饮食结构、饮食行为方式等，是否有偏食、挑食、厌食、暴饮暴食等现象。对婴幼儿还要了解喂养史、辅食添加情况等。了解食物供应情况。如有必要，可进行全面膳食调查。

4. 人体测量 测量身高（身长）、体重、头围、胸围、腰围、臀围、皮褶厚度、上臂围等信息。

5. 体格检查 有针对性地采集有关症状、体征的信息。

6. 辅助检查 针对可能的营养问题，如有必要，适当选取生理生化、X 线、B 超、诊断试验等辅助检查。

最后，综合以上信息，做出营养状况评价（诊断），给出营养建议（处方、膳食安排）。适时做出回访，根据实际情况进行再评价，调整膳食安排。

五、营养评价注意事项

营养评价除了要遵循上述程序外，膳食调查、生化检查、体格检查的结果应该互相参考、综合评价。经常会遇到以下几种情况及可能的原因。

1. 膳食调查结果、实验室检查均表明某种营养素缺乏；但是无临床症状、体征。评定为营养素供给不足。可能原因：发生营养缺乏时间较短，还未出现症状。采取措施：提早膳食调配，可以预防。

2. 膳食调查结果表明某种营养素缺乏；实验室检查、临床症状、体征均示不缺乏。评定为营养素供给不足。可能原因：近期改变。采取措施：找出原因，提早纠正、预防。

3. 膳食调查结果表明无营养素缺乏；实验室检查、临床症状、体征均示缺乏。不能评定为营养素供给不足。可能原因：早期膳食缺乏，现已改善；烹调加工损失；消化、吸收障碍。采取措施：合理加工烹调，诊断、治疗相关疾病。

4. 膳食调查结果表明无营养素缺乏；实验室检查示缺乏；临床症状、体征示不缺乏。不能评定为营养素供给不足。可能原因：烹调不合理，近期需要量增加。

5. 膳食调查结果、实验室检查表明无营养素缺乏；临床症状、体征示缺乏。不能评定为营养素供给不足。可能原因：营养素缺乏的恢复期。

本章小结：食物营养与人类健康密切相关。人体所需要的营养素有蛋白质、脂类、碳水化合物、矿物质、维生素、水等六大类，其中碳水化合物、脂类和蛋白质可为机体提供能量。人体能量消耗主要用于基础代谢、体力活动、食物热效应和生长发育等。

合理营养是维持人体正常生长发育和保持良好健康状态的物质基础。中国居民膳食指南和平衡膳食宝塔提出了符合我国居民营养健康状况和基本需求的膳食指导建议，与《黄帝内经》提出的"五谷为养、五果为助、五畜为益、五菜为充"全面膳食要求一致。提倡厉行节约，反对浪费。

营养调查是了解某一人群或个体的膳食和营养水平，并判断其膳食结构是否合理和营养状况是否良好的重要手段，一般由膳食调查、体格测量、营养缺乏的临床检查、营养状况实验室检测四部分内容组成。营养评价包括膳食评价和人的营养状况评价两个方面。人群营养调查与评价的结果是国家制定政策和社会发展规划的重要依据。

思考题

1. 如何评价食物蛋白质的营养学价值？
2. 食物营养价值的评价需要从哪些方面进行考虑？
3. 什么是合理营养？合理营养有哪些要求？
4. 如何进行营养调查结果的分析与评价？
5. 平衡膳食宝塔应用基本原则是什么？
6. 营养调查与评价的目的是什么？常用营养调查的方法有哪些？

第四章
食品安全与食源性疾病

"民以食为天，食以安为先"，食品安全不仅关系到消费者的经济利益，而且直接关系着人民的生命和健康，属于重大的基本民生问题。近年来，食品中的致病菌及有害化学物质对健康的危害越来越引起人们的关注，如三聚氰胺奶粉事件、瘦肉精事件、疯牛病等食品安全事件被频频曝光。因此，加强对食品安全的认知和监管尤为重要，本章主要从食品安全应对策略及食品质量认证、食源性疾病分类和预防、常见食物中毒防控方面进行阐述。

第一节　食品安全

食品安全（food safety）的内涵可概括为两个方面：一是食品数量安全，二是食品质量安全。食品数量安全指的是必须保证居民有足够的食品食用；食品质量安全是指食品本身对消费者的安全性，即食品中不应含有可能损害或威胁人体健康的有毒有害物质或因素，不应导致消费者急性或慢性毒害，或感染疾病，或产生危及消费者及其后代健康的隐患。2015 年 10 月 1 日修订实施的《中华人民共和国食品安全法》对食品安全的定义为："食品无毒、无害，符合应当有的营养要求，对人体健康不造成任何急性、慢性和潜在性的危害。"该定义强调了食品的质量安全，并提示食品营养、食品卫生均是食品安全的重要组成内容。食品安全危害是指损害或影响食品的安全和质量，以及食用食品后可能对人体健康和生命安全造成危害的因素。

一、世界卫生组织《食品安全》决议及策略

2001 年第五十三届世界卫生大会上，全球一百多个成员国针对食品安全问题达成了一项《食品安全》决议，评估了当前的国际性食品安全问题，提出了在国际水平、国家水平和地区水平上的食品安全控制策略。具体决议如下。

1. 把食品安全作为公共卫生的基本职能之一，并提供足够的资源以建立和加强食品安全规划。

2. 制定、实施系统的、持久的预防措施，以显著减少食源性疾病的发生。

3. 建立和维护国家或区域水平的食源性疾病调查手段，及食品中有关微生物和化学物的监测和控制手段，强化食品加工者、生产者和销售者在食品安全方面应负的关键责任；提高实验室能力，尤其是发展中国家。

4. 为防止微生物抗药性的发展，应将综合措施纳入到食品安全策略中。

5. 支持食品危险因素评估科学的发展，包括与食源性疾病相关的危险因素的分析。

6. 把食品安全问题纳入消费者卫生和营养教育及资讯网络，尤其是在小学和中学的课程中。

开展针对食品操作人员、消费者、农场主及加工人员进行的符合其文化特点的卫生和营养教育规划。

7. 从消费者角度建立食品安全改善规划，通过与食品企业（包括个体从业人员，尤其是在城市食品市场内的个体从业人员）的合作，提高他们对良好的农业生产、卫生和生产规范的认识。

8. 协调国家级食品安全相关部门的食品安全活动，尤其是与食源性疾病危险性评估相关的活动。

9. 积极参与食品法典委员会及其工作委员会的工作，包括对新出现的食品安全风险的分析活动。

WHO 推荐的食品安全策略包括以下七项：①加强食源性疾病监测体系的建设；②改进危险性评价的方法；③创建评价新技术食品安全性的方法；④加强 WHO 在食品法典委员会中科学性和公共健康方面的作用；⑤加强对危险因素的交流、提倡食品安全是公共卫生的首要问题；⑥增进国际、国内的协作；⑦加强发展中国家食品安全职能部门的建设。

世界卫生组织食品安全战略目标是降低食源性疾病对健康的影响。采取措施有：防止微生物和有害化学物质对食品生产各环节的污染；食品安全的创建应遵循科学的严密性、客观性和均衡的原则；采用独特的解决问题的方法，同时接受变化带来的新挑战；提倡并援助基于危险性分析基础上的、强有力的、完整的食品安全体系的建立；与其他部门及合作者密切配合，有效而及时地评价、交流、管理食源性危害。

二、我国的食品安全工作

为保证食品安全，保障公众身体健康和生命安全，我国在 1995 年就颁布了《中华人民共和国食品卫生法》。在此基础上，2009 年 2 月 28 日，第十一届全国人大常委会第七次会议通过了《中华人民共和国食品安全法》。2013 年，《食品安全法》启动修订；2015 年 4 月 24 日，新修订的《中华人民共和国食品安全法》经第十二届全国人大常委会第十四次会议审议通过，共十章 154 条，于 2015 年 10 月 1 日起正式施行。2018 年 12 月 29 日，第十三届全国人大常委会第七次会议再次修正。搞好我国的食品安全工作，关键在于理顺执法体制，加大执法力度，强调技术执法，在执法中要研究食品安全对人体健康的影响。制定的《食品安全法》对食品的若干生产、销售环节做了不少规定，将监督的重点从单纯对最终产品的抽检过渡到对生产经营全过程的管理，使之逐步与国际接轨。确立了以食品安全风险监测和评估为基础的科学管理制度，明确食品安全风险评估结果作为制定、修订食品安全标准和对食品安全实施监督管理的科学依据。国家食品安全委员会提出了要进一步完善、提高食品质量控制标准；提出加强对食品市场的治理整顿，要求食品生产企业加强自我监督管理，抓生产环节上的关键控制点，确保食品安全与质量。《食品安全五大要点》提供了处理和制备食品的实用性指导，加强从农场到餐桌（以及之间任何地方）的食品安全。食品安全五大要点分别为：保持清洁、生熟分开、安全煮熟、在安全的温度下保存食物、使用安全的水和食物原料。

三、食品质量认证

为保证食品安全，我国建立了农产品安全体系。食品需经过食品安全监督管理部门检测，达到国家现行有关卫生标准的食品，或已通过食品安全质量认证（即 QS 认证），并取得"食品生产许可证"的食品，才能提供居民消费。

（一）安全食品种类

安全食品有广义和狭义之分。广义的安全食品是指长期正常使用不会对身体产生阶段性或持续性危害的食品；狭义的安全食品则是指按照一定的规程生产，符合营养、卫生等各方面标准的食品。狭义的安全食品可分为以下四类，安全级别依次升高。

1. 常规安全食品　是指在一般生态环境和条件下生产或加工的产品，经卫生部门或质检部门检验，达到了国家现行有关卫生标准的食品，或已通过食品质量安全认证，并取得"食品生产许可证"的食品。常规安全食品约占整个食品消费量的90%以上，是目前我国居民消费的主要食品。

2. 无公害食品　是指产地环境、生产过程和最终产品符合无公害食品标准和规范，经专门机构认定，许可使用无公害农产品标识的食品。无公害农产品生产过程中允许限量、限品种、限时间使用人工合成的安全的化学农药、兽药、渔药、肥料、饲料添加剂等。

3. 绿色食品　是指遵循可持续发展原则，按照特定生产方式生产，经中国绿色食品发展中心认定，许可使用绿色食品标志，无污染的安全、优质、营养的食品，其特征是无污染、安全、优质、营养。绿色食品分为A级和AA级两类，后者的安全级别更高一些。其主要区别是在生产过程中，AA级不使用任何农药、化肥和人工合成激素；A级则允许限量使用限定的农药、化肥和合成激素。

4. 有机食品　亦称生态食品或生物食品，是一种国际通称，是从英文Organic Food直译过来的。国家环保局有机食品发展中心（OFDC）认证标准中有机食品的定义是：来自有机农业生产体系，根据有机认证标准生产、加工并经独立的有机食品认证机构认证的农产品及其加工品等。包括大米、蔬菜、水果、奶制品、禽畜产品、蜂蜜、茶叶、水产品、调料等。有机食品在其生产加工过程中绝对禁止使用农药、化肥、激素等人工合成物质，不允许使用基因工程技术。从生产其他食品到生产有机食品需要2～3年的转换期，而生产其他食品（包括绿色食品和无公害食品）没有转换期的要求。有机食品标志认证一次有效许可期限为一年。一年期满后可申请"保持认证"，通过检查、审核合格后方可继续使用有机食品标志。

（二）食品安全质量认证

食品质量安全认证是原国家质检总局在建立食品安全市场准入制度的同时，创建的一种既能证明食品质量安全合格，又便于监督，同时也方便消费者辨别的认证方式。全国统一规范的食品市场准入标志为《食品生产许可证》。食品质量安全市场准入制度是指食品生产企业必须在生产环境、生产设备、制造工艺、产品标准等方面达到国家标准，并获得国家颁发的食品生产许可证后，才有资格从事食品生产。

《食品生产许可证》编号原由英文字母QS加12位阿拉伯数字组成。QS标志是我国从2004年开始推行的质量安全市场准入制度，随着食品监督管理机构的调整以及新食品安全管理法的实施，从2018年10月1日起，食品安全认证已不再使用QS标志，而改用新的SC编码。SC编码实行一企一证，食品生产许可证编号一经确定便不再改变，以后申请许可延续及变更时，许可证书编号也不再改变。食品生产许可证编号由SC和14位阿拉伯数字组成，每一位号码都包含对应的信息，从而实现溯源管理。

SC为"生产"的汉语拼音首字母缩写，编号前3位数字为食品类别编码，紧接的6位数字依次为省、市、县代码，10至13位数字为生产许可证序码，最后一位数字为校验码。当食品最小销售单元小包装的最大表面积小于10cm²时，可以不加印（贴）食品生产许可证编号，但在其大包装上必须加印（贴）食品生产许可证编号。

目前，我国实施食品质量安全认证制度管理的食品种类有大米、食用植物油、小麦粉、酱油、醋、肉制品、奶制品、茶叶、饮料、调味品、方便食品、加工罐头、膨化食品、冷冻食品、调味品等15个种类。

（三）食品良好生产规范

食品良好生产规范（good manufacturing practice，GMP）是为保障食品质量和安全而制定的贯穿食品生产全过程的一系列措施、方法和技术要求。GMP是国际上普遍应用于食品生产过程中的先进管理系统，它要求食品生产企业应具备良好的生产设备、合理的生产过程、完善的质量管理和严格的检测系统，以确保终产品的质量符合有关标准。

（四）危害分析及关键控制点

危害分析及关键控制点（hazard analysis and critical control point，HACCP）是从食品安全保障角度提出来的，应用于从食物产出直至消费的整个流通过程中。HACCP是一个系统管理方法，它覆盖食品从原料到消费的全过程，对食品生产加工过程中的各种因素进行连续系统分析，是一种新的产品质量保证体系。生产者在实施HACCP时，必须检查其产品和生产方法，还须将HACCP应用于原材料供应、成品储存、发售环节、消费终点。HACCP是对食品生产加工过程中可能造成食品污染的各种危害因素进行系统和全面的分析，从而确定其能有效预防、减轻或消除危害的加工环节（称之为"关键控制点"），在关键控制点对危害因素进行控制，并对控制效果进行监控，从而达到消除食品污染与腐败变质、保证食品安全性的目的。

知识拓展

科学选购食品

食品购买行为是指受有关食物本身、包装及健康观念等多因素支配的一种行为活动。食物在种植、养殖、生产、加工、储运、销售直到消费的各个环节都可能存在不安全因素，造成食品卫生质量降低与食品品质缺陷，引起危害人体健康等一系列食品安全问题。现代生物和食品加工技术丰富了食品资源，但也存在着很多不确定因素。食品安全不仅危及人民群众的身体健康和生命安全，而且对政府、国家的形象和社会经济发展造成严重影响。加强食品安全的监督管理和提高自身安全选购食品的意识尤为重要。

安全购买食品的注意事项：①注意经营者是否有营业执照，其主体资格是否合法。②注意食品包装标识是否齐全，注意食品外包装是否标明商品名称、配料表、净含量、厂名、厂址、电话、生产日期、保质期、产品标准号等内容。③注意食品的生产日期及保质期限，注意食品是否超过保质期。④注意产品标签，注意区分认证标志。⑤注意食品的色泽，不要被外观过于鲜艳、好看的食品所迷惑。⑥注意散装食品经营者的卫生状况，注意其有无健康证、卫生合格证等相关证件执照，有无防蝇防尘设施。⑦注意同类同种食品的市场比价，理性购买"打折""低价""促销"食品。⑧购买肉制品、腌腊制品最好到规范的市场、"放心店"购买，慎购游商（无固定营业场所、推车销售）销售的食品。⑨妥善保管好购物凭据及相关依据，以便发生消费争议时能够提供维权依据。

第二节 食源性疾病

食源性疾病（foodborne diseases）是当今世界上分布最广泛、最常见的疾病之一，也是一个日趋严重的公共卫生问题。由于食物中的致病因子存在广泛，从食品的生产到消费的任何环节均可能有致病因子可进入食物中，因此食源性疾病发病频繁，波及面广，涉及人口多，对人体健康和社会经济发展影响较大。

一、食源性疾病的概念

WHO 对食源性疾病的定义为："通过摄食方式进入人体内的各种致病因子引起的通常具有感染性质或中毒性质的一类疾病。"即指通过食物传播的方式和途径，致使病原物质进入人体并引发的感染或中毒性疾病。感染性是指致病微生物（包括病毒、细菌）和寄生虫污染食品所引起的疾病、经食物传播的传染病和人畜共患病；中毒性是指有害化学物质污染食品所致的急、慢性中毒以及由动植物毒素引起的中毒。

二、食源性疾病的基本特征

根据食源性疾病概念可概括出食源性疾病的三个基本特征。

1. 食物在食源性疾病流行过程中起到了传播病原物质的媒介作用。

2. 引起食源性疾病的病原物质是食物中所含有的各种致病因子。

3. 食源性疾病的临床特征是感染性表现或中毒性表现。

三、食源性疾病的分类

广义的食源性疾病指与摄食有关的一切疾病（传染性和非传染性疾病），包括食物中毒、肠道传染病、食源性寄生虫病、食源性变态反应性疾病、食物中某些污染物引起的慢性中毒和食物营养不平衡所造成的慢性退行性疾病。食源性疾病的病原物按性质可分为生物性、化学性和物理性 3 类。其中，生物性病原物是食源性疾病最常见的病原。

1. 生物性因素

（1）细菌及其毒素：细菌及其毒素是引起食源性疾病最重要的病原物，大约有 2/3 的食源性疾病为致病性细菌及其毒素所致。主要包括引起细菌性食物中毒的病原菌、人类肠道传染病的病原菌和人兽共患病的病原菌。

（2）寄生虫和原虫：可引起人兽共患寄生虫病，以绦虫、旋毛虫、华支睾吸虫等较为常见。

（3）病毒和立克次体：通过污染食物而传播的致病性病毒，可引起腹泻或肠道传染病，如轮状病毒、冠状病毒、诺如病毒、甲型肝炎病毒等。

（4）有毒动物及其毒素：有毒的鱼类，如河豚体内的河豚毒素；有毒的贝类，如石房蛤毒素等；还包括动物性食物储存时产生的毒性物质，如青皮红肉鱼腐败时所形成的组胺。

（5）有毒植物及其毒素：包括毒蕈和其他有毒植物，如苦杏仁及木薯中的氰苷类；四季豆中的皂素；鲜黄花菜中的类秋水仙碱；马铃薯芽根处的龙葵素等。

（6）其他毒素：常见的有黄曲霉毒素、伏马菌素、脱氧雪腐镰刀菌烯醇、玉米赤霉烯酮、T-2 毒素以及展青霉素等。

2. 化学性因素 主要包括农药残留，兽药残留；有毒有害化学物质，如重金属和类金属及其化合物；食品加工过程中产生的有毒化学物质，如反复高温加热油脂产生的油脂聚合物，烘烤或烟熏动物性食物产生的多环芳烃类；不符合要求的食品生产工具、容器、包装材料以及非法添加剂等。

3. 物理性因素 主要来源于放射性物质的开采、冶炼、废物不合理排放及意外泄漏，并通过食物链污染食品，可引起人体慢性损害及远期损伤效应。

四、食源性疾病的预防

食源性疾病的发生与食物有着直接的联系，通过各项措施改善食品的安全与卫生状况，减少食品中病原物质的污染、繁殖或残留，减少含有病原物质的食物对健康的危害。其预防措施包括以下几方面。

1. 提高法制观念 全面贯彻落实《中华人民共和国食品安全法》，倡导合理营养，控制食品污染，提高食品卫生质量。

2. 加强食品卫生监督管理 认真落实各类食品卫生管理办法及各类食品企业卫生规范，食品生产企业应执行良好生产规范（GMP），建立和实施（HACCP）管理体系，对食品生产、加工、制作、储存、运输、销售等经营工程中可能出现危害的环节进行分析，确定危害关键控制点并加以控制，同时监测控制效果，以确保终产品的质量符合标准。

3. 减少食品污染 在生产经营过程中防止细菌、病毒、寄生虫、真菌及其毒素、有毒有害化学物和农药对食品的污染，控制食源性疾病。种植业选用高效、低毒、低残留的农药品种，积极推广使用无害的生物制剂农药。使用食品添加剂必须按食品添加剂使用卫生标准规定的品种、最大使用量，在规定的使用范围内使用。

4. 严格执行食品从业人员健康检查制度 通过定期检查和举办食品卫生知识培训班，提高食品卫生从业人员的食品卫生知识，防止因食品从业人员携带病原生物而传播食源性疾病。

5. 广泛进行食品卫生知识的宣传教育 向社会和消费者宣传食品卫生知识，不断提高公民的卫生意识，使大家养成良好的卫生和饮食习惯，减少家庭传播食源性疾病的机会。

第三节 食物中毒

一、食物中毒概念

食物中毒（food poisoning）是摄入了含有生物性、化学性有毒有害物质的食品，或把有毒有害物质当作食品摄入后所出现的非传染性的急性、亚急性疾病。食物中毒不包括暴饮暴食所引起的急性胃肠炎、食源性肠道传染病和寄生虫病（如囊虫病）、人畜共患疾病、摄入非可食状态的食物（如未成熟水果）、食者原有的胃肠道疾病、食物过敏、有毒食物导致的机体慢性损害（如慢性中毒、致癌、致畸、致突变）。

二、食物中毒的主要特点

1. 发病潜伏期短，呈爆发性。短时期内可能有多数人发病，发病曲线呈突然上升趋势。

2. 中毒患者临床表现基本相似，以恶心、呕吐、腹痛、腹泻等胃肠炎症状为主。

3. 发病与某种食物有关。患者有食用同样食物史，发病范围局限在食用该类食物的人群，不吃者不发病，停用该食物后发病很快停止。

4. 人与人之间无直接传染。

三、食物中毒分类

按病原分为：细菌性食物中毒、真菌及其毒素食物中毒、有毒动植物食物中毒、化学性食物中毒四类。

（一）细菌性食物中毒

细菌性食物中毒是指因摄入被致病菌或其毒素污染的食品后所发生的急性或亚急性疾病。

细菌性食物中毒是食物中毒中最常见的一类，全年皆可发生，但具有明显的季节性，多发生在气候炎热的夏秋季。这一方面是因为夏秋季气温高，适合微生物的生长繁殖；另一方面人体肠道的防御功能下降，易感性增强。引起细菌性食物中毒的食品主要为动物性食品，如肉、鱼、奶、蛋类及其制品；其次为植物性食品，如剩饭、糯米凉糕等。

细菌性食物中毒多呈集体爆发，其发病率高，病死率较低（肉毒中毒除外）。抵抗力较弱的患者、老人、儿童临床症状较重。如能及时抢救，一般病程短、恢复快、预后好。

食品被致病性微生物污染，在适宜的温度、水、酸碱度和营养等条件下，微生物大量生长繁殖，当食入被微生物污染又未经彻底加热的食物，大量活菌进入人体侵犯肠黏膜，引起急性胃肠炎症状，称为感染型食物中毒。细菌污染食品并繁殖，产生有毒的代谢产物（如外毒素）随食物进入人体，导致系列中毒症状，称为毒素型食物中毒。

1. 沙门菌属食物中毒　是最常见的细菌性食物中毒，也是食物中毒的预防重点之一。

（1）病原学特点：沙门菌属肠杆菌科，为具有周身鞭毛的革兰阴性杆菌。其种类繁多，约2000多个血清型，常导致食物中毒的有鼠伤寒沙门菌、猪霍乱沙门菌、肠炎沙门菌等。沙门菌在自然界广泛存在，存活力较强，在水中可生存 2～3 周，在粪便和冰水中可生存 1～2 个月，在冰冻土壤中可过冬，在含盐 12%～19% 的咸肉中可存活 75 天。沙门菌属不耐热，100℃ 时立即死亡，70℃ 5 分钟、60℃ 1 小时可被杀死，煮沸是重要的预防措施。氯化消毒 5 分钟可杀灭水中的沙门菌。由于沙门菌属不分解蛋白质，食品被污染后多无感官性状的改变，应予注意。

（2）流行特点：沙门菌属食物中毒全年皆可发生，多见于夏秋季。

（3）污染来源：引起食物中毒的食品主要是动物性食品，特别是畜肉类及其制品，其次为禽肉、蛋、奶类及其制品。其污染来源有两方面：一是家畜生前感染沙门菌（牛肠炎、猪霍乱），细菌通过血液进入肌肉和内脏，使肌肉和内脏含有大量活菌；二是宰后污染，家畜在宰杀后其肌肉、内脏接触粪便、污水、不洁容器或带菌者而受沙门菌污染。此外，蛋类可因家禽带菌而被污染，水产品可因水体污染而带菌，带菌的牛羊所产的奶液亦可有大量沙门菌，所以鲜奶和奶制品如果消毒不彻底亦可引起食物中毒。

（4）临床表现：沙门菌属活菌致病，其临床多见的是急性胃肠炎型。潜伏期一般为 12～36小时。临床症状有恶心、呕吐、腹痛、腹泻。大便多为黄绿色水样便，有时为恶臭、带脓血和黏液。体温可达 38℃ 以上，重症者有寒战、惊厥、抽搐和昏迷。病程 3～7 日，一般预后良好。但老人、儿童及体弱者，急救处理不及时可发生死亡。临床还可出现类霍乱型、类伤寒型、类感冒型和败血病型。

（5）预防措施：沙门菌属食物中毒的预防措施包括防止污染、控制细菌繁殖和杀灭病原菌等三方面。加强检疫，控制带沙门菌的病畜肉流入市场。凡属病死、毒死或死因不明的禽、兽的肉及内脏，一律禁止出售和食用。家庭与集体餐饮业中，刀、菜墩、盆等要生熟分开，防止交叉污染。低温储藏食品，以控制细菌繁殖。食用前彻底加热是预防沙门菌食物中毒的关键。

2. 副溶血性弧菌食物中毒

（1）病原学特点：副溶血性弧菌为革兰阴性嗜盐菌，主要存在于近岸海水、鱼贝类海产品、海底沉积物中，海港及鱼店附近的蝇类带菌率也很高。该菌呈弧形、杆形等多形，有鞭毛，运动活泼。均为嗜盐菌，无盐时不生长，海水中可存活47天以上，含盐10%的咸菜中可存活30天，淡水中存活2天。最适生长在温度30～37℃、pH值7.4～8.2、含盐3%～4%的培养基中。但在12%以上 NaCl 培养基中不易繁殖。56℃5分钟或90℃1分钟即可杀灭。对醋酸敏感，1%食醋处理5分钟即可灭活。

（2）流行特点：副溶血性弧菌食物中毒多发生于沿海地区，7～9月为高峰期，以青壮年发病为多，病后不能获得牢固免疫力，可重复感染。新入沿海地区的人如进食受副溶血性弧菌污染的食物，发病率高于本地居民。

（3）污染来源：副溶血性弧菌的来源主要是海产品，其次为受到该菌污染的肉类、凉拌菜及咸菜，沿海居民带菌率较高，也可发生带菌者传播。受副溶血性弧菌污染的食物在较高温度下存放，细菌大量繁殖，食用前不加热或加热不彻底，大量活菌随食物进入人体就可引起食物中毒。

（4）临床表现：副溶血性弧菌食物中毒的潜伏期一般为6～18小时，多以剧烈腹痛开始，有腹泻、呕吐、发热等症状。腹痛多在脐部周围，呈阵发性绞痛。腹泻多为水样、脓血便或黏液血便。体温在38～40℃。重症者可发生脱水、虚脱、血压下降等。病程一般3～4日，预后良好。

（5）预防措施：预防副溶血性弧菌食物中毒主要包括防止食品污染、控制繁殖和杀灭病原体等三个环节。低温储存各种食品，食品不宜在室温下放置过久，以防污染。海产品和其他肉类要烧熟煮透，不要生吃海产品或盐腌不当的贝壳类食物。凉拌的海产品用食醋浸泡或在沸水中漂烫以杀灭副溶血性弧菌，剩余食物食用前需彻底加热，养成良好的饮食习惯。

3. 葡萄球菌肠毒素食物中毒

（1）病原学特点：葡萄球菌为革兰阳性球菌，兼性厌氧，抵抗力较强，在干燥条件下可存活数月，耐热，80℃30分钟才能被杀死。在适宜条件下，pH值为6～7、温度为31℃～37℃、水分较多、含蛋白质、淀粉较丰富、通风不良、氧分压降低时，即易繁殖并产生肠毒素。能产生肠毒素的主要是金黄色葡萄球菌和表皮葡萄球菌，属毒素型食物中毒。葡萄球菌肠毒素是单链蛋白质，共有 A、B、C1、C2、C3、D、E、F 等8个血清型，均能引起食物中毒。肠毒素对热有较强抵抗力，其中 B 型肠毒素能抵抗消化酶，耐热性最强，100℃30分钟仍能保持活性。

（2）流行特点：葡萄球菌食物中毒全年皆可发生，多见于夏秋季。人体对该菌肠毒素的感受性较高，食入被该菌污染的食品后发病率可达90%以上。

（3）污染来源：葡萄球菌是常见的化脓性球菌，人体鼻咽部带菌率可高达80%。人和动物的化脓部位接触食品，即可使食品受到污染。摄入被葡萄球菌污染的食品则可发生食物中毒。引起中毒的食品主要是乳类及乳制品（如奶油糕点、冰激凌）、肉类、剩饭、凉粉、糯米凉糕等。

（4）临床表现：葡萄球菌食物中毒潜伏期较短，一般为2～5小时。主要症状为恶心、呕吐，呕吐为主要特征，可呈喷射状，呕吐物中常有胆汁、黏液和血，伴有上腹部痉挛性疼痛，腹泻为水样便。剧烈吐泻常导致中毒者失水和休克。体温一般正常或稍高。儿童对肠毒素敏感，其发病率高于成人，病情也更重。葡萄球菌食物中毒病程短，一般1～2日，预后良好。

（5）预防措施：预防葡萄球菌食物中毒的关键是防止食品被葡萄球菌污染和肠毒素的形成。特别是防止肉类食品、含奶糕点、冷饮食品及剩饭受到污染。严格执行《食品安全法》，对皮肤患有化脓性感染、上呼吸道感染的食品加工员、饮食从业人员、保育员，均应暂时调换工作。低温储藏食品，防止葡萄球菌繁殖和产生肠毒素，食品在食用前应彻底加热。

4. 肉毒梭菌毒素食物中毒　肉毒梭菌食物中毒是由肉毒梭菌在食物中生长繁殖产生肉毒毒素（外毒素）所引起的神经型食物中毒，此类中毒发病急，病情重，病死率高，危害严重。

（1）病原学特点：肉毒梭菌是革兰阳性厌氧芽孢杆菌，对外界抵抗力强，在缺氧和含水分较多的中性或弱碱性的食品中容易生长，产生肉毒毒素。肉毒毒素是一种强烈的神经毒素，其毒性比氰化钾强 1 万倍，对人的致死剂量为 $10\sim9mg/$（kg·bw）。肉毒毒素有 8 型，其中 A、B、E、F 等 4 型可引起人类中毒。肉毒梭菌的芽孢对热抵抗力强，干热 180℃5～15 分钟、湿热 100℃5 小时或高压蒸汽 121℃30 分钟才能将其杀死。肉毒毒素不耐热，在 100℃10～20 分钟即可被完全破坏。

（2）流行特点：肉毒梭菌引起食物中毒与人们的饮食习惯密切相关，多以家庭或个体形式出现，很少集体爆发。在我国，中毒常以家庭式发病为特点。中毒多发生在冬春季。

（3）污染来源：引起肉毒梭菌中毒的食品在国外多为火腿、香肠、罐头食品，在我国牧区多为肉类，其他地区多为植物性食品，大多为家庭自制的发酵食品，如豆豉、豆酱、臭豆腐等，以及厌氧条件下保存的肉类制品。使用被肉毒梭菌污染的原料制作肉类罐头，如果芽孢未彻底杀灭，亦可产生毒素，导致食用者中毒。

（4）临床表现：肉毒梭菌食物中毒潜伏期为数小时至数天，一般为 12～48 小时。肉毒毒素进入体内后被胰蛋白酶活化，释放出神经毒素，主要作用于中枢神经的颅脑神经核、神经肌肉接头处以及自主神经末梢，抑制乙酰胆碱释放，引起肌肉麻痹和神经功能不全。早期表现症状类似感冒，为全身疲倦无力、头晕、头痛、步态不稳等，随后出现恶心、呕吐、腹泻等胃肠症状。随病程进展，患者表现出对称性颅神经损害症状，如视力模糊、眼睑下垂、复视、咽喉肌麻痹症状、咀嚼吞咽困难、声音嘶哑、颈无力、头下垂等，继而出现呼吸肌麻痹，胸部压迫感，呼吸困难，最后呼吸衰竭而死亡。患者一般体温正常，意识清楚。

（5）预防与治疗：预防肉毒梭菌食物中毒的主要措施是严格按照食品操作规程，减少原料在运输、贮存和加工过程中的污染。制作发酵食品的原料应充分蒸煮，制作罐头应严格执行灭菌方法（100℃10～20 分钟）使毒素破坏。加工后的熟制品应低温保存，防止细菌繁殖和产生毒素。治疗首选多价抗肉毒毒素血清特异性治疗肉毒毒素中毒，能有效降低病死率。同时用全身支持疗法，预防呼吸肌麻痹和窒息。

（二）真菌及其毒素食物中毒

真菌产生的有毒代谢产物称为真菌毒素，其特点是结构简单，分子量小，对化学药物或抗生素不敏感，对热稳定，一般的加热温度下不会被破坏。人们多因食入被真菌毒素污染的粮食、食品而中毒，或进食用被真菌毒素污染的饲料喂养的畜禽的肉、奶、蛋而致病。中毒与食物有一定的联系，检查可疑食物或饲料时，常可发现真菌或真菌毒素；检查中毒者的排泄物常可发现真菌毒素。中毒发生有季节性、地区性。反复接触真菌，机体不会产生特异抗体。

1. 赤霉病麦食物中毒

（1）病原学特点：赤霉病麦是由于真菌中的镰刀菌感染了麦粒所致，其毒性成分为赤霉病麦毒素，为真菌的代谢产物。赤霉病麦毒素对热稳定，一般烹调方法不能去毒；耐酸、耐干燥，用碱或高压蒸汽处理后，毒性可减弱，但不能完全破坏。

（2）流行特点：麦类赤霉病每年都有发生，我国每 3～4 年就有一次大流行。中毒原因主要是麦收后吃了受污染的新麦，或误食库存的赤霉病麦或霉变玉米所致。

（3）临床表现：赤霉病麦食物中毒的潜伏期为 0.5～2 小时，主要为恶心、呕吐、腹痛、腹泻，头晕、头痛、手足发麻、四肢酸软、步态不稳、颜面潮红等症状，形似醉酒，故又称"醉谷病"。重者可出现呼吸、体温、血压的波动，一般1日左右可恢复正常。

（4）预防措施：加强田间和贮藏期的防霉措施，选用抗霉品种，及时脱粒、晾晒，降低谷物水分至安全含量；对已霉变的谷物，采取去毒措施（如用碾磨去皮法）除去毒素；制定粮食中赤霉病麦毒素的限量标准，加强粮食卫生管理。

2. 霉变甘蔗食物中毒　霉变甘蔗中毒是指食用了因保存不当而霉变的甘蔗引起的急性食物中毒。

（1）病原学特点：霉变甘蔗分离出产毒真菌——甘蔗节菱孢霉，产生的毒素为3-硝基丙酸是神经毒，主要损害中枢神经系统。

（2）流行特点：中毒主要发生在我国北方春季，多见于儿童，重症者可有生命危险。

（3）临床表现：潜伏期短，食入后十几分钟即可发生中毒。发病初期有一过性消化道症状，如恶心、呕吐、腹痛、腹泻等；随后出现神经系统症状，有头晕、头痛和复视。重者可出现阵发性抽搐、眼球侧向凝视、四肢强直、手呈鸡爪状、大小便失禁、牙关紧闭、瞳孔散大、发绀、口吐白沫等，呈去大脑强直状态。每日发作几次至数十次，随后昏迷，多因呼吸衰竭死亡。目前无特效治疗方法，只能对症处理。幸存者可留下神经系统后遗症，严重影响患者的生活能力。

（4）预防措施：甘蔗在成熟后才可收割，贮存时应防止霉变，已变质的严禁售卖。加强宣传教育工作，不买、不吃霉变甘蔗。

（三）有毒动植物食物中毒

食入有毒的动物性和植物性食品引起的食物中毒称为有毒动植物中毒，多由以下三种情况引起。①某些动植物在外形上与可食的食品相似，但含有天然毒素，如河豚毒素引起的食物中毒；②某些动植物食品由于加工处理不当，没有除去或破坏有毒成分，如苦杏仁、未煮熟的豆浆等引起的食物中毒；③由于食物保存不当产生毒素，如发芽马铃薯产生龙葵素引起的食物中毒。有毒动植物食物中毒一般发病快，无发热等感染症状，根据中毒食品的性质不同而有较明显的特征性症状，通过患者进食史的调查和食物形态学的鉴定较易查明中毒原因。

1. 河豚中毒　河豚，鱼肉味道鲜美，但含有剧毒，在淡水、海水中均能生活，我国沿海及江河出海口均有发现。每年2至5月逆流游到入海口处产卵。

（1）有毒成分：河豚的有毒成分为河豚毒素。河豚毒素主要存在于河豚的内脏、血液及皮肤中，以卵巢的毒性最大，肝脏次之。每年春季为河豚的生殖产卵期，此时其毒性最强，食之最易引起中毒。新鲜洗净的鱼肉一般不含毒素，但如果鱼死亡时间较长，其体内的毒素可渗入肌肉组织。有些河豚品种鱼肉也含有毒素。河豚毒素为无色针状结晶，微溶于水，易溶于稀醋酸，对热稳定，需220℃以上方可被分解，一般烹调煮沸、盐腌、日晒均不能破坏，碱性环境中可被破坏。

（2）中毒机制：河豚毒素是一种神经毒，主要作用于人的神经系统，使末梢神经和中枢神经发生麻痹。其中毒机制是毒素阻碍细胞膜对钠离子的通透性，阻断了神经兴奋的传导。中毒者首先出现感觉神经麻痹，然后出现运动神经麻痹。该毒素还可导致外周血管扩张、动脉压急剧下降，最后出现呼吸中枢和血管运动中枢麻痹。

（3）临床表现与急救治疗：河豚毒素极易从胃肠道吸收，也可从口腔黏膜吸收，因此河豚中毒发病急速、剧烈，潜伏期为10分钟至3小时。中毒早期手指、舌、唇有刺痛感、发麻，然后出现恶心、发冷、口唇及肢端麻痹，进一步出现四肢肌肉麻痹、瘫痪，逐渐失去运动能力，身体摇摆甚至平衡失调。还可有心律失常、血压下降等心血管系统的症状，患者最后因呼吸中枢和血管运动中枢麻痹而死亡。目前河豚中毒没有特效解毒剂，一旦中毒，应尽快排出毒物，并给予对症处理。

（4）预防措施：开展宣传教育，使群众认识河豚，以防误食。加强对河豚的监督管理，集中加工处理，禁止零售。新鲜河豚应先除去头，充分放血，除去内脏、皮后将肌肉反复冲洗，加2%碳酸氢钠处理24小时，制成干制品，并经检验合格后方准出售。

2. 毒蕈中毒　蕈类又叫蘑菇，属于真菌植物。目前已鉴定可食用蕈将近300余种，有毒蕈类约80多种，其中剧毒的有10多种。人们因误食而中毒，多发生在高温多雨季节。蕈类中毒症状复杂，如不及时抢救，病死率较高。

（1）有毒成分及中毒机制：毒蕈的有毒成分较复杂，几种毒蕈可能都含同一种毒分，或一种毒蕈含有多种毒分。有毒成分中的毒肽主要为肝脏毒性，毒性强且作用快，导致中毒患者通常1~2小时死亡。毒伞肽为肝肾毒性，毒性强而作用缓慢，中毒15小时后才死亡。毒蝇碱作用类似于乙酰胆碱，兴奋副交感神经系统，收缩气管平滑肌，导致呼吸困难。光盖伞素可引起幻觉和精神症状。鹿花毒素会导致红细胞破坏，出现急性溶血。

（2）临床表现与急救：根据毒蕈有毒成分、中毒症状，毒蕈中毒可分为以下四型。

①胃肠炎型：引起此型中毒的毒蕈代表为黑伞蕈属和乳菇属的某些蕈种，如毒粉褶菌、臭黄菇和毛头乳菇、黄黏盖牛肝菌和粉红枝瑚菌等。潜伏期10分钟至6小时。主要症状为剧烈恶心、呕吐、腹痛、腹泻，水样便，一般体温不高。经过适当对症处理可迅速恢复，病程2~3日，预后较好。

②神经精神型：引起中毒的毒素有毒蝇碱、蟾蜍素和幻觉原，如毒蝇鹅膏菌、半卵形斑褶菇。中毒症状除有胃肠炎症状外，主要表现为副交感神经兴奋症状，可引起多汗、流涎、流泪、瞳孔缩小、缓脉等，重者有神经兴奋、精神错乱和精神抑制等。此型中毒用阿托品类药物及时治疗，可迅速缓解症状。病程短，1~2日可恢复，无后遗症。

③溶血型：由鹿蕈素、马鞍蕈毒引起，潜伏期为6~12小时。除急性胃肠炎症状外，可有贫血、黄疸、血尿、肝脾大等溶血症状，严重者可致死亡。给予肾上腺皮质激素治疗，能控制病情。

④脏器损害型：主要由含毒伞七肽、毒伞十肽的蕈类，如环柄菇等引起。毒素损害肝细胞核和肝细胞内质网，对肾也有损害。依病情发展可分为潜伏期、胃肠炎期、假愈期、内脏损害期、精神症状期及恢复期。患者中毒后2~3日出现肝、肾、脑、心等内脏损害。以肝损害最严重，出现肝大、黄疸、转氨酶升高，严重者出现肝坏死、肝昏迷。肾损害出现少尿、无尿或血尿，甚至尿毒症、肾衰竭。该型中毒症状凶险，如不及时积极治疗，病死率很高。临床上用二巯丁二钠或二巯基丙磺酸钠解毒，同时用护肝疗法。

（3）预防措施：加强宣传教育，教育人们不采、不吃不认识的蘑菇。有毒野生菇（菌）类常具备以下特征：①色泽鲜艳度高；②伞形菇（菌）表面呈鱼鳞状；③菇柄上有环状突起物；④菇柄底部有不规则突起物；⑤野生菇（菌）受损部位多会流出乳汁。

3. 组胺中毒　组胺中毒是因食用不新鲜或腐败鱼而发生的食物中毒，以海产鱼中的青皮红肉鱼（如金枪鱼）较为常见。

（1）有毒成分及中毒机制：鱼死后被细菌侵入，产生脱羧酶，将鱼体组织中的组氨酸脱羧形成组胺，人们食入后引起过敏性食物中毒。

（2）临床表现与急救治疗：中毒特点是发病快、恢复快。潜伏期很短，一般为0.5~1小时。

表现为面部、胸部及其他部位的皮肤潮红，眼结膜充血，并伴有头痛、头晕、胸闷、心跳加快、血压下降，以及荨麻疹或哮喘等。一般不发热，大多在 1～2 日恢复。采用抗组胺药物和对症治疗，如口服盐酸苯海拉明、马来酸氯苯那敏（扑尔敏），静脉注射 10% 葡萄糖酸钙，同时口服维生素 C。

（3）预防措施：鲜鱼应低温保存防变质，禁止销售腐败变质的鱼，烹调时加醋可减少组胺含量。

（四）化学性食物中毒

化学性食物中毒是因摄入被有毒有害的化学物质污染的食品引起的中毒。常见原因是将有毒化学品误认为是食品、食品添加剂、营养强化剂；食品中添加非食品级的、伪造的或禁止使用的食品添加剂和营养强化剂；超量使用食品添加剂；食品的营养素发生变化。化学性食物中毒特点是潜伏期短、病死率高、后果严重。

化学性食物中毒最常见的是亚硝酸盐中毒，又称肠原性青紫症、发绀症。硝酸盐广泛存在于自然界中，在一定条件下，硝酸盐可转变为亚硝酸盐。食入含有大量硝酸盐、亚硝酸盐的食物可致中毒。

1. 引起中毒的原因　蔬菜贮存过久、腐烂或煮熟后放置时间过长，原来蔬菜中的硝酸盐在细菌硝酸盐还原酶的作用下转化为亚硝酸盐；腌制不透的蔬菜含有大量亚硝酸盐，过量食用可致中毒；用含有较多硝酸盐水（苦水井的水）煮粥或食物；食用蔬菜（特别是叶菜）过多时，大量硝酸盐进入肠道，若肠道消化功能欠佳，则肠内的细菌可将硝酸盐还原为亚硝酸盐；加工咸肉、腊肠、火腿等食品时将亚硝酸盐作为发色剂过量加入造成中毒；亚硝酸盐的外形、色泽、味道均与食盐相同，误将硝酸盐或亚硝酸盐作食盐使用引起中毒。

2. 中毒机制　亚硝酸盐进入血液后，血红蛋白中二价铁离子被氧化为三价，血红蛋白变为高铁血红蛋白而失去携氧的能力，引起组织缺氧，出现发绀。亚硝酸盐还有松弛平滑肌的作用，可使血管扩张、血压下降。摄入 0.3～0.5g 亚硝酸盐即可引起中毒，摄入 3g 时可致死亡。

3. 临床表现及急救治疗　亚硝酸盐中毒潜伏期较短，为 10 分钟至 3 小时。主要症状为口唇、指甲以及全身皮肤出现发绀，还有头晕、头痛、心率加速、嗜睡、烦躁不安、呼吸急促等症状。中毒者起病急，病程进展快，病情重，不及时抢救治疗，可因呼吸困难、缺氧或呼吸麻痹、循环衰竭而死亡。急救治疗应尽快洗胃、催吐和导泻，及时使用解毒剂，常用的药物是亚甲蓝（美蓝）和维生素 C，促使高铁血红蛋白还原成正常或亚铁血红蛋白是治疗的关键。

4. 预防措施　加强蔬菜运输贮存过程中的卫生管理，注意饮食卫生，不吃存放过久的剩菜、不新鲜或腐败变质的蔬菜；不吃腌制不充分的蔬菜，腌菜时盐量应达到 20% 以上，腌制 20 日以上再食用；加强水质监测，不饮用硝酸盐和亚硝酸盐含量高的井水；严格按照国家标准使用亚硝酸盐制作腌制肉食品及肉类罐头，防止滥用；亚硝酸盐运输和储藏要有明显标志，加强宣传教育，防止误食误用。

四、食物中毒的调查与处理

一旦发生食物中毒，应及时进行认真调查，查明原因，提出改进措施，以免同类事件再次发生。

（一）目的

①确定中毒事件是否为食物中毒，确定中毒性质，查明食物中毒暴发事件的原因。②确定中

毒食物、致病因子及致病途径，控制中毒食物，阻止事故蔓延。③查明中毒原因，为患者急救治疗提供依据。④分析中毒发生的特点、规律，预防类似食物中毒发生。⑤收集对违法者实施处罚的证据。

（二）及时报告

依据《食品中毒事故处理办法》规定，发生食物中毒（或疑似）的单位以及接收食物中毒患者（或疑似）的治疗单位，应及时向当地疾病预防控制机构报告发生食物中毒的单位、时间、中毒人数、可疑食物等有关内容。

（三）明确诊断和抢救患者

接诊单位和人员应通过询问病史和体检，初步确定是否为食物中毒，由何种食物引起中毒，暂时封存可疑食物。及时抢救患者，重点是老人、儿童和重症患者。对已经摄入可疑食物暂时无症状者要密切观察。

（四）现场调查

1. 中毒情况调查 当地疾病预防控制机构和有关部门接到报告后，应立即组织现场调查，进一步了解发病经过、临床表现、中毒地点、单位、时间、人数、重病人数、死亡人数、可疑食物、进食范围、发病趋势以及已经采取的措施和亟待解决的问题。

2. 现场卫生调查 了解餐具、炊具、食品用具、设备是否符合卫生要求，从业人员卫生健康状况，分析可能的原因。

3. 确定引起中毒的食物 详细了解患者发病前 24～48 小时进食食谱，找出可疑食物；了解可疑食物的来源、运输、储存、制作、销售情况，确定有无污染的可能。

4. 采样检验 对可疑的食物、餐具等以及患者排泄物等采样检验。

（五）现场处理

确定中毒类型后，针对原因立即对现场进行处理，以防止事件继续扩大；销毁引起中毒的食物；针对污染原因及时督促改进；传染病病原携带阳性者或患者要暂时调离饮食及服务工作岗位；制定和完善卫生管理制度；指导现场消毒。

> **本章小结：**食品安全是指食品无毒、无害，符合应当有的营养要求，对人体健康不造成任何急性、亚急性或者慢性危害。食品安全问题是"食物中有毒、有害物质对人体健康影响的公共卫生问题"。食品的种植、养殖、加工、包装、贮藏、运输、销售、消费等活动应符合国家强制标准和要求。食品安全包括食物量的安全和食物质的安全。食物量的安全是指能不能解决吃得饱的问题，而现在生活质量不断提高的人们，食品安全方面更多考虑的是质的安全。食品质的安全是食品卫生的重要部分，也是一个全球性的问题。食品污染是影响食品安全的主要问题。食品安全，是"管"出来的，加强食品卫生监督管理尤为重要。

食源性疾病是由通过摄食方式进入人体内的各种致病因子引起的通常具有感染或中毒性质的一类疾病。包括常见的食物中毒、肠道传染病、人畜共患传染病、寄生虫病以及化学性有毒有害物质所引起的疾病。食源性疾患的发病率居各类疾病总发病率的前列，是当前世界上最突出的卫生问题之一。常见的食物中毒有细菌性食物中毒、真菌及其毒素食物中毒、有毒动植物食物中毒、化学性食物中毒四类。食源性疾病，重在预防。

思考题

1. 有机食品与无公害食品、绿色食品的区别？
2. 你认为如何才能从本质上提高食品质量安全？
3. 食物中毒与食源性疾病的区别？
4. 食物中毒的概念和特点？
5. 家庭厨房可能发生哪些食物中毒？如何预防？

职业劳动有利于人类健康和社会发展，职业劳动时期是人生的重要阶段之一，但职业环境中同时存在有利于和不利于健康的职业因素。如果长期毫无防范地暴露于那些不利于健康的职业因素之下，就可造成职业人群劳动能力下降、健康损害，甚至导致职业病。

第一节　职业性有害因素

一、职业性有害因素的概念

职业性有害因素（occupational hazards）是在职业活动中存在和（或）产生的，可能对职业人群健康、安全和作业能力造成不良影响的因素或条件，包括化学、物理、生物、生理、心理等因素。

二、职业性有害因素的分类

职业性有害因素按其来源可分为三大类：生产工艺过程中产生的有害因素、劳动过程中的有害因素、生产环境中的有害因素。

（一）生产工艺过程中产生的有害因素

1. 化学性有害因素（chemical hazards）　是职业危害中的重要因素，其种类日益增多，成分极为复杂，在生产环境中以多种形态（气体、蒸汽、粉尘、烟或雾）及多种形式（原料、中间产品、辅助材料、产品、副产品及废弃物等）存在。在原料的开采与提炼，加料和出料，材料的加工、搬运、储藏，成品的处理、包装等操作或生产环节中，都有可能接触到化学性有害因素。化学性有害因素主要通过呼吸道和皮肤黏膜进入机体，引起机体损害。常见的化学性有害因素有生产性毒物（industrial toxicant）和生产性粉尘（industrial dust）。

（1）生产性毒物：是指在生产过程中所使用或产生的各种有毒有害物质。当人体通过不同的途径吸收了一定量的生产性毒物，并与体内细胞分子产生生物化学或物理化学反应，扰乱或破坏了机体正常功能时，可引起病理改变，甚至危及生命，称为职业中毒（occupation poisoning）。职业中毒可累及全身各系统，造成多脏器损害；同一毒物可累及不同的靶器官，不同毒物也可损害同一靶器官。常见生产性毒物的接触机会及其职业性损害举例见表5-1。

表 5-1 常见生产性毒物的接触机会及其职业性损害

生产性毒物	接触机会	职业性损害
金属及类金属	铅：蓄电池生产、含铅油漆使用、电子显像管制造等	铅中毒：表现为对神经系统、消化系统、血液和造血系统等的损害
	汞：含汞仪器仪表制造与维修、照相和药物制造汞的使用等	汞中毒：表现为兴奋症、震颤、口腔-牙龈炎、肾脏损害等
有机溶剂	苯：焦炉气和煤焦油的提炼，苯酚、氯苯、合成纤维生产与制造等	苯中毒：造血系统损害为主，中性粒细胞、血小板、红细胞减少，发展为再障、白血病
	苯胺：香料、染料、炸药、合成树脂等工业	苯胺中毒：高铁血红蛋白、溶血、肝脏、肾脏、晶状体、皮肤受损，致癌等
刺激性气体	氯：电解食盐、造纸、印染、自来水消毒、漂白粉制造业等	氯气中毒、二氧化硫中毒：呼吸道受损，包括中毒性肺水肿、化学性气管炎、支气管炎、肺炎、急性呼吸窘迫综合征等
	二氧化硫：熔炼硫化矿石、烧制硫黄、制造硫酸、硫化橡胶、石油精炼等	
窒息性气体	一氧化碳：炼焦、炼铁、炼钢、煅造、铸造等	一氧化碳中毒：中枢神经系统受损，急性脑缺氧的症状与体征为主，血中碳氧血红蛋白含量增高
	氰化氢：电镀、钢铁热处理、制药、合成纤维等	氰化氢中毒：中枢神经系统受损，呼吸困难、缺氧为主要症状，尿中硫氰酸盐增加
农药	有机磷：农药生产和施用中	有机磷中毒：体内胆碱酯酶受抑制，出现毒蕈碱样、烟碱样、中枢神经系统症状
高分子化合物	氯乙烯：生产合成纤维、塑料、离子交换树脂等	氯乙烯中毒：神经、消化、呼吸等系统受损，多发性神经炎、肢端溶骨症、肝血管肉瘤病

（2）生产性粉尘：是指在生产过程中形成的、能较长时间悬浮在生产环境空气中的固体微粒。生产性粉尘来源广泛，主要来自固体物质的破碎或机械加工，如矿山开采、金属冶炼、机械制造、爆破等。生产性粉尘按性质可分为无机粉尘和有机粉尘。无机粉尘如矽尘（含高浓度游离二氧化硅的粉尘）、石棉尘、煤尘等；有机粉尘如棉麻尘、动物皮毛等。生产性粉尘对机体健康的危害受粉尘成分、浓度和接触时间、分散度、硬度、溶解度、荷电性、放射性等诸多因素的影响。生产性粉尘高浓度或低浓度长时间作用于机体可引起尘肺、粉尘性气管炎、肺炎、哮喘、肺部肿瘤等多种健康损害。长期吸入生产性粉尘所引起的以肺组织弥漫性纤维化为主的全身性疾病称为尘肺（pneumoconiosis）。

2. 物理性有害因素（physical hazards） 包括气温、湿度、气流等异常气象条件，异常气压、噪声、振动、电离辐射与非电离辐射等因素。其中某些因素在自然状态下对人类健康不产生有害作用，甚至是人类健康所必需的；但在生产状态下，使用或产生这些物理因素的量或强度超出人体所耐受的程度时，则可引起病理反应或变化，如气温、气压超过或低于一定范围都会对机体产生有害效应。

3. 生物性有害因素（biological hazards） 存在于畜牧业、兽医、毛纺、皮革等职业生产环境中危害职业人群的致病微生物、寄生虫、昆虫及其他动植物等，以及其所产生的生物活性物质，通称为生物性有害因素，如炭疽芽孢杆菌、布鲁氏菌、蜱媒森林脑炎病毒、钩端螺旋体等。生物性有害因素易引发职业性传染病、职业性哮喘、过敏性肺泡炎、职业性皮肤病等。

（二）劳动过程中的有害因素

1. 劳动组织和制度不合理，劳动作息安排不合理等。

2. 劳动强度过大或生产定额不当，如安排的作业与劳动者生理状况不相适应等。

3. 精神（心理）性职业紧张。

4. 个别器官或系统过度紧张，如视力紧张等。

5. 长时间处于不良体位和姿势，或使用不合理的工具等。

（三）生产环境中的有害因素

1. 自然环境中的因素，如炎热季节的太阳辐射、冬季的低温等。

2. 厂房建筑布局不合理、不符合职业卫生标准要求，如厂房面积不足、机器设备安放过密、通风不良、采光照明不足等。

3. 由不合理生产过程所导致的环境污染，如生产环境中缺乏必要的防尘、防毒、防暑降温等设备，造成生产过程中有害因素对生产环境的污染。

在实际生产场所中，往往同一工作场所同时存在多种职业性有害因素，会对劳动者健康产生联合作用。因此，在识别、评价、预测和控制不良职业环境中有害因素对职业人群健康的影响时，应全面加以考虑。

第二节　职业病预防策略

在一定的作用条件下（如接触途径、接触方式、接触强度等），职业性有害因素对劳动者健康产生危害，统称为职业性损害（occupational damage），又称为职业性病损。职业性损害包括职业病（occupational disease）、工作相关疾病（work-related disease）、工伤（occupational injury）和早期健康损害等。

近年来，随着我国经济快速发展，新技术、新材料、新工艺的广泛应用，以及新的职业、工种和劳动方式不断产生，劳动者在职业活动中接触的职业病危害因素更为多样、复杂，带来一些新的职业卫生问题。2018 年 12 月 29 日，第十三届全国人民代表大会常务委员会第七次会议通过了《关于修改〈中华人民共和国职业病防治法〉的决定》，对《职业病防治法》进行了第四次修正，以下简称《职业病防治法》。

国家卫生健康委发布的《2019 年我国卫生健康事业发展统计公报》显示，2019 年全国共报告各类职业病新病例 19428 例，职业性尘肺病及其他呼吸系统疾病 15947 例（其中职业性尘肺病 15898 例），职业性耳鼻喉口腔疾病 1623 例，职业性化学中毒 778 例，职业性传染病 578 例，物理因素所致职业病 264 例，职业性肿瘤 87 例，职业性皮肤病 72 例，职业性眼病 53 例，职业性放射性疾病 15 例，其他职业病 11 例。

一、职业病概述

（一）职业病的概念

广义的职业病（occupational disease）是指与工作有关并直接与职业性有害因素有因果关系的疾病，即当职业性有害因素作用于人体的强度和时间超出了人体代偿能力，产生功能性损害和器质性病理变化，出现相应临床征象，影响劳动能力，这类疾病统称为职业病。

狭义的职业病是指法定职业病。各国法定职业病范围不全一样，同一个国家不同历史时期法定职业病范围也不一样。《职业病防治法》中将职业病定义为：企业、事业单位和个体经济组织等用人单位的劳动者在职业活动中，因接触粉尘、放射性物质和其他有毒、有害因素而引起的疾病。本章内容所指职业病主要指狭义的职业病。

（二）职业病的分类

2013 年 12 月 23 日，国家卫生计生委、安全生产监督管理总局、人力资源和社会保障部、全国总工会联合组织对职业病的分类和目录进行了调整。将职业病分为 10 大类 132 种，包括职业性尘肺病 13 种及其他呼吸系统疾病 6 种，职业性皮肤病 9 种，职业性眼病 3 种，职业性耳鼻喉口腔疾病 4 种，职业性化学中毒 60 种，物理因素所致职业病 7 种，职业性放射性疾病 11 种，职业性传染病 5 种，职业性肿瘤 11 种，其他职业病 3 种。

（三）职业病的致病条件

职业性有害因素是引发职业性损害的原因，但这些因素是否使接触者（机体）产生职业性损害，还取决于作用条件（接触机会、途径、方式、时间、强度）和个体因素（遗传因素、年龄、性别、营养状况、其他疾病情况、文化水平和生活方式等）。在同一作业条件下，不同个体发生职业性损害的机会和程度也有一定的差别，如有遗传缺陷、女性或老人、不合理膳食结构、酗酒等，均会增加职业性有害因素的致病机会和程度，以上这些因素统称为个体危险因素，存在这些因素者对职业性有害因素较易感，称易感者或高危人群。

（四）职业病的特点

1. 病因明确　职业病的病因即职业性有害因素，在控制了相应病因或作用条件后，发病可以减少或消除。

2. 有剂量反应关系　所接触的病因大多是可以检测和识别的，一般需接触水平达到一定程度才发病，因此存在接触水平（剂量）-反应关系（exposure-response relationship）。

3. 群发性　在接触相同职业性有害因素的人群中常有一定的发病率，很少只出现个别患者，具有群体发病的特点。

4. "三早"效果好　早期发现并及时合理处理，预后较好；发现愈晚，疗效也愈差。

5. 重在预防　大多数职业病目前尚无特殊治疗方法，预防最重要。除职业性传染病外，治疗个体无助于控制人群发病。

（五）职业病的诊断

职业病诊断应当由取得《医疗机构执业许可证》的医疗卫生机构承担，卫生行政部门应当加强对职业病诊断工作的规范管理。

承担职业病诊断的医疗卫生机构还应当具备下列条件：①具有与开展职业病诊断相适应的医疗卫生技术人员；②具有与开展职业病诊断相适应的仪器、设备；③具有健全的职业病诊断质量管理制度。

承担职业病诊断的医疗卫生机构不得拒绝劳动者进行职业病诊断的要求。截至 2019 年底，全国共有职业健康检查机构 3403 个，职业病诊断机构 550 个。

职业病诊断，应当综合分析下列因素。

1. 职业史　是判断职业病是否有可能发生及正确诊断的基本条件。内容包括：该患者自参加工作起全部职业的工种和工龄；工作时接触有害因素种类、接触水平、防护情况；疾病出现的时间、具体的症状及其发展情况；同工种其他工人患病情况；非职业性接触和其他生活情况等。

2. 职业卫生现场调查与危险度评价 内容包括：患者所在岗位的生产工艺过程、劳动过程、职业病防护情况；工作场所毒物检测与分析；同一作业场所其他作业工人职业性损害情况。

3. 临床表现与辅助检查 内容包括：临床症状与体征、生化检查、辅助检验、活体组织检查等。应重点检查和收集一些与接触职业有害因素相关的项目，分析判断患者的临床表现与职业性有害因素的危害作用是否相符，疾病的严重程度与接触水平是否一致等。若没有证据否定职业病危害因素与患者临床表现之间的必然联系的，也应当诊断为职业病。

职业病诊断证明书应当由参与诊断的取得职业病诊断资格的执业医师签署，并经承担职业病诊断的医疗卫生机构审核盖章。

（六）职业病报告

各级地方劳动卫生职业病防治院（所）或卫生防疫机构负责职业病报告工作。急性职业病由最初接诊的医疗卫生机构在 24 小时之内向患者单位所在地卫生监督机构发出《职业病报告卡》。凡有死亡或同时发生 3 名以上急性职业中毒以及发生 1 名职业性炭疽时，接诊的医疗机构应立即电话报告患者单位所在地卫生行政部门，并及时发出报告卡。尘肺病、慢性职业中毒和其他慢性职业病由各级卫生行政部门授予有职业病诊断权的单位或诊断组负责报告，并在确诊后填写《尘肺病报告卡》或《职业病报告卡》，在 15 天内将其报送患者单位所在地卫生监督机构。

（七）职业病的处理原则

依据《中华人民共和国职业病防治法》和《职业病范围和职业病患者处理办法的规定》，职业病的处理包括两个方面内容：职业病患者的治疗和所享有的待遇。

1. 职业病的治疗原则 力求针对病因治疗，从根本上治疗疾病；力求早治疗和预见性治疗，以防止并发症、后遗症；在治疗时要注意整体观、个体化的原则，选择最优治疗方案，根据病情适时调整，以提高治疗水平。

2. 职业病患者的待遇 职业病患者依法享受国家规定的职业病待遇。用人单位应当按照国家有关规定，安排职业病患者进行治疗、康复和定期检查；对不适宜继续从事原工作的职业病患者，应当调离原岗位，并妥善安置；对从事接触职业性危害作业的劳动者，应当给予适当岗位津贴。职业病患者的诊疗、康复费用，伤残以及丧失劳动能力的职业病患者的社会保障，按照国家有关工伤保险的规定执行。职业病患者除依法享有工伤保险外，还有获得赔偿的权利，有权向用人单位提出赔偿要求等。

二、职业病预防

《职业病防治法》中规定：职业病防治工作坚持预防为主、防治结合的方针，构建用人单位负责、行政机关监管、行业自律、职工参与和社会监督的机制，实行分类管理、综合治理。

（一）职业病三级预防原则

1. 一级预防 制定和贯彻执行国家卫生法律法规，做好卫生监督工作；合理组织、安排劳动过程，建立健全劳动保护制度；做好健康教育；采用有利于职业病防治的工艺、技术和材料；合理利用职业病防护设施及个体职业病防护用品；做好就业前体格检查，发现易感者和职业禁忌证；注意平衡膳食和保健食品供给，加强锻炼，提高机体抵抗力。

2. 二级预防　对可能发病的职业人群实施职业健康监护，开展普查、早期筛检、定期健康检查，并予以早期治疗和干预。此外，还可定期开展对环境中职业性有害因素的监测。

3. 三级预防　对患有职业病和遭受职业性伤害的劳动者进行及时诊断、治疗，促进康复或防止病情发展。

三级预防相辅相成，一级预防常针对全人群，二、三级预防是一级预防的延伸和补充。一级预防是最主动、最理想的预防，应积极促其实现，但由于难度高，常达不到完全安全、卫生的标准。二级预防也是较主动的预防，容易实现，可弥补一级预防的不足。三级预防虽属被动，但对促进已患职业病者恢复健康有其现实意义。

（二）职业病预防与控制措施

1. 法律措施　制定和执行卫生法律法规，做好预防性和经常性卫生监督，是职业病预防与控制的基础。

2. 组织措施　领导重视、加强人员培训和健康教育、建立健全合理的职业卫生制度是职业病预防与控制的重要保障。

3. 技术措施　改革工艺过程，消除或减少职业性有害因素的危害；生产过程尽可能机械化、自动化和密闭化，减少工人接触各种有害因素的机会；加强工作场所的通风排毒除尘等是职业病防治的重要措施。

4. 卫生服务措施　是职业病医师重要的医疗卫生工作，其核心内容为：工作场所的健康需求评估；职业人群健康监护；健康危险度评估；危害告知、健康教育和健康促进；职业病和工伤的诊断、治疗和康复服务；实施与作业者健康有关的其他初级卫生保健服务；工作场所突发公共卫生事件的应急救援等。

本章小结：职业性有害因素按其来源可分为生产工艺过程中产生的有害因素、劳动过程中的有害因素和生产环境中的有害因素。生产工艺过程中产生的有害因素主要包括化学性、物理性和生物性有害因素，常见的化学性有害因素有生产性毒物和生产性粉尘。本章所指职业病主要指狭义的职业病，即法定职业病，可分为 10 大类 132 种。职业病往往具有病因明确、存在剂量-反应关系、群发性、"三早"干预效果好、可预防的特点。职业病诊断也应综合考虑患者职业史、职业卫生现场调查、临床表现与辅助检查等因素。"三级预防"是职业病预防与控制的重要策略。此外，在法律、组织、技术、卫生服务等方面也应制定相应预防与控制措施。

思考题

1. 简述职业性有害因素的概念和分类。
2. 简述职业病的概念与特点。
3. 简述职业病诊断和处理的原则。
4. 简述职业病预防的原则和措施。

第六章
职业病的预防与控制

扫一扫，查阅本章数字资源，含PPT、音视频、图片等

我国职业病危害因素分布广泛，从传统工业到新兴产业以及第三产业，都存在一定的职业病危害，接触职业性危害因素的人群数以亿计。职业病是一种人为的疾病，病因相对明确，是可预防的。职业病防治涉及广大劳动者健康、牵连亿万家庭福祉，事关改革发展稳定大局，是全民健康和现代化国家建设的必然要求和重要内容。根据《职业病防治法》的规定，我国职业病防治工作坚持预防为主、防治结合的方针，落实用人单位的职业病防治责任与加强劳动者职业健康意识同步进行，提供可及的有效的职业卫生服务尤为重要。依法预防控制职业病是根本，职业卫生服务是保障。

第一节　职业卫生服务

职业卫生服务（occupational health service，OHS）是整个卫生服务体系的重要组成部分，是以保护和促进职业人群的安全与健康、提高职业生命质量为目的的全部活动。OHS是以健康为中心、以职业人群和工作环境为对象的一种特殊形式的预防性卫生服务，是世界卫生组织（world health organization，WHO）"人人享有卫生保健"（health for all，HFA）全人类卫生服务目标在职业人群中的具体体现。同时，OHS要求相关部门、雇主、职工及其代表，建立和维持能保证职工安全和健康的工作环境，使其从事的工作适合于职工的生理特点，从而促进职工的躯体与心理健康。

一、职业卫生服务的实施原则

1. 保护和预防原则　保护职业人群健康，预防工作过程中各种有害因素对健康的危害。

2. 适应原则　使职业人群所从事的工作和工作环境适合于人的能力。

3. 健康促进的原则　促进职业人群的生理、心理健康以及社会适应能力。

4. 治疗与康复的原则　使职业危害、事故损伤、职业病和工作有关疾病的影响降到最低程度。

5. 全面的初级卫生保健原则　为职业人群及其家属提供全面的卫生保健服务。

二、职业卫生服务的基本内容

1. 企业职业安全卫生状况的定位和规划　通过收集各种资料，对工作场所职业人群的健康需求和企业职业安全卫生状况进行评估，并提出与制定针对企业现实的改进或指导意见。

2. 职业环境卫生监测　在初步了解职业安全卫生状况的基础上，通过监测来确定工作场所

有害因素水平、工作条件、工人暴露情况等，以采取利于促进劳动者健康的措施。

3. 职业人群健康监护　包括医学监护、职业环境检测和信息管理。通过对职业人群进行健康检查（职工就业前健康检查、定期检查、更换工作前检查、脱离工作时检查、病伤休假后复工前检查和意外事故接触者检查等），分析评价职业有害因素对其健康的影响及其影响程度，以便采取相应的预防措施。

4. 健康危险度评价　通过环境监测、健康监护、生物监测、职业流行病学调查及实验室监测等手段对职业有害因素的潜在危险进行定期、定量的鉴定和危险度评价。

5. 危险告知、健康教育与健康促进　用人单位有义务知道工作场所中存在的职业性有害因素，并有责任告知工人和对其进行职业卫生与安全操作培训；工人有权利知道和关注与自己工作相关的有害因素的信息。对工作场所存在的职业危害因素可能造成的健康损害，有针对性地对工人进行健康教育和健康促进。

6. 实施与职业人群健康相关的其他初级卫生保健服务　如预防接种、合理膳食、常见病的诊断和治疗、与慢性非传染性疾病有关的不良生活方式的干预等。

三、职业人群健康监护的概念

职业人群健康监护（occupational health surveillance, OHS）是以预防为目的，通过对职业人群健康状况进行系统的检查，连续性地监测，评价其接触职业性有害因素的影响及其危害程度，掌握职业人群健康状况，及早发现健康损害的征象，并采取相应的预防、处理措施，防止职业性疾患的发生与发展。

四、职业人群健康监护的基本内容

职业健康监护内容包括医学监护、职业环境监测和信息管理。

（一）医学监护

医学监护（medical surveillance）是指对职业人群进行有目的地、系统地、连续性地开展职业健康检查，以便及时发现职业性有害因素对职业人群的健康损害并及时处理。

为了贯彻《职业病防治法》有关要求，规范和加强职业健康监护管理工作，2019年2月28日，国家卫生健康委员会令（第2号）公布新修订的《职业健康检查管理办法》，规定国家卫生健康委员会负责全国范围内职业健康检查工作的监督管理，县级以上地方卫生健康主管部门负责本辖区职业健康检查工作的监督管理。

职业健康检查是通过医学手段和方法，针对职业人群所接触的职业病危害因素可能产生的健康影响和健康损害进行临床医学检查，了解受检者健康状况，早期发现职业病、职业禁忌证和可能的其他疾病、健康损害的医疗行为。职业健康检查的结果应当客观、真实，医疗卫生机构对健康检查结果承担责任。职业健康检查包括上岗前、在岗期间、离岗或转岗时和应急的健康检查。

1. 上岗前健康检查又称就业前健康检查（pre-employment health examination）　是指用人单位对准备从事某种作业人员在参加工作前进行的健康检查。目的在于掌握从业者就业前的健康状况及有关健康的基础资料和发现职业禁忌证（occupational contraindication），防止接触劳动环境中的有害因素而使原有疾病加重，或对某种有害因素敏感而容易发生职业病。我国在《职业健康监护技术规范》（GBZ 188—2014）中明确规定了作业的职业禁忌证。如患有活动性肺结核病、慢性阻塞性肺疾病、慢性间质性肺病和伴肺功能损害的疾病等人员不能从事粉尘作业的工作。

2. 在岗期间健康检查又称定期健康检查（periodical health examination）　是指用人单位按一定的时间间隔，对已从事某种职业或接触某种职业性有害因素的作业人员进行健康状况的检查。目的是及时、及早地发现职业性有害因素对职业人群健康的早期损害和影响，对职工进行动态健康观察，以利于早期诊断、早期治疗，防止新病例继续出现，同时为生产环境的防护措施效果评价提供资料依据。一般情况下可每年检查1次，对疑似职业病者，应定期体检复查，及时观察病情进展情况。

3. 离岗或转岗时体格检查（leave or transfer health examination）　是指职工调离当前工作岗位时或者改换为即将从事的岗位前所进行的健康检查，目的是为了掌握职工离岗或转岗时的健康状况，分清健康损害责任，同时为离岗从事新岗位的职工和接受职工新岗位的业主提供健康与否的基础资料。

4. 应急性健康检查（emergency health examination）　是指对出现职业卫生与职业安全事故的工作场所或生产环境中受职业有害因素暴露的职工及时进行健康检查，其目的在于了解受事故影响的职业人群范围和职工受事故的危害程度，确定事故的处理措施和职工的救治方案。

（二）职业环境监测

职业环境监测（occupational environmental monitoring）是指通过对作业环境中有害因素进行有计划、系统的检测，分析作业环境中有毒有害因素的性质、强度及其在时间、空间的动态分布及消长规律，以评价作业环境的卫生质量，以及在此作业环境下职工接触有害因素的水平。

（三）信息管理

信息管理（information management）是为了有效地开发和利用信息资源，以现代信息技术为手段，对信息资源进行计划、组织、领导和控制的社会活动。职业健康监护信息管理在于对职业健康监护的环境监测资料和有关个人健康资料（劳动者的职业史、职业病危害接触史、职业健康检查结果和职业病诊疗等）建立健康监护档案，并及时整理、分析、评价和反馈，实现职业健康监护的信息化管理，以利于职业病的防治。

1. 健康监护档案　职业健康监护档案是职业人群个体健康变化与职业病有害因素关系的客观历史记录，不仅反映个体健康状况，也利于评估群体健康水平，包括生产环境监测和健康检查两方面资料。职业健康监护档案是职业病诊断鉴定的重要依据之一，也是区分健康损害责任的重要依据，同时又是评价用人单位职业病危害治理情况的依据。

2. 健康状况分析　对职工健康监护资料应及时整理、分析、评价和反馈，使之成为开展和搞好职业卫生工作的科学依据。评价方法分为个体评价和群体评价。个体评价主要反映个体接触量及其对健康的影响，群体评价主要为作业环境中有害因素的强度范围、接触水平与机体的效应等。

3. 职业健康监护档案管理　职业健康监护档案管理是一项非常重要的工作，应利用现代化的科学技术进行管理，提高职业健康监护档案的科学性、规范性、实用性和查找资料的快速性；建立全国职业健康网络管理系统，落实职业病网络直报制度，加强职业健康监护工作的网络信息管理，不断提高职业健康监护工作管理的系统性和先进性，使之符合我国经济快速发展的要求。

第二节　常见职业病预防与控制

一、铅中毒

（一）理化特性

铅（lead，Pb）为灰白色重金属，质地较软，延展性较大。当加热至400～500℃时，即有大量铅蒸气逸出，在空气中氧化成氧化亚铅（Pb_2O），并凝集为铅烟。铅的化合物多为粉末状，大多不溶于水，但可溶于酸；醋酸铅、硝酸铅则易溶于水。

（二）接触机会

铅的用途很广，是我国最常见的生产性毒物之一。铅接触工业主要有铅矿（方铅矿、碳酸铅矿、硫酸铅矿）开采及冶炼，熔铅作业和含铅化合物等的生产加工和使用。儿童铅接触主要来自工业生产、生活和交通等方面的铅排放，如工业废气、燃煤、钢铁冶金等；接触含铅的家庭装饰材料（油漆、涂料）、香烟烟雾、化妆品（口红、爽身粉），玩具和学习用品等也是铅接触的重要来源。

（三）毒理

生产过程中，铅及其化合物主要以粉尘、烟和蒸气的形态经呼吸道进入人体，少量经消化道摄入。进入血液的铅约90%与红细胞结合，其余在血浆中。血循环中的铅早期主要分布于肝、肾、脑、皮肤和骨骼肌中，以肝、肾浓度最高，数周后，由软组织转移到骨，并以难溶性的磷酸铅形式沉积下来。人体内90%～95%的铅储存于骨内，比较稳定。体内的铅排出缓慢，主要通过肾随尿液排出，其次随粪便排出，少量可经唾液、汗液、乳汁、月经等排出。铅作用于全身各系统和器官，主要累及血液及造血系统、神经系统、消化系统、血管及肾。铅可影响体内许多生物化学过程，卟啉代谢障碍是铅中毒较为严重的早期变化之一。

（四）临床表现

经口摄入大量铅化合物可致急性铅中毒，多表现为胃肠道症状，如恶心、呕吐、腹绞痛等，工业生产中急性中毒少见。职业性铅中毒基本上为慢性中毒，早期表现为乏力、关节肌肉酸痛、胃肠道症状等。随着病情的进展，主要表现为神经系统、消化系统和血液系统三方面的症状。

1. 神经系统　主要表现为类神经征、周围神经病，严重者出现中毒性脑病。类神经征是铅中毒早期、常见症状。周围神经病分为感觉型、运动型和混合型三种类型。感觉型表现为肢端麻木，四肢末端呈手套、袜套样感觉障碍。运动型先出现握力下降，继而伸肌无力和麻痹，甚至出现"腕下垂""足下垂"。中毒性脑病表现为头痛、恶心、呕吐、高热、烦躁、抽搐、嗜睡、精神障碍、昏迷等症状，在职业性中毒中极其少见。

2. 消化系统　主要表现为食欲不振、恶心、隐性腹痛、腹胀、腹泻或便秘。严重者可出现腹绞痛，多为突然发作，常在脐周，发作时患者面色苍白、烦躁、出冷汗、体位蜷曲，一般止痛药不易缓解，发作可持续数分钟以上。口腔卫生不好者，在齿龈与牙齿交界边缘可出现暗蓝色线，即铅线。

3. 血液及造血系统　可有轻度贫血，多呈低色素正常细胞型贫血；外周血可有网织红细胞、点彩红细胞和碱粒红细胞增多等。

4. 其他　部分患者可出现肾损害。铅可使男工精子数目减少、活动力减弱和畸形率增加；还可导致女工月经失调、流产、早产等。

儿童铅中毒可出现多动、易冲动、注意力不集中、智商降低、阅读障碍、认知能力下降、情绪不稳定、反应迟钝等神经系统症状；还可出现贫血、食欲缺乏、体重身高发育迟缓、腹痛、便秘或腹泻、听视力下降以及体弱多病、反复发热、易感冒、龋齿、铅线等症状表现。

（五）诊断

急性铅中毒一般不难诊断。慢性职业性铅中毒主要依据我国现行《职业性慢性铅中毒的诊断》（GBZ37—2015），密切结合职业接触史，参考职业卫生现场调查资料和临床表现及实验室检查结果，进行综合性分析诊断。

儿童铅中毒的诊断和分级主要依据儿童静脉血铅水平：2006 年，我国标准以连续两次静脉血铅水平 $100\sim199\mu g/L$ 为高铅血症，连续两次静脉血铅水平 $\geq200\mu g/L$ 为铅中毒。并依据血铅水平分为轻、中、重度铅中毒：血铅水平 $200\sim249\mu g/L$ 为轻度铅中毒；血铅水平 $250\sim449\mu g/L$ 为中度铅中毒；血铅水平 $\geq450\mu g/L$ 为重度铅中毒。

（六）治疗与处理

1. 驱铅疗法　首选药物为金属络合剂依地酸二钠钙（$CaNa_2$-EDTA），每日 1.0g 静脉注射或加于 25% 葡萄糖液中静脉滴注；还可使用不良反应小的二巯基丁二酸胶囊（DMSA），口服，剂量为 0.5g，每日 3 次。

2. 对症疗法　如有类神经征者给以镇静剂，腹绞痛发作时可静脉注射葡萄糖酸钙或皮下注射阿托品。

3. 支持疗法　适当休息，合理营养，补充维生素等。

（七）预防

关键在于控制生产环境中的铅浓度，用无毒或低毒物代替铅，改革生产工艺；加强通风；控制熔铅温度，减少铅蒸气逸出；加强个人防护，做好上岗前及上岗后定期体检等健康监护工作。

（八）职业禁忌证

中度贫血、卟啉病、多发性周围神经病。

（九）职业性健康检查

内科检查、血常规、尿常规、尿铅（血铅）等。

二、汞中毒

（一）理化特性

汞（mercury，Hg），俗称水银，为银白色液态金属。汞在常温下即能蒸发，气温愈高蒸发愈快，空气流动时蒸发更多。汞不溶于水和有机溶剂，可溶于热浓硫酸、硝酸和类脂质。汞可与金银等金属生成汞合金。

（二）接触机会

汞在生活和工业中广泛应用，主要有汞矿开采及冶炼，电工器材、仪器仪表制造和维修，生产含汞药物及试剂，口腔科用银汞齐填补龋齿等。除此之外，严重污染的空气、土壤和水源中也会有汞。

（三）毒理

生产过程中，金属汞主要以蒸气形式经呼吸道进入体内，透过肺泡壁被吸收，吸收率可达80%以上。金属汞很难经消化道吸收，但汞盐及有机汞化合物易被消化道吸收。汞及其化合物进入机体后，最初分布于红细胞及血浆中，并集中在肝，随后转移至肾，肾中汞含量可达体内总汞含量的70%～80%，主要分布在肾皮质。体内的汞主要通过肾随尿液排出，在未产生肾损害时，尿汞的排出量约占总排出汞量的70%，但排出不规律且比较缓慢。汞作用于全身各系统和器官，主要累及血液及造血系统、神经系统及肾。汞可通过血-脑屏障进入脑组织，并在脑中长期蓄积。汞也易通过胎盘进入胎儿体内，影响胎儿发育。

（四）临床表现

1. 急性中毒　职业性急性中毒很少发生，多见于意外事故，因短时间吸入高浓度汞蒸气或摄入可溶性汞盐可致急性中毒。一般起病急，有发热、咳嗽、呼吸困难、口腔炎和胃肠道症状，继之可发生化学性肺炎，伴有发绀、气促、肺水肿等。急性汞中毒常出现皮疹、肾损伤，急性期恢复后可出现类似慢性中毒的神经系统症状。

2. 慢性中毒　慢性汞中毒较常见。初期常表现为神经衰弱综合征，如头晕、头痛、健忘、失眠、多梦、食欲减退等，部分患者可伴有心悸、多汗、皮肤划痕试验阳性等自主神经功能紊乱，病情进一步发展则出现易兴奋症、震颤和口腔炎典型临床表现等。

（1）易兴奋症（erethism）：为慢性汞中毒时所特有的精神症状和性格改变，具有重要的诊断意义，如急躁、易怒、胆怯、害羞、多疑、好哭等。

（2）震颤（tremor）：最初为眼睑、舌、手指出现细小震颤，病情加重时向肢体发展，则为粗大的抖动式震颤。手腕、前臂甚至小腿、两脚也有震颤，震颤为意向性，即震颤开始于动作时，在动作过程中加重，动作完成后停止，被别人注意、紧张或愈想加以控制，震颤程度更明显加重。

（3）口腔牙龈炎（oral gingivitis）：早期多有流涎、糜烂、溃疡、牙龈肿胀、酸痛、易出血；继而可发展为牙龈萎缩、牙齿松动，甚至脱落；口腔卫生不良者，可在龈缘出现蓝黑色汞线。

（4）肾损害：少数患者可有肾损害。随着病情加重，肾小球的通透性改变，尿中出现高分子蛋白、管型甚至血细胞，可见水肿。

（5）其他：胃肠功能紊乱、脱发、皮炎、免疫功能障碍；生殖功能异常，如月经紊乱、不育、异常生育、性欲减退、精子畸形等。

（五）诊断

慢性职业性汞中毒主要依据我国现行《职业性汞中毒诊断标准》（GBZ89—2007），结合职业接触史、参考职业卫生现场调查资料、临床表现及实验室检查结果，进行综合性分析诊断。

（六）治疗与处理

主要应尽早尽快进行驱汞治疗，所用药物为二巯基丙磺酸钠或二巯丁二钠、二巯基丁二酸。需要注意，口服汞盐患者不应该洗胃，应尽快口服蛋清、牛奶或豆浆等，以使汞与蛋白质结合，保护被腐蚀的胃壁。汞中毒对症处理和内科相同。

（七）预防

改革工艺及生产设备，控制工作场所空气汞浓度：用无毒原料代替汞，加强通风排毒，实现生产过程自动化、密闭化；同时加强个人防护，做好就业前及上岗后定期体检等健康监护工作。

（八）职业禁忌证

中枢神经系统器质性疾病、慢性肾脏疾病等。

（九）职业性健康检查

内科常规检查，牙龈检查，血、尿常规，尿汞，肝功能，尿蛋白定量等。

三、砷中毒

（一）理化特性

砷（arsenic，As）是地壳中普遍存在的一种类金属元素，在潮湿空气中易氧化，生成三氧化二砷（As_2O_3），俗称砒霜。砷的化合物种类很多，常见的有三氧化二砷、五氧化二砷、砷酸铅、砷酸钙、亚砷酸钠等。

（二）接触机会

砷化合物用途广泛，职业接触机会较多。主要接触有含砷矿石或有色金属开采和冶炼；烟道和矿渣的处理，燃烧炉的维修；玻璃工业；电子、电力行业；中医用雄黄（AsS）和三氧化二砷作为皮肤外用药等。

（三）毒理

砷化合物可经呼吸道、消化道或皮肤进入体内。职业暴露主要由呼吸道吸入所致。吸收入血的砷化合物主要与血红蛋白结合，随血液分布到全身各组织和器官，并沉积于肝、肾、肌肉、骨、皮肤、指甲和毛发。五价砷和砷化氢在体内转变为三价砷，人体吸收的三价砷从尿中排出，少量砷可经粪便、皮肤、毛发、指甲、汗腺、乳腺及肺排出。砷可通过胎盘屏障。砷的毒性取决于其化学形态和价态。无机砷化物毒性大于有机砷化物，而三价的无机砷化物又大于五价无机砷化物。砷进入血液循环后，可直接损害毛细血管，引起通透性改变。砷化氢，是强烈溶血性毒物，毒性作用主要表现为大量溶血引起的一系列变化。

（四）临床表现

1. 急性中毒 工业上常因设备事故或违反操作规程大量吸入砷化合物所致，但已很少见。主要表现为呼吸道症状，如咳嗽、喷嚏、胸痛、呼吸困难以及头痛、头晕、全身衰弱，甚至烦躁不安、痉挛和昏迷。严重者多因呼吸和血管中枢麻痹而死亡。急性中毒恢复后可有迟发性末梢神经炎，数周后表现出对称性远端感觉障碍。

砷化氢急性中毒，可在吸入砷化氢数小时至十余小时内发生，出现急性溶血引发的症状和体征，腹痛、黄疸和少尿三联征是砷化氢中毒的典型表现。尿中可见大量血红蛋白、血细胞及管型尿，伴有头痛、恶心、腹痛、腰痛、胸部压迫感、皮肤青铜色、肝脾大等症状，严重者可导致急性肾衰竭。

2. 慢性中毒　职业性慢性中毒主要由呼吸道吸入所致，除一般类神经症外，主要表现为皮肤黏膜病变和多发性神经炎。皮肤改变主要表现为脱色素和色素沉着加深、掌跖部出现点状或疣状角化，并可发生皮肤癌变。砷诱导的末梢神经改变主要表现为感觉异常和麻木，严重病例可累及运动神经，伴有运动和反射减弱。

砷是确认的人类致癌物，职业暴露主要致肺癌、皮肤癌，也可致膀胱癌。有报道与白血病、淋巴瘤及肝癌等也有关。

砷可通过胎盘屏障，并引起胎儿中毒、胎儿体重下降或先天畸形。

（五）诊断

职业性砷中毒主要依据我国现行《职业性砷中毒的诊断》（GBZ 83—2013），密切结合职业接触史、参考现场职业卫生学调查资料、临床表现及实验室检查结果，进行综合性分析诊断。

（六）治疗与处理

1. 急性中毒　尽快脱离现场，并使用解毒剂。经口中毒者应迅速洗胃、催吐，洗胃后应予氢氧化铁或蛋白水、活性炭至呕吐为止并导泻。同时迅速使用特效解毒剂，如二巯丁二钠、二巯基丙磺酸钠等。并辅以对症治疗。

2. 慢性中毒　慢性砷中毒主要为对症治疗。职业性慢性砷中毒患者应暂时脱离接触砷工作。

（七）预防

在采矿、冶炼及农药制造过程中，生产设备应采取密闭、通风等技术措施，减少工人对含砷粉尘的接触。在维修设备和应用砷化合物过程中，要加强个人防护。医学监护应注重皮肤、呼吸道以及肝、肾、血液和神经系统功能改变。尿砷监测有助于对工业卫生设施效果的评价。

（八）职业禁忌证

慢性肝病，多发性周围神经病，严重慢性皮肤疾病。

（九）职业性健康检查

内科常规检查，血、尿常规，尿砷，皮肤科检查等。

四、一氧化碳中毒

（一）理化特性

一氧化碳（carbon monoxide，CO），俗称"煤气"，为无色、无味、无臭、无刺激性的气体。微溶于水，易溶于氨水。易燃、易爆，不易为活性炭吸附。

（二）接触机会

CO 是最常见的窒息性气体，含碳物质不完全燃烧或以 CO 为生产原料的生产环境中常存在 CO，主要有冶金工业、机械制造工业、化工工业、燃气制取、采矿爆破作业、耐火材料、玻璃工业、陶瓷工业、建筑材料工业等。

（三）毒理

CO 经呼吸道进入血液循环，入血后 80%～90% 与血红蛋白（Hb）发生紧密而可逆性结合，形成碳氧血红蛋白（HbCO），失去携氧功能。CO 与 Hb 的亲和力比 O_2 与 Hb 的亲和力大 300 倍，而 HbCO 的解离速度比氧合血红蛋白（HbO_2）的解离速度慢 3600 倍。而且，HbCO 的存在还影响 HbO_2 的解离，阻碍氧的释放和传递，导致低氧血症，引起组织缺氧。进入机体的 CO 绝大部分以原形随呼气排出。中枢神经系统对缺氧最为敏感。

（四）临床表现

吸入 CO 气体可引起急性中毒、急性一氧化碳中毒迟发脑病和慢性损害。

1. 急性中毒 起病急骤、潜伏期短，主要表现为急性脑缺氧所致的中枢神经损伤。中毒程度与血中 HbCO 浓度有关。

（1）轻度中毒：以脑缺氧反应为主要表现，出现剧烈的头痛、头昏、恶心、呕吐、四肢无力等症状；可有意识障碍，但无昏迷；血液 HbCO 浓度可高于 10%。经治疗，症状可迅速消失。

（2）中度中毒：在轻度中毒的基础上出现面色潮红、多汗、烦躁、心率加速、口唇和皮肤黏膜呈樱桃红色；意识障碍表现为浅至中度昏迷；血液 HbCO 浓度可高于 30%。经抢救可较快清醒，恢复后一般无并发症和后遗症。

（3）重度中毒：中度中毒症状进一步加重，因脑水肿而迅速进入深度昏迷或去大脑皮层状态，常见瞳孔缩小、对光反射迟钝、四肢肌张力增高、大小便失禁等；血液 HbCO 浓度可高于 50%。

2. 急性一氧化碳中毒迟发脑病 指少数急性一氧化碳中毒意识恢复后，经 2～60 日的"假愈期"，又出现严重的神经、精神和意识障碍症状，包括痴呆、谵妄或去大脑皮质状态；锥体外系障碍，出现帕金森综合征表现；锥体系损害，出现偏瘫、病理反射阳性或大小便失禁等；又称急性一氧化碳中毒神经精神后发症。

3. 慢性损害 CO 是否可引起慢性中毒尚有争论。有人认为长期反复接触低浓度的 CO 可引起类神经征和对心脑血管系统有不良影响。

（五）诊断

职业性一氧化碳急性中毒的诊断必须依据职业史、职业卫生现场调查资料、临床表现及实验室辅助检查结果，同时排除非职业性疾病的可能性，并参照我国《职业性急性一氧化碳中毒诊断标准》（GBZ 23—2002），进行综合性分析诊断。

（六）治疗与处理

1. 脱离接触 迅速将中毒患者移至通风处，保持呼吸道通畅，注意保暖，密切观察意识状态。

2. 纠正缺氧　轻度中毒者，给予氧气吸入及对症治疗；中度及重度中毒者积极给予常压口罩吸氧治疗，有条件时应尽早给予高压氧疗。

3. 对症支持治疗　视病情给予消除脑水肿；纠正水、电解质平衡紊乱；给予足够营养；加强护理；积极防治并发症和后遗症。

（七）预防

加强预防 CO 中毒的卫生宣传，普及自救、互救知识；装置 CO 自动报警器；生产场所加强通风；加强个人防护，进入高浓度 CO 的环境工作时，要佩戴特制的 CO 防毒面具。

（八）职业禁忌证

中枢神经系统器质性疾病等。

（九）职业性健康检查

内科、神经科检查，心电图、HbCO 定量、血常规等。

五、苯中毒

（一）理化特性

苯（benzene，C_6H_6）在常温下为带特殊芳香味的无色液体，极易挥发，易着火，微溶于水，易溶于乙醇、乙醚、汽油等有机溶剂。

（二）接触机会

苯在工农业生产中被广泛使用。①苯的制造：煤焦油提炼、石油裂解重整或用乙炔人工合成；②用作化工原料：如制造含苯环的染料、药物、香料、农药、塑料、炸药、合成纤维、合成橡胶等；③用作溶剂、萃取剂及稀释剂：用于油漆、喷漆、皮鞋、橡胶、油墨、树脂、生药提取和药物重结晶等；④用作燃料。

（三）毒理

苯在生产环境中主要以蒸气形式由呼吸道进入人体，皮肤仅能少量吸收。进入体内的苯，主要分布在含类脂质较多的组织和器官中，如骨髓、脑等；约 50% 的苯以原形由呼吸道排出，约 10% 以原形贮存于体内，40% 左右被肝等器官代谢，代谢产物（主要是酚类物质）随尿排出。苯代谢产物被转运到骨髓或其他器官，可能表现为骨髓毒性和致白血病作用。

（四）临床表现

1. 急性苯中毒　主要表现为中枢神经系统的麻醉作用，轻者可出现头晕、头痛、恶心、呕吐、兴奋、步态蹒跚等酒醉样状态，严重者可出现神志模糊、抽搐甚至呼吸、心跳停止。

2. 慢性苯中毒

（1）神经系统：患者常有头痛、头晕、失眠、记忆力减退等类神经征，有的伴有自主神经系统功能紊乱，个别病例有肢端麻木和痛觉减退表现。

（2）造血系统：造血系统的损害是慢性苯中毒的主要特征，有近 5% 的轻度中毒者无自觉症状，但血象检查发现异常，以白细胞计数减少最常见，主要是中性粒细胞减少。此外，血小板亦出现降低，皮下及黏膜有出血倾向。重度中毒可出现全血细胞减少，引起再生障碍性贫血。苯引起的白血病以急性粒细胞性白血病为多见，其次为急性红细胞性白血病和急性淋巴细胞性白血病。

（3）其他：长期直接接触苯，皮肤可因脱脂而变干燥、脱屑以至皲裂，有的出现过敏性湿疹、脱脂性皮炎。苯还可损伤生殖系统，苯接触女工月经量增多、经期延长，流产和胎儿畸形发生率增高。苯是国际癌症研究中心已确认的人类致癌物。

（五）诊断

急性苯中毒的诊断是根据短期内吸入大量高浓度苯蒸气，临床表现有意识障碍，并排除其他疾病引起的中枢神经功能改变，可诊断为急性苯中毒。

慢性苯中毒的诊断应根据较长时间密切接触苯的职业史，以造血系统损害为主的临床表现，参考作业环境空气中苯浓度的测定资料，同时排除其他原因引起的血象改变，并按我国《职业性苯中毒的诊断》（GBZ 68—2013），进行综合性分析诊断。

（六）治疗与处理

1. 急性中毒 应迅速将中毒者移至空气新鲜处，立即脱去被污染的衣服，用肥皂水清洗被污染的皮肤，注意保暖和休息。可静脉注射葡萄糖醛酸和维生素C，忌用肾上腺素。

2. 慢性中毒 目前无特效解毒药，治疗根据造血系统损害所致血液疾病对症处理。可采用中西医结合疗法，给以多种维生素、核苷酸类药物以及皮质激素、丙酸睾丸酮等。

（七）预防措施

以无毒或低毒的物质代替苯；改革生产工艺过程和通风排毒；对苯作业现场进行定期劳动卫生学调查，监测空气中苯的浓度。注意个人防护，佩戴防苯口罩或使用送风式面罩；做好就业前及上岗后定期体检等健康监护工作。女工怀孕期及哺乳期必须调离苯作业，以免对胎儿和乳儿产生不良影响。

（八）职业禁忌证

血象检查白细胞、中性粒细胞或血小板指标低于或接近参考值下限者，有造血系统疾病。

（九）职业性健康检查

内科检查，血常规。慢性苯中毒，在3个月内每2周复查一次血常规，白细胞计数低于4×10^9/L或中性粒细胞低于2×10^9/L，伴血小板计数低于80×10^9/L为轻度中毒。如上述血象指标呈下降趋势，则表示病情将向中度、重度中毒发展。

六、矽肺

矽肺（silicosis）是在生产过程中长期吸入游离二氧化硅含量较高的粉尘而引起的以肺组织弥漫性纤维化为主的全身性疾病。矽肺是尘肺中最常见、危害最严重的一种。

（一）矽尘作业

自然界中游离二氧化硅分布很广，石英（quartz）中的游离二氧化硅含量达99%，故常以石英尘作为矽尘的代表。通常将接触含有 10% 以上游离二氧化硅的粉尘作业，称为矽尘作业。常见的矽尘作业有矿山采掘中的凿岩、爆破、运输、选矿等；铸造车间的原料粉碎、碾磨、配料、铸型、喷砂等生产过程；其他方面如修建水利工程、开山筑路等。

（二）病理改变

矽肺的基本病理改变是弥漫性间质纤维化和矽结节形成，矽结节是矽肺的特征性病理改变。矽肺病理形态可分为结节型、弥漫性间质纤维化型、矽性蛋白沉积和团块型。

（三）临床表现

1. 症状与体征　矽肺患者可在早期无明显自觉症状，随着病情的进展或发生并发症时，症状和体征才渐趋明显，出现胸闷、气短、胸痛、咳嗽、咳痰等。有时症状的轻重和严重程度与肺内病变的进展程度并不一定平行。

2. X 线胸片表现　矽肺 X 线胸片影像是矽肺病理改变在 X 线胸片上的反映，与肺内粉尘蓄积、肺组织纤维化的病变程度有一定的相关关系。矽肺 X 线影像诊断依据为小阴影和大阴影。X 线胸片上其他表现，如肺门改变、肺气肿、肺纹理及胸膜改变等，对矽肺诊断也有重要的参考价值。

3. 肺功能改变　矽肺早期即有肺功能损害，但临床肺功能检查多属正常。随着病变进展，肺弹性下降，可出现肺活量及肺总量降低；伴肺气肿和慢性炎症发生时，时间肺活量降低，最大通气量减少。当肺泡大量损害和肺毛细血管壁增厚时，可出现弥散功能障碍。

4. 并发症　肺结核是矽肺最常见和危害最大的并发症，此外还有肺部感染、自发性气胸、肺心病等。一旦出现并发症，则病情进展加剧，甚至可导致死亡。

（四）诊断

根据可靠的生产性粉尘接触史、职业卫生现场调查资料，以技术质量合格的高千伏 X 线后前位胸片表现作为主要依据，参考动态系列胸片及流行病学调查资料，结合临床表现和实验室检查，排除其他肺部类似疾病，并按我国《职业性尘肺病的诊断》（GBZ 70—2015），进行综合性分析诊断。

（五）治疗与处理

目前尚无特效治疗方法。矽肺患者应及时脱离接尘作业环境，根据病情需要进行综合治疗，注意增强营养，生活规律化，坚持体育锻炼，积极预防并发症和对症治疗，以改善症状、延缓病情进展、延长患者寿命、提高生命质量。

（六）预防

控制粉尘危害、消除尘肺的根本措施是贯彻执行国家有关防止矽尘危害的法律法规，坚持综合防尘，把粉尘浓度降到国家卫生标准的接触限值以下。我国在多年实践的基础上，总结出"八字"综合防尘措施，即革（改革工艺过程，改进生产设备）、水（湿式作业）、密（密闭尘源）、风（加强通风）、护（做好个人防护）、管（健全防尘设备管理制度）、教（普及防尘知识的宣传教育）、查（定期监测和健康检查），对我国控制粉尘危害具有重大指导意义。

（七）职业禁忌证

活动性肺结核病，慢性阻塞性肺疾病，慢性间质性肺病，伴肺功能损害的疾病。

（八）职业性健康检查

内科检查、胸部 X 线摄片和肺功能检查等。

> **本章小结**：职业卫生服务是指以保护和促进职工的安全与健康为目的的全部活动。它要求有关的部门、雇主、职工及其代表，创造和维持一个安全与健康的工作环境，使其从事的工作适合于职工的生理特点，从而促进职工的躯体与心理健康。职业卫生服务以健康为中心，职业人群为对象，主要是预防性服务。职业健康监护尤为重要，其内容包括医学监护、职业环境监测和信息管理。铅中毒、汞中毒、砷中毒、一氧化碳中毒、苯中毒、矽肺等是最为常见的几种法定职业病。职业病的最大特点是病因明确，是可预防的，所以职业病重在预防，政府、用人单位、劳动者个人都要重视职业病的预防与控制。

思考题

1. 职业卫生服务的实施原则。
2. 职业人群健康监护中信息管理的措施有哪些？
3. 铅中毒的临床表现及治疗。
4. 慢性汞中毒的临床表现。
5. 汞中毒治疗与预防。
6. 一氧化碳中毒的临床表现。
7. 一氧化碳中毒的治疗、预防。
8. 苯中毒的临床表现及预防措施。
9. 矽肺的临床表现及预防。
10. 砷中毒的临床表现及预防措施。

社会、心理、行为生活方式与健康

　　人是一个有机的整体，具有生物和社会双重属性。随着医学模式的转变，人们越来越重视社会、心理、行为、生活方式对健康的影响。早在 2000 年前，我国《黄帝内经》中就载有"心藏神，肺藏魄，肝藏魂，脾藏意，肾藏志，是谓五脏所藏"（《素问·宣明五气》）；"人有五脏化五气，以生喜、怒、悲、忧、恐"（《素问·阴阳应象大论》）；"喜怒不节则伤脏，脏伤则病起于阴也"（《灵枢·百病始生》）；"怒则气上，喜则气缓，悲则气消，恐则气下，惊则气乱，思则气结"（《素问·举痛论》）；"今时之人不然也，以酒为浆，以妄为常，醉以入房，以欲竭其精，以耗散其真，不知持满，不时御神，务快其心，逆于生乐，起居无节，故半百而衰也"（《素问·上古天真论》）。这些论述都强调了情绪、心理状态、行为的失衡对健康产生的影响。生活节奏的加快、竞争的日益剧烈，使社会、心理、行为、生活方式对健康产生的影响越来越大；如果一个人没有经过完善的社会化，就不能很好地适应这些变化，就可能表现出诸如恐惧、焦虑、紧张、绝望等一系列心理症状或综合征，成为心脑血管疾病、高血压、恶性肿瘤、溃疡病和精神疾患等心身疾病的重要致病因素。

第一节　概　述

一、社会因素与健康

　　社会因素是由与社会的生产力和生产关系有密切联系的一系列因素构成的。主要包括社会制度、经济状况、文化教育、人口、社会保障、科学技术、法律、婚姻家庭、医疗保健制度等。

（一）社会制度与健康

　　社会制度的涵义有 3 层：①社会形态，如社会主义制度、资本主义制度；②各种社会管理制度，如政治制度、经济制度、法律制度等；③各种社会组织的规章制度，如考勤制度、奖惩制度等等。

　　社会制度对人群健康产生的影响缓慢而持久。当今世界各国的政治制度、法律制度以及与之相关的政策各不相同，是造成各国、各地区间人群健康水平差异的重要原因之一。通过法律、法规强制推行或禁止某些行为，以规范人们的生活、行为方式，不仅对保持社会稳定和推动社会发展起着决定性的作用，而且为公众的健康提供制度上的保障。值得注意的是，社会分配制度、社会保障制度、卫生政策等的公正性与公平性，直接影响到公众的总体健康水平和期望寿命。

（二）社会经济与健康

经济发展与人群健康之间的关系是彼此关联、互为因果、互相促进、相辅相成的双向作用。

1. 经济发展对健康的促进作用　①通过提高居民物质生活水平来改善居民的健康状况；②有利于增加健康投入；③通过对人群文化、教育水平的影响作用间接影响健康。

2. 经济水平低下对健康的影响　经济水平低下可导致不良环境，如不安全的饮用水、营养不良、恶劣的生产环境、缺少基本的公共卫生设施等，既不能维持人的基本生存，又容易导致人的社会行为方面失去平衡，引起疾病发生；而且还会导致对卫生事业投入低，无法保证基本的卫生服务，贻误最佳治疗时机而造成无法逆转的疾患；在贫困国家和贫困人口中，许多健康危险因素表现出聚集性和累加性。

3. 健康对经济发展的作用　①提高劳动效率、增加社会产出；②减少疾病、延长寿命，节约卫生资源；③促进教育收益的实现；④促进自然资源利用。

4. 经济发展对健康的负面作用　①环境污染和生态破坏；②生活方式的改变；③现代社会病的出现；④心理健康问题增多；⑤负性社会事件增加；⑥人口特征的变化带来了很多健康问题，如传染病的控制、疾病谱改变、卫生保健工作重点转移、对社会卫生服务提出新的挑战。

（三）文化因素与健康

文化因素包括思想意识（观念）形态、宗教信仰、文学艺术、社会道德规范、法律、习俗、教育以及科学技术知识等。

各国的主流文化对人们的思想、行为和健康影响最大，多数是有利于人类健康和社会发展的。非主流文化虽然在文化整体里占据次要部分，但也会对一定人群的思想意识和行为产生影响，如吸毒、性放纵和自杀等社会病态现象所带来的健康问题。

宗教教义、宗教仪式和宗教禁令都会对人群健康产生不同程度的影响。如宗教信仰常常使人对自己难以解决或难以回答的问题有了归宿。又如佛教有不杀生、不奸淫、不饮酒等戒条，在客观上有利于人们的健康。但若导致迷信，则不利于健康。

有些风俗习惯对健康是有益的，如端午节挂艾叶、佩香囊以驱虫除病。相反，不好的风俗习惯可导致不良的行为，直接危及人群健康，如绘身、文身、人体饰物等形式的人体装饰对健康的危害；还有我国太行山地区居民的食管癌患病率增高，与其长年摄入亚硝胺含量较高的酸菜有关；日本人有食河豚的习俗，造成每年都有居民死于河豚中毒等。

教育是使一个自然人转化为社会人的重要手段，受教育程度越高，则人出现疾病和伤残的可能性越小，死亡率越低，期望寿命越高。妇女受教育的程度还关系到下一代的健康，对儿童出生体重、成活率、营养、疾病和智力发育等都有明显的影响。从健康的角度看，教育可以通过影响人们对生活方式的选择、影响人们对卫生服务的利用、影响人们的就业机会和收入而影响健康。

（四）家庭与健康

家庭是通过婚姻和血缘关系组成的社会基本单位。家庭作为将生物人转化为社会人的第一个社会机构和基本单位，它的功能是不能被任何其他机构所代替的。父母在儿童早期人格形成中具有关键的作用。家庭的社会功能主要包括：生育功能、生产和消费功能、赡养功能、休息和娱乐功能。家庭成员的健康状况、家庭结构的完整与否、家庭环境、家庭的社会地位等都是影响家庭成员身心健康的重要因素，其交互作用可进一步影响家庭成员的健康。

1. 家庭成员的健康状况对健康的影响 家庭成员由于遗传因素导致的疾病，如血友病、地中海贫血、磷酸葡萄糖脱氢酶缺乏症、白化病等；由先天性因素（如宫内感染、怀孕期间用药或射线照射等）所致的婴儿残疾，将会给儿童的身心健康造成直接的影响。家庭成员往往具有相似的生活习惯和行为方式，一些不良的生活习惯和行为方式明显影响家庭成员的健康，如高脂饮食、缺乏运动等。

2. 家庭结构对健康的影响 离婚、丧偶、子女或同胞死亡等是常见的家庭结构破坏和缺陷，这些因素可对家庭成员造成很大的心理压力和精神损害，使得他们感到孤独、焦虑，降低对疾病的抵抗能力而诱发各种健康问题。例如，父母亲情的长期剥夺与后代自杀、抑郁人格障碍等有关；父母离异会增加孩子们心理上的痛苦，容易造成人格上的缺陷；丧偶、离婚和独居者的死亡率均比结婚者要高。

3. 家庭环境对健康的影响 整洁、宽敞、和谐的家庭环境对家庭成员的身心健康有促进作用；而过分拥挤、脏乱、家暴频发的家庭环境对家庭成员的身心健康产生不利影响；家庭与邻居的关系、社区的卫生环境和治安状况等都会影响家庭成员的身心健康。

4. 家庭的社会地位对健康的影响 家庭的社会经济地位，对家庭中每个成员的身心健康起着重要的作用。家庭成员退休意味着地位权利的丧失、声望降低和受忽视的开始，生活中这种重大角色转变影响着退休者的身心健康；家庭成员的失业也是一种生活压力事件，不仅切断了生活经济来源，而且剥夺了失业者的社会角色和功能，对失业者会造成很大的心理应激，对健康产生很多负面影响，同时也影响着家庭中每个成员的身心健康。

（五）社会支持与健康

社会支持是指一个人从社会网络所获得的情感、物质和生活上的帮助。构成社会支持的因素主要包括以下几点。

1. 人际关系 良好的人际关系使人心情舒畅、精神振奋、身体健康，而且是获得其他社会支持的基础。人际关系紧张，会引起人心理状态的改变、情绪紧张，这种状态长期存在，必然会导致健康受损和疾病的产生。

2. 社会网络 社会网络由家庭、邻里、朋友群、工作团体等这些基本社会群体组成。社会网络结构的健全和合理性是人们获取社会支持的基本条件。社会网络是个体获得信息和建议的基本来源，个体可以通过从社会网络中获得的支持，如主观归属感、被接受感和被需要感等建立健康的感觉，可以减轻焦虑和紧张。如果人在社会网络中的相互关系不协调，缺乏相互支持，就会对健康产生负面影响。研究表明，无良好社会网络的人罹患冠心病、抑郁症等疾病的概率都较高。

3. 社会凝聚力 社会凝聚力是人们思想道德观念、社会责任感及对社会信心的综合反映，是社会支持发生与否的重要决定因素。社会凝聚力与社会制度、政府行为、政策宣传导向、人群受教育水平、人群的公益意识、经济发展水平等因素有关。在一个讲诚信、守信用、充满爱心的社会环境中，人们将对社会满怀信心，并将唤起人们的社会责任感和凝聚力，必然对人体健康产生良好影响。中国所倡导的"爱国、敬业、诚信、友善"的公民基本道德规范就是提升社会凝聚力的重要手段。

（六）其他

人口数量、老龄化及卫生服务等社会因素亦与健康息息相关。

二、心理因素与健康

人是生物、心理和社会的统一体，健康、疾病与心理因素息息相关。良好的心理状态是健康的构成要素，也是躯体健康的必要条件。

（一）个性心理特征对健康的影响

个性是个体社会化的结果，主要包括心理现象中的兴趣、能力、气质、性格等四个方面。其中，国内外研究得较多的是气质和性格对健康的影响。

1. 气质（temperament） 　是情绪和行动发生的速度、强度、持久性、灵活性等各方面的动力性个性心理特征。气质主要由遗传因素决定，是不以活动的时间、条件和内容为转移的，受生物规律制约比较明显。古希腊医生希波克拉底（Hippocrates）和罗马医生盖伦（Galen）把人的气质分为胆汁质、多血质、黏液质、抑郁质4类。①胆汁质的人敏感，反应迅速且强烈，易冲动、暴躁，具有外向性。②多血质的人活泼、敏感，反应迅速但不强烈，兴趣易受环境影响，具有外向性。③黏液质的人反应迟钝，沉默寡言，情绪稳定，不易转移，具有内向性。④抑郁质的人反应迟钝、孤僻，善于感知且抑制力强，具有内向性。个体间的气质不同使人的日常生活、工作和社会活动呈现不同的色彩，形成各自的风貌。实际生活中人的气质一般以两种或两种以上的混合型居多。研究表明，许多疾病表现出明显的气质分布。例如，胆汁质的人，其强烈的愿望、过度的紧张和疲劳，可以使本来就弱的神经抑制过程更加减弱，促使过度兴奋从而导致神经衰弱、神经症或躁狂性精神病。

2. 性格（character） 　是指一个人在生活过程中所形成的思想、情绪、行为与态度的总称。不同性格的人具有不同的心理特征，对外界刺激的反应以及所采取的行为也存在差异。性格与人的健康关系密切。A型性格的人争强好胜，雄心勃勃，急躁易怒，有过多的保证，有旺盛的精力和过度的敌意，有时间紧迫感和竞争倾向，此型性格的人冠心病的发病率、死亡率均较高，称为"冠心病易患"性格；B型性格的人温和、安静、随遇而安、不争强好胜，少计划，其冠心病的发病率、死亡率均比A型性格人低；C型性格的人缺乏应付技能，常将不愉快的体验指向自身，使负性情绪过分压抑，过分忍让、屈从，常常因无力应对生活压力而感到绝望和孤立无援，此型性格的人宫颈癌的发病率较高，患胃癌、肝癌等的危险性更高，称为"癌症易患"性格；此外，2型糖尿病患者具有C型性格特征。美国心理学家弗里德曼（Friedman）等在研究中发现，多数冠心病患者发病之前均表现出A型性格，癌症患者则表现为C型性格特征。

健康的性格有5个基本特征：现实性，独立性，仁爱，有宣泄技巧，宽容。

（二）情绪对健康的影响

情绪（emotion）是人对周围客观事物与个人需要之间关系的反映，是社会环境因素作用于人体的结果。当个体采取肯定的态度时，就会产生满意、高兴、愉快等内心体验或情绪反应，可对人体生命活动起到良好的作用，可以充分发挥机体的潜在能力，促进人体健康；当个体采取否定的态度时，就会产生憎恨、不愉快、痛苦、忧愁、愤怒、恐惧等情绪反应，可导致人的心理活动失去平衡，如果不愉快、消极的情绪长期持续或反复存在，就会引起神经活动的功能失调，导致机体的病变，如神经功能紊乱、内分泌功能失调、血压持续升高等，进而转变为某些系统的疾病，如消化系统疾病、心血管系统疾病，甚至癌症等。

常见的情绪障碍有紧张（tension）、焦虑（anxiety）、忧郁（depression）等。

（三）应激对健康的影响

人们不可避免地会遇到各种生活事件，这些事件常常是导致个体发生应激反应的应激源，其中恋爱、婚姻与家庭内部问题、学校与工作场所的人际关系常是应激源的主要来源。社会生活中的共同问题，如战争、地震、洪水、火灾、交通事故、种族歧视等，个人的某种特殊遭遇，如身体的先天和后天缺陷，某些遗传病、精神病、难治性疾病，被虐待、遗弃、强暴等，则是应激源的另一种重要来源。机体对这些应激源的反应超过了个体承受能力，使人们在心理、生理方面发生重大变化，则会对健康产生影响。

三、行为生活方式与健康

（一）行为的概念

行为（behavior）指具有认识、思维能力的人对环境刺激所做出的能动反应。广义的行为分为内在行为和外显行为。内在行为即人的心理活动过程，外显行为是可被他人观察到的行为。人的行为除了受生物遗传的本能活动支配外，更重要的是受心理的调节和社会环境的制约。

行为医学（behavioral medicine）是结合行为科学和生物医学知识来研究行为科学中与健康和疾病相关的一切知识与技术，并把这些知识和技术应用于预防、诊断、治疗和康复的学科领域。

美国生物学家 L. Birk 首先使用"行为医学"一词。他曾用生物反馈技术研究关于哮喘、癫痫、紧张性头痛、雷诺病等的治疗，并收到良好的效果。人类的不良行为和习惯，尤其是各种不良行为如酗酒、药物依赖、吸烟、贪食、体力劳动减少等，引起了许多疾病如动脉硬化、冠心病、糖尿病、肥胖症、中毒等，是影响人类健康的重要问题。研究这些行为的形成原因，改变不良的生活方式和饮食习惯，增加体力活动等，都是行为医学研究的重要课题。另外，行为医学还研究用行为矫正方法治疗其他适应不良的行为，如性变态、各种神经症、性功能障碍以及儿童行为口吃、咬指甲、遗尿等问题，还包括某些反社会行为，如说谎、偷盗等不良行为。

（二）生活方式的概念

生活方式是指人们长期受一定民族习惯、规范以及家庭影响所形成的一系列生活意识和习惯。良好的生活方式形成健康的行为，可以促进人体的健康，反之，则会危害人体的健康。

（三）行为的分类

按照行为者对自身和他人健康状况的影响可分为促进健康行为和危害健康行为。

1. 促进健康行为（health promoted behavior）　指任何与疾病预防、增进健康、维护健康及恢复健康相关的行动。客观上有益于个体与群体的健康。

（1）基本健康行为（basic-health behavior）：指日常生活中一系列有益于健康的基本行为，如合理营养、平衡膳食、积极锻炼、积极的休息与适度的睡眠等。综合国内外研究，确定如下几项作为基本健康行为：减少夜生活，每天吃早餐；每天睡眠 7～8 小时；一日三餐，不吃零食；保持标准体重；不吸烟；不饮酒或少量饮酒；有规律的体育锻炼；知足常乐，性格开朗；有美满的家庭生活等。

（2）预警行为（precautional behavior）：指预防事故发生前和事故发生时正确处置的行为，如使用安全带，溺水、车祸、火灾等意外事故发生后的自救和他救，属于此类健康行为。

（3）保健行为（health behavior）：指正确、合理地利用卫生保健服务，以维护自身身心健康的行为，如定期体格检查、预防接种、发现患病后及时就诊、咨询、遵从医嘱、配合治疗、积极康复等。

2. 危害健康行为（health-risky behavior） 是指在偏离个人和社会健康所期望方向上表现出来的一系列相对明显、确定的各种行为。

（1）不良行为（unhealthy behavior）：指可能导致健康损害或引起疾病的行为。大量研究表明，对人体健康影响较大的不良行为主要包括吸毒、吸烟、酗酒、饮食不当、缺乏运动等。

（2）疾病行为（illnessbehavior）：指个体从感知自身患病到疾病康复所表现出来的行为。疾病行为可以表现为患病行为、求医行为和遵医行为。疾病行为与疾病的发生、发展和转归有直接或间接的关系。正确地对待疾病行为，积极引导和干预患者的求医行为和遵医行为，对于疾病的治疗、康复以及提高防病的效率具有重要作用。

（3）冒险行为（reckless behavior）：指让自己处于有潜在患病、意外伤害或死亡危险处境的行为，也称之为"危险行为"（risky behavior），常见于男性青少年。

（四）不良行为生活方式对健康的影响

1. 吸烟 吸烟成瘾又称为烟草依赖，是指在反复使用烟草的过程中，机体与烟草中的烟碱相互作用所形成的一种精神和躯体病态状况。

大量的研究表明，吸烟可增加人群患多种癌症的危险性，特别是肺癌；咳嗽、咳痰等症状以及慢性支气管炎、肺气肿、支气管扩张、肺功能损害等均与吸烟有关；吸烟者缺血性心脏病死亡率的增加比不吸烟者高；如果孕妇吸烟，还可能影响胎儿的发育。此外，吸烟还可污染环境，造成不吸烟者的被动吸烟而危害不吸烟人群的健康。

2. 酗酒 研究表明，酗酒对人体的肝损害最大。长期酗酒会造成脂肪肝、肝硬化和肝癌；长期大量饮酒者易患酒精性心肌病等心脏病和脚气；心肌可发生脂肪性改变，心肌的弹性和收缩力减退，血管可出现硬化；如果孕妇酗酒，酒精会通过胎盘屏障而损害胚胎。

此外，酗酒还是一个严重的社会问题。如酗酒引起公共场所的无序与暴力行为、酗酒者的生产能力下降直至完全失去劳动能力、酒后驾车引发的交通事故等。

3. 不合理饮食 流行病学调查结果显示，饮食中脂肪总摄取量与动脉粥样硬化症的发病率和死亡率都有密切关系。长期偏嗜高脂食物，可引起机体内分泌紊乱，从而容易发生子宫、睾丸、前列腺等器官的肿瘤；高脂肪膳食还可以增加子宫体癌的发病率；高脂肪食物还可以促进胆汁的分泌，产生较多的胆酸、胆酸代谢衍生物，这些物质经肠道微生物的作用，可生成致癌物质。

高脂饮食的人容易导致体重过高；高盐饮食的人容易患高血压病。饮食方式不良与许多疾病也有一定联系，如不吃早餐且晚餐过饱，经常暴饮暴食，三餐不定时，进食过快，喜吃干、硬、烫、熏烤食物等习惯，对健康都是不利的。

4. 网络成瘾 网络成瘾可导致网络成瘾综合征。由于长期过长时间使用可视电子产品上网而引起的一系列以自主神经功能紊乱为主要症状的症候群称为网络成瘾综合征（internet addiction disorder，IAD），属于一种心身疾病，常可见以下症状。①眼睛：视物模糊、眼睛干涩。②神经系统：注意力不易集中、头晕、头痛、多梦、失眠、易受惊吓、易怒。③心血管系统：心悸、心律失常、血压高。④胃肠系统：不思饮食、恶心、呕吐。⑤四肢：手脚麻木颤抖，可有盗汗、易累、耐力降低。⑥泌尿系统：尿频等。因此，应以理智的态度控制上网时间，每次上网不应超过

2 小时；对于色情图片信息，应保持洁身自好，切莫掉入色情陷阱；要积极参与社会生活，不能用上网来代替与其他人的正常交往，对有心理疾病的人不能用上网去寻求精神安慰；如果发现自己已经患"网瘾"，应尽快借助亲友及社会的力量来帮助矫治，或求助于心理医生，使其戒除"网瘾"，恢复身心健康。此外，保持良好的室内环境，使用可调式桌椅，养成良好的坐姿，合理安排使用可视电子产品的时间，注意间隔休息，加强饮食营养（注意补充富含维生素 A 的食物，如猪肝、羊肝、鸡肝、牛奶、鸡蛋、鱼肝油等），积极参加体育锻炼，重视心理保健等措施对预防 IAD 有重要的作用。

5. "消极被动"的生活方式 由于现代社会的高度便利和生活节奏的极度紧张，尤其是网络的快速普及和电商的崛起，使人们的工作和生活更趋"消极""被动"。人们足不出户通过网购就可以获得他们所需要的任何生活用品。缺乏运动、缺乏睡眠、肥胖，是现代社会人类的典型写照。缺乏高质量睡眠，是导致许多疾病和减低工作效率的罪魁祸首。肥胖则与糖尿病、高血压病等常见病密切相关。缺乏活动的生活方式，如久坐式生活方式，还是造成各种职业病的重要原因，如腰背痛、痔疮、颈椎病、神经衰弱、肌肉劳损等。这类"消极被动"的生活方式，是影响健康的广泛的潜在危险因素。缺乏身体活动是导致人类死亡的第四大危险因素，仅次于高血压、吸烟和高血糖。因此，应积极参加适度的有规律的身体活动和娱乐活动，这不但能使机体长期处于生命力旺盛的状态，还可以减少某些疾病的发病率。

6. 药物成瘾 吸毒与许多因素有关，其中家庭矛盾、单亲家庭、家庭成员缺乏交流、过分保护、放纵和虐待是吸毒的重要诱因。青少年期受到同伴影响和社会压力，往往是导致吸毒的重要原因。吸毒者常常有神经质倾向，外向性格较多，有比较明显的个性，如反社会性、情绪调节差、容易冲动，容易受到别人的暗示。药物成瘾不仅包括吸毒，也包括过量长期服用各种抗焦虑、抗抑郁、止痛等药物。药物成瘾不仅直接影响人的心理和生理健康，而且这类药物多属于神经系统药物，对人的行为有很大的不良作用，可能导致人格障碍、遗忘综合征和痴呆等，潜在危害极大。此外，吸毒可损伤机体免疫系统，导致发生感染性疾病的危险性增大，共用注射器静脉注射毒品可引起 HIV 感染。吸毒还可带来诸多的家庭和社会问题。如吸毒者成瘾后，个性发生改变，不顾家庭及其成员的生活需要，放弃抚养义务，虐待妻儿，给家庭幸福带来极大危害；吸毒成瘾造成的疾病、事故与劳动能力降低、出勤率减少给家庭和社会造成巨大的经济损失；吸毒者也可因经济问题、人格变异等原因发生抢劫、强奸、卖淫等犯罪行为而危害社会。

7. 不安全性行为 不安全性行为是性病（尤其是艾滋病）的主要传播途径。近年来通过大力宣传和教育，人们开始意识到安全性行为的重要性，比如使用安全套、避免性乱交、慎重选择性伙伴、进行 HIV 检查等，是引起艾滋病发病率下降的主要原因之一。有家庭破裂、父母离异、中年感情危机、性服务提供、长途汽车司机等经历的人群是高危人群。

（五）社会行为心理问题的预防

1. 政策预防 在所有干预策略中，政策干预普遍认为是效率最高的。控烟就是一个很好的例子，很多国家通过增加烟税和提高烟价可以减少和约束人们的吸烟行为。倡导促动（advocacy）是指向目标组织或个人提出主张并促使其采纳的行动。倡导促动从倡议到鼓动再到行动，由许多具体的、短期的行动构成一个连续的综合行动，最终实现一个长期目标。倡导促动，包括四个前后关联的要素，即倡议、联盟、宣传、行动，称之为四阶段模式。倡议是指提出异议；联盟是指建立联盟并运作；宣传指公开意图，涉及资讯研制和传递等；行动指为达到目标而进行的游说和鼓动等活动。

政府可以通过政策倡导促动的方式来促进政府采纳和实施有利于人民健康的策略。如补贴健康食品生产，提高烟草、酒类产品价格，减少损害环境的排放及降低交通伤害，扩大医保覆盖面和提高保障水平。大众倡导促动方法在改变人们的态度和行为方面比健康教育更有优势。健康教育的重点在于通过改变人们的认识来改变行为，而事实上认识和行为不一致的情况并不少见。大众倡导促动则是针对行为目标进行一系列的改变活动，以期获得更好的效果。

2. 环境工程设施预防 通过改善环境工程设施的方法可以取得事半功倍的干预效果，例如通过净化水资源来解决安全饮水问题；在超市安装电子营养信息系统，让顾客了解平衡营养信息，可以显著地减少高脂肪食品的购买量，同时增加膳食纤维的购买量；研究表明，社区的活动场所方便与否，和居民的锻炼行为、肥胖症、冠心病密切相关。

3. 大众媒体预防 现代社会媒体深刻影响大众和决策者的知识、观念、态度和行为。大众媒体对政策倡导促动来说是一个有力的推动器。研究表明，持续的媒体干预至关重要，即使做不到这一点，短期干预也能影响人们的行为意向。除了传统媒体，手机、网络等自媒体具有独特的传播优势，更适用于年轻人的健康教育。

4. 社区干预 社区干预是在社区人群中进行，将满足社会居民需求的社会目标转化成社区成员广泛参与的社区行动过程。社区居民通过参与健康计划制定、实施和评价等一系列活动，不仅改善个体或者群体的健康状态，还可以提高认识和解决自身健康问题的能力。社区干预在行为心理问题上已取得初步成功，如促进健康教育，改善居民的行为习惯，使得心血管病的发病率和死亡率减少。

5. 组织干预 组织干预是通过对不合理的组织结构和行为进行改变，达到干预目标，现代社会人们面临的工作压力在一定程度上与组织管理结构和行为有密切的关系，提高组织构建和运作的合理性、程序性是压力管理的保障。

第二节 亚健康状态的调治

亚健康（sub-health）是机体没有器质性病变指标，但却呈现出免疫力下降、生理功能低下、活力降低、适应能力不同程度减退的一种生理、心理状态，是一种介于疾病与健康之间的中间状态。人们通常把健康称为第一种状态，患病称为第二种状态，把亚健康称为"第三种状态"，亦称灰色状态、游移状态、病前状态、亚临床期、临床前期或潜病期等。亚健康可分为躯体亚健康、心理亚健康和社会适应能力亚健康等。

目前认为亚健康发生的机制是由于心理、社会、生物等多种环境因素，引起机体的神经-内分泌-免疫系统功能紊乱以及氧化应激损伤，导致基因表达紊乱，最终导致亚健康的发生。WHO的调查表明，真正健康的人占5%，患有疾病的人占20%，而75%的人处于亚健康状态。

一、亚健康状态诊断的参考标准

目前国内外尚未有统一的诊断标准。

广东省中医药学会亚健康专业委员会制定的参考标准为：①已经出现各种不适症状，持续或反复出现6个月以上，通过系统检查，无明显的器质性病理损害证据和实验室检查指标的阳性改变。②无重要器官的器质性疾病及精神心理疾病，或原有疾病在康复过程中的病理损害及实验室检查指标改变与现有的临床表现无明显内在联系。③尽管患有明确的非重大器官器质性疾病或精神心理疾病，但无须用药维持。④具有以疲劳为主的各种躯体不适症状（以躯体性亚健康为主）。

⑤具有急躁、焦虑、抑郁、恐惧等心理不适症状（以心理性亚健康为主）。⑥具有人际交往频率下降、人际关系紧张等社会适应能力下降（以社会交往性亚健康为主）。

判断：具备上述第①、②、③项可诊断为亚健康状态，加上④、⑤、⑥中任何一项即可判断为亚健康状态的具体类型。

中国中医科学院制定的标准为：持续 3 个月以上反复出现的不适状态，或适应能力显著减退但无明确疾病诊断，或有明确诊断但所患疾病与目前状态没有直接因果关系。即：①持续 3 个月以上反复出现的不适状态或适应能力显著减退，但能维持正常工作。②无重大器官器质性疾病及精神心理疾病。③尽管有明确的具有非重大器官器质性疾病或精神心理疾病诊断，但无须用药维持，且与目前不适状态或适应能力的减退无因果联系。

二、亚健康状态的调治原则

1. 保持心理平衡　要注意调整过度的情绪变化，保持心境的平和，保持充实的生活，不要感情用事，不逃避现实，不要做完善欲的俘虏，靠努力产生自信，学会豁达和宽容，顺应自然，避免长期休养。

2. 适度运动　参加一些自己喜欢又适合的运动，注意循序渐进和持之以恒。比较适宜的运动包括步行、慢跑、游泳、骑自行车、五禽戏、打太极拳、健身操、扭秧歌以及登楼梯等有氧代谢运动。

3. 适度劳逸　及时调整生活规律，做到房事有节，不妄作劳，保证充足睡眠；人体生物钟正常运转是健康的保证，而生物钟"错点"则是亚健康的开始。

4. 戒烟限酒　吸烟时人体血管容易发生痉挛，局部器官血液供应减少，营养素和氧气供给减少，尤其是呼吸道黏膜得不到氧气和养料供给，抗病能力也就随之下降。少酒有益健康，嗜酒、醉酒、酗酒可降低人体免疫功能。

5. 合理膳食　《素问·生气通天论》指出："谨和五味，骨正筋柔，气血以流，腠理以密。"说明饮食合理搭配对身体健康具有基础性作用。《素问·脏气法时论》提出了"五谷为养，五果为助，五畜为益，五菜为充，气味合而服之，以补益精气"的饮食基本准则。注重调养脾胃，顾护后天之本，强化气血生化之源。因此，食物要多样化，要平衡饮食，避免饥饱失常、饮食不洁与偏嗜过度，饮食冷热软硬要适宜，不贪食肥甘、厚腻、生冷、燥热的食物。

6. 药物和中医调治　目前尚无较好的干预药物，主要运用抗抑郁药、催眠剂、镇痛剂、抗组胺药物的对症疗法减轻临床症状，或给予维生素 A、维生素 C、维生素 B_{12} 和微量元素硒、锌、铁等营养素的支持疗法。中医在亚健康状态预防及治疗上拥有独特的优势。中医"不治已病，治未病""正气存内，邪不可干""邪之所凑，其气必虚"等理论是中医调治亚健康状态的理论基础。并总结出调摄情志、适度劳逸、合理饮食、谨慎起居等养生调摄之术，形成了食疗、针灸、推拿、气功、导引、内外药物治疗等多种调治方法。

7. 艺术疗法　《素问·阴阳应象大论》提出"悲胜怒""喜胜忧""思胜恐""怒胜思""恐胜喜"等学说，认为不同情志之间会有相互制约的作用，这就是"五志相胜"理论。运用适当的艺术形式激起病者的某种情感变化，"以情胜情"，达到治病的目的。并可按照"五志相胜"理论指导患者转移情感和注意力，学会情绪的自我控制，减轻或化解不良情绪对人体的刺激。

（1）绘画疗法：以绘画的方法让患者产生自由联想来稳定和调节情感，在追求艺术美的过程中徐缓和治疗精神障碍。"书画养性"是自古到今形成的共识。据说宋代大词人秦观长期郁闷成疾，观王维名画数日，不药而愈。

（2）舞蹈疗法：通过肢体动作宣泄、调整情绪，达到自我沟通、自我控制，及与他人沟通、交流感情体验，使心身统一，促进康复。

（3）音乐疗法：早在两千多年前，《黄帝内经》中就指出："人之合于天道也，内有五脏，以应五音、五色、五时、五味、五位也；外有六腑，以应六律，六律建阴阳诸经而合十二月、十二辰、十二节、十二经水、十二时。"（《灵枢·经别》）"故音乐者，所以动荡血脉，通流精神而和正心也。故宫动脾而和正圣，商动肺而和正义，角动肝而和正仁，徵动心而和正礼，羽动肾而和正智。"（《史记·乐书论》）。如镇静催眠可聆听"春江花月夜""二泉映月"等中国乐曲和"仲夏夜之梦"等西洋古典音乐；解除抑郁可以借助节奏明快的"喜洋洋""欢乐舞曲"等。音乐主要通过节奏与旋律对人的情志产生特殊的影响。节奏鲜明的音乐能振奋精神，使人热血沸腾，勇气倍增；节奏舒缓的音乐则能使人轻松愉快，缓解紧张、疲劳。节奏与旋律的变化会使人产生情志变化。音乐调养正是利用这一特点，充分发挥其怡神养性、以情制情的作用，达到康复心身的效果。

第三节　心身疾病的预防与控制

随着社会、经济的高速发展，人们生活水平的不断提高，生活节奏日益增快，社会竞争日趋激烈，带来一系列的心理和社会因素，使人们的心理和躯体健康受到明显损害，导致心身疾病的发生，也使躯体疾病患者的病情复杂、疗效降低、病程延长。综合国内外研究发现，心身疾病的发病为22%～35%。随着生物-心理-社会现代医学模式得到广泛认同，心身疾病越来越受到医学界的重视。内科系统心身疾病比例为32.2%～35.1%，而内分泌系统患者中心身疾病比例在60%以上。

一、心身疾病的概述

心身疾病（psychosomatic disease）是与心理、社会因素密切相关的一组躯体疾病或综合征，又称心理生理疾病（psychophysiological disease）；心理、社会因素是心身疾病的病因或主要病因，在心身疾病的发生、发展、防治和预后的过程中起重要作用。

心身疾病有狭义和广义两种理解。广义的心身疾病是指心理、社会因素在疾病发生、发展、防治及预后过程中起重要作用的躯体器质性疾病和躯体功能性障碍。前者即为狭义的心身疾病，例如原发性高血压、溃疡病；后者从机体的反应到功能和器质性病变，可以将心身疾病分为三大类：①心身反应（psychosomatic reaction），由精神性刺激引起的多种躯体反应，当刺激去除，反应也就恢复，例如恐惧引起的心率加快、呼吸急促和出汗等。②心身障碍（psychosomatic disorder），由精神刺激引起的躯体功能性改变，没有器质性变化，例如偏头痛、心脏神经痛、神经性呕吐、神经性尿频等，这类疾病属功能性病变，但也有躯体症状和一定的病理改变。③心身疾病（psychosomatic disease），由精神刺激引起的躯体器质性病变，例如消化性溃疡、原发性高血压、冠心病、过敏性结肠炎和糖尿病等多种常见的躯体性疾病。但是一般都将心身疾病和心身障碍混合使用，因为这两种区分在理论上易理解，但实践中难以明确界定。心身疾病见于临床各科，涉及个体的不同器官和系统。国外调查发现人群心身疾病患病率为10%～60%，德国汉堡九家医院住院患者中约38.4%属于心身疾病，美国临床研究发现，约有50%的就医者的症状与心理因素有关。近年来，美国要求治疗的患者中，约60%患者是因为躯体不适而无实际身体疾病。国内综合医院门诊心身疾病占25%～35%，住院患者中的心身疾病患者占比更高，内科疾病尤其是心血管病、消化系统疾病和肿瘤等占心身疾病的 79.99%。

身心疾病是因人的机体发生了生理变化引发了个体心理、行为上的变化所致的疾病。例如阿尔茨海默病（老年性痴呆）、经期精神紧张、更年期综合征等等。

流行情况：由于心身疾病界定的范围不同，心身疾病发病率的报道数据差异甚大。在综合性医院的初诊患者中，略高于 1/3 为躯体疾病，不到 1/3 为神经官能症，其余 1/3 即为心身疾病。内分泌科患者中约 75.4%，心血管专科患者中约 60.3%，呼吸科患者中约 55.6%，普通内科患者中约 30.8%，皮肤科患者中约 26.6%，均有不同程度心身疾病。

1. 地区分布　城市高于农村；经济发达地区高于经济发展落后地区。

2. 性别分布　女性高于男性，但有些病种如溃疡病、冠心病、支气管哮喘等则以男性患病率为高，而甲状腺功能亢进以女性为多。

3. 年龄分布　65 岁以上的老人和 15 岁以下的少年患病率较低，青年人略高，患病率高峰为更年期。

4. 职业分布　脑力劳动者高于体力劳动者。

二、心身疾病的特点

1. 心身疾病必须具有躯体症状和躯体症状相关的体征。

2. 心身疾病的发病原因是心理、社会因素或主要是心理、社会因素。

3. 心身疾病通常涉及自主神经所支配的系统或器官。

4. 同样强度、同样性质的心理、社会因素影响，对一般人只引起正常范围内的生理反应，而对心身疾病易患者或已有心身疾病者则可引起病理生理改变。

5. 遗传和个性特征与心身疾病的发生有一定的关系，不同个性特征的人易罹患某一"靶器官"的心身疾病。

6. 有些患者可提供较准确的心理、社会因素的致病过程，而多数患者不了解心理、社会因素在发病过程中的作用，但感到某种心理因素能加重自己的病情。

三、心身疾病的范围

心身疾病范围广、种类多，几乎涉及全身各器官系统及临床各科，对人体健康危害大，给社会、家庭带来沉重的精神压力。

1. 内科心身疾病

（1）心血管系统：常见疾病包括原发性高血压、冠心病、心肌梗死、心源性猝死、充血性心力衰竭、心脏神经症等。如原发性高血压是最早被确认的心身疾病之一，躯体因素和心理因素皆对高血压的发病起着重要作用，被强烈压抑的愤怒、不安全感、严重焦虑、紧张等常为诱发因素。冠心病的发生、发展与许多生物行为和社会因素有关，包括遗传、高血压、高血脂、大量吸烟、肥胖、活动过少、A 型性格、人际关系紧张、焦虑、抑郁等，且精神紧张刺激及个性特征因素占有不可忽略的重要地位。

（2）消化系统：常见疾病包括消化性溃疡、溃疡性结肠炎、慢性胃炎、弥漫性食管痉挛、神经性呕吐、神经性厌食等。如消化性溃疡常与紧张的生活事件（如亲人分离、丧偶、失业和任务繁重、时间紧迫感等）有关。

（3）呼吸系统：常见疾病包括过度呼吸综合征、支气管哮喘、神经性咳嗽、心因性呼吸困难等。

（4）内分泌系统：常见疾病包括肥胖症、糖尿病、甲状腺功能亢进、神经性烦渴等。如典型疾病糖尿病的患者常具有情绪压抑、自卑、心胸狭窄、倔强、急躁易怒等特点，患者的情绪状况对本病的发生、发展与治疗有很大的影响。

（5）神经系统：常见疾病包括偏头痛、自主神经功能紊乱、紧张性头痛等。

（6）其他内科心身疾病：包括系统性红斑狼疮、类风湿关节炎、坐骨神经痛、痛风、书写痉挛和各种恶性肿瘤等。如恶性肿瘤的发生和患者存活时间都与心理因素有密切关系。忧郁、失望和难以解脱的悲哀是癌症发生的重要原因，恶劣情绪可能是癌症的活化剂。

2. 妇科心身疾病　包括功能失调性子宫出血、月经失调、围生期抑郁症等。如学习或工作过于紧张，或遇到紧张生活事件时，常发生痛经或经期紊乱，以致停经。对妊娠和分娩的影响也很明显，甚至有些不育症也与紧张情绪有关。

3. 儿科心身疾病　包括儿童溃疡病、溃疡性结肠炎、儿童肥胖、遗尿、神经性厌食等。

4. 皮肤科心身疾病　包括神经性皮炎、瘙痒症、银屑病、多汗症、慢性荨麻疹、湿疹等。

5. 其他科心身疾病　包括复发性口腔黏膜溃疡、口吃、心因性牙痛、神经性耳鸣、突发性耳聋、梅尼埃综合征等。

四、心身疾病的发病学机制

心身疾病的发病学机制是医学领域正在深入研究的课题之一，有多种理论对此做出解释，主要学说有三种。

1. 心理动力理论　指应用心理分析的理论和方法阐述心身疾病的发病学机制。该理论重视潜意识心理冲突在各种心身疾病发生中的作用，认为潜意识心理冲突导致精神紧张，改变了植物神经系统功能活动，从而造成某些脆弱器官的病变。代表人物亚历山大认为心身疾病的发生必须具备三个条件，即潜意识中压抑的心理冲突、遗传性器官易感性特点、自主神经的过度活动性，按照亚氏理论儿时受过心理创伤，在器官易罹患性基础上，成人后如再受强烈的心理刺激，则依据心理刺激的性质或活化交感神经而产生心脑血管、甲状腺功能亢进症、糖尿病、高血压病等心身疾病；或活化副交感神经而产生哮喘、溃疡病、皮肤病、心脏猝死、癌症等心身疾病。心理动力理论发病机制的不足是夸大了潜意识的作用。

2. 心理生物学理论　该理论认为心理社会因素在原有生理始基基础上，通过生理中介机制影响生理过程，最终引起心身疾病。他们主张心身疾病的发生必须具备三个条件：①有意识的心理冲突或心理应激；②经由生理中介机制（神经、内分泌、免疫）；③生理始基。该理论不仅重视心理刺激、生理中介机制和生物特异性化导致心身疾病发生、发展中的各自作用，也重视其共同性和关联性的致病作用。心理社会因素对不同的人可能产生不同的生物学反应，导致不同的器官组织出现病理反应，呈现不同的心理生理中介途径。

3. 学习理论　该理论认为不但正常的行为能够由学习获得，而且那些异常的行为也同样可以通过学习获得，问题的关键是学习过程中强化或奖励。拉茨曼用上述观点解释心身疾病，他提出心身障碍是从对紧张刺激的生理反应中学习得到的，即个体在紧张刺激情景时出现的心身障碍，如果在强化的基础上建立后，即使脱离原来的情景，只要有类似的刺激或者是情绪反应，则心身障碍就会发生或者持续下去。

五、心身疾病的诊断

心身疾病应由执业心理医生作出诊断。但是很多心身疾病患者就诊的第一位医生是临床医生，而不是心理医生，这样患者出现的临床症状和体征可能作为医生治疗的重点，而心理、社会因素的影响容易被忽略。因此，临床医生应掌握心身疾病的知识，在诊断疾病过程中要注意识别心身疾病。

心身疾病不同于单纯的躯体疾病，也不同于单纯的精神障碍或神经症，因此，它的诊断程序与一般的临床生物医学诊断有所不同。心身疾病的诊断既包括生物医学的内容，也包括心身医学的内容。

1. 心身疾病的诊断原则　①疾病的发生与心理、社会因素有关，二者之间有时间相关。②躯体症状有明确的器质性病理改变。③排除神经症等其他精神障碍伴随的躯体症状。

2. 心身疾病的诊断步骤

（1）病史采集：与临床各科疾病的病史采集具有类似的地方，同时具有一定的差异性。询问主诉和现病史时要注意患者的情绪（焦虑、痛苦、忧郁、严肃等）、讲话方式（话多话少、声大声小、语速快慢等）、态度（随便、拘束、敏感、亲昵等）及情绪状态等；病史采集需详细询问患者个人生活史、家庭史、既往史等，以了解可引发心身疾病的心理发展情况、个性形成环境、个人经历、不良心理社会因素等，此外还应了解患者的人际关系、社会生活事件及家庭支持等资料。

（2）体格检查：与临床各科体检相同，但在检查过程中应对患者心理行为方式给予重视，通过患者的特殊反应发现其心理素质上的特点，如在体格检查过程中是否表现出过分拘谨、紧张、敏感等。由于心身疾病的特殊性，有时症状和体征不符或不平行，此时需要临床医生从心身联系的观点进行全面分析和正确诊断。

（3）心理评估：可通过医生与患者面对面交谈（晤谈），了解患者的思想情况和心理过程；也可通过侧面观察，或借助于患者书写的书面材料，了解其精神状态。内容包括收集患者意识状态、仪态、态度、注意、睡眠、饮食等情况，了解其是否存在感知觉障碍、思维障碍、定向障碍、情感障碍、记忆障碍、意志和行为障碍等。

（4）心理生理学检查：为了明确心身疾病的诊断，可采用生理学方法在给患者一定心理刺激的基础上记录患者的躯体反应，包括心率、心电图、呼吸、血压、皮肤电反应、肌电图等。还可采用自主神经功能检查法以测定其稳定程度，常用的有眼球颈动脉压迫实验、皮肤划纹征、皮肤温度测定、乙酰甲胆碱测验等。此外，为排除其他器质性疾病，避免误诊和漏诊，必要时还需做实验室检查、X线检查、肺功能测定、计算机X线断层扫描等。

（5）心理负荷试验：即给受试对象以种种心理负荷，如有应激意义的言语刺激、看恐怖电影、听惊吓声音、重复感情冲击试验等，观察其在应激状态下的身体功能反应，并可同时进行生物化学检查，如检测其血液、尿液内肾上腺激素分泌量的变化，探究受试者在应激状态下，肾上腺及交感神经系统的反应水平。

（6）心理、社会因素调查：对患者发病前是否存在心理、社会因素，以及此类生活事件对患者产生影响的严重程度进行调查评估，有助于心身疾病的诊断。主要评估内容包括就诊前一年内的应激水平、应对能力和社会支持情况、人格类型、目前心理状态。常采用特制的量表进行评估。

六、心身疾病的治疗

心身疾病是由心理、社会因素诱发，表现为躯体症状的疾病，原则上应按照心、身相结合的治疗原则，采取心理和躯体同时治疗或综合治疗。心身疾病由心理因素导致躯体症状，躯体症状又可加剧心理症状，因此，躯体治疗对疾病症状的缓解有重要意义；同时心身疾病的病因是心理、社会因素，因此，心身疾病的治疗中心理治疗是重要环节。

（一）心身疾病的治疗原则

1. 消除社会、心理刺激因素　针对患者受到的不良社会、心理因素刺激使用干预手段，如通过调节家庭矛盾、协调邻里或工作单位人际关系等方法解除矛盾，必要时可请患者短期住院或更换环境。

2. 消除心理学病因　应在心理医生的指导下采用适宜心理干预手段和心理疏导措施。

3. 消除生物学症状　主要通过心理学技术直接改变患者的生物学过程，提高身体素质，促进疾病的康复，如采用气功疗法、瑜伽疗法，利用自己的意志去控制或调整内脏的活动以达到治疗强身的目的。通过自我训练控制自己的情绪，如每天有一定的时间松弛紧张情绪，听轻音乐、练书法、画画、栽培花草以及运用生物反馈疗法等，使患者学会在某种程度下调节这些功能，以达到预防发作和治疗的目的。

4. 心、身同治原则　对于急性发病而又躯体症状严重的患者，应以躯体对症治疗为主，辅之以心理治疗。例如，对于急性心肌梗死患者，综合的生物性救助措施是解决问题的关键，同时也应对那些有严重焦虑和恐惧反应的患者实施术前心理指导。对于以心理症状为主、辅以躯体症状的疾病，或虽然以躯体症状为主但已呈慢性经过的心身疾病，则可在实施常规躯体治疗的同时，重点安排好心理治疗。

（二）心身疾病的治疗方法

心身疾病的治疗，应从心身整体观念出发，从生物、心理、社会多层次进行考虑，在整体医学模式的指导下对生物医学治疗进行评估，吸取有效、合理的治疗方案。同时，由于心理、社会因素在心身疾病的发生、发展中起重要作用，故心身疾病的治疗应该自始至终包括心理干预。

1. 心理治疗　在心身疾病的治疗中，心理治疗应作为一种主要的治疗方法贯穿始终，适当的心理治疗有助于减轻甚至消除异常心理和行为，促进机体的代偿功能，增强抗病能力，从而使躯体症状减轻甚至消失。心理治疗专业性很强，治疗效果受多因素的影响和制约。因此，实施心理治疗必须严格遵循心理治疗的基本原则。

（1）信赖性原则：在心理治疗过程中，治疗师要以真诚、尊重、无条件的关注、共情和积极的反馈与患者建立彼此接纳、相互信任的工作联盟，以确保心理治疗顺利进行。信赖原则不但是技术层面的原则，也是伦理方面的原则。

（2）整体性原则：在心理治疗过程中，治疗师要有整体观念。患者的任何一种心理和行为问题都不是孤立的，总是和患者的整个身心活动联系在一起的。因此，治疗师要对患者的心理问题进行全面的考察和系统的分析。

（3）发展性原则：在心理治疗过程中，治疗师要以发展的眼光看待患者的问题，不仅在问题的分析和本质的把握上，而且在问题的解决和效果的预测上都要具有发展的观念。在心理治疗过程中，患者的需要、动机、态度、情绪、情感、思维方式、对问题起因的看法、对事件后果的预测以及行为表现总是随着治疗的进程不断发生变化。

（4）个性化原则：在心理治疗过程中，治疗师既要注意患者间的共同表现和一般规律，又不能忽视每个患者自身的具体情况，不能千篇一律地处理问题。个性化原则要求治疗师要根据患者不同的年龄、性别、人格特征、文化背景等采取不同的治疗方法、步骤，灵活地制订不同的治疗方案。

（5）中立性原则：在心理治疗过程中治疗师对治疗中涉及的各类事件应尽量保持客观、中立的立场，不把个人的观点强加于患者。只有这样，治疗师才能对患者的情况进行客观分析，对其问题有正确的了解并有可能提出适宜的处理办法。

（6）保密性原则：这一原则要求治疗师尊重患者的权利和隐私。由于心理治疗的特殊性和患者对治疗师的高度信任，他们常常把自己的隐私暴露出来，这些隐私可能涉及个人在社会中的名誉和前途，或与其他人的矛盾和冲突，若得不到保护和尊重，会造成恶劣影响。但保密原则的前提是以患者利益为重的同时，保护他人和社会的利益，当有自伤或伤害他人的危险时需要"保密例外"。

以上六个原则既有技术层面的，也有伦理方面的。治疗师应以患者的最大利益为前提，在遵守伦理道德规范的基础上，根据这些原则采取合理措施。

2. 生物反馈和行为疗法　生物反馈疗法指通过学习来改变自己的内脏反应，使通常人们意识不到的生理活动如血压、心率、胃肠蠕动、皮肤温度等，通过灵敏的电子仪器予以显示，如此反复进行，使患者学会在某种程度上调节这些功能，以达到预防发作和治疗的目的。临床已使用的反馈信息有肌电、皮肤温度、肌电波、心率、血压、胃肠道活动产生的压力、胃酸度等。在治疗时应设法寻找和使用那些特异性的生理信号作为反馈信息使用，如对高血压患者而言，血压就是特异性反馈信息；至少也要找到与所患心身疾病最密切的非特异性生理信号，方能达到治疗目的。

行为疗法是以行为学习理论为指导，按一定的治疗程序来消除或矫正个体的不良行为的一类心理治疗方法。行为疗法治疗者认为病态行为与正常行为一样，是在日常生活经历中通过学习并经条件反射固定下来的，既然可以通过学习获得异常行为，那么也可以通过相反的或替代的再学习、条件反射或强化手段，消除或纠正病态行为，建立正常而健康的行为。行为疗法的种类繁多，主要包括系统脱敏疗法、厌恶疗法、放松疗法、冲击疗法、强化疗法、模仿疗法等。

3. 环境治疗　对患者的社会、心理因素，如家庭、邻里或工作单位进行适当调整，通过解释、指导以解除矛盾，协调关系，必要时可考虑请患者短期住院或更换环境。

4. 药物治疗　在进行躯体治疗、心理治疗的同时，某些心身疾病患者存在严重忧虑、抑郁，或躯体形式障碍，此时辅助药物治疗十分必要。临床常可根据病情配合使用一些抗焦虑药如地西泮（安定）、氯氮䓬（利眠宁）等，或抗忧郁药如阿米替林或多虑平等药物。注意用药前必须经过专科医生诊断，根据患者心身疾病的种类、病情、情绪障碍状况、个体耐受能力选择适当的药物；应严格掌握各类药物的适应证，相对和绝对禁忌证以及与其他药物的配伍禁忌；应关注抗焦虑药物所产生的依赖性和突然停药所产生的戒断症状；起始剂量要小，加药速度要慢，总量不宜过大。

中医治疗强调整体观念，在此基础上创立了不少治疗心身疾病的方剂，有疏肝解郁的柴胡疏肝散、重镇安神的朱砂安神丸、养心安神的酸枣仁汤、祛痰的二陈汤、祛瘀的血府逐瘀汤、清热泻火的龙胆泻肝汤、补益的四君子汤等。

5. 针灸治疗　针灸治疗心身疾病历史悠久。针灸疗法具有疏通经络、调和阴阳、扶正祛邪的作用，通过体表刺激将信息传到人体，调节神经-内分泌-免疫系统，增加血浆中 5-羟色胺、去甲肾上腺素等神经递质含量，发挥情绪调节作用。

6. 其他治疗

（1）音乐疗法是以心理治疗的理论和方法为基础，运用音乐特有的生理、心理效应，使求治者在音乐治疗师的帮助下，通过专门的音乐行为，经历音乐体验，达到消除心理障碍、恢复和增进心理健康的目的。

（2）身体活动、放松训练、参加公益活动等行为均有益于情绪调节和改善健康状态。研究表明，每天坚持步行 1 小时，6～12 个月可有效增大海马体体积并提高记忆力，增进前额叶皮质的新陈代谢功能；30 日假期可有效逆转应激后受试者脑部功能受损。

七、心身疾病的三级预防

（一）一级预防

即防止心理、社会因素长期反复刺激并导致心理失衡。《素问·上古天真论》云"恬淡虚无，真气从之，精神内守，病安从来""和喜怒而安居处"，肯定了良好的心理状态对健康的重要性。

一级预防就个体预防而言，应从以下方面着手：①不断提高自我认知能力，培养健康的心理素质。儿童期，家长和老师应为孩子们创造和谐、温馨的生活和学习环境，培养儿童乐观、自信、积极向上的精神，耐心纠正可能产生的心理偏差，防止儿童时期情感障碍；青春期，家长和老师应教会他们通过学习现代科学知识，加强个人修养，提高自身辨别能力，从不同视角观察各种问题，培养健全的性格，同时培养他们独立、有效处理生活中遇到的各种困难和挑战的能力，这些均有助于他们人格社会化的形成，可预防危险行为的发生。②改善社会适应能力。针对性地完善个人生活经验，学会正确认识挫折、困境和社会不合理现象，培养乐观豁达的人生态度，提高社会忍耐力；学习舒缓心理压力的方式和掌握应对心理刺激的技巧，如自我安慰、自我摆脱、注意力转移、找人倾诉等等，培养兴趣爱好，以提高自身的社会适应能力。③建立友善的人际关系。良好的生活环境、和谐的人际关系是心理健康的"防震器"，可以增加社会支持，营造安全、温暖、信任的氛围，促进个体认知能力的提升，减轻心理应激反应，缓解生活事件所引起的内心冲突，达到恢复心理平衡的目的。

就社会预防而言，家庭是每个人所接触到的第一个最重要的外界环境，和睦而健康的家庭生活、良好的家庭环境、优良的天赋是人一生中心理健康的根源。学校教育是家庭教育的继续，应注重培养学生正确的世界观，塑造良好的性格，提高综合素质，使学生能够心身健康地完成学业。倡导以社区为范围，建立全科医疗网络，积极宣传健康生活理念，开展社区精神卫生教育，普及精神卫生知识，提高公众心理健康意识；通过社会力量，创造一个良好的工作条件和环境，形成和谐的社会氛围，达到预防心身疾病的目的。

此外，还应依据《中华人民共和国精神卫生法》，设置精神卫生机构，建立心理咨询室，提供心理咨询服务，做好个体和群体精神卫生工作。对社区高血压、冠心病、糖尿病、肥胖症等慢性病患者的精神卫生状况进行必要的心理咨询，对存在的不良行为进行心理干预。

（二）二级预防

即防止心理、社会因素导致的心理失衡发展成为功能失调。因而早期诊断、早期治疗是二级预防的核心。华佗的《青囊秘录》记载"医者先医其心，而后医其身，其次医其病"，体现了祖国医学对心身疾病的早期诊断和治疗的重视。

现代临床医生必须了解心身疾病是由心理、社会因素引起心理失衡，进而导致功能失调，最终发展为躯体疾病的发病规律，积极采取二级预防措施，通过临床心理咨询和治疗，消除患者的心理冲突，调整其功能失调，阻断病情向躯体疾病方向转化。例如，采用行为疗法指导矫正吸烟、酗酒、多食、缺少运动及 A 型行为等；采用心理疏导法调整长期处于不良应激刺激环境的人，以减少或消除其心理刺激；采用认知疗法指导那些有明显心理素质缺陷的人，帮助其改善个体认知能力，缓解情绪体验的强度；开展癔症集体发作心理干预工作；开展自杀的心理干预；灾难事故等事件的心理危机干预。

（三）三级预防

针对患者在经历了心理失衡、功能失调进入躯体疾病阶段情况下，防止病情恶化所采取的措施。这个阶段要在治疗躯体疾患的基础上，充分发挥心理干预治疗、生物反馈疗法和行为疗法、环境治疗等的作用，必要时根据心身疾病种类、情绪障碍类型等结合药物治疗。

本章小结： 竞争的时代，社会因素、心理因素、行为、生活方式对健康的影响越来越大，如何预防社会行为心理问题、诊断与调治亚健康状态、预防与控制心身疾病？需要我们对社会因素（包括社会制度、社会经济、文化因素、家庭因素、社会支持等）、心理因素（包括个性心理特征、情绪和应激等）、行为因素（包括促进健康行为和危害健康行为等）有足够的重视和认识。70%的临床内科疾病都与社会、心理、行为、生活方式有关，培养良好的心理素质、平和的心态、积极的生活方式、健康的行为习惯，自强不息，拥有良好的社会支持，逐步做到"恬淡虚无，真气从之，精神内守，病安从来"。生物-心理-社会的现代医学模式和多病因论的理论指导大众，不仅要从自然因素出发，而且还要从社会因素出发去关注健康。

思考题

1. 构成社会支持的主要因素包括什么？社会支持不良可导致哪些健康问题？
2. 简述个人心理特征与健康的关系。
3. 心理、社会因素对健康会产生哪些不良作用？
4. 什么是 A 型性格？与此性格相关的疾病是什么？
5. 心身疾病与身心疾病的概念。心身疾病都有什么特点？
6. 心身疾病的诊断原则和治疗原则是什么？
7. 如何开展心身疾病的三级预防？

第八章

社区预防服务

社区是人们在一定的地域内形成的区域性的社会生活共同体，社区预防服务是社区卫生服务的重要组成部分，是以预防医学的理念和基本原理，开展以社区为范围的个体与群体的预防保健服务，是以人的健康为中心，以解决社区主要卫生问题、满足基本卫生服务需求为目的，开展社区健康促进、重点人群的预防保健及健康管理工作，对不健康的行为生活方式进行有效干预，对疾病、伤害等采取三级预防，通过社区积极的健康干预，不断提高社区全体居民的健康水平。

第一节　卫生保健策略

一、全球卫生保健策略

WHO 在总结世界各国几十年的卫生服务提供方式、效果和经验的基础上，针对发展中国家有 10 亿人得不到基本的卫生服务，70 多个国家人均期望寿命在 55 岁以下，50 多个国家婴儿死亡率在 100‰以上，大多数卫生资源集中在发达地区和城市，基本卫生服务资源明显不足等问题，于 1977 年 5 月第 30 届世界卫生大会上提出并通过"2000 年人人享有卫生保健"的决议（Health for All by the year 2000，缩写 HFA/2000）。在 20 世纪末，针对各国"是否到 2000 年这一目标就已完成使命"的困惑，WHO 对"21 世纪人人享有卫生保健"提出了导向性的意见，明确提出此全球卫生战略延伸到 2000 年以后，甚至更长的时期。

1. 人人享有卫生保健的涵义　指全球所有人民都能享有基本的卫生保健服务，并且通过消除和控制影响健康的各种有害因素，使人们都能享有在社会和经济生活方面富有成效的那种健康水平，达到身体、精神和社会适应的完好状态。重点是让所有生活在发展中国家的人都能享受到最低限度的卫生保健服务。

2. 21 世纪人人享有卫生保健的全球总目标　"21 世纪人人享有卫生保健"是"2000 年人人享有卫生保健"的继续与发展，它为 21 世纪的前 20 年确定了全球重点和具体目标。其全球总目标是：使全体人民增加期望寿命和提高生活质量；在国家之间和国家内部改善健康的公平程度；使全体人民得到可持续发展的卫生系统提供的服务。

3. 21 世纪前 20 年人人享有卫生保健的具体目标

（1）增进卫生服务公平性：到 2005 年，将在国家内和国家间使用卫生公平指数监测和促进卫生公平，首先将儿童生长发育测定用于评价卫生公平性。

（2）生存指标：到 2020 年，实现孕产妇死亡率 100/10 万以下，5 岁以下儿童死亡率 45‰以下，所有国家的人民出生期望寿命达到 70 岁以上。

（3）主要流行病的全球流行趋势：到 2020 年，全球结核、艾滋病（HIV）、疟疾、烟草所致相关疾病和由暴力或意外损伤等引起的疾病，发病率和残疾上升趋势得到控制。

（4）根除和消灭某些疾病：到 2010 年，美洲锥虫病（Chagas disease）的传播将被阻断，麻风将被消灭；到 2020 年，麻疹、淋巴丝虫病、沙眼将被消灭，维生素 A 和碘缺乏症实现消除。

（5）水、食品、环境卫生和住房得到改善：到 2020 年，所有国家将通过部门间行动，在提供安全饮用水、适宜的卫生环境、数量充足和质量良好的食物和住房方面取得重大进展。

（6）健康促进措施：到 2020 年，所有国家将通过管理、经济、教育、组织和以社区为基础的综合规划，推行并积极管理和监测能巩固促进健康的生活方式和减少有损健康的行为生活方式的策略。

（7）国家政策：到 2005 年，所有成员国已经制定、实施和监测与人人享有卫生保健政策相一致的各项具体规范和运行机制。

（8）卫生保健服务：到 2010 年，全体人民将能终生获得由基本公共卫生设施提供的综合、基本和优质的卫生保健服务。

（9）信息监测：到 2010 年，将建立起适宜的全球和国家卫生信息监测和警报系统。

（10）支持卫生研究：到 2010 年，卫生政策和体制运行机制的研究将在全球各区域和国家之间全面实施。

4. 21 世纪人人享有卫生保健的实施策略　将与贫困做斗争作为工作重点；全方位促进健康；动员各部门合作。

5. 初级卫生保健（primary health care，PHC）　1978 年，WHO 在阿拉木图会议上提出了初级卫生保健是实现"2000 年人人享有卫生保健"的关键和基本途径。初级卫生保健，又称基层卫生保健，是最基本的、人人都能得到的、体现社会平等权利的、人民群众和政府都能负担得起的卫生保健服务。核心是人人公平享有，手段是适宜技术和基本药物，筹资是以公共财政为主，受益对象是社会全体成员。它仍然是"21 世纪实现人人享有卫生保健"必不可少的措施。

实施初级卫生保健的基本原则：①合理分配资源：要保证卫生保健服务的公平性，应把较多的卫生资源投放到基本的卫生保健服务中去，保证居民享有基本的公共卫生服务和基本的医疗服务。应努力缩小地区之间的差异，使人们接受卫生服务的机会均等；②社区参与：要求在政府的统一领导下，各个部门密切协作，社区积极主动地参与本地卫生保健策略的制定与实施；③预防为主：即初级卫生保健的重点是预防疾病和促进健康，而不仅仅是治疗服务；④适宜技术：指初级卫生保健工作使用的技术和方法既科学而又易于推广，适合当地社会经济发展水平，且能为广大群众所接受；⑤综合利用：要实现人人享有健康，单靠卫生部门是不够的，必须动员全社会各个领域与部门密切配合，相互支持，共同为促进居民健康而努力；⑥合理转诊：应建立健全双向转诊制度，积极引导居民合理利用卫生保健服务资源，使每一位居民在需要时都能得到满意的卫生服务。

初级卫生保健的基本内容：包括发挥健康促进、预防保健、合理诊疗和康复防残的功能作用，承担八项工作职责：①针对当前主要卫生问题及其预防和控制方法的健康教育；②改善食品供应和合理营养；③供应足够的安全卫生水和基本环境卫生设施；④妇幼保健和计划生育；⑤主要传染病的预防接种；⑥预防控制地方病；⑦常见病和外伤的合理治疗；⑧提供基本药物。在1981 年第 34 届世界卫生大会上，除了上述八项工作内容外，还增加了"使用一切可能的方法，通过影响生活方式和控制自然、社会、心理环境来防控非传染性疾病和促进精神卫生"。强调重视工业发展和生活方式改变可能带来的职业性疾病、慢性病、外伤和肿瘤的预防及精神卫生等。

二、全球卫生面临的挑战与应对措施

1. 全球卫生面临的主要挑战　①慢性非传染性疾病负担加重：无论是发达国家还是发展中国家，慢性非传染性疾病的发病率和死亡率大多处于上升趋势，造成疾病负担不断增加。②传染性疾病的流行：传染性疾病的发生和流行对人民健康水平和社会经济有巨大影响。③伤害增加：例如，道路交通事故每年导致上百万人死亡，几百万人受伤。④人口、环境压力：估计到2050年，世界人口可达到90亿，老年人口将增加300%。老年人口比例的上升将造成严重的社会负担，加之目前不断恶化的环境条件、营养不足以及不健康行为，将会导致更多的慢性病的发生。⑤卫生人力危机：2006年世界卫生报告称，当前世界卫生人力存在严重危机，体现在总量不足、分布不均衡和技术结构不合理三方面。

2. 千年发展目标　联合国千年发展目标是联合国全体成员国一致通过的一项旨在将全球贫困水平在2015年之前降低一半（以1990年的水平为标准）的行动计划。2000年9月，包括中国在内的189个国家领导人在联合国总部就消除贫穷、饥饿、疾病、文盲、环境恶化和对妇女的歧视等问题，共同签署了《联合国千年宣言》，承诺在2015年之前实现有关消除贫困等8项千年发展目标。

联合国千年发展目标共有8个方面：①消灭极端贫穷和饥饿。将靠每日不到1美元维生的人口比例减半；使所有人包括妇女和青年人都享有充分的生产就业和体面工作；挨饿的人口比例减半。②普及小学教育。确保不论男童或女童都能完成全部初等教育课程。③促进两性平等并赋予妇女权利。最好到2005年，在小学教育和中学教育中消除两性差距，并于2015年前在各级教育中消除两性差距。④降低儿童死亡率。将五岁以下儿童的死亡率降低2/3。⑤改善产妇保健。产妇死亡率降低3/4。⑥防治艾滋病、疟疾以及其他疾病，遏止并扭转这些疾病的蔓延。⑦确保环境的可持续能力。将可持续发展原则纳入国家政策和规划；扭转环境资源的恶化趋势。使无法持续获得安全饮用水的人口比例减半；到2020年使至少1亿贫民窟居民的生活有明显改善。⑧全球合作，促进发展。

千年发展目标确立以后，许多国家据此制定了具体的计划。通过世界各国共同努力，多个目标基本实现。但由于不同地区和国家发展的不平衡，仍有部分发展目标尚未完全实现。2015年9月25日，联合国发展峰会正式通过2015年后发展议程，旨在完成千年发展目标尚未完成的目标，特别是帮助最弱势群体。2015年后发展议程的最终文件《变革我们的世界——2030年可持续发展议程》包含17项可持续发展目标和169项具体目标，将为未来15年各国发展和国际合作指明方向。与健康相关的可持续发展目标是确保健康的人生、促进各年龄段所有人的福祉，共包括13项具体目标，用于衡量卫生方面可持续发展的具体进展。

3. 全球卫生议程　2006年第59届世界卫生大会通过了2006—2015年第11个工作总规划，即"全球卫生议程"，作为健康维护战略的全球框架。议程重点强调了7个领域：①投资于健康以减少贫穷；②建立个人和全球卫生保障；③促进全面普及、性别平等和卫生相关的人权；④处理健康决定因素；⑤加强卫生系统和公平获取服务；⑥掌握知识、科学和技术；⑦加强管理、领导和问责制。

全球卫生议程的工作重点：①支持各国实现有效的公共卫生干预措施的普遍覆盖；②加强全球卫生保障；③发起和维护跨部门的行动，以改变健康问题的行为、社会、经济和环境决定因素；④提高机构能力，在国家卫生部门更强有力的管理下履行核心公共卫生职能；⑤加强世界卫生组织在全球和区域各级的领导作用并支持国家级的政府工作。

4. 癌症防治和全球接种疫苗战略 2005 年 5 月 25 日，第 58 届世界卫生大会在日内瓦万国宫通过了《防治癌症决议》和《全球接种疫苗战略》。决议呼吁世界卫生组织各成员国解决制定防治癌症计划，包括加强预防、及早诊断，以及改善治疗和护理等措施。《全球接种疫苗战略》指出，目前全球每年有 200 多万人死于各类传染性疾病，其中 2/3 为儿童。WHO 强调，接种疫苗是预防上述疾病极为有效的方法，强调应在 2006—2015 年内实施全球接种疫苗战略，其中包括 3 项主要目标：使更多的人接种抗病疫苗；引进疫苗和技术；提供接种疫苗的基本医疗卫生服务。

三、国际卫生条例

1. 涵义和意义 国际传染病具有危害性大、传播能力强等特点，需要各国加强国际合作。1969 年《国际卫生条例》在此大背景下应运而生。国际卫生条例（International Health Regulation）是由世界卫生组织各会员国为了共同抗击全球重大流行病等公共卫生威胁，促进国际公共卫生领域的多边合作所制定的法律框架。该条例以针对公共卫生风险，同时又避免对国际交通和贸易造成不必要干扰的适当方式，预防、抵御和控制疾病的国际传播，并提供公共卫生应对措施。重点是控制疾病的跨境传播，要求成员国告知其他会员国家在本国领土上的疾病暴发情况，并采取合理的限制国际贸易和旅行的措施来预防疾病传播。

《国际卫生条例（1969）》开创了人类通过国际公共卫生立法形式与国际传染病作斗争、进行国际合作的新纪元。但其存在通报的对象范围过小、依赖各国的官方通报、缺乏遏制疾病国际传播的正式国际协调机制等缺点。世界卫生大会于 1995 年提出修订《国际卫生条例》。通过 10 年的努力，新修订的《国际卫生条例》于 2005 年 5 月 23 日经第五十八届世界卫生大会审议通过。

2. 《国际卫生条例（2005）》的主要特点 ①管理的范围更广：从 3 种检疫传染病（黄热病、鼠疫和霍乱）扩展为包括多种传染病在内的所有可能引起国际关注的突发公共卫生事件。②职责更加明确：具体规定了口岸主管当局的作用和 9 项职责；要求每个国家指定《国际卫生条例》国家归口单位，负责每周 7 日、每日 24 小时就国际关注的公共卫生事件的确认、证实和应对等与世界卫生组织进行沟通；通报后，应继续及时向世界卫生组织报告得到的有关通报事件的公共卫生信息。③措施更加严格：规定口岸要在具备 12 项核心能力建设的基础上，严格执行一系列卫生措施。④方法更加科学：规定对信息来源要设法核实，并按照科学的方法和标准进行评估。⑤程序更加规范：严格按照既定程序确定是否构成国际关注的突发公共卫生事件；每个国家承诺发展、加强和维持快速和有效应对公共卫生危害和国际关注的突发公共卫生事件的能力。要求国家设立社区（基层）、中层和国家三级监测网络，分别负责发现、报告突发公共卫生事件；核实、初步评估；评估和向世界卫生组织通报。⑥部门间要更加协调：明确规定了对国家归口单位和主管当局的职责，以及世界卫生组织与政府间组织、国际机构的协调合作。⑦疫情要更加透明：规定在突发公共卫生事件期间应当信息共享。⑧信息要更加快捷：要求缔约国在获得公共卫生危害证据后的 24 小时内报告世界卫生组织。⑨尊重旅行者的权利：明确要求在施行卫生措施时应以尊重其尊严、人权和基本自由的态度对待国际旅行者，并尽量减少此类措施引起的任何不适和痛苦。

四、健康中国

2016 年 10 月 25 日，中共中央、国务院发布了《"健康中国 2030"规划纲要》（以下简称

《纲要》），明确了健康中国建设的宏伟蓝图和行动纲领。《纲要》是新中国成立以来首次在国家层面提出的健康领域中长期战略规划。《纲要》的战略目标是：到 2020 年，建立覆盖城乡居民的中国特色基本医疗卫生制度，健康素养水平持续提高，健康服务体系完善高效，人人享有基本医疗卫生服务和基本体育健身服务，基本形成内涵丰富、结构合理的健康产业体系，主要健康指标居于中高收入国家前列。到 2030 年，促进全民健康的制度体系更加完善，健康领域发展更加协调，健康生活方式得到普及，健康服务质量和健康保障水平不断提高，健康产业繁荣发展，基本实现健康公平，主要健康指标进入高收入国家行列。到 2050 年，建成与社会主义现代化国家相适应的健康国家。

《纲要》以人的健康为中心，按照从内部到外部、从主体到环境的顺序，依次针对个人生活与行为方式、医疗卫生服务与保障、生产与生活环境等健康影响因素，提出普及健康生活、优化健康服务、完善健康保障、建设健康环境、发展健康产业等五个方面的战略任务。

1. 普及健康生活　从健康促进的源头入手，强调个人健康责任，通过加强健康教育，提高全民健康素养，广泛开展全民健身运动，塑造自主自律的健康行为，引导群众形成合理膳食、适量运动、戒烟限酒、心理平衡的健康生活方式。

2. 优化健康服务　以妇女儿童、老年人、贫困人口、残疾人等人群为重点，从疾病的预防和治疗两个层面采取措施，强化覆盖全民的公共卫生服务，加大慢性病和重大传染病防控力度，实施健康扶贫工程，创新医疗卫生服务供给模式，发挥中医治未病的独特优势，为群众提供更优质的健康服务。

3. 完善健康保障　通过健全全民医疗保障体系，深化公立医院、药品、医疗器械流通体制改革，降低虚高价格，切实减轻群众看病负担，改善就医感受。加强各类医保制度整合衔接，改进医保管理服务体系，实现保障能力长期可持续。

4. 建设健康环境　针对影响健康的环境问题，开展大气、水、土壤等污染防治，加强食品药品安全监管，强化安全生产和职业病防治，促进道路交通安全，深入开展爱国卫生运动，建设健康城市和健康村镇，提高突发事件应急能力，最大程度减少外界因素对健康的影响。

5. 发展健康产业　区分基本和非基本，优化多元办医格局，推动非公立医疗机构向高水平、规模化方向发展。加强供给侧结构性改革，支持发展健康医疗旅游等健康服务新业态，积极发展健身休闲运动产业，提升医药产业发展水平，不断满足群众日益增长的多层次多样化健康需求。

2019 年 6 月 25 日，国务院印发了《关于实施健康中国行动的意见》。随后，国家成立了健康中国行动推进委员会，发布了《健康中国行动（2019—2030 年）》，国务院办公厅印发了《健康中国行动组织实施和考核方案》。作为实施健康中国战略的重要举措，健康中国行动是国家层面第一个关于疾病预防和健康促进的中长期行动，对卫生健康工作具有重要的全局带动作用。

第二节　社区预防服务概述

一、社区预防服务的概念

人群健康是个体因素、卫生服务、物质环境、社会经济等因素相互作用的结果。社会经济和物质环境因素是决定人群健康的根本因素；这些因素又间接影响着心理和行为生活方式等中游因素，以及生物和生理等下游因素。为了促进人群健康，应针对以上 4 类因素采取综合性的干预措施，尤其是要强调社会经济因素所起的作用。社区预防服务就是根据该原则开展的以社区为基础的公共卫生服务。

社区预防服务（community preventive services）是采用健康促进的策略，以健康为中心，以社区为范畴，以人群为对象，动员社区内多部门合作和人人参与的综合性健康促进与疾病预防服务。目的是促进居民健康，预防疾病、伤害、失能和早逝。

社区预防服务根据以需要为导向的原则，确定社区健康问题的重点，寻求解决问题的方法，并根据社区所拥有的资源制定适合的健康项目，在执行项目过程中加强监测和评价。社区是由若干社会群体（家庭、民族）或社会组织（机关、团体）聚集在某一地域里所形成的一个生活上相关联的大集体。所以，可实施社区预防服务的场所包括居民社区、学校、家庭、工作单位、医院、特殊场所等。社区预防服务是社区卫生服务的基石，是人群健康落实到社区卫生工作的具体体现，所以有时也称为社区公共卫生服务。

社区预防服务对促进人群健康具有以下三方面的明显优势：①社区预防服务包括卫生服务，而不是局限于卫生服务；②社区预防服务的干预策略是针对整个人群的，干预措施可以涵盖所有个体的各类危险因素；③有些生活方式和行为危险因素是社会因素造成的，例如吸烟、不合理膳食等。社区预防服务能够从物质环境和社会环境方面进行设计，对这些问题进行干预，这是临床服务难以达到的。

二、社区预防服务的基本内容

社区预防服务是以社区为范围、以群体为对象开展的预防工作，主要涉及以下的公共卫生服务。

1. 卫生信息管理 根据上级要求收集、报告辖区有关卫生信息；开展社区卫生诊断；建立和管理居民健康档案；向辖区街道办事处及有关部门提出改进社区公共卫生状况的建议。

2. 健康教育 普及卫生保健知识；实施重点人群及重点场所的健康教育；帮助居民逐步建立有利于维护和增进健康的行为生活方式。

3. 传染病、地方病、寄生虫病的防控 负责疫情报告和重点传染病监测；协助开展结核病、性病、艾滋病及其他常见传染病以及地方病、寄生虫疾病的防控；实施儿童计划免疫；配合上级部门开展爱国卫生工作。

4. 慢性非传染性疾病防控 开展高危人群和重点人群慢性病的筛查；做好慢性病病例的管理；开展慢性病病例的访视、慢性病知识教育和咨询；开展老年心理行为问题的预防和咨询。

5. 精神卫生服务 做好精神病社区管理；开展精神病患者访视；为社区居民提供心理精神健康指导。

6. 社区保健 ①妇女保健：提供婚前保健、新婚保健、孕前保健、孕产期保健、更年期保健；开展妇女常见病的预防和筛查。②儿童保健：开展新生儿保健、婴幼儿及学龄前儿童保健；协助辖区内托幼机构的卫生保健指导。③老年保健：指导老年人开展疾病预防和自我保健，进行家庭访视，提供针对性的健康指导；对老年人实施健康管理。

7. 残疾康复 残疾康复的指导和康复训练。

8. 计划生育技术服务 提供计划生育技术指导和咨询，发放避孕药具。

9. 其他 对亚健康人群健康问题的预防；协助处置辖区内的突发性公共卫生事件；开展政府卫生行政部门规定的其他公共卫生服务；根据中医药的特色和优势，提供与上述预防服务内容相关的中医药服务。

自 2009 年起，我国政府开始实施以全人群、重点人群为服务对象和重要健康问题为服务内容的国家基本公共卫生服务项目。基本公共卫生服务由疾病预防控制机构、城市社区卫生服务中心、乡镇卫生院等城乡基本医疗卫生机构向全体居民提供，是公益性的公共卫生干预措施，在保障健康、控制健康危险因素及疾病管理等方面起着重要作用。国家基本公共卫生服务项目启动以来，服务项目内容不断增加、服务人群不断扩大。截至目前，基本公共卫生服务项目共有 14 大项 55 小项，服务内容涵盖了全人群、重点人群和患病人群的健康管理共 12 大项（包括针对全人群的健康管理 4 项，即居民健康档案的建立、健康教育、传染病及突发公共卫生事件的报告与处理、卫生监督协管；针对重点人群的健康管理 5 项，即预防接种、0—6 岁儿童健康管理、孕产妇健康管理、65 岁以上老年人健康管理、中医药健康管理；针对患病人群的健康管理 3 项，即重性精神病患者健康管理、慢性病患者健康管理、结核病患者健康管理），另有为辖区居民免费提供避孕药具和开展健康素养促进行动 2 大项。

健康教育是公共卫生服务体系的重要组成部分。它是有计划、有组织、有系统的社会教育活动，使人们自觉地采纳有益于健康的行为和生活方式，消除或减轻影响健康的危险因素，预防疾病，促进健康，提高生活质量，并对教育效果作出评价。健康教育在居民健康综合管理技术体系中能发挥健康促进的重要功能，通过开展健康教育，可提高居民健康档案的建档率，提高公众的健康素养，提高公众对传染病及突发公共卫生事件的防护意识，提高公共卫生事件信息的报告率。健康教育在重点人群健康管理技术体系里能发挥疾病预防作用，通过开展健康教育，宣传免费服务内容、健康指导与管理、健康问题处理等健康生活方式内容，可让服务对象主动接受服务，进行重点人群疾病的预防和筛查，起到对疾病早预防及早发现的作用。健康教育还贯穿患者健康管理体系的整个过程，开展健康教育，能发挥促进疾病早治疗及有效控制作用，减少伤残发生，做好疾病的第三级预防。

实施健康管理是提高居民健康水平的关键环节，而社区是实施健康管理的重要平台。社区健康管理以社区全体居民为服务对象，以社区卫生服务体系为依托平台，充分利用政府及社会资源，对社区居民进行健康信息收集、监测与评估，对健康危险因素进行指导与干预。通过健康管理，有利于识别、控制健康危险因素，实施个性化健康教育；能指导医疗需求和医疗服务，辅助临床决策；还可实现全程健康信息管理。在社区卫生服务机构开展健康管理，基本工作内容有如下几项。

（1）管理健康信息：对居民一般情况、目前健康状况和疾病家族史、生活方式、环境因素、医学体检、实验室检查等进行追踪随访，记录居民健康问题、病情进展、周期性健康检查等健康信息，建立家庭和居民个人健康档案、特殊人群保健记录、慢性病随访记录和社区健康档案等。

（2）评估健康风险：用收集的健康信息，建立健康风险预测模型，分析疾病危险程度。

（3）指导健康计划：明确疾病危险因素后，开展健康咨询与指导，并且有计划地干预、管理健康。健康管理是一个长期的、连续不断的、周而复始的过程，在实施健康干预措施一定时间后，需要评价效果，调整计划和干预措施。

作为居民日常生活的共同体，社区在突发公共卫生事件应急处置中扮演着重要的角色，具有前置防控和有效减轻疫情影响的功能，发挥不可替代的作用。2020 年 3 月 11 日，世界卫生组织（WHO）宣布新型冠状病毒肺炎（COVID-19，以下简称"新冠肺炎"）疫情已具有"全球大流行"的特征。这次新冠肺炎疫情，是新中国成立以来我国遭遇的传播速度最快、感染范围最广、防控难度最大的公共卫生事件。经过艰苦努力，我国疫情防控取得重大战略成果。在疫情防控中，通过遍布全国的医疗筛查网络与覆盖全社会的社区管理网格，形成了高效的联防联控机制。社区卫生服务中心、街道、居委会、公安、疾控中心、社区志愿者等组成完善的防范网络，在社区排查重点人群，对信息进行核实，保证重点人员不遗漏；对重点人员采取居家隔离、集中隔离，对象从最初重点地区的人员，包括密切接触者，到境外返回人员，切断了疫情扩散蔓延的渠道。社区开展多种形式的健康宣教，使居民正确认识疾病，做好个人防护、通风和消毒；利用社区健康自我管理小组引导居民形成常态化的生活模式；针对辖区内的学校、幼托机构、养老院，包括重点人群，编制不同的防疫指南，并把健康宣教融入复工复产当中，从而有效阻止疫情的传播。因此，社区综合干预这一传染病防治模式有利于充分整合社区内外各类卫生资源，有效调动整个医疗服务体系和卫生应急体系，共同解决社区人群的健康问题。

三、社区预防服务的实施

社区预防服务项目实施由社区动员、社区诊断、社区预防服务计划的制订、社区预防服务计划的实施、社区预防服务计划的监测与评价5个连续的阶段组成。

（一）社区动员

1. 概念和目的　社区动员（community mobilization）是指通过发动社区群众广泛参与，依靠自己的力量，实现社区居民需求的健康发展目标的群众性运动。社区动员始于社区预防服务项目的第一阶段，并且贯穿于健康促进项目的全过程。社区动员的目的：①促进社区居民观念转变，提高他们解决健康问题的能力，促使权益与义务的结合。②促使社区群众能主动参与项目的整个管理过程，包括需求评估、计划、实施和评价的全过程。③动员一切可以利用的所需资源，以实现既定的健康目标。④建立强有力的行政与技术管理体系，为健康促进项目的实施提供组织保障、制度保障，明确参与的职能。

2. 关键因素　①健康促进项目的目标应能真实反映社区人群的需求。②获得社区领导的支持和必要的社区资源。③搞好跨部门和其他组织机构的合作。④建立多学科的联系。

3. 工作内容　①确定一个宏伟的社区健康发展目标，是社区动员的前提。②动员必要的社区资源，有效的信息传递，争取和获得社区内外跨部门的合作，以及对项目投入的承诺，是成败之关键。③动员社区各阶层、各部门之间建立对话机制和伙伴式合作关系，协调和有效利用社区资源，④建立有效的项目管理的组织结构和工作程序。

4. 策略与措施　①健康教育：包括讲座、演讲、大众传播媒介等。②社会市场学技术：利用定量分析法分析服务对象的需要和需求特点，乐于接受的传播途径和方式。③人员培训：强化各类人员对社区卫生项目中的知识理解和技能提高，以确保项目的顺利进行，如开展讲课、讨论、角色扮演、案例分析等。④管理技术：制定具体的行动计划；加强组织和管理；定期检查与质控检测。⑤监督与评价：监督社区动员整个管理过程，评价社区动员的适合程度、进度、效率、效果，以便不断总结经验、吸取教训。

5. 基本任务　①确定需要参与的部门和社区成员。②与社区建立关系并进行动员。③建立参与机制，明确各自的职责和任务。④对需要解决的问题达成共识。

（二）社区诊断

1. 概念　社区诊断（community diagnosis）是对社区的卫生问题进行定性与定量的调查、分析和总结，对社区存在或潜在的主要健康问题及其影响因素、人群健康水平及个体健康状况所做出的诊断，并制定和实施健康管理服务规划，评价其效果、效益和效用的过程。社区诊断是一个连续和动态的过程，随着社区、家庭和个人的健康资料不断被调查和储存，便于动态分析健康和疾病的发生和发展规律。

2. 目的 社区诊断的目的：①评价社区的特征。②发现社区的主要公共卫生问题，确定社区的需要和需求及优先顺序。③寻找造成这些公共卫生问题的可能原因和影响因素，及社会各种可用以解决卫生问题的资源。④确定本社区综合防治的健康优先问题与干预重点人群及其因素。⑤为社区综合防治效果的评价提供基线数据。

3. 内容 概括讲有如下几个方面的诊断内容。

（1）社会人口学诊断：①社区特点；②人口学资料；③经济状况等。

（2）流行病学诊断：①传染病、慢性非传染性疾病、各类伤害的死亡率、死因构成和死因顺位；②人群中的主要健康问题及分布特征；③居民疾病现患情况；④疾病负担状况；⑤社区特殊健康问题；⑥卫生服务需求与群众满意度。

（3）行为与环境诊断：①社区居民对健康的认识、信念和求医行为现状；②常见与慢性病有关的危险因素分布现况；③自然环境；④社会人文环境。

（4）社区资源及能力诊断：①经济资源：社区整体经济状况、产业性质、公共设施、交通状况等。②机构性资源：包括医疗卫生保健机构，如诊所、医院、红十字会、疗养院等，社会福利机构如基金会、社区慈善机构、文化教育机构；社会团体如协会、工会等。③人力资源：包括各类医务人员；卫生相关人员如行政人员、教师、宗教团体成员、居委会成员等。④社区动员潜力：包括居民的社区意识、社区权力机构及运用。社区组织的活动，社区居民对卫生事业的关心程度及社区人口素质及经济能力等。

（5）管理与政策诊断：①现有社会经济发展政策；现有社区卫生政策；②现有社区发展政策；③现有和需要制定的慢性病防治政策；④政策的受益面及实际覆盖面；⑤政策的受损面等；⑥卫生防病资源及可利用的状况分析。

4. 资料的收集 利用现有资料，如统计报表、经常性工作记录和既往做过的调查等；定性方法收集资料，如个体访谈、社区论坛、选题小组讨论、焦点组讨论、现场观察、地图法等；定量方法收集资料，如抽样调查、普查等。社区诊断收集的资料主要有：人口学资料、疾病监测资料、疾病现患率资料、交通事故登记资料、健康体检记录、现患疾病及危险因素的调查、研究结果等。

5. 资料的分析 对收集到的社区诊断资料，在开始分析之前应先完成收集资料的质量可靠性评价。通过对数据进行整理、逻辑检错、垃圾数据的处理等手段，把数据变为可供分析的数据库。对所获得的信息采用医学统计分析、流行病学分析、归纳综合分析。

（三）制定社区预防服务计划

社区预防服务计划是以社区诊断所获得的信息为基础，发现本社区的主要健康问题，首先明确其中需优先解决的健康问题和危险因素的可干预性排序，然后设定出解决优先问题的目标、策略和方法。

1. 明确现存问题和优先领域 明确现存问题是根据社区诊断的监测和评估，由社区提出社区存在的最重要的需要解决的问题，然后确定现存的重要问题。确定社区优先问题首先确定需要解决的最重要问题，其次排列需要解决问题的次序。主要健康问题确定的依据：①引起大量死亡的疾病或死亡顺位中的前几位；②潜在寿命损失的主要原因和疾病；③本社区发病、死亡情况较全国平均水平严重的疾病；④与这些疾病和死亡相关的主要危险因素。确定优先解决的问题还应该考虑到：主要的危险因素是可以改变的，开展的社区预防服务也是可行的。

2. 制定目标　目标是为了减少或消除某一问题所制定的预期要达到的标准。对目标的具体指标，实现预期目标的程度、所需时间等要素，进行明确制定。社区预防服务计划按所需服务时间可分为长期计划（≥5年）、中期计划（≥1年，但<5年）、短期计划（<1年）。

3. 制定实现目标的策略　策略是根据社区资源和现状，为实现既定的目标而提出和采取的一系列措施的原则。制定策略应遵循宏观性、方向性的原则。根据问题的可能原因制定实现目标的策略，针对一个问题可制定和采取多种策略。

4. 确定可能的解决办法　根据问题发生的每一个原因和制定的策略，并结合社区实际情况，提出减少和消除问题的具体的、可操作性的活动，包括做什么（what）、在哪做（where）、什么时间做（when）、谁去做（who）、如何做（how）。

5. 确定优先解决办法　优先办法确定后应分析办法的有效性和可行性。

6. 制定实施计划　包括社区要解决问题所需要完成的任务，所需资源，活动地点，经费预算，时间计划，负责单位和人员等。

（四）社区预防服务计划的实施

计划与社区目标的实现是有距离的，这个距离就是实施得如何。社区预防服务计划的实施涉及人员广泛，需落实到细致的活动，包括资金、人力、时间、设备等的管理。项目组织者应将实施计划及时发给相关负责人团体，按承诺去严格执行；尽量鼓励相关工作人员；让每个负责人记录及审查各自活动的进程；定期了解计划进展。实施计划时，及时发现问题，及时分析问题，及时解决问题，确保计划得到有序有效的实施。

（五）社区预防服务计划的监测与评价

社区预防服务的评价是社区参与收集资料，确定适当的定性和定量分析方法，以评价社区健康计划的各项活动的一个过程。监测可以帮助社区管理者定期了解当地健康服务计划的现状和社区实现健康项目目标的进度，及时对工作进行调整，以重点支持社区健康既定的工作计划。评价是指把已经取得的成绩与既定的目标相比较，评价目标是否成功实现，或者对目标达到的程度进行评估。监测和评价对计划的实施均有重要的调控作用。监测是动态观测，注重的是了解活动进展；评价则是在特定时期或有重大项目活动时，注重的是目标。

社区预防服务评价的类型：①形成评价（formative evaluation）：对将要实施的项目的合理性、可行性及科学性进行评价。②过程评价（process evaluation）：是测量项目活动、质量、实施效率，有利于对实施过程中存在的问题做出及时调整。③总结性评价（summative evaluation）：包括近期影响的评价和远期效果评价。近期影响的评价（impact evaluation）即项目执行后的直接效果，如行为的改变，促使环境改变的法规、政策是否制定等；远期效果评价（evaluation of long-term results），也称结局评价（outcome evaluation）目的是评价规划目标是否达到，如患病率、病伤率、死亡率的变化或健康状况的改变，人们的生命质量是否改进，经济效益与社会效益，以及结果的可持续性。

社区监测与评价贯穿于整个计划的实施过程中，根据测量和评估计划中所安排的各项活动的进展及有关目标的达标情况，不断地做出调整，确保社区服务项目的持续发展。

发挥中医药优势，运用中医"治未病"的理念与方法，采用不同的形式使社区居民接受中医药预防保健知识。具体内容见第十章。

> **本章小结**：社区预防服务是一类范围较广的公共卫生服务项目，是实现"人人享有卫生保健"的重要保障。全球卫生保健策略、全球卫生面临的挑战与应对措施、国际卫生条例、健康中国建设，体现出社区预防服务的重要性。社区预防服务的工作内容涵盖卫生信息管理、健康教育、传染病防控、慢性非传染性疾病防控等。社区预防服务项目的实施由社区动员、社区诊断、社区预防服务计划的制订、社区预防服务计划的实施、社区预防服务计划的监测与评价 5 个连续的阶段组成。社区预防服务计划的监测与评价应贯穿于整个计划的实施过程中，以确保项目的持续发展。中西医并重，让社区居民享受中西医两个体系的预防保健服务。

思考题

1. 简述人人享有卫生保健的涵义。
2. 什么是社区预防服务？
3. 社区预防服务的基本内容有哪些？
4. 怎样进行社区诊断？

目前全球范围内，导致人类寿命缩短和早亡的主要原因还是各种疾病。人类由健康到疾病往往是一个连续的过程，大多数情况下，人类的疾病或死亡在生命的早期往往可以通过预防医学相应的干预措施得到有效预防。预防医学是一门应用学科，以个体和群体作为研究对象，其根本宗旨是促进和维护健康，预防疾病的发生。由于预防服务的对象、服务的内容和服务的场所不同，预防医学出现了不同的分支。研究医务人员在临床场所对个体健康者和无症状"患者"的健康危险因素进行评价，实施个体化的预防干预措施来预防疾病和促进健康的学科，称为临床预防医学（clinical preventive medicine），而实施的相应预防服务则称为临床预防服务。临床预防服务是预防医学的重要组成部分之一，它强调临床与预防服务的密切结合，通过实施临床预防服务可有效预防疾病，减少失能和早亡的发生，促进和维护人类健康。

第一节　临床预防服务概述

一、临床预防服务的概念

临床预防服务（clinical preventive services）是由医务人员在临床场所对健康者和无症状"患者"的健康危险因素进行评价，实施个性化的预防干预措施来预防疾病和促进健康，它是预防医学的分支之一。临床预防服务与传统中医学"未病先防""既病防变""愈后防复"的预防理念相一致；但是它与公共卫生机构开展的预防服务工作不同，临床预防服务的提供者是临床医务人员，服务的地点是在临床场所，服务的对象是健康者和无症状的"患者"，这里需要说明的是无症状的"患者"，并不是说来临床场所看病的人没有症状，而是相对于将来危及他本人生命的疾病而言，暂时还没有出现症状。临床预防服务在内容上强调临床与一级预防和二级预防相结合，是临床与预防一体化的卫生服务。需要注意的是，临床预防服务与临床预防（又称为三级预防）在干预的内容上不同，因而，对患者的常规性治疗和护理不属于临床预防服务的范畴。

临床预防服务是由临床医务人员在临床场所提供疾病的预防服务，实现了疾病的治疗与预防一体化的医疗卫生保健服务，也是目前最佳的医学服务模式，有着十分重要的现实意义。

首先，开展临床预防服务是解决卫生系统面临的健康问题的方法之一。随着经济的发展，城镇化、老龄化进程加快，慢性非传染性疾病的患病率逐年上升，其中，心脑血管病、肿瘤、糖尿病和慢性阻塞性肺疾病等4种疾病占了我国全部慢性病80%以上，给个人、家庭及社会带来沉重的经济和医疗负担，这些疾病都与不合理膳食、缺乏运动、吸烟和饮酒等个人的生活方式有关，而改变人们的不良生活、行为方式需要一整套针对个体化的干预措施，此时开展临床预防服务就显得尤为重要。

其次，由于临床医务人员所处的特殊地位，使其有大量机会与就医者进行面对面的交谈，指导他们纠正一些不健康的生活行为方式。临床医务人员尤其是医生在与就医者面对面接触过程中可以了解就医者的第一手资料，提出的建议往往具有较强的针对性；加之就医者对临床医生的建议有较大的依从性，这也便于临床医生通过随访进一步了解就医者的健康状况和不良行为生活方式的改变情况。

再次，许多疾病的预防服务，例如性病防治、孕期保健、乙状结肠镜检查、宫颈脱落细胞涂片、雌激素替代疗法等往往必须通过临床医务人员才能开展。临床预防服务通过对影响健康的各种相关危险因素进行评价、干预和控制，将疾病的被动治疗转为主动的疾病预防，可以最大限度促进和维护健康，带来最大程度的经济和社会效益。

与临床预防服务概念相近、容易引起混淆的另一个名词则是健康管理。健康管理（health management）是相对疾病管理而言，是指对个体和群体的健康进行全面监测、分析、评估，提供健康咨询、指导，以及对健康危险因素进行干预的全过程，以达到减少健康危险因素的威胁，早期发现并及时治疗疾病，预防并发症的发生，从而经济有效地避免早亡，提高生活质量和延长寿命。健康管理是疾病预防控制和健康促进的有效策略和手段，涉及疾病的三级预防，其重点和优势在于疾病的一级预防。

临床预防服务是健康管理的一部分，二者的核心思想都是以健康为中心，对影响健康的各种相关危险因素进行评价、干预和控制，变疾病的被动治疗为主动的健康干预，最大限度地促进健康。前者强调临床与预防的有机结合，而健康管理则是以管理学、经济学的思维理念和方法对健康危险因素进行检测、评价和干预的系统管理过程，该过程涉及疾病预防、保健、临床诊疗、康复等多个领域。就参与机构来说，健康管理有机整合政府相关职能部门、医疗机构、卫生保健机构、健康管理相关机构和保险机构等；就参与人员来说，健康管理除了临床医务人员外，还有政府相关职能部门的工作人员以及健康管理师等在从事这方面的工作。

随着我国的经济发展和生活水平的提高，人们不仅要求有病看医生，还希望医生能够为他们提供健康保健的服务。临床预防服务和健康管理是顺应这样的需求而产生的。临床预防服务和健康管理通过实现个体健康危险因素的量化评估，获得控制疾病危险因素的健康干预策略，有利于个人的健康状况管理，有效地调动个人改变不良行为、生活方式的积极性和主动性，早期发现疾病并及时治疗，有利于提高患者生活质量并延长寿命。对于预防疾病的发生发展，控制医疗费用，解决群众看病难、看病贵问题以及建设"健康中国"等，均具有重要的现实意义，已成为当今医学发展的重要趋势。

二、临床预防服务的特点

1. 个性化　临床预防服务是临床医务人员在临床场所对前来就医的健康者和无症状的"患者"采取个性化预防干预措施。与临床医疗服务相似，实施临床预防服务的前提是收集健康者和无症状"患者"的全面资料。若临床医务人员不首先考虑健康者和无症状"患者"的危险因素，就无法确定该向他们提供何种临床预防服务。因而，在设计具体的临床预防服务的健康维护计划时，危险因素的诊断方法与疾病的诊断方法一样重要，用单一健康维护计划服务所有的患者是不恰当的。只有全面收集个人信息及临床体检、影像学和实验室检查资料后，制订个性化的危险因素评价框架，才能对预防措施的选择和健康维护计划的制订进行优先考虑。

2. 一体化　临床医务人员除了通过系统的诊断和治疗为患者解除身体的病痛外，也是患者及其家人的医学顾问，帮助他们解答医学上的疑问和忧虑，同时可根据对患者及其家人情况的了解，有针对性地为患者提供健康咨询，提出个性化的健康处方，利用为患者看病的机会为其作简单的体格检查，及时为患者找出疾病的早期变化，可改善和减少疾病的发生。临床医务人员能够在常规临床工作中提供预防服务，对健康者和无症状的"患者"采取一级预防和二级预防措施，推行临床与预防一体化的卫生服务。

3. 民主化 临床预防服务通过医患双方共同做出决策，并以相互尊重的方式进行健康教育和健康咨询。这不同于传统的"医生说，患者做"的方式，而是只向患者提供如何在生活中做好保健的建议，把健康危险因素的利弊等必要信息告知患者，医生尊重患者的选择。临床医生有责任保证患者为维护其自身健康而做出正确决定的权利，但并不会迫使患者该做什么。

4. 综合化 临床预防服务是一个系统工程，机体的健康问题既有其本人的因素，也同时受到周围自然环境和社会环境的影响。从事临床预防服务的医务人员应树立系统全面的观点，积极参加个体、社区、职业人群和其他人群的健康危险因素干预规划。为了有效地开展临床预防服务，医务人员应具备相应的知识和技能：①鉴别和评价个体疾病危险因素的能力；②应用生物、行为和环境的方法，为纠正或减少疾病/损伤的危险因素进行干预的技能；③组织和管理临床诊疗室工作，有利于临床预防与医疗工作相结合，便于疾病监控，做开展个体健康促进活动的倡导者；④对社区以及其他人群包括职业群体实施危险因素评价，减少人群健康危险因素，并通过大众传媒等手段，成为实施健康促进活动和利用预防策略信息和资源的倡导者；⑤评估用于减少个人和社区危险因素的技术的有效性，了解相关信息，成为临床预防服务发展和评价的顾问。

5. 规范化 临床预防服务的规范化具有两层含义：首先是形成规范化，即通过遵循科学的方法，应用最充分的证据来获得有效的临床预防服务内容，形成为就医者推荐和选择的最佳预防服务措施；其次是服务规范化，即临床医务人员需严格按照临床预防服务基本步骤向就医者提供服务内容，保证标准化、规范化、科学化做好临床预防服务，其基本内容包括健康信息收集、健康风险评估以及个体化健康维护计划的制定与实施。

三、临床预防服务的内容

临床预防服务是临床医务人员在临床工作中对健康者和无症状"患者"提供的一级预防和二级预防服务，其主要内容包括下述几个方面。

1. 健康咨询（health counseling） 通过收集求医者的健康危险因素，与求医者共同制定改变不健康行为的计划，督促求医者执行干预计划等，促使他们自觉地采纳有益于健康的行为和生活方式，消除或减轻影响健康的危险因素，以预防疾病、促进健康、提高生活质量。健康咨询是一种特定的干预方式，是临床医务人员日常医疗实践的组成部分，通过健康咨询和健康教育改变就医者的不健康行为、生活方式是预防疾病最有效的方式，也是临床预防服务最重要的内容之一。根据当前疾病主要以不良行为、生活方式导致的慢性非传染性疾病为主的现状，建议开展的健康咨询内容主要有：劝阻吸烟、倡导有规律的适量运动、增进健康饮食（平衡膳食、避免三餐无规律、偏食及节食等）、保持正常体重、预防意外伤害和事故、预防人类免疫缺陷病毒（human immunodeficiency virus，HIV）感染以及其他性传播疾病等。

2. 健康筛检（health screening） 健康筛检是指运用快速简便的测试、问卷调查、体格检查和实验室检查等方法，在健康人群或无症状"患者"中发现未被识别的可疑患者、健康缺陷者以及高危个体的一项预防措施，其目的是努力做到疾病的"早发现、早诊断、早治疗"。筛检所用的各种方法和手段称为筛检试验，它不是一种诊断性试验，只是一种初步的检查，筛检试验阳性提示为某病的可疑患者，尚需要进一步确诊。如肿瘤的筛检试验为发现可疑肿瘤患者提供线索和依据。

3. 免疫接种（immunization）　是指用人工制备的疫苗类制剂或免疫血清制剂，通当适当的途径接种到机体，使人体或群体产生对某种传染病的自动免疫或被动免疫，从而保护易感人群，预防传染病发生。免疫接种包括儿童计划免疫、成人常规接种、应急接种、免疫血清制剂的临床治疗和免疫预防。免疫接种是预防控制相关传染病最经济、最有效、最方便的手段，也是临床治疗疾病的重要手段。中国对 7 岁以下儿童和新生儿实行计划免疫（planed immunization），根据疫情监测和人群免疫状况分析，按照规定的免疫程序，有计划地进行预防接种，以提高人群免疫水平，达到控制乃至最终消灭相应传染病的目的。成人预防接种的疫苗主要有乙肝、甲肝、麻疹-腮腺炎-风疹、狂犬病、流行性感冒等疫苗。2016 年，人乳头瘤病毒（HPV）吸附疫苗获得国家食品药品监督管理总局许可，成为中国首个获批的预防宫颈癌的 HPV 疫苗，其适用于 9—45 岁女性。经常外出就餐者、有基础性疾病的患者、育龄妇女、学生、老年人等易感或易患重症的人群，应根据自己的实际情况选择接种相应疫苗。免疫接种的实施必须要按照《中华人民共和国传染病防治法》《中华人民共和国急性传染病管理条例》《全国计划免疫工作条例》《计划免疫技术管理规程》《疫苗流通和预防接种管理条例》以及《预防接种规范》等相关法律法规来执行。

4. 化学预防（chemoprophylaxis）　指对无症状者使用药物、营养素、生物制剂或其他天然物质作为一级预防措施，提高人群抵抗疾病的能力，阻止疾病的发生和发展，促进康复。化学预防是对健康人群和无症状"患者"进行病因预防，属一级预防范畴，已出现症状的患者和有既往病史的人使用上述物质治疗疾病不属于化学预防。常用的化学预防方法主要有：如对育龄或怀孕妇女、幼儿补充含铁物质，降低罹患缺铁性贫血的危险；在缺氟地区补充氟化物，降低龋齿患病率；孕期妇女补充叶酸，降低神经管缺陷婴儿出生危险；绝经后妇女使用雌激素，预防骨质疏松和心脏病；小剂量服用阿司匹林，预防心脏病、脑卒中等。化学预防必须在医务人员的指导下进行，使用雌激素或阿司匹林尤其要注意其禁忌证和副作用。

5. 预防性治疗（preventive treatment）　通过应用一些治疗的手段，预防某种疾病从一个阶段进展至更为严重的阶段，或预防疾病从某一较轻阶段发展至较为严重阶段的方法。前者如对早期糖尿病的血糖控制和对高血压病的血压控制，可预防将来可能出现更为严重的并发症；后者如通过早期手术切除肠息肉，预防将来发展成为结肠癌等。

四、临床预防服务的推荐

临床预防服务推荐内容可以通过网页资源、出版期刊等多种方法进行交流和传播，但是临床预防服务的相关内容是否值得推广主要是依据研究证据及净效益的综合结果。证据充分且得到有效的预防服务应该大规模推广；证据链缺乏连贯性，设计方法可能存在缺陷，但效果良好的预防服务应该给予肯定，值得推广使用；有些预防方法无明显副作用，能够明显降低疾病的发病率，应建议普遍使用；有些预防服务使用在高危人群中能够降低发病率，仍然具有推广的价值。临床上无效甚至有害的方法应该给予抵制。对有些临床预防服务至今还缺乏有效的证据应持审慎的态度。根据美国预防服务工作组建议，其推荐分级可区分为五个等级，详见表 9-1。

表 9-1 临床预防服务推荐分级

证据的肯定性	干预效果的净效益			
	大	中	小	零/负数
高	A	B	C	D
中	B	B	C	D
低	E	E	E	E

A：推荐，高度肯定性的研究表明有很大的净效益。

B：推荐，高度肯定性的研究表明有中度的净效益，或中度肯定性的研究表明有中到大的净效益。

C：不作常规应用推荐，但可考虑推荐给个别患者。中度肯定性的研究表明有小的净效益。

D：不推荐，中到高度肯定性的研究表明无净效益甚至是有害的。

E：目前的证据还不足以评价其有益或有害，证据缺乏包括研究质量差或缺乏、或相互矛盾，因此不能衡量其有益和有害的情况。

截至 2021 年 4 月，美国预防服务工作组 A 和 B 等级的临床预防服务部分建议，见表 9-2。

表 9-2 美国预防服务工作组 A 和 B 等级的临床预防服务建议（部分项目）

内　容	说　明	推荐等级	发布日期
RH（D）不兼容的筛检	强烈建议所有孕妇在第一次怀孕期间进行 Rh 血型及其抗体的检测	A	2004 年 2 月
新生儿镰状细胞贫血	建议对新生儿进行镰状细胞贫血的筛查	A	2007 年 9 月
先天性甲状腺功能低下症的筛检	建议对新生儿进行先天性甲状腺功能低下的筛查	A	2008 年 3 月
新生儿苯丙酮尿症筛检	建议对新生儿进行苯丙酮尿症的筛查	A	2008 年 3 月
成人无症状性菌尿的筛检	建议在妊娠 12～16 周的妊娠期或第一次产前检查时筛查	A	2008 年 7 月
孕妇梅毒感染的筛查	建议对所有孕妇进行梅毒感染的筛查	A	2009 年 5 月
孕妇乙型肝炎病毒感染的筛查	强烈建议在孕妇进行首次产前检查时筛查乙型肝炎病毒感染	A	2009 年 6 月
新生儿淋病预防性用药	建议所有新生儿预防性眼部局部用药以预防淋球菌眼炎	A	2011 年 6 月
宫颈癌筛查	建议每 3 年通过细胞学检测方法（巴氏涂片）对 21—65 岁的女性进行宫颈癌筛查，或对 30—65 岁女性每 5 年通过检测人乳头瘤病毒（HPV）进行筛检	A	2012 年 3 月
HIV 病毒的筛检	建议临床医生在 15—65 岁的成年人中筛检 HIV 病毒感染	A	2013 年 4 月
孕妇 HIV 病毒筛检	建议临床医生对所有孕期妇女进行 HIV 病毒筛检	A	2013 年 4 月
吸烟健康咨询和干预	建议临床医生询问患者的吸烟情况，建议他们戒烟，并提供健康教育或者推荐美国食品药品监督管理局（FDA）批准的用于终止成年人使用烟草的药物疗法	A	2015 年 9 月
孕妇吸烟健康咨询	建议临床医生询问孕妇的吸烟情况并劝阻戒烟，提供健康教育	A	2015 年 9 月
成年人高血压筛检	建议对 18 岁或以上的成年人进行高血压筛检	A	2015 年 10 月
大肠癌筛检	建议对 50—75 岁的成年人进行结肠癌、直肠癌的筛检	A	2016 年 6 月
梅毒筛检	建议在高危人群中进行梅毒感染筛检	A	2016 年 6 月
化学预防（补充叶酸）	建议备孕或怀孕妇女每日补充 0.4～0.8mg（400～800μg）叶酸	A	2017 年 1 月
成年人高血压病的筛查	建议采用办公室血压测量设备筛查 18 岁或以上成年人的高血压；临床诊断治疗前筛查 18 岁或以上成年人的高血压	A	2021 年 4 月
乳腺癌筛查	建议对 40 岁以上的女性每 1～2 年进行乳房钼靶摄影筛检	B	2002 年 9 月

内　容	说　明	推荐等级	发布日期
Rh（D）不兼容的筛检：24～28 周妊娠	建议除非亲生父亲是 Rh（D）阴性，否则对于 Rh（D）阴性的妇女在妊娠 24～28 周重复进行抗体检测	B	2004 年 2 月
女性骨质疏松筛查	建议对 65 岁及以上的妇女进行骨质疏松的筛查，也对骨折风险等于或大于 65 岁的、没有额外危险因素的年轻妇女进行筛查	B	2012 年 1 月
成年人肥胖筛检及健康咨询	建议对所有成年人进行肥胖筛检。临床医生应对 BMI≥30 的患者实施强化、多元的行为干预措施	B	2012 年 6 月
酗酒的筛检和健康咨询	建议临床医生对 18 岁或以上的成年人进行酗酒的筛查，并为其提供健康咨询和干预措施	B	2013 年 5 月
丙型肝炎病毒感染的筛检	建议在高危人群中，对丙型肝炎病毒（HCV）感染进行筛查。也建议为 1945—1965 年出生的成年人提供丙型肝炎病毒感染筛检	B	2013 年 6 月
儿童和青少年吸烟干预	建议临床医生提供干预措施，包括教育或咨询，以防止学龄儿童和青少年开始吸烟	B	2013 年 8 月
乳腺癌的预防性用药	建议临床医生对患乳腺癌高风险妇女进行用药咨询，以降低她们的风险。对于那些罹患乳腺癌风险较高但药物不良反应发生风险较低的女性，临床医生应提供降低风险药物治疗的处方，如他莫昔芬或雷洛昔芬等。	B	2013 年 9 月
肺癌筛检	对肺癌每年一次的筛查建议是：对年龄在 55—80 岁、有 30 年的吸烟史，并且在过去的 15 年里吸烟或戒烟的成年人进行肺部低剂量 CT 筛查。如果一个人在 15 年内没有吸烟，或者出现了一个严重限制了预期寿命的健康问题，或者有能力或愿意接受手术治疗，那么就应该停止筛查	B	2013 年 12 月
BRCA 基因相关的癌症风险评估、癌症遗传咨询和遗传测试	推荐如果家族史中存在 BRCA1 或 BRCA2 基因突变高危风险的妇女可进行 BRCA 基因遗传咨询和评估测试	B	2013 年 12 月
阿司匹林预防性用药（先兆子痫）	建议怀孕 12 周后的子痫前期高风险女性服用低剂量的阿司匹林（81mg/d）作为药物预防	B	2014 年 9 月
糖尿病筛检	建议在 40—70 岁超重或肥胖的成年人中筛检，发现血糖异常应作为心血管风险评估的部分依据。临床医生应向异常血糖患者提供或推荐强化行为的咨询干预，以促进健康的饮食和身体活动	B	2015 年 10 月
抑郁症（成年人）的筛检	建议在一般成年人群中进行抑郁症筛查，包括孕妇和产后妇女	B	2016 年 1 月
儿童和青少年重度抑郁	建议在 12—18 岁的青少年中进行重度抑郁症（MDD）的筛查	B	2016 年 2 月
结核筛检	建议对高危人群进行结核菌感染的筛检	B	2016 年 9 月
他汀类药物预防性用药	建议无心血管疾病史或有心血管病（例如有症状的冠状动脉疾病或缺血性脑卒中）的成年人使用低到中等剂量的他汀类药物，以预防心血管疾病和降低死亡率	B	2016 年 11 月
65 岁及以上女性骨质疏松症筛查	建议 65 岁及以上的妇女通过骨量测试来进行骨质疏松筛查，以防止骨质疏松性骨折	B	2018 年 6 月
65—75 岁吸烟的男性腹主动脉瘤筛查	建议对 65—75 岁曾经吸烟的男性进行腹主动脉瘤筛查	B	2019 年 12 月

续表

内　容	说　明	推荐等级	发布日期
行为生活方式咨询与干预	建议对有心血管疾病危险因素的 18 岁以上成年人进行行为咨询，制定合理膳食和养成良好的身体锻炼习惯，降低心血管疾病发生风险	B	2020 年 11 月

参考 https：//www. uspreventiveservicestaskforce. org/uspstf/

第二节　临床预防服务的实施

一、临床预防服务的实施原则

1. 重视危险因素的收集　临床预防服务的基础是全面收集个人健康相关资料，并在全面收集个人信息、体检和实验室检验资料的基础上，进行危险因素以及危险度评估。

2. 医患双方共同决策　医务人员除了将发现的不利于健康的危险因素及后果告知"患者"，还应尊重患者的选择，鼓励医患双方共同参与决策，做出最佳的选择。医务人员能够而且应该为"患者"提供与行为有关的危险因素的信息，鼓励他们做出改变不良行为、生活方式的具体建议和策略，但最终是否改变取决于"患者"而不是医务人员。因此，医务人员应对"患者"的感情和态度给予充分的注意和尊重。

3. 健康咨询与教育为先导　研究表明，健康咨询与教育比筛检产生的效果更佳，通过健康咨询、教育与指导改变人们的不良行为、生活方式是最有效的预防干预方式。譬如为了预防高血压，可采取教育"患者"不吸烟、不酗酒、避免吃过咸的食品、适当运动、保持理想体重、劳逸结合等一级预防措施；教育"患者"定期测血压以早期发现高血压，发现有高血压后及时联系医务人员，治疗中遵从医嘱，坚持非药物和药物治疗并举等二级预防措施。

4. 注重连续性　临床预防服务的连续性原则表现在两个方面：一是服务供需双方建立长期、连续的服务关系。这种关系有利于医务人员对就医者个体进行全程系统的管理；二是健康资料收集保持连续性。这有利于提高临床预防服务的效果，及时对就医者个体的健康维护方案不断进行修正和完善。

5. 合理选择健康筛检的内容　临床预防服务的一个突出特点是取代了每年常规检查身体的传统做法，它根据个体不同性别、不同年龄和不同危险因素，制定相应的疾病筛检策略，选择合理的健康筛检内容。美国预防服务工作组根据循证医学原则制定的《临床预防服务指南》（参见表 9-1 部分临床预防服务建议），对于我们在临床上选择健康筛检内容有很好的参考价值。

目前，有效发现早期疾病或健康缺陷的健康筛检内容主要包括：①定期测量血压：成年人血压（收缩压/舒张压）<130/85mmHg 者，每 2 年测 1 次血压；在 130～139/85～89mmHg 之间者，每年测 1 次；≥140/90mmHg 并确诊为高血压者，纳入规范化管理。其他原因就诊者应常规测血压；②成年人应每 2 年至少测量 1 次身高、体重和腰围。BMI≥23 的超重者，应减肥；③35—65 岁男性、45—65 岁女性定期测定血胆固醇；④对 3—4 岁幼儿进行 1 次弱视和斜视检查，对 65 岁以上老年人进行青光眼筛检；⑤定期询问和监测老年人听力以发现听力损害；⑥成年人每年进行 1 次牙科检查和保洁，以减少牙病的发生；⑦有性生活的妇女至少 3 年进行 1 次脱落细胞涂片检查（pap smear，又称巴氏涂片），直至 65 岁；⑧40 岁以上妇女每 1～2 年接受 1 次乳房临床物理检查，有条件时 50—75 岁妇女每 1～2 年进行 1 次乳腺钼靶摄影检查，以及时发现乳腺癌。直系

亲属中有绝经前患乳腺癌史者，建议在 40 岁前应接受乳房临床物理检查；⑨所有 50 岁以上人群每年进行 1 次大便隐血试验或不定期乙状结肠镜检查，以及时发现结肠直肠癌。

6. 根据不同年龄阶段开展针对性的临床预防服务 不同的年龄阶段个体健康问题不同，健康危险因素也存在差异。"健康生命全程路径"是将人生划分为四个明确的阶段，即围生期和婴幼儿期、青少年期、成年工作期和老年期，根据不同的年龄阶段生理特点和主要健康问题实施个性化临床预防服务。例如婴幼儿时期，除了常规的免疫接种和婴幼儿保健外，意外伤害的问题、肥胖问题、被动吸烟问题以及铅接触问题必须引起关注。青少年时期，意外伤害、饮食习惯和体力活动、吸烟、婚前怀孕和性传播疾病、心理问题等是这个时期比较常见的健康问题。中青年时期，主要健康问题往往与职业有害因素、健康有关的生活及行为方式、心理问题等有关。老年期，除了要关注健康有关的生活、行为方式和心理问题外，老年的认知功能、用药问题乃至社会支持网络等都与改善老年人的生活质量密切相关。

二、临床预防服务实施的基本步骤

（一）健康信息收集

收集个人健康信息是实施临床预防服务的第一步，通过健康信息的收集可以掌握和了解个人目前存在的健康危险因素。健康危险因素是指机体内外存在的与疾病发生、发展和死亡有关的诱发因素。这类因素有很多，如不良的行为（吸烟、吸毒、网络成瘾综合征、不安全性行为等）、疾病家族史、暴露于不良的环境以及有关的职业、血压升高、血清胆固醇浓度过高、超重、心电图异常等。

健康信息往往是通过问卷调查、健康体检和筛查等方法获得，也可通过门诊、住院病历的查阅获得，不论通过何种方式和途径获得，首先需要保证其准确性。临床预防服务中，一般通过门诊询问的方式获得就医者的健康信息。

在临床预防服务过程中，由于时间的限制，通过门诊询问获得就医者的健康信息有其特殊的方式和技巧。询问的内容、技巧和注意的事项主要包括以下几个方面。

1. 危险因素询问的主要内容 在临床场所，一个重要的挑战是时间的限制。因此在与患者接触时，有必要确定危险因素询问的主要内容，以求与患者接触后能建立患者的危险因素档案。通常要询问的内容包括：吸烟、身体活动、日常饮食、性生活、酒精和其他毒品的使用、伤害、接触紫外线、口腔卫生、精神卫生及其功能状态、疾病史和家族史中的危险因素、职业与环境的危险因素、旅游史以及接受所推荐的筛查试验、免疫和化学预防状况（参见表 9-3）。对于儿科患者，应依据年龄确定询问的内容，询问患者自己或是他们的父母。

2. 危险因素询问的技巧 在任何诊疗中与患者接触时，医生都应尊重患者和遵循医学访谈的基本原则。包括确定与患者的讨论议程、应用开放式提问和保持目光接触等。在应诊过程中讨论生活方式的细节时，患者常无思想准备，所以提出危险因素问题时患者可能会被突然的主题转变弄得不知所措，甚至感到被冒犯，以致不乐于配合回答问题，因此，医生应注意患者的情绪反应，患者的措辞、语调、语音、语速和非语言性交流。识别他们的不自在、不耐烦或不愿意讨论某种生活方式问题，并向患者提出与其共同分担是十分重要的。在患者再次来就诊的时候，临床医生应首先简单复习患者的病史记录，了解已经讨论过哪些健康危险因素，回顾患者在消除和减少健康危险因素方面所取得的成功与失败的经历，如果患者已经成功消除和改变了一项危险因素，例如停止熬夜或者酗酒，临床医生应该采取积极的强化措施，并核实有无反复。然后筛选出尚未询问的其他方面危险因素，明确本次就诊时值得注意的健康危险因素。

表 9-3　几种重要危险因素初筛问题实例

项目号	询问的主要内容
1	您吸烟吗？
2	您每天有多少时间进行体力活动？
3	最近 24 小时内您吃过哪些食品？
4	您的朋友中有婚外性生活的人吗？您是否有这种行为？您使用什么避孕措施？
5	您每天喝酒吗？您的朋友中有吸海洛因或鸦片的人吗？您吸过吗？
6	您一直遵守交通规则吗？您曾骑自行车猛拐、抢道吗？您曾经酒后驾车吗？您是否曾乘坐由酒醉司机驾驶的汽车？
7	您在户外活动时，是否采用防晒措施？
8	您每天刷牙吗？或隔多久刷一次？您的牙有过出血吗？您最近一次看牙医是什么时候？
9	近来您的情绪怎样？
10	医生曾经诊断您患有心脏病、癌症、糖尿病或哪种传染病吗？
11	您是否有心脏病、癌症或糖尿病的家族史？
12	您目前从事何种工作？过去曾从事过什么工作？
13	您到过其他地方或其他国家吗？或正准备去什么地方或国家？
14	您最近一次参加体检是在什么时候？检查过什么？
15	您最近一次接受免疫接种是在什么时候？是什么免疫接种？
16	您服用雌激素吗？您每天服用阿司匹林吗？

（二）健康风险评估

健康风险评估（health risk assessment）是根据所收集的个体健康信息，对个人的健康状况、未来患病或死亡的危险性用数学模型进行量化评估，用以描述和评估个体由于健康危险因素导致某一特定疾病或死亡可能性的一种方法和工具。其主要目的在于估计个体在特定时间发生某种疾病的可能性，而不强调对个体做出某种疾病的明确诊断。

健康风险评估主要包括一般健康风险评估、疾病风险评估等方法。一般健康风险评估主要是针对个体的危险因素和可能发生的疾病开展评估。对个体危险因素的评估主要包括对不良生活方式与行为的危险因素评估，对生理指标危险因素评估，以及对个体存在的危险因素的数量和严重程度的评估，通过这些评估以期发现个体的主要健康问题以及可能发生的主要疾病。

疾病风险评估一般有两种方法：第一种是建立在单一危险因素与发病率的基础上，将这些单一因素与发病率的关系以相对危险度（RR）来表示强度，得出各相关因素的加权分数，即为患病危险性。最典型的代表是哈佛癌症指数风险评估法，目前在癌症及慢性病的风险评估中发挥着重要的作用。第二种是建立在多因素数理分析的基础上，采用统计学概率理论的方法得出患病危险性与危险因素之间的关系模型。常见方法有多元回归（如 logistic 回归和 Cox 回归）、基于模糊数学的神经网络模型等。这类方法的典型代表是美国 Framingham 心血管病模型。个体的健康危险性因素往往较多也较复杂，那么哪些危险因素该优先评价和亟待解决呢？其主要判别依据包括下述几个方面。

1. 危险因素的严重性　常用某种危险因素导致疾病的发生频率和该疾病对个体、社会影响的严重程度来评价。估计疾病严重性的指标包括发病率、死亡率、存活率、生命质量、伤残调整生命年（disability adjusted life years, DALY）、质量调整生命年（quality adjusted life year,

QALY)、死因谱（即总人群死因排序），也可以针对特定的危险因素组进行分层排序。

2. 危险因素的普遍性 非常少见的危险因素一般不值得列入常规筛检。但如果一个相对弱的危险因素流行范围很广，则它比一个相对强但流行范围小的危险因素更值得去筛检。人群中危险因素的频度也可用检出率和发生率来测量。

3. 危险因素与疾病的关联性 可通过相对危险度或特异危险度来确定。相对危险度指暴露组发病率是非暴露组的多少倍，即具有某危险因素的人患疾病的机会是没有此危险因素的人的多少倍。特异危险度是暴露组与对照组发病率差值的绝对值，即由危险因素导致疾病的程度。

4. 危险因素能否被准确地检测 不准确的筛检试验可产生假阳性或假阴性结果，假阳性结果引起不必要的焦虑，而假阴性结果可延误危险因素的检测和处理。

5. 干预后能否促进健康 接受了某种危险因素干预措施的"患者"比没有接受干预的"患者"有更好的健康后果，该危险因素则应列入优先干预。如果只有部分流行病学证据提示某危险因素可以引起疾病，这时可以从证据的联系强度和一致性来推断改变危险因素是否有效。

（三）个体化健康维护计划的制定

个体化健康维护计划（health maintenance schedule）是指在明确个人健康危险因素分布的基础上，有针对性地制定将来一段时间内一系列干预措施和维护健康的方案。个体化健康维护计划通常根据个体的健康状况，提供以健康档案管理为实施基础、健康体检与健康评估为监测手段、健康讲座和健康通讯资料为促进措施的一系列服务计划。它强调临床预防服务的连续性与个性化。

1. 个体化健康维护计划制订的原则

（1）健康为导向的原则：临床预防服务最核心的思想是以健康为中心，因而制定个体化的健康维护计划要充分调动个体的主观能动性，这对于患者将来顺利实施健康维护计划至关总要。

（2）个性化的原则：每个个体的基础健康状况和存在的健康危险因素都存在差别，不同个体的生活方式、经济能力、可支配的时间以及个人的兴趣爱好都不一样，因此，个体化的健康维护计划必须根据个人的实际情况而定，绝不能千篇一律。

（3）综合利用原则：个体化的健康维护计划是一整套以健康为中心的健康促进方案，是全方位和多层次的。从健康定义来看，现代的健康观念包括健全的生理、心理和良好的社会适应能力等三个层面的内容；从管理的项目上来看，包括综合体检方案、系统保健方案、健康教育处方、运动疗法和合理膳食指导等内容。因而制定个性化的健康维护计划应从多个角度出发，运用综合性措施对健康进行全面管理。

（4）动态性原则：每个"患者"（或"病人"）的健康状况处于不断变化之中，生命的每个阶段所面对的健康危险因素也是不一样的，某些意外事件可能会突然降临，因此个体化的健康维护计划应该是动态的，要坚持经常对服务对象进行随访，同时根据服务对象的健康危险因素和健康状况的变化进行及时调整。

（5）个人积极参与的原则：个体化的健康维护计划改变了以往被动型的健康保健模式，增加了个人健康促进活动的主动性与参与性。因此无论是健康信息的收集、个体化的健康维护计划的制定，直至最终计划的实施，都需要服务对象的积极参与和配合。

2. 个体化健康维护计划服务项目 个体化健康维护计划服务包括6个子项目：即健康档案管理服务、健康体检管理服务、团体健康评估服务、个人健康评估服务、健康知识讲座服务、健康通讯资料服务。下面重点介绍健康体检管理服务与健康评估服务。

（1）健康体检管理服务：是指在签约体检机构范围内为客户推荐体检机构、协商体检价格、呈递体检报告、管理体检结果等。同时，根据团体客户的健康状况，有针对性地设计团体健康体检计划，并进行团体健康体检服务的预约安排。

（2）健康评估服务：健康评估服务包含两方面的内容，即团体健康评估和个人健康评估。

团体健康评估包括以下五个方面：①服务对象的基本情况；②团体的总体健康水平；③团体成员的体重、血压、血糖、血脂、吸烟等健康影响因素的分布情况；④团体的主要健康问题及危险因素汇总；⑤主要干预措施及建议。

个人健康评估包括以下六个方面：①个人健康信息清单；②个人健康危险因素重点提示，包括肥胖、高血压、血脂异常、血糖异常、腰围过大等因素；③个人慢性疾病危险性重点提示，包括冠心病、中风、糖尿病；④个人健康改善重点提示，包括体质指数（体重、腰围）、运动状况（运动水平、锻炼频次）、生活习惯（吸烟、饮酒）、精神压力、膳食（谷类、水果、蔬菜、油脂、肉食、食盐）、膳食烹调建议；⑤个人疾病危险性评价，包括冠心病、糖尿病、中风、肺癌四种疾病；⑥个人健康管理处方。

3. 个体化健康维护计划的选择与实施频率 危险因素与健康之间常常是多因多果关系，所以应采取综合性干预措施。医务人员应根据上述原则与服务项目内容，结合"患者"的具体情况、资源的可用性和实施的可行性，选择合适的、具体的健康维护计划，同时根据个体"患者"存在的主要危险因素进行修改，开展健康维护计划。制定好个体化健康维护计划后，决定实施时则需要确定多长时间进行一次（实施频率）。对于多数疾病的筛检，频率过高会增加费用，增加假阳性结果，以及增加不必要的工作量；而筛检间隔时间太长将增加重要疾病漏诊的危险性。确定筛检频率的主要因素是筛检试验的灵敏度和疾病的进展，而不是疾病发生的危险度。健康维护随访的频率与干预措施的频率意义不同。健康维护随访是指在计划制定后，医务人员跟踪"患者"执行计划的情况以及感受与要求等，以便及时发现曾被忽视的问题。目前权威专家组对不同年龄阶段提出应采取不同的预防服务措施，参见表9-2美国预防服务工作组 A 和 B 等级的临床预防服务建议；对于高危人群提出了有针对性的健康维护建议：糖尿病患者应增加眼、足部检查；超重者应增加血糖测定；对吸毒者应增加艾滋病（AIDS）、结核病检测以及乙肝疫苗接种；有不良性行为者应增加艾滋病、梅毒、淋病、衣原体的检测；酒精成瘾者增加流感、肺炎球菌接种、结核病检测。

（四）个体化健康维护计划的实施

1. 建立流程表 为了便于健康维护计划的实施与监督，一般要求为每位"患者"制定一张健康维护流程表。该表除了有编号、年份和年龄外，主要内容包括三个部分：①健康指导；②疾病筛检；③免疫接种。每一部分都留有空白的项目，以便医务人员根据患者的具体情况确定其他需要开展的项目并做记录。表中最下一栏是为上级检查做记录所用。在具体操作时，医务人员应根据患者的特征与需求增减项目，使流程表体现个体化。已建立的流程表允许医务人员在随访过程中根据"患者"的需要而适当修正。使"患者"看到自己的进步，逐步树立纠正不良行为危险因素的自信心，从而能长期坚持，达到维护健康的效果。如成人健康维护流程见表9-4。

表 9-4 成人健康维护流程

姓名： 　　　出生年月： 　　　编号：

项目（代码）			项目（代码）年龄								
健康指导	(1) 吸烟	(7) 计划生育	日期								
	(2) 饮酒	(8) 职业卫生	项目代码								
	(3) 营养与饮食	(9) 心理卫生	日期								
	(4) 运动	(10) 吸毒	项目代码								
	(5) 损伤		日期								
	(6) 性行为		项目代码								
检查与试验	（项目）	（频率）									
	体 检	<50岁，每3年1次；≥50岁，每年1次	日期	○	○	○	○	○	○	○	○
			结果代码								
	血压	每2年1次	日期	○	○	○	○	○	○	○	○
			结果代码								
	胆固醇	35—60岁，每5年1次	日期	○	○	○	○	○	○	○	○
			结果代码								
	大便隐血试验	<50岁，每5年1次	日期	○	○	○	○	○	○	○	○
			结果代码								
	听力	≥65岁，每2年1次	日期	○	○	○	○	○	○	○	○
			结果代码								
	乳房检查	<40岁，每3年1次	日期	○	○	○	○	○	○	○	○
			结果代码								
		≥40岁，每年1次	日期	○	○	○	○	○	○	○	○
			结果代码								
	乳腺X线拍片	≥50岁，每年1次	日期	○	○	○	○	○	○	○	○
			结果代码								
	巴氏涂片	18—65岁，每3年1次	日期	○	○	○	○	○	○	○	○
			结果代码								
			日期	○	○	○	○	○	○	○	○
			结果代码								
			日期	○	○	○	○	○	○	○	○
			结果代码								
			日期	○	○	○	○	○	○	○	○
			结果代码								
结果代码说明：N—正常；A—异常；R—拒绝；E—在其他地方已做；把日期右上角的"○"涂成"●" ——下次检查的时间											
免疫接种	（项目）	（频率）									
			日期	○	○	○	○	○	○	○	○
			厂商与批号								
			日期	○	○	○	○	○	○	○	○
			厂商与批号								

2. 单个健康危险因素的干预计划 在已经建立的健康维护流程表基础上，为了有效纠正某些高危人群的危险因素，还需要与就医者共同制定另外一份有关某项健康危险因素的干预计划，例如吸烟者的戒烟计划、肥胖者的减肥计划等。由于不良行为生活方式的改变难度大，纠正计划最好分步实施，从最容易纠正的开始，一个成功后再纠正另外一个。制定的目标不能要求太高，应在近期通过努力就可达到，使"患者"看到自己的进步，逐步树立纠正不良行为危险因素的自信心，从而能长期坚持，达到维护健康的效果。

3. 提供健康教育资料 为了提高"患者"对计划执行的依从性，应给他们提供一些针对性的相关健康教育资料。对患者强调，只有改变不良行为生活方式，才能真正提高其健康水平和生活质量。

4. 健康维护随访 健康维护随访是指在干预计划实施后，临床医务人员跟踪就医者执行计划的情况、感受和要求等，便于及时发现曾被忽视的问题。一般而言，所有就医者在执行健康维护计划 3 个月后都要进行定期随访，随访时间应根据具体情况确定。建议 50 岁以下的健康成年人，2 年随访 1 次；50 岁以上的成年人，每年随访 1 次。如出现其他健康问题，应根据该健康问题的管理要求来确定随访时间。

> **本章小结**：临床预防服务是指在临床场所对健康者和无症状"患者"的病伤危险因素进行评价，然后实施个体的预防干预措施来预防疾病和促进健康，是在临床环境下一级预防和二级预防的结合。具体预防措施，强调纠正人们的不良生活习惯、推行临床与预防一体化的卫生服务。医务人员与个体接触面大，易于为个体患者提供面对面个体化服务，且患者对医生的建议有较大的依从性，医生又易于随访和了解患者的健康状况、行为改变的情况，效果比较突出。临床预防服务的内容包括对求医者的健康咨询、筛检、免疫接种、化学预防和预防性；本着实施六原则，有计划、有针对性、有实效地开展临床预防服务。

思考题

1. 何谓临床预防服务？临床预防服务的基本内容有哪些？
2. 为什么要开展临床预防服务？
3. 简述临床预防服务实施的基本步骤。

第十章
中医预防服务

中医预防服务是我国预防保健体系的重要组成部分。我国卫生方针明确指出"预防为主，中西医并重"，中医药一直是我国卫生工作的战略重点之一。"治未病"思想是中医学的精髓，《黄帝内经》云"上工治未病""夫病已成而后药之，乱已成而后治之，譬犹渴而穿井，斗而铸锥，不亦晚乎"，两千年前的典籍中闪耀着预防思想的光芒。中医预防医学，是在中医理论指导下，以"治未病"理念为核心，探索预防疾病、养生保健的理论和方法，并以此指导人们进行保健活动的实用科学。本章主要内容包括：中医预防医学的历史沿革，中医预防服务适宜技术，中医临床预防服务，中西医预防服务的比较。

第一节 历史沿革

中医预防医学源远流长，经历代医家不断实践和补充而逐步完善。古人认识到于未病之先做好预防工作的重要性，最早可追溯到距今两千多年前的春秋战国时代。我国现存第一部医学理论著作《黄帝内经》记载："圣人不治已病治未病。"先秦诸子有关预防和养生的思想在此书中得到了全面的总结，提出了较为系统的预防和养生原则及方法，为中医预防和康复医学的形成及发展奠定了基础；汉代《淮南子》一书中有"良医者，常治无病之病，故无病；圣人者，常治无患之患，故无患"的记载；《汉书·贾谊传》亦有"贵绝恶于未萌，而起教于微渺"的记载等等，皆体现了重视疾病预防的重要性。1975年，在长沙马王堆三号汉墓的文物中，发现了《却谷食气》《导引论》和《养生方》等养生专著；东汉医圣张仲景在《伤寒杂病论》中进一步论述了养生、医疗和康复的关系，对疾病防治采用导引、气功、针灸和膏摩等综合措施具有重要的指导意义；同时代的名医华佗提出了"动形养生"的思想，通过模仿虎、鹿、熊、猿、鸟（鹤）五种动物的动作，创编了保健强身和简便易行的"五禽戏"功法。《神农本草经》是我国最早的中药专著，也是药物养生的开端，记载了近百种上品养生药物。晋代葛洪撰写了《抱朴子》，分为内、外篇，《内篇》堪称养生专著，提出了养生延年必须重视服食养生药物和导引方法。南朝陶弘景采百家之长，并收佛、道养生之精华，撰写了养生专著《养性延命录》。隋唐时代，《诸病源候论》《备急千金要方》和《千金翼方》都论及养生方法，唐代大医药学家孙思邈对疾病预防的贡献卓著，在其著作中总结了唐代以前的养生理论和方法及自己的养生实践。宋、金、元时期的养生著作有《养老奉亲书》《保命要录》《摄生消息论》和《饮膳正要》等，宋时的医学分科在其十三科中出现了养生专科。著名的金元四大家在养生方面也有一定的贡献，如刘完素重视元气，张子和重视食补，朱丹溪重视护阴养精，李东垣重视保护脾胃。宋代整理的《正统道藏》所述的导引、按摩及气功的方法具有重要的养生价值。明清时期，养生学方面涌现了大量的专著和专论，如《修龄要旨》《寿世青编》《寿世保元》《遵生八笺》《老老恒言》和《养生随笔》等。总之，历代医家在实践中不仅积累和丰富着养生保健经验，而且十分注重"未病先防"或"既病防变"，总结出了许多行之有效的至今仍有指导意义的预防保健方法。

新中国成立以后，由于党和政府的重视，"中西医并重"的发展战略写入我国的卫生方针，中医药迎来了新的发展，中医养生书籍得以大量整理和出版，如《实用中医保健学》《中医健身术》《中国传统康复学》《中国医学预防法大全》和《中医预防医学》等等。

近年来，我国对中医预防服务的重视更是前所未有。2007 年，国家中医药管理局制定了《"治未病"健康工程实施方案》；2009 年，国家中医药管理局制定了《关于积极发展中医预防保健服务的实施意见》，同时提出了两个发展目标：到 2011 年要初步建立中医预防保健服务提供体系框架，到 2015 年初步建立中医预防保健服务体系。《中医药发展战略规划纲要（2016—2030年）》明确了今后一个时期中医药发展的重点任务之一是大力发展中医养生保健服务。

综上所述，中医药在数千年发展的历史长河中，积累了极其丰富的预防医学思想、智慧和方法，这些内容散见于历代的医籍中，是古人留给我们的宝贵财富。我们需要在当今现代科学和医学背景下，对其进行挖掘、整理和提高，并加以应用，这对现代疾病尤其是慢性疾病的防治具有重要的现实意义。

第二节　中医预防服务适宜技术

中医适宜技术通常是指安全有效、成本低廉、简便易学的中医药技术，又称"中医药适宜技术"。相对于现代医学而言，"中医适宜技术"也称为"中医传统疗法""中医保健技能""中医特色疗法"和"中医民间疗法"，这此方法内容丰富、范围广泛、历史悠久，是祖国传统医学的重要组成部分，是由历代医家的实践和探索而形成。这些适宜技术和方法有些侧重于疾病的预防和保健，有些则用于疾病的治疗，或者兼而有之，现就中医适宜技术中主要用于疾病预防部分的内容进行简要介绍。

一、中药预防

中药预防是指在中医理论指导下，应用中药或复方内服或外用而达到强身健体、御邪防病作用的相关保健方法。在中医理论辨体质施防的基础上，药物内服能达到补虚扶弱、增益正气、强壮体质、却病延年的目的；外用则起到辟秽御邪，防止疾病侵身的作用。常见的中药预防方法有药膳、香囊和膏方等。

药膳是在中医学、烹饪学和营养学理论指导下，严格按药膳配方，将中药与某些具有药用价值的食物相配伍，采用我国独特的饮食烹调技术和现代科学方法制作而成的具有一定色、香、味、形的美味食品，简言之，药膳即是用药材与食材相配伍而做成的美食，是中国传统的医学知识与烹调方法相结合的产物。寓医于食，既将药物作为食物，又将食物赋以药用，药借食力，食助药威，二者相辅相成，相得益彰；既具有较高的营养价值，又可防病治病、保健强身、延年益寿。养生保健药膳有补益气血类、调补阴阳类、调补五脏类、延年益寿等。

中药香囊源自中医的"衣冠疗法"，民间有"戴个香草袋，不怕五虫害"之说。佩戴香囊，既是一种民俗，也是一种预防瘟疫的方法。香囊常用的药材是具有芳香开窍作用的中草药，如芳香化浊驱瘟的苍术、白芷、菖蒲、川芎、香附、辛夷等药，含有较强的挥发性物质。现代研究认为，中药香囊里的中草药散发的浓郁香味，在人体周围形成高浓度的小环境，而中药成分通过呼吸道进入人体，芳香气味能够兴奋神经系统，刺激鼻黏膜，使鼻黏膜上的抗体即分泌型免疫球蛋白含量提高。其香味不断刺激机体免疫系统，促进抗体的生成，对多种致病菌有抑制生长的作用，还可以提高身体的抗病能力。让儿童经常将香囊置于衣兜、枕边，对于流感、白喉、水痘、流行性脑膜炎、麻疹等传染病均有一定的预防和辅助治疗的功用。

中医膏方又称膏剂，属于中医丸、散、膏、丹、酒、露、汤、锭八种剂型之一。膏方一般由20味左右的中药组成，具有很好的滋补作用。中医理论认为春生、夏长、秋收、冬藏。因此，冬季是一年四季中进补的最好季节，而冬令进补，更以膏方为最佳。中医认为膏方是一种具有高级营养滋补和治疗预防综合作用的成药。它是在大型复方汤剂的基础上，根据人的不同体质、不同临床表现而确立不同处方，经浓煎后掺入某些辅料而制成的一种稠厚状半流质或冻状剂型。其中，处方中药物尽可能选用道地药材，全部制作过程操作严格，只有经过精细加工的膏方最终才能成为上品。膏方具有补虚扶弱、纠正亚健康状态及防病治病等功能。

二、针灸预防

针灸是一门古老而神奇的科学，用于防治疾病由来已久。早在公元6世纪，中国的针灸术便开始传播到国外。目前，在亚洲、西欧、东欧、拉美等已有120余个国家和地区应用针灸术为本国人民防治疾病，不少国家还先后成立了针灸学术团体、针灸教育机构和研究机构，著名的巴黎大学医学院就开设有针灸课。据报道，针灸能够有效防治的病种达307种，其中效果显著的就有100多种。1980年，联合国世界卫生组织提出了43种推荐针灸防治的适应病症。1987年，世界针灸学会联合会在北京正式成立，针灸作为世界通行医学的地位得以确立。2010年11月16日，中医针灸列入"人类非物质文化遗产代表作名录"。针灸预防技术包括针刺、艾灸、穴位贴敷等。

针刺保健是用毫针刺激人体一定的穴位，以激发经络之气，使人体新陈代谢旺盛起来，从而起到强壮身体、益寿延年的目的。针刺保健与针刺治病的方法虽基本相同，但着眼点不同，针刺治病着眼于纠正机体阴阳、气血的偏盛偏衰，而针刺保健则着眼于强壮身体，增进机体代谢能力，旨在养生延寿。也正因为二者的着眼点不同，反映在选穴、用针上亦有一定差异。若用于保健，针刺手法刺激强度宜适中，选穴不宜多，且要选择具有强壮功效的穴位为主，如合谷、足三里、三阴交、内关等。

保健灸法也是我国独特的养生方法之一，不仅用于强身保健，也用于久病体虚之人的康复。保健灸法是在身体某些特定穴位上施灸，以达到和气血、调经络、养脏腑、延年益寿的目的。《医学入门》里说："药之不及，针之不到，必须灸之。"说明灸法可以起到针、药有时不能起到的作用。灸法的保健作用早在《扁鹊心书》中就有明确的记载："人于无病时，常灸关元、气海、命门……虽未得长生，亦可得百余岁矣。"

穴位贴敷是以中医经络学说为理论依据，把药物研成细末，用水、醋、酒、蛋清、蜂蜜、植物油、药液等调成糊状，或用呈凝固状的油脂（如凡士林等）、枣泥制成软膏、丸剂或饼剂等，再直接贴敷穴位，用来治疗疾病的一种方法。该疗法是利用药物刺激穴位，而起到药效、穴效的双重作用，达到治病的目的。在夏季三伏天进行穴位贴敷（俗称"三伏贴"），可预防慢性阻塞性肺疾病患者的冬季急性发作。穴位贴敷还可用于日常保健，临床常选用补肾健脾、疏肝养肺、益气活血、温经通络的药物，贴敷于关元、气海、足三里及背俞穴等穴位，可发挥增强人体正气、提高抗病能力、预防疾病的作用。

三、推拿按摩

推拿是运用手和手指的技巧，按摩人体一定部位或穴位，从而达到预防疾病目的的一种方法。根据情况，可配合砭石、拔罐器等辅助器具一同使用，以增强效果。推拿的作用机制主要是通过对身体局部的刺激，促进整体新陈代谢，从而调整人体各部分功能的协调统一，保持机体阴阳相对平衡，以增强机体的自然抗病能力，达到舒筋活血、健身防病之效果。

《素问·血气形志》说："经络不通，病生于不仁，治之以按摩醪药。"《素问·调经论》也指出："神不足者，视其虚络，按而致之。"说明推拿有疏通经络之作用。由于推拿大多是循经取穴，刺激相应穴位，因而，可使气血循经络运行，防止气血滞留，达到疏通经络、畅达气血之目的。从现代医学角度来看，按摩主要是通过刺激末梢神经，促进血液、淋巴循环及组织间的代谢过程，以协调各组织、器官间的功能，使机体的新陈代谢水平有所提高。

世界上很多国家都重视中国这一传统疗法，每年都有来自美国、英国、意大利、法国、德国、朝鲜、日本、菲律宾、新加坡、泰国、马来西亚、印度、瑞典、西班牙、越南、阿根廷等国家的人员学习这一防治疾病的简易方法。

四、饮食营养

"营养"一词，古已有之。据《普济方·一百八十八卷》记载："夫人之所以滋养其身者，唯气与血。血为营，气为卫，营行脉中，卫行脉外……血之周流于身，上透泥丸（注百会穴），下至涌泉，灌溉诸经，营养百脉。""营"，有经营、营造、谋取之意。"养"，有滋养、调养、养护之意。我国固有的中医饮食营养学，距今已有两千多年的历史，并且自成体系，为中华民族的繁衍与健康做出了巨大贡献。早在先秦时期，我国医学著作《黄帝内经》就提出了全面膳食的要求，即"五谷为养，五果为助，五畜为益，五菜为充，气味合而服之，以补精益气"，这相当于世界上最早的膳食指南。

中医饮食营养学认为，每种食物都有其各自的性能。这些性能是古代医家在长期实践中概括和总结出来的，并以阴阳、脏腑、经络、辨证、治则、养生等中医学理论作为指导，能使人们有效、合理地选择食物。例如，食物具有寒、凉、温、热四种性能。其中温热与寒凉属于两类不同的性质。温与热、寒与凉则分别具有共同性，温次之于热，凉次之于寒。凡适用于热性体质或病证的食物，就属于寒凉性食物。如西瓜可用于热病烦渴，鸭梨可用于咳嗽、咯黄痰，表明这两种食物具有寒凉之性。反之，凡适用于寒性体质或病证的食物，则属于温性或热性食物。如干姜可用于胃寒腹痛，生姜、葱白用于风寒感冒等，表明其具有温热之性。在实际应用时，应以"寒者热之，热者寒之"为具体指导原则。

中医饮食营养学认为食物之于人体存在三方面作用。食养，即饮食对人体具有营养的作用；食忌，但不合时宜的饮食又会对人体造成危害；食疗，有目的地针对体质偏颇，使用食物进行治疗或辅助治疗。在日常生活中，正确认识饮食对人体健康的作用，合理运用饮食疗法，可以起到维护健康和预防疾病的作用。

五、传统运动锻炼

"动则不定"是我们中华民族养生、健身的传统观点。早在数千年以前，体育运动就已经做为健身、防病的重要手段之一被广为运用。传统运动方法是我国劳动人民智慧的结晶，千百年来，人们在医疗实践中总结出许多宝贵的经验，形成了融导引、气功、武术、医理为一体的具有中华民族特色的运动锻炼方法。源于导引养生的功法有五禽戏、八段锦等，源于武术运动的项目有太极拳、形意拳等。

无论哪一种传统运动方法，都是以中医的阴阳、脏腑、气血、经络等理论为基础，在练习过程中注重呼吸、躯体运动和意念的配合，即所谓调息、动形和意守的统一。调息，指呼吸调节；动形，指形体运动；意守，指意念专注。统一是指三者之间的协调配合，使得形、神一致，意、气相随，形、气相感，从而达到健身和防病的作用。

现代研究发现，传统功法可作用于神经系统、呼吸系统、循环系统、免疫系统等，发挥保健、康复及辅助治疗的作用。

六、中医体质辨识

体质，是指人体生命过程中，在先天禀赋和后天获得的基础上所形成的形态结构、生理功能和心理状态方面综合的、相对稳定的固有特质。中医体质辨识即以人的体质为认知对象，从体质状态及不同体质分类的特性出发，把握其健康与疾病的整体要素与个体差异，制定防治原则，选择相应的治疗、预防、养生方法，从而进行"因人制宜"的干预措施。

体质分类最早见于《黄帝内经》记载，包括阴阳五行分类、体型体质分类、心理特征分类等。在古代体质分类方法基础上，现代医家结合临床实践，对体质类型进行了划分，最有代表性的分类方法为"九分法"。该分类方法由北京中医药大学王琦教授提出，经过反复研究和论证，于2009年由中华中医药学会作为行业标准《中医体质分类与判定》公开发布。该方法通过对人体形态结构、生理功能、心理特点及反应状态的辨识，将人群体质分为平和质、阴虚质、阳虚质、痰湿质、湿热质、气虚质、瘀血质、气郁质、特禀质共九类。2009年，中医体质辨识被纳入《国家基本公共卫生服务规范》，正式进入了国家公共卫生体系。

中医体质辨识是中医三级预防的依据。

一级预防，养生保健，阻止相关疾病的发生。一是在群体预防中，可通过中医体质辨识，揭示一般人群中医体质类型的分布规律，针对不同人群的体质分布特点，使中医传统"养生、避邪"的个体预防阶段进入群体预防阶段，促进人群健康水平的整体提高。二是对于自我（社区、家庭）保健，每个人都可根据中医体质辨识结果，针对个体体质的偏颇状态，重新考虑生活方式和饮食宜忌等，建立适合自己个体体质特点的养生保健方法。

二级预防，疾病临床前期的"三早"预防，即早发现、早诊断、早治疗。对于疾病的易感体质，可根据体质辨识结果，有针对性地调整偏颇体质，进行疾病的早期预防。例如，研究发现，高血压与痰湿质关联程度最强，而女性痰湿质与高血压的关联强于男性，提示在高血压的高危人群中调整痰湿体质偏颇的重要性，特别是痰湿体质的女性尤需关注。

三级预防，即临床预防，确定疾病的变化趋向，防止疾病加重与并发症发生。在临床诊疗中，通过客观辨识中医体质类型，时时注意到体质对证候的制约与影响，治疗中积极改善患者的病理性体质，可以从根本上改善证候，治愈疾病。同时，由于患者的病理性体质得到纠正，使群体增强了对致病因子的抵抗力，可预防疾病复发。

七、情志调摄与养神

"形神共养"是中医养生的重要原则。所谓形，指形体，即肌肉、血脉、筋骨、脏腑等组织器官，是物质基础；所谓神，指以情志、意识、思维为主的心理活动现象，以及生命活动的全部外在表现，是功能作用。"形"和"神"是密不可分的整体，形为神之基，神为形之主，养形以养神，养神以养形。中医理论中的情志，常指七情，"喜、怒、忧、思、悲、恐、惊"。七情太过可致病，如怒伤肝，喜伤心，思伤脾，悲忧伤肺，恐惊伤肾。

现代研究发现，情志对人体健康的影响不可小觑。异常的情志状态不仅会导致心理问题，还会引发内分泌、心血管、消化和生殖等多个系统的功能紊乱。长期负性情绪的刺激，可导致成年人的大脑结构发生改变，造成前额叶皮质血流量下降，海马体萎缩，或者杏仁核体积增加，进而导致疾病易感性升高。《黄帝内经》认为："恬淡虚无，真气从之，精神内守，病安从来。"通过音乐疗法、传统运动、调息、冥想等方式进行情志调摄，不仅可有效缓解负性情绪，还可改善脑部结构，如增加前额叶皮质血流量，缩小杏仁核体积，或是增大海马体体积，进而降低疾病易感性。

第三节　中医临床预防服务

中医临床预防服务的对象是患者、亚健康人群和健康人群，在医院与社区均可开展。针对不同人群采取的中医临床预防服务措施不尽相同，中医临床预防服务的主要内容有：中医养生及保健咨询、中医体质筛查与辨证、中医临床预防性治疗和常见慢性病的预防与保健等。

一、中医养生及保健咨询

中医养生是中华民族的瑰宝，是中华民族传统文化的一个有机组成部分。养生，又称摄生、道生、养性，是指通过养精神、调饮食、练形体、慎房事、适寒温等各种方法实现的一种综合性的强身益寿活动。所谓"养"，是指保养、调养、补养之意；所谓"生"，是指生命、生存、生长之意。因此，养生的现代涵义是指以追求身心健康、生活和谐幸福为目的的体验性的实践活动。

中医养生是社会发展的需要、人类自身发展的需求和学科发展的要求。中医养生是中医"治未病"的基础和根本出发点，是对生命的养护。养生的目的旨在维护和促进健康，只有掌握和运用正确的养生方法并持之以恒，才能真正做到"恬淡虚无，真气从之""阴平阳秘，精神乃治"，维持机体内外环境的协调有序，实现理想的健康状态，达到延长寿命和提高生活质量的目的。

中医养生是我国先民在长期的生产、生活实践中通过探索脏腑盛衰及人体阴阳气血的变化，揭示人类生老病死之规律，探求防病抗衰的原理及方法的智慧结晶。历代医家在《周易》《黄帝内经》基础上从不同方面丰富了中医养生学的内容，增加了优生优育、调理五脏、食疗等内容，当代医家又将养生理论与中医临床相结合来防治一些疑难疾病，使得中医养生学内容更加丰富和完备。

中医保健知识咨询，有助于提高咨询者的健康素养和自我保健能力，指导咨询者主动采取养生保健措施，来维护自身机体健康。例如，针对女性开设孕前门诊，提供孕前咨询和生殖保健服务，可帮助育龄女性提高自我健康素养以及自我保健意识，对提高生育水平和人口素质均有较好效果。又如，开设"治未病"门诊，对慢性病患者提供"一对一"的养生保健咨询，可拉近医患之间的距离，建立信任平台、有利于各项中医预防服务措施的落实。

二、中医体质的筛查与辨识

体质现象是人类生命活动的一种重要表现形式，是人类在生长、发育过程中所形成的与自然、社会环境相适应的人体个性特征，其表现为结构、功能、代谢以及对外界刺激反应等方面的个体差异性，表现为对某些致病因子和疾病的易感性，以及疾病传变、转归中的某些倾向性。

在体质的形成过程中，先天因素是体质形成的基础，父母的体质对子女的体质影响很大。父母身体的健康状况、胖瘦与肤色，父母的性格与气质，都会对子女有很多的影响，父母的先天生理缺陷和遗传性疾病，如癫痫、哮喘等很有可能遗传给后代。后天因素也可以使体质发生变化，例如饮食营养、生活起居、精神情志以及自然环境和社会环境等都可以影响体质。

现代中医对体质的分型研究，一般是从临床角度根据疾病群体中的体质变化、表现特征及与疾病的关系等方面对体质进行分型。虽然国内不同学派对体质的分类具有差异，但较有代表性的分型方法为王琦的九分法。本章基于此进行中医体质的筛查与辨证（表 10-1）。不同的体质有不同的形态特征、常见表现、心理特征、发病倾向、对外界的适应能力等，值得注意的是，体质是可调可变的，这正是中医治未病的基础和切入点，也是中医治未病的重要手段和方法。

表 10-1　九种体质的基本特征

体质类型	形体特征	常见表现	心理特征	发病倾向	适应能力
平和质	体型匀称健壮	面色、肤色润泽，头发稠密有光泽，目光有神，鼻色明润，嗅觉、味觉正常，唇色红润，不易疲劳，精力充沛，耐受寒热，睡眠良好，食欲良好，二便正常	性格随和开朗	平时较少患病	对自然环境和社会环境适应能力较强
气虚质	肌肉不健壮	容易呼吸短促接不上气，喜欢安静，不喜欢说话，说话声音低弱，容易感冒，常出虚汗，经常感到疲乏无力	性格内向不稳定，胆小不喜欢冒险	平时体质虚弱，易患感冒；或发病后抗病能力弱而难以痊愈；易患内脏下垂	不耐受寒邪、风邪、暑邪
阳虚质	肌肉不健壮	总是手脚发凉，胃脘部总是怕冷，衣服比别人穿得多，耐受不了冬天的寒冷，夏天耐受不了空调房间的冷气，喜欢安静，吃（喝）凉的东西总会感到不舒服，容易大便稀溏，小便颜色清，量多	性格多沉静，内向	发病多为寒证，易患水胀、泄泻、阳痿	不耐受寒邪，耐受夏季，不耐受冬季，易感受湿邪
阴虚质	体形瘦长	经常感觉身体、脸上发热，耐受不了夏天的暑热，皮肤干燥，经常感到手脚心发热，面颊潮红或偏红，常感到眼睛干涩，经常口干舌燥，容易失眠，经常大便干结	性格急躁，外向好动，活泼	易患咳嗽，糖尿病，闭经发热等	平时不耐暑热，干燥，耐受冬季，不耐受夏季
痰湿质	体形肥胖腹部肥满松软	出汗多且黏腻，手足心潮湿多汗，常感到肢体酸困沉重，不轻松，面部常有油腻感，嘴里常有黏黏的感觉，平时痰多	性格温和，处事沉稳，为人谦恭，多善于忍耐	易患糖尿病、中风、眩晕、咳嗽、痛风、高血压、高血脂、冠心病等	对梅雨季节及湿环境适应能力差
湿热质	形体偏胖或苍瘦	面垢油光，易生痤疮，口苦口干，身重困倦，大便燥结，小便短赤，男易阴囊潮湿，女易带下量多	急躁易怒	易患疮疖、黄疸、火热等病证	对湿热交蒸气候难适应

续表

体质类型	形体特征	常见表现	心理特征	发病倾向	适应能力
血瘀质	瘦人居多	皮肤常在不知不觉中出现紫瘀斑（皮下出血），皮肤常干燥粗糙，常常出现疼痛，面色晦暗或有色素沉着，黄褐色斑块，眼眶经常黯黑，眼睛经常有红丝（充血），刷牙时牙龈容易出血	容易烦躁，健忘，性情急躁	易患出血、中风、冠心病等病证	不耐受风邪、寒邪
气郁质	形体瘦者为多	常感到闷闷不乐、情绪低沉，易紧张、焦虑不安，多愁善感，情感脆弱，容易感到害怕或容易受到惊吓，常感到乳房及两胁部胀痛，常有胸闷的感觉，经常无缘无故的叹气，容易心慌、心跳快，喉部经常有堵塞感或异物感，容易失眠	性格内向不稳定，忧郁脆弱，敏感多疑	易患失眠、抑郁症、神经官能症等	对精神刺激适应能力较差，不喜欢阴雨天气
特禀质	无特殊，或有畸形，或有先天生理缺陷	过敏体质，即使不是感冒也经常鼻塞、打喷嚏、流鼻涕，容易患哮喘，容易对药物、食物、气味、花粉、季节过敏，皮肤容易起荨麻疹，皮肤经常因过敏出现紫红色瘀点、瘀斑，皮肤常一抓就红，并出现抓痕	无特殊	凡遗传性疾病者，多表现为亲代有相同疾病，或出生时即有缺陷；若为过敏体质，容易出现药物过敏、花粉症、哮喘等过敏性疾病	适应能力差，如过敏体质者对季节适应能力差，易引起宿疾

三、中医临床预防性治疗

在临床治疗过程中，根据疾病的发生发展规律，还要在治疗当前疾病主证的基础上，针对性地截断疾病的不利变化趋向，达到"已病防变"的预防效果，如《金匮要略》所说的"见肝之病，知肝传脾，当先实脾"。再如，在治疗高热性的疾病时，要在清热的同时预防高热伤阴，所以《伤寒论》中治疗高热的白虎汤，以生石膏为主的同时，还要辅以清热而兼能生津的知母。这都体现了预防性治疗的思想。

对于某些慢性疾病患者及易于反复罹患某种疾病的人群，根据其患病或病情变化的时间规律，提前予以预防性的治疗，可以取得更好的临床疗效。常用的有"冬病夏治""夏病冬治"等方法。

"冬病夏治、夏病冬治"是根据"春夏养阳，秋冬养阴"的中医理论，利用夏季与冬季人体阳气与阴气最旺盛之际，治疗某些属于虚性、寒性与实性、热性的疾病，以达到标本兼治、预防保健的作用。

"冬病"指某些好发于冬季，或在冬季加重的病变，如支气管炎、支气管哮喘、风湿与类风湿关节炎、老年畏寒症以及属于中医脾胃虚寒类的疾病。"夏治"指夏季这些病情有所缓解，趁其发作缓解，辨证施治，适当地内服和外用一些方药，以预防冬季旧病复发，或减轻其症状。冬病夏治的方法很多，如针刺、艾灸、理疗、按摩、穴位贴敷以及内服温养阳气的中药和食物等。经历代中医学家的反复实践、反复研究证明，于炎热夏季用中药穴位贴敷治疗冬天发作或容易发作的疾病疗效显著。贴敷疗法一般在夏季三伏天贴敷为最好，于三伏天各敷1次，连贴3年。病史较长或病情较为顽固者可适当增加贴敷次数，贴敷时间一般不超过24小时。

"夏病"指某些好发于夏季，或在夏季加重的病变，一般为慢性衰减性疾病，如过敏性鼻炎、反复呼吸道感染、慢性咳嗽、慢性咽炎、慢性胃炎、结肠炎、颈肩腰腿痛、肠功能紊乱、病毒性肝炎、尿路感染、甲亢、复发性口腔溃疡，以及梅尼埃综合征、癫痫、红斑狼疮等，均适宜在冬天诊治。如果能在冬季将身体调养好，则可以改善体质，增强免疫力，所谓"正气存内，邪不可干"，就可以防患于未然。常用的夏病冬治方法众多，有药膳食疗、中药汤剂、穴位敷贴、针灸、中药熏浴、药酒膏方等，但均需辨证论治。

四、常见慢性病的预防与保健

《中国防治慢性病中长期规划（2017—2025 年）》中指出，在慢性病的防治工作中，要坚持中西医并重，充分发挥中医药"简、便、验、廉"和"治未病"的特点。在中医防治慢性病的手段中，有丸、散、膏、丹等多种剂型可供选择，也有针灸推拿、拔火罐、中药药膳等独特手段，深受慢性病患者的喜爱。这些方法不仅安全有效，而且治疗成本低，群众的依从性高，值得广泛推广。

本节以超重和肥胖、高血压、糖尿病、冠心病为例，简述慢性病的中医预防服务方法。

1. 超重和肥胖 肥胖是糖尿病、心血管疾病及其他代谢性疾病和癌症的潜在危险因素。近 20 年来，我国超重/肥胖的患病率逐年增长，呈流行态势。减重治疗包括生活方式（膳食和体育运动）调整、内科药物及外科手术治疗等多种手段。科学合理的营养治疗联合运动干预是目前最有效、最安全的基础治疗。

中医学认为，超重/肥胖多因先天禀赋、过食肥甘、缺乏运动、年老体弱等，引起体内膏脂堆积过多，痰湿瘀滞，体重增加。研究显示，在形成良好的饮食和运动习惯基础上，使用中草药、穴位刺激（包括针灸、刮痧、穴位按压等）、传统运动方法（太极拳、八段锦）等中医药适宜技术可达到更好的减重效果，有效降低腰臀比，并改善伴随症状等，且比常规减肥药副作用小。常用的中药包括黄芪、山楂、大黄、白术、泽泻、茯苓、荷叶、苍术、丹参、陈皮等。常用的穴位包括足三里、三阴交、天枢、丰隆、中脘、气海、曲池、阴陵泉、脾俞、水分等。临床研究还显示，长期的太极拳练习可增强神经肌肉的反应性，增加肥胖者的静息代谢率，使静息状态下能量消耗增加，促进体内能量呈负平衡。

2. 高血压 高血压是引起心脑血管疾病最重要的危险因素，其并发症脑卒中、冠心病、心力衰竭、肾衰竭等具有高度的致死率和致残率，严重危害人体健康。因此，防治高血压是当前我国慢性病防治的中心环节。

绝大部分高血压可以预防、控制，但却难以治愈。诸多研究显示，传统的中医药疗法在降血压及缓解高血压相关症状方面有显著效果。因此，除少盐、少钠的普适性饮食和生活方式建议以外，对高血压患者，采用食疗、导引及养生功法有助于对血压的控制，配合中药内服，能使部分患者血压恢复正常，对顽固性高血压及合并较多症状的患者，中医药疗法可起到减轻症状、协助降压、减少减缓靶器官损伤的作用，从而达到未病先防、已病防变的目的。高血压患者社区中医预防服务流程，见图 10-1。

```
┌──────────────────────────┐
│     35岁及以上高血压患者      │
└──────────────────────────┘
              │
              ▼
┌─────────────────────────────────────────────────┐
│ 进行中医四诊合参，辨识高血压证型，并个体化指导，2周后随访 │
└─────────────────────────────────────────────────┘
       │            │                    │
       ▼            ▼                    ▼
┌──────────┐ ┌────────┐      ┌────────────────┐
│ 随访、评估。 │ │ 血     │      │  血压控制不稳定者  │
│ 根据辨证分型 │ │ 压     │      └────────────────┘
│ 进行饮食、常 │ │ 控     │                │
│ 用保健方法指 │ │ 制     │                ▼
│ 导及四季养生 │ │ 良     │ ┌───────────────────────────┐
│ 概要宣教    │ │ 好     │ │ 规范治疗配合中医健康指导或中医辨证分型 │
└──────────┘ │ 者     │ └───────────────────────────┘
             └────────┘                │
                                       ▼
                          ┌───────────────────────────┐
                          │ 根据辨证分型进行饮食、常用保健方法指导 │
                          │ 四季养生概要、需要转诊情况          │
                          └───────────────────────────┘
```

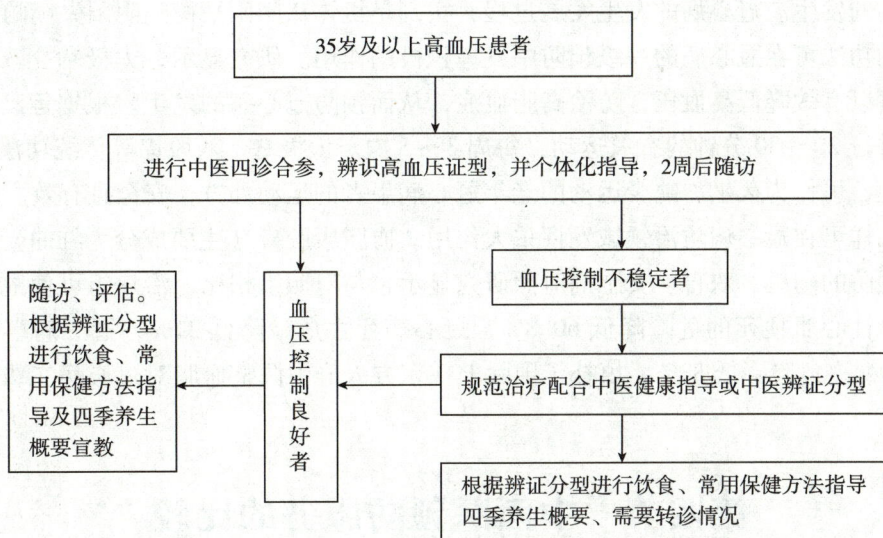

图 10-1 高血压患者中医健康管理服务流程

临床研究显示，进行 6 个月以上的太极拳锻炼，可有效改善高血压患者眩晕、心悸等症状，显著降低血压，尤其是舒张压降低更为明显。因此，太极拳可以作为在社区内开展的一级预防策略，以帮助高血压患者改善血压。血液流变学检测发现，太极拳锻炼能通过改善高血压患者的血液黏度而降低血压。太极拳本身的"放松"作用和"温和"的运动特点，能调节神经系统功能，放松肌肉，反射性引起血管舒张、血压下降。但也有研究认为，太极拳降压效果具有可逆性，停止锻炼后 2 周内降压效果完全消失。

3. 糖尿病 糖尿病的危害主要是长期的高血糖损害血管，导致全身血管老化的加速，大大增加了冠心病和脑卒中的发病风险，引起神经病变、肾病、视网膜病等一系列病变，致残、致死率高，给患者本人及社会带来巨大的健康损失及医疗经济负担。

临床上，糖尿病患者常常出现倦怠乏力、口干口渴、心悸烦躁、头晕、便秘等全身不适症状，单纯应用现代营养学饮食配方和降糖西药虽然能够改善血糖，但是临床症状往往难以缓解，甚至个别患者在血糖降低后症状反而增多。而通过辨证论治，改善症状和体征正是中医学的优势。因此，根据糖尿病患者的体质/证候，采用相应的饮食疗法或其他方法进行调治，可达到血糖控制和提高生活质量的双重效应。如针对虚寒证的糖尿病患者，选择偏温补的食物，主食如小麦、高粱等，调味品用姜、葱、辣椒、桂皮、胡椒，肉食用牛肉、羊肉等，蔬菜如韭菜、茴香等，尽量少用清热类的食物，如苦瓜、黄瓜等。此外，多种药食同源的材料都具有降糖功效，包括普洱茶、冬虫夏草、人参、黄芪、高良姜、枸杞子、黄芪、石斛、葛根、大黄、桑叶、玉米须等。

此外，传统运动方法是改善血糖水平、减轻胰岛素抵抗、增加胰岛素敏感性的一种经济、安全、简便的方法。研究显示，进行连续 16 周的简化二十四式太极拳练习，可有效改善 2 型糖尿病患者的运动能力损伤，包括平衡能力的改善及运动速度的提高。坚持练习八段锦，可有效控制糖耐量受损者的空腹血糖值，以及预防在此阶段发展成为糖尿病；可有效改善 2 型糖尿病伴抑郁患者的抑郁症状，提高其生活质量；可帮助 2 型糖尿病患者稳定血糖水平。糖耐量受损的患者，在饮食控制基础上，坚持每天 30 分钟的易筋经练习，可降低 1 年后糖尿病发病风险。

4. 冠心病 冠心病是一种多危险因素所致的慢性病。人与自然、社会环境是一个有机整体，家庭、工作、社会等环境因素，负性事件、负性情绪、童年伤害等心理因素，均可影响机体，进而导致冠心病的发生。冠心病的发生发展过程，实则是机体从阴阳平衡到阴阳失衡的过程。

传统运动功法可在冠心病的一级预防中发挥积极的作用。研究显示，太极拳、八段锦等传统运动功法，可以有效降低高血压，防治高脂血症，从而预防冠心病的发生。根据运动建议，冠心病患者适合进行 20～30 分钟的有氧运动，每周 3～5 次。太极拳、八段锦等传统功法，由于其动静结合的特性，可作为久坐、缺少运动的老年冠心病患者的运动处方，安全且有效。

中成药同样可在冠心病防治领域发挥重大作用。血脂康胶囊（主要成分为红曲）调整血脂对冠心病二级预防的随机、双盲、安慰剂对照研究显示，与对照组相比，治疗组可使冠心病患者再次发生非致死性心肌梗死的危险降低 60.8%，冠心病死亡危险降低 31%，冠心病事件危险降低 45.1%，总病死率危险降低 33%，填补了国际上在东方人群中调整血脂对冠心病二级预防的研究空白。

第四节　中西医预防服务的比较

在预防医学实践中，无论是采用西医预防服务，还是中医预防服务，尽管两种医学体系采用的理论和方法存在较大的差异，但它们的终极目的都是一样，即促进人群的健康、延长寿命和提高生活质量。兹就两者的异同点介绍如下。

一、健康概念认识的差异

西医学对健康概念的认识是有一个不断发展和完善的过程。早期将健康单纯理解为"无病、无残和无伤"，直到 20 世纪 40 年代，WHO 才将健康定义为"健康是身体、心理和社会适应的完好状态，而不仅是没有疾病和虚弱"。此概念指出了健康的三个维度，即身体（生理和结构特征）、心理（智力、情绪和精神）和人际交往及社会适应。

中医学的健康概念是指阴阳平衡、气血脏腑调和、形神统一，人与自然、社会统一的平衡状态。这就是两千多年前《黄帝内经》中所谓的"平人""阴平阳秘"状态。因此，中医养生重视"形神共养"和"性命双修"。中医所有养生理论和方法都是基于此建立。这与西医学重视身心健康有异曲同工之妙。

二、健康保健理念的差异

现代预防医学预防和控制疾病的策略是三级预防，更重视一级预防，因其为根本性预防措施，即对病因和危险因素的防控，分为高危人群策略和全人群策略。根据健康生命全程路径，将人生划分为几个明确的阶段，针对这些不同年龄组的人群在现场所中实施连续性预防服务措施，达到有效避免外界有害因素对健康的危害，维护健康、延长寿命和改善生活质量。中医预防服务则更加重视对人体正气的护养，在重视正气的基础上，把扶正和祛邪有机结合起来是中医预防服务的特点之一；其次是养防结合、道法自然；同时防重于治，防治结合。

三、健康促进人群策略的差异

现代预防服务更重视公共卫生和群体预防策略的应用，从而取得了最大的人群健康效应，这是现代预防医学的重要贡献，有效地控制了 20 世纪初以来的传染性疾病的肆虐，为人类战胜传染病做出了杰出贡献，同时也为慢性病的防治提出人群控制的策略和措施。中医预防服务在其历史发展过程中，一开始就是从个体预防保健实践中发展起来，其方法和技术更重视个体和个体化预防。随着现代中西医结合医学的发展，现代中医预防服务也正从个体预防到群体预防，再到两者相结合。

　　综上所述，中西医预防医学具有各自优点和不足，西医预防服务更重视外界危险因素或对病因的预防，以及实施群体预防；而中医预防服务的优势则是个体化的预防，以及通过激发人体内在抵抗力或免疫力来预防疾病。随着现代中西医结合医学的发展，我们需要发挥我国两套医学体系的互补优势，努力提升现代结合预防医学服务的水平。

　　本章小结：中医预防医学是我国预防保健体系的重要组成部分，是在中医理论指导下，以"治未病"理念为核心，探索预防疾病、养生保健的理论和方法，并以此指导人们保健活动的实用科学。在预防医学实践中，无论是采用西医预防服务，还是中医预防服务，尽管两种医学体系采用的理论和方法存在较大的差异，但它们的终极目的都是一样的，即促进人群的健康、延长寿命和提高生活质量。随着现代中西医结合医学的发展，应加强两套医学体系的沟通交流，发挥互补优势，共同提升现代结合预防医学服务水平。

思考题

1. 试简述中医体质的概念和特点。
2. 试简述食物对人体的三方面作用。
3. 简述中西医预防服务的异同。

第十一章

传染病的预防与控制

传染病属于常见、多发性疾病,在人类历史中,曾经一度猖獗流行,肆虐为患,严重危害人类健康和生命。虽然由于抗生素和疫苗的普及应用,大多数传染病被基本控制或消灭,但是仍有许多传染病广泛存在,一些传染病还在死灰复燃,新发传染病也不断出现。因此,加强传染病的预防和控制是非常必要的。

第一节　传染病的流行机制

传染病在人群中的流行过程需要经过传染源、传播途径和易感人群三个环节,当其中任何一个环节发生变化,都会影响传染病的流行及流行强度。除此之外,传染病的流行强度还会受到自然因素和社会因素的影响和制约。自然因素和社会因素可作用于三个环节,从而对传染病流行发挥促进或抑制的双向作用,其中社会因素更为重要。

一、传染病的概念和分类

1. 概念　传染病(communicable diseases)是由特异性病原体(及其毒性产物)所引起、在一定条件下可造成流行的疾病。这种病原体可以通过被感染的人、动物或储存宿主直接地或间接地传染给易感宿主。

感染性疾病(infectious diseases)是指由病原生物引起的所有人类疾病,除了传染病外,还包括非传染性感染性疾病。

2. 分类　1989 年,我国颁布了《中华人民共和国传染病防治法》,国家于 2013 年第二次修订,共包含了 39 种法定传染病,把传染病分为甲、乙、丙三大类,其中甲类 2 种,乙类 26 种,丙类 11 种,使我国的传染病防治管理从行政管理过渡到法制管理。

甲类传染病:鼠疫、霍乱。

乙类传染病:传染性非典型肺炎(严重急性呼吸综合征)、艾滋病、病毒性肝炎、脊髓灰质炎、人感染高致病性禽流感、甲型 H_1N_1 流感、麻疹、流行性出血热、狂犬病、流行性乙型脑炎、登革热、炭疽、细菌性和阿米巴性痢疾、肺结核、伤寒和副伤寒、流行性脑脊髓膜炎、百日咳、白喉、新生儿破伤风、猩红热、布鲁氏菌病、淋病、梅毒、钩端螺旋体病、血吸虫病、疟疾。

丙类传染病:流行性感冒、流行性腮腺炎、风疹、急性出血性结膜炎、麻风病、流行性和地方性斑疹伤寒、黑热病、包虫病、丝虫病,除霍乱、细菌性和阿米巴性痢疾、伤寒和副伤寒以外的感染性腹泻病、手足口病。

对乙类传染病中传染性非典型肺炎、炭疽中的肺炭疽和人感染高致病性禽流感,按甲类传染病的预防、控制措施执行。2020 年 1 月 20 日，国家卫生健康委员会将新型冠状病毒感染的肺炎纳入《中华人民共和国传染病防治法》规定的乙类传染病，并采取甲类传染病的预防、控制措施。其他乙类传染病和突发原因不明的传染病需要采取甲类传染病的预防、控制措施的，由国务院卫生行政部门及时报经国务院批准后予以公布、实施。省、自治区、直辖市人民政府对本行政区域内常见、多发的其他地方性传染病，可以根据情况决定按照乙类或者丙类传染病管理并给予公布，报国务院卫生行政部门备案。

二、传染病的流行过程及影响因素

（一）传染病的流行过程

任何一种传染病的发生、发展和传播都是病原体和宿主、外环境相互作用的结果。传染病流行过程的发生需要具备三个基本环节（条件），即传染源、传播途径和易感人群。这三个环节相互依赖、相互联系，缺少任何一个环节，传染病的流行都不会发生。

1. 传染源（source of infection） 是指体内有病原体生长、繁殖，并且能排出病原体的人和动物。包括患者、病原携带者和受感染的动物。

（1）患者：是最重要的传染源，患者作为传染源的意义主要取决于病程的不同阶段所排出的病原体的数量和频度。感染者排出病原体的整个时期，称为传染期（communicable period）。传染期的长短可以影响到传染病的流行病学特征，如传染期短的传染病，继发病常呈成簇出现；传染期长的传染病，继发病常呈陆续出现。其流行病学意义在于，传染期是决定传染病患者隔离期限的重要依据。

（2）病原携带者（carrier）：是指没有任何临床症状而能排出病原体的人。带菌者、带毒者和带虫者统称为病原携带者。病原携带者按照其携带状态和疾病分期的关系，分为三类：①潜伏期（incubation period）病原携带者：即在潜伏期阶段携带并排出病原体者。潜伏期是指从病原体侵入机体起，到最早开始出现临床症状这一段时期。②恢复期（convalescent period）病原携带者：指临床症状消失后继续携带和排出病原体者。凡临床症状消失后病原体携带时间在 3 个月以内者，称为暂时性病原携带者；超过 3 个月者，称为慢性病原携带者；有少数人可以终身携带。在恢复期应多作病原学检查，连续三次以上均为阴性，才视为携带状态消除。③健康病原携带者：指整个感染过程中均无明显临床症状与体征而排出病原体者。病原携带者作为传染源的流行病学意义取决于其排出病原体的量、携带病原体的时间长短、携带者的职业、社会活动范围、个人卫生习惯、环境卫生条件及防疫措施等。对饮食服务行业、供水企业、托幼机构的工作人员要定期进行病原学检查和病后随访，及时发现病原携带者。

（3）受感染的动物：有自然疫源性疾病，如鼠疫、森林脑炎、钩端螺旋体病、狂犬病、炭疽等；也有以人为主的人畜共患疾病，如人型结核、阿米巴痢疾等；还有以人和动物作为终宿主和中间宿主的疾病，如绦虫病。动物作为传染源的意义主要取决于人与受感染的动物接触的机会和密切程度、动物传染源的种类和密度，以及环境中是否有适宜该疾病传播的条件等。如家养宠物鼠可造成"猴痘"流行。

2. 传播途径（route of transmission） 指病原体离开传染源，进入新的易感宿主前，在外环境中所经历的全部过程。常见的传播途径有以下几种。

（1）经空气传播（air-borne transmission）：包括 3 种传播方式：①经飞沫传播：患者通过打喷嚏、咳嗽、说话等将病原体随飞沫排入环境，直接被传染源周围的密切接触者吸入引起传播；

这种传播在一些人口密度大、通风不良和拥挤的公共场所较易发生。②经飞沫核传播：飞沫失去水分，只剩下由蛋白质和病原体组成的飞沫核，悬浮在空气中，并可造成远距离的传播。③经尘埃传播：含有病原体的分泌物或较大飞沫落在地面，干燥后形成尘埃重新飞扬在空气中，被易感者吸入后感染。随地吐痰就是一种不卫生的习惯，痰中含有大量病原体，对环境造成污染。

经空气传播传染病的主要流行特征为：传播广泛，传播途径容易实现，发病率高；冬春季节高发；少年儿童多发；受居住和学习、工作环境条件及人口密度影响。

（2）经水传播（water-borne transmission）：许多肠道传染病、部分人畜共患疾病及寄生虫病都可经水传播。①经饮用水传播：饮用水被污染，如自来水管网破损，污水渗入，或粪便、地面污物等污染水源。经饮用水传播的传染病常呈现为暴发。流行特征为病例分布与供水范围一致，有饮用同一水源史；在水源经常受到污染处病例终年不断；发病无年龄、性别、职业差异；停用被污染的水源或者是采取消毒、净化措施后，暴发或流行即可平息。②经疫水传播：指接触疫水时，病原体通过皮肤、黏膜侵入机体，如血吸虫、钩端螺旋体等。流行特征为患者有疫水接触史，发病有季节性、地区性和职业性，大量易感者进入疫区接触疫水可致暴发或流行，加强对疫水的处理和个人防护可控制疾病发生。

（3）经食物传播（food-borne transmission）：食物本身带有病原体或受到病原体污染，又未经彻底消毒或生食、半生食时便可引起传染病的传播。主要包括肠道传染病和某些寄生虫病。流行特征为患者有进食某一食物史，不食者不发病；停止污染食物后，暴发可平息。

（4）接触传播（contact transmission）：①直接接触传播：指在没有外界因素参与下，传染源与易感者直接接触而发生的传播，如性传播疾病、狂犬病、鼠咬热。②间接接触传播：指易感者接触了被传染源的排出物或分泌物等污染的日常生活用品所造成的传播。被污染的手在间接传播中起重要作用。

（5）经媒介节肢动物传播（arthropod vector-borne transmission）：①机械携带传播：指媒介生物通过接触、反吐和粪便排出病原体，污染食物或餐具，媒介生物仅起机械携带作用。如伤寒、痢疾等肠道传染病的病原体可以在苍蝇、蟑螂等动物体表和体内存活数天。②生物性传播：指病原体在节肢动物体内需要完成其生命周期的某个阶段后（如生长、发育或繁殖等）才具有传染性，这段时间称为外潜伏期。如疟原虫只有在按蚊体内发育成熟后才能感染易感者。

（6）经土壤传播（soil-borne transmission）：有些传染病可通过被污染的土壤传播。一些能形成芽胞的病原体（如炭疽杆菌、破伤风杆菌、气性坏疽杆菌等）可在土壤中存活数十年之久，通过破损皮肤进入易感者体内，引起感染。有些寄生虫卵从宿主排出后，需在土壤中发育到一定阶段（如钩虫卵发育成丝状蚴、蛔虫卵发育为含杆状蚴的虫卵等），才具有感染易感者的能力。土壤被污染的机会主要有：传染源的排泄物或因传染病死亡的人、畜尸体掩埋不当而污染土壤。

（7）医源性传播（iatrogenic transmission）：指在医疗、预防工作中，由于未能严格执行规章制度和操作规程，人为造成某些传染病的传播。如医疗器械消毒不严格、药品或生物制剂被污染、使用了被病原体污染的血及血液制品等。

（8）围生期传播（perinatal transmission）：指在围生期，病原体通过母体传给子代，也被称为垂直传播或母婴传播。主要传播方式包括：①经胎盘传播：受感染的孕妇的病原体经胎盘血液传给胎儿引起宫内感染。如风疹、艾滋病、梅毒和乙型肝炎等。②上行性感染：病原体从孕妇阴道到达绒毛膜或胎盘引起胎儿宫内感染，如葡萄球菌、链球菌、单纯疱疹病毒等。③分娩时传播：分娩过程中胎儿在通过严重感染的产道时可被感染。淋球菌、疱疹病毒等均可通过这种方式传播。

许多传染病可通过一种或多种途径传播。

3. 易感人群　人群作为一个整体对传染病的易感程度称为人群易感性（herd susceptibility）。人群易感性的高低取决于该人群中易感个体所占的比例。当人群中免疫个体足够多时，由免疫个体构筑的"屏障"使传染源"接触"易感个体的概率减小，虽然此时还有相当比例的易感者存在，但新感染发生的概率却降至很低，从而可阻断传染病的流行，这种现象称为"免疫屏障"现象。有计划地对易感人群进行预防接种可以增强免疫屏障，阻断或预防传染病的流行。此外，传染病流行过后或隐性感染也可以降低人群易感性；而新生儿的增加、易感人口的迁入、免疫人口免疫力的自然消退以及免疫人口的迁出或死亡都可使人群易感性增高。

（二）影响传染病流行过程的因素

传染病的流行依赖于传染源、传播途径和易感人群这三个环节的连接和延续，任何一个环节的变化都可能影响传染病的流行和消长。这三个环节的连接往往受到自然因素和社会因素的影响和制约。

1. 自然因素　自然环境中的各种因素，包括地理、气象和生态等对传染病流行过程的发生和发展都有重要影响。

（1）对传染源的影响：某些自然生态环境为野生动物传染源的繁殖创造了良好条件，人类进入这些地区后受到感染。如鼠疫、恙虫病和钩端螺旋体病等。

（2）对传播途径的影响：寄生虫病和虫媒传染病对自然条件的依赖性尤为突出，大多数都具有明显的地区性分布和季节性增高的特点，如血吸虫病在南方有地方性流行区，该病与钉螺的分布一致；而黑热病则流行在我国长江以北有中华白蛉分布的地区；自然因素可直接影响病原体在外环境中的生存能力，如钩虫病主要发生在温暖、潮湿、多雨的夏季。近年来全球气候变暖带来了新的降雨格局，使湿地面积扩大，为蚊蝇孳生和钉螺的繁殖创造了条件；温度的上升也促进了媒介昆虫的繁殖生长，增强了其体内病原体的致病力。这些因素使局限于热带、亚热带的传染病蔓延至温带。

（3）对人群易感性的影响：气候变化可通过降低机体的非特异性免疫力而促进流行过程的发展，如寒冷可减弱呼吸道抵抗力，炎热可减少胃酸的分泌等。

2. 社会因素　社会因素包括人类的一切活动，如人们的卫生习惯、卫生条件、生活条件、居住环境、人口流动、风俗习惯、宗教信仰、社会动荡等。社会因素对传染病的流行有双向影响。

（1）对传染源的影响：饮食谱和饮食方式的变化，使原来很少有机会与人接触的病原生物（尤其是野生动物所携带的病原生物）进入机体；野外探险、森林旅游等，使更多的人接触野外环境；家庭饲养宠物、不洁性行为、抗生素滥用导致的耐药，都可能导致传染病发生和流行；全球旅游业的急剧发展、航运速度的不断增快，给传染源的控制带来困难，有助于传染病的全球性蔓延。

（2）对传播途径的影响：杀虫剂的滥用使传播媒介耐药性日益增强，如蚊媒对杀虫剂的普遍抗药，严重影响了灭蚊，从而引起了疟疾、登革热、黄热病等的流行。环境污染和森林砍伐改变了媒介昆虫的栖息习性，导致传染病的蔓延和传播。

（3）对易感人群的影响：易感人口大量流动，为某些传染病的流行创造了条件，加强对流动人口传染病的预防和监控，是最有效的措施。

我国通过建立完善的卫生防疫体系，预防为主、防治结合、中西医并重，对传染病进行预防、管理和监控，消灭了天花，控制了鼠疫，并使其他传染病的发病率也降到了非常低的水平。国家还通过建立规范化的供水系统和排污系统，加强饮用水消毒，加强食品卫生监测，建设公共设施，开展群众性的爱国卫生运动等措施，极大地改善了卫生环境和生活环境，人民的健康水平得到了很大的提高。

第二节 传染病预防控制策略与措施

传染病的预防与控制是我国卫生健康事业成效最为显著、影响最为广泛的工作之一。制定传染病的预防与控制策略时，只有在科学合理的指导下，充分考虑传染源、传播途径、易感人群和影响因素等内容，才能制定出切实可行的防控措施，从而以最少的投入，有效预防和控制传染病的流行。

一、传染病的预防控制策略

传染病的预防控制策略主要有：预防为主，建立传染病疾病监测系统和加强国际合作。

预防为主是我国一贯的卫生工作方针。以预防为主、群策群力、因地制宜、发展三级预防保健网、采取综合性防治措施，是我国多年来与传染病进行斗争策略的概括。

政府领导，依法管理，全社会参与，充分发挥各级疾病预防控制机构和监测系统的作用，同时依靠科技进步，加强国际合作。由于国际交流频繁，人们的观念和行为改变是传染病在国际迅速传播和流行的重要因素，因此要加强对疾病的监测。

二、传染病的预防控制措施

预防措施是在传染病未发病、流行或暴发前经常采取的措施，通过落实这些措施，使得传染病不发生或少发生。控制措施是指疫情发生后，为防止疫情扩散，尽快平息疫情所采取的措施。传染病的防治，必须针对流行过程的三个基本环节和两个因素，采取以抓主导环节为主、改善两个因素为助的综合性措施。

（一）传染病的报告

根据《中华人民共和国传染病防治法》和《突发公共卫生事件与传染病疫情监测信息报告管理办法》规定，凡执行职务的医务人员和检疫人员、疾病预防控制人员、乡村医生和个体开业医生皆为疫情责任报告人，中华人民共和国的每个公民都是义务报告人。

2013年修订的《中华人民共和国传染病防治法》，共规定了39种需报告的法定传染病。

甲类传染病和乙类传染病中的肺炭疽、传染性非典型肺炎、脊髓灰质炎、人感染高致病性禽流感为强制管理的传染病，发现患者或疑似患者时，或发现其他传染病和不明原因疾病暴发时，城镇应于发现后2小时内将传染病报告卡通过传染病疫情监测信息网络报告；未实行网络直报的责任报告单位应于2小时内以最快的通讯方式（电话、传真）向当地县级疾病预防控制机构报告，并于2小时内寄送出传染病报告卡。农村不超过6小时。

其他乙类传染病为严格管理的传染病，发现患者或疑似患者和规定报告的传染病病原携带者在诊断后，城镇要求发现后6小时内进行网络报告，未实行网络直报的责任报告单位应于6小时内寄送出传染病报告卡。农村不超过12小时。

丙类传染病为监测管理的传染病，发现患者或疑似患者和规定报告的传染病病原携带者诊断后，在24小时内进行网络报告；未实行网络直报的责任报告单位应于24小时内寄送出传染病报告卡。

（二）传染病预防控制措施的实施与分类

1. 经常性预防措施

（1）认真宣传防治传染病的卫生知识，充分利用广播、板报、宣传栏、图片、口头宣讲等方式，按季节、有重点地进行宣传。让群众掌握预防和识别传染病的知识，加强自我保护。培养健康的、科学的行为习惯和生活方式。

（2）在社区、厂矿、机关学校开展经常性的、定期的消毒、杀虫、灭鼠工作，并铲除其孳生的条件；加强社区家养宠物的卫生宣传工作。

（3）有计划地建设和改造社区公共卫生设施，对污水、污物、粪便进行无害化处理。

（4）改善社区公共饮用水卫生条件，加强二次供水的卫生管理。农村集体供水（农村自来水）水源附近，禁止有污水池、粪堆（坑）等污染源，禁止在饮用水水源附近洗刷便器和运输粪便的工具。定期检查饮用水的消毒情况。

（5）各级医疗、预防、保健机构必须严格执行有关的管理操作规程，杜绝传染病的医源性传播，建立、健全和完善消毒隔离制度。

（6）认真贯彻《中华人民共和国食品卫生法》，加强食品卫生监督管理，防止有害食品进入机关学校食堂、家庭和餐饮业。

（7）做好计划免疫工作。国家对儿童实行预防接种证制度。给适龄儿童办理预防接种证，建立预防接种卡片，并按儿童计划免疫程序按时接种疫苗。对漏种儿童要及时补种，对外来流动儿童要查验预防接种证，并及时补种。

2. 疫情出现后的控制措施

（1）控制传染源：①针对患者的措施应做到"五早"，即早发现、早诊断、早报告、早隔离、早治疗。患者一经诊断为传染病或可疑传染病，就应按传染病防治法的规定实行分级管理。②对病原携带者应做好登记、管理和随访至其病原体连续3次检查阴性后，才能解除管理。③凡与传染源有过密切接触者应酌情采取措施，包括隔离观察、医学观察和应急接种或药物预防。④对危害大且经济价值不高的动物传染源应予以捕杀、焚烧或深埋。对危害不大且有经济价值的病畜可予以隔离治疗。此外，还要做好家畜和家养宠物的预防接种和检疫。

（2）切断传播途径：是许多传染病防治的主要措施。肠道传染病通过粪便等污染环境，应加强对患者排泄物的消毒；呼吸道传染病通过痰和飞沫污染空气，通风和空气消毒至关重要；艾滋病可通过注射器和性活动传播，因此应大力推荐使用避孕套，杜绝吸毒和共用注射器；杀虫是防止虫媒传染病传播的有效措施。

①预防性消毒：对可能受到病原微生物污染的场所和物品施行消毒。

②疫源地消毒：疫源地（infectious focus）是指传染源排出病原体可能波及的范围，也即易感者可能受到感染的范围。范围较小的疫源地（如只有一个传染源）称为疫点，范围较大的疫源地称为疫区。疫源地消毒分为随时消毒和终末消毒。对于强制性管理的传染病，对疫源地可进行必要的封锁，限制疫区与非疫区之间各种形式的交往。疫源地被确定以后，必须满足下列条件才能被解除，即疫源地消灭的条件：传染源已被移走（住院或死亡）或消除了排出病原体的状态（治愈）；传染源播散在环境中的病原体被彻底消灭；所有易感接触者经过该病的最长潜伏期没有新病例或新感染发生。

（3）保护易感者：包括预防接种、药物预防和个人防护。

（4）传染病暴发、流行的紧急措施：根据传染病防治法规定，在有传染病暴发或流行时，当地政府需立即组织力量防治，报经上一级政府决定后，可采取下列紧急措施。①限制或停止集市、集会、影剧院演出或者其他人群聚集活动。②停工、停业、停课。③临时征用房屋、交通工具。④封闭被传染病病原体污染的公共饮用水源。

发生疫情地区应按照当地政府的统一部署，采取相应措施。

三、计划免疫与预防接种

1. 计划免疫概念及程序

（1）计划免疫（planned immunization）：是根据疫情监测和人群免疫状况分析，按照规定的免疫程序，有计划地利用疫苗进行预防接种，以提高人群免疫水平，达到控制乃至最终消灭针对性传染病的目的。

（2）扩大免疫规划（expanded programme on immunization，EPI）：是全球一项重要的公共卫生行动，始于20世纪70年代，目的是防治白喉、百日咳、破伤风、麻疹、脊髓灰质炎、结核病等传染病。重点提高上述六种疫苗在儿童中的免疫覆盖率，使每一个儿童在出生后都能按计划获得免疫接种。进入20世纪90年代后，EPI的重点转移到对疫苗可预防疾病的控制、消除和消灭。

我国1980年起正式加入EPI活动，《九十年代中国儿童发展规划纲要》提出：到1995年消灭野毒株引起的麻痹型脊髓灰质炎，消除新生儿破伤风。进入21世纪后，《中国儿童发展纲要（2010—2020年）》要求全国儿童免疫接种率以乡（镇）为单位达到95%以上，控制儿童常见疾病和艾滋病、梅毒、结核病、乙肝等重大传染性疾病，新生儿破伤风发病率以县为单位降低到1‰以下。

（3）中国的计划免疫程序：1978年我国全面实施计划免疫，主要内容是儿童基础免疫，即对7周岁及7周岁以下儿童进行卡介苗、脊髓灰质炎三价疫苗、百白破混合制剂和麻疹疫苗免疫接种，以及以后的适时加强免疫。2002年我国将乙型肝炎疫苗纳入国家免疫规划，2007年我国实现了14种国家免疫规划疫苗预防15种疾病。目前我国实施的儿童基础免疫程序见表11-1。

表 11-1　国家免疫规划疫苗儿童免疫程序表（2021年版）

可预防疾病	疫苗种类	接种年龄														
		出生时	1月	2月	3月	4月	5月	6月	8月	9月	18月	2岁	3岁	4岁	5岁	6岁
乙型病毒性肝炎	乙肝疫苗	1	2					3								
结核病[1]	卡介苗	1														
脊髓灰质炎	脊灰灭活疫苗			1	2											
	脊灰减毒活疫苗					3								3		
百日咳、白喉、破伤风	百白破疫苗				1	2	3				4					
	白破疫苗															5
麻疹、风疹、流行性腮腺炎	麻腮风疫苗								1		2					
流行性乙型脑炎[2]	乙脑减毒活疫苗								1			2				
	乙脑灭活疫苗								1、2			3				4
流行性脑脊髓膜炎	A群流脑多糖疫苗							1		2						
	A群C群流脑多糖疫苗												3			4
甲型病毒性肝炎[3]	甲肝减毒活疫苗										1					
	甲肝灭活疫苗										1	2				

注：1. 主要指结核性脑膜炎、粟粒性肺结核等。

2. 选择乙脑减毒活疫苗接种时，采用两剂次接种程序。选择乙脑灭活疫苗接种时，采用四剂次接种程序；乙脑灭活疫苗第1、第2剂间隔7～10日。

3. 选择甲肝减毒活疫苗接种时，采用一剂次接种程序。选择甲肝灭活疫苗接种时，采用两剂次接种程序。

2. 预防接种概念及分类

（1）预防接种：是将抗原或抗体注入机体，使人体获得对某些疾病的特异性抵抗力，从而保护易感人群，预防传染病发生。预防接种又称为人工免疫。

（2）预防接种的种类：①人工自动免疫：也称人工主动免疫（active immunization），是将减毒或灭活的病原体、纯化的抗原和类毒素制成疫苗接种到人体内，使机体对相应传染病产生特异免疫抵抗力的方法。人工主动免疫的接种，一般要求在传染病流行前数周进行或按计划免疫程序进行，从而使机体有足够的时间产生免疫反应。②人工被动免疫（passive immunization）：是将含有抗体的血清或其制剂直接注入机体，使机体立即获得抵抗某种传染病的能力的方法。③被动自动免疫：在注射破伤风或白喉抗毒素实施被动免疫的同时，接种破伤风或白喉类毒素疫苗，使机体在迅速获得特异性抗体的同时，产生持久的免疫力。

第三节　常见传染病预防与控制

一、结核病

结核病是由结核杆菌感染引起的慢性传染性疾病。结核杆菌可侵入人体全身各种器官，但主要侵犯肺，造成肺结核病。结核病又称为"痨病"和"白色瘟疫"，是一种古老的传染病，自有人类以来就有结核病。中医学认为"肺痨"是由于正气虚弱，感染痨虫所致，肺肾气虚、卫外不固是"肺痨"发病的重要基础。

1. 流行特征　结核病是青年人容易发生的一种慢性和缓发的传染病，一年四季都可以发病，15—35岁的青少年是结核病的高发人群，潜伏期4～8周。其中80%发生在肺部，其他部位（颈淋巴、脑膜、腹膜、肠、皮肤、骨骼）也可继发感染。人与人之间呼吸道传播是本病传染的主要方式。传染源是排菌的肺结核患者。

1993年，WHO宣布"全球结核病处于紧急状态"，将结核病列为重点控制的传染病之一。1998年，WHO再次指出"遏制结核病行动刻不容缓"。2012年，WHO开始起草2015年后全球结核病策略，并于2014年形成决议WHA67.1.1。2015年后策略的总体目标就是在2035年，全球终止结核病的流行，也确定了具体的指标：2035年在2015年的基础上结核病死亡数减少95%，发病数减少90%。

在全球范围内，结核病发病率呈下降趋势，2015—2020年减少了20%，但速度还不足以达到结核病防治战略的第一个里程碑。据WHO全球结核病报告估计，2018年全球有1000万人患有结核病，其中印度（27%）、中国（9%）、印度尼西亚（8%）、菲律宾（6%）、巴基斯坦（6%）、尼日利亚（4%）、孟加拉国（4%）和南非（3%）占了全球总数的2/3。2019年共有140万人死于结核病（其中包括20.8万艾滋病毒感染者）。2018年我国结核病发病人数为86.6万，占全球的9%，居30个高负担国家的第二位。我国结核病疫情有如下特点：一是发病人数多，患病率呈下降趋势。2013—2018年，我国全国结核病登记率分别为63.17/10万、60.97/10万、59.02/10万、57.18/10万、56.43/10万、57.59/10万，整体上呈逐年下降趋势，下降了8.8%，年递降率1.8%。二是结核病发病存在地区差异。农村结核病发病率为城镇的1.6倍，西部地区肺结核感染率约为中部地区的1.8倍，为东部地区的2.5倍。三是耐多药结核病疫情严重。2013年，我国耐多药结核病例数为5.4万，居世界第二位。四是结核杆菌与艾滋病毒的双重感染。我国艾滋病患者中约有一半是结核病与艾滋病的双重感染者。

2. 危险因素 有学者对国内 19 篇关于肺结核病发病危险因素的研究文献进行 meta 分析，显示结核病患者接触史 OR 值为 2.87，室内环境 OR 值为 2.62，工作环境 OR 值（95%CI）为 3.20（2.44～4.20），卡痕 OR 值为 2.86，BMI OR 值为 2.32，与肺结核明显相关，是肺结核发病的危险因素，与独立研究的结果一致。结核患者接触者，特别是密切接触者感染和发生结核病的危险性更大。低 BMI 者，细胞免疫功能往往较低，可能对所感染的结核分枝杆菌存在清除困难，而造成其感染。

还有卡介苗接种史 OR 值为 0.41，是一个保护性因素。卡介苗从 1921 年起在全球推广应用至今，对国际 1200 余篇文献的综合分析得出卡介苗对所有形式结核保护价值平均为 50%，可见卡介苗的接种对预防肺结核有相当重要的作用。

3. 预防与控制

（1）预防：包括①卡介苗接种；②加强教育宣传；③未感染者预防性治疗。

（2）控制：2006 年，WHO 将现代结核病控制策略（directly observed treatment short course，DOTS）发展为"遏制结核病策略（stop TB strategy）"，并作为 2006—2015 年全球控制结核病规划的基础。遏制结核病策略包括以下六个方面的内容。

①继续扩展 DOTS 策略，提高 DOTS 质量：政府承诺主要体现在持续的资金投入和不断增加；采用有质量保证的细菌学方法发现患者；在患者的配合下，采用全程督导的方法进行标准化治疗；建立和完善有效的药品供应和管理系统；利用监控和评价系统及时对防治效果进行评价。DOTS 策略的内容包括：A. 政府对国家控制结核病规划的政治承诺，将结核病列为重点控制的疾病之一；领导国家结核病控制规划的制定与实施；建立和健全全国结核病防治网络；落实结核病规划中人力和财力需求。B. 通过细菌学的方式发现肺结核患者。主要是通过痰涂片检查发现传染源；通过痰培养检查及药物敏感性试验发现结核菌阳患者和耐药结核菌患者。C. 在直接面视下，为患者提供免费的标准化疗方案治疗。治愈传染性肺结核是最好的预防措施。D. 定期、不间断地供应高质量抗结核药物，保证患者规律治疗。E. 建立和维持结核病控制规划的监控与评价系统，包括患者发现、登记报告和治疗结果的监测，通过现场督导了解结核病防治规划的实施质量，以及结核病防治效果的监测。

②应对 TB/HIV、MDR-TB 和其他挑战：开展结核病和艾滋病防治联合行动；预防和控制耐多药肺结核；关注监狱、难民、高危和脆弱人群以及特殊场所的结核病防治。

③为卫生系统功能完善做出贡献：积极参与到完善卫生系统范围的政策、人力资源、财务管理、服务提供和信息系统的活动当中，将结核病关怀与呼吸系统（PAL）关怀相结合。吸纳和利用其他领域的革新经验和方法。

④联合所有的卫生服务提供者：建立公立-公立、公立-私立卫生服务单位的合作（PPM）机制，实施国际结核病关怀标准（ISTC）。

⑤动员结核患者和社区的力量：开展倡导、交流和社会动员活动（ACSM），动员社区参与结核病防治工作，鼓励患者开展结核病关怀。

⑥促进科学研究：开展为规划服务的实施性研究，研发新型诊断方法、药物和疫苗。

二、流行性感冒

流行性感冒（influenza）简称流感，是由流感病毒（influenza virus）引起的急性呼吸道感染病，起病急骤，可见畏寒、高热、头痛、肌痛等症状，呼吸道症状较轻，病程短而自限。该病传染性强，可引起世界范围内大流行，是目前全球面临的重要公共健康问题之一。

1. 流行特征　易发生变异是流感病毒的一大特点，其中甲型流感变异频繁，主要是血凝素 HA 和神经氨酸酶 NA 的变异。流感病毒发生变异的形式包括抗原漂移（antigenic drift）和抗原转换（antigenic shift）两种形式。抗原漂移是由于基因组发生突变导致抗原发生小幅度的变异，不产生新的亚型，属于亚型内变异，出现频率较高且有累积效应，当达到一定程度后可引起中小型的流感流行。而抗原转换由于编码基因变异幅度大，往往产生强致病株，人体原免疫力对变异产生的新亚型完全或部分无效，可引起大流行。不过抗原转换发生的频率较低，发生过程缓慢。病毒抗原变异发生很快，导致人类无法获得对流感病毒的持久免疫力，同时这也为疫苗的研制带来了困难。

流感常突然发生，迅速蔓延。甲型流感常以流行形式出现，由于病毒抗原转换，间隔 10～15 年可引起世界性流感大流行。甲型流感病毒每 2～3 年、乙型流感病毒每 5～6 年可发生一次抗原漂移，可致季节性流感或流感局部流行。丙型流感多为散发，婴幼儿多见。流感一般多发于冬春季节，北半球温带地区，每年流行高峰在 1～2 月；南半球温带地区，高峰在 5～9 月份；热带地区多发于雨季。我国北方流感高峰一般在当年 11 月底至次年 2 月。大流行时季节性不明显。

患者和隐性感染者是主要传染源，传染期从潜伏期末开始至病后 7 日，发病 3 日内传染性最强。传播途径主要以飞沫形式通过空气传播为主，也可通过被污染的手和日常用具等间接接触传播。人群普遍易感，感染后可获得一定免疫力，但由于流感病毒不断变异，人群可反复感染，多次发病。甲、乙、丙三型之间及各流感病毒不同亚型之间无交叉免疫。

在过去的一百年，共发生过 4 次全球范围内的流感大流行：1918 年"西班牙流感（H_1N_1）"、1957 年"亚洲流感（H_2N_2）"、1968 年"香港流感（H_3N_2）"和 2009 年"墨西哥流感（H_1N_1）"，分别造成 5000 万人、100 万～400 万人、100 万～400 万人、10 万～40 万人死亡，给全球人类健康带来了灾难性的打击。季节性流感病毒不断演变，特别是在老年人、儿童、孕妇和潜在慢性病患者中，造成重症的比例较高。全球每年估计有 10 亿例流感病例，其中严重病例 300 万～500 万，流感相关呼吸道死亡病例 29 万～65 万，对全球人口数量和各国卫生系统的负担均造成严重影响。

2. 危险因素

（1）环境因素：气候变量和纬度是与流感季节性特征相关性最强的因素，低温是北方地区冬季流感发生和年度周期性强度的预测因子，而南方地区春季的流感活动与降雨量有关。

（2）个体因素：具有基础慢性疾病、吸烟，及因劳累、压力大导致的免疫力低下等，均会导致个体更容易患流感。

（3）易发生重症的高危人群：①年龄<5 岁的儿童（年龄<2 岁更易发生严重并发症）；②年龄≥65 岁的老年人；③伴有慢性呼吸系统疾病、心血管系统疾病（高血压除外）、肾病、肝病、血液系统疾病、神经系统及神经肌肉疾病、代谢及内分泌系统疾病、免疫功能抑制（包括应用免疫抑制剂或 HIV 感染等致免疫功能低下）等人群；肥胖者体质指数（BMI）大于 30；妊娠及围生期妇女。

3. 预防与控制

（1）控制传染源：监测流感动态，早期发现疫情，掌握疫情动态；及时对流感患者进行隔离和治疗，隔离时间为 1 周或至主要症状消失。

（2）切断传播途径：流行期间减少大型聚会及集体活动，对公共场所加强通风和空气消毒；患者及接触者应戴口罩；对流感患者的用具及分泌物应进行消毒处理。

（3）保护易感人群：包括疫苗接种和药物预防。疫苗接种是预防流感的基本措施，常用减毒活疫苗或灭活疫苗，在疫苗毒株与流行毒株一致的情况下预防效果肯定。每年由 WHO 根据全球监测结果来决定疫苗毒株的补充或更换，但因病毒极易发生变异而难以对流行毒株做到准确预测。药物预防不能代替疫苗接种，可作为未接种疫苗的合并症高风险人群的紧急临时预防措施。奥司他韦可用于甲型和乙型流感的预防，每日 1 次，每次口服 75mg，连用 1～2 周。

三、乙型病毒性肝炎

乙型病毒性肝炎（乙肝）是感染乙型肝炎病毒（hepatitis B virus，HBV）导致的慢性传染性疾病，居我国慢性传染病之首。中医学并无"乙肝"诊断病名，根据主要症状及体征将其归属为"黄疸""胁痛""积聚""鼓胀""疫毒""郁证""肝瘟""血证"等范畴，治疗以疏肝健脾为主。

1. 流行特征　HBV 感染呈世界性流行，但不同地区 HBV 感染的流行强度差异很大。据 WHO 报道，全球约 20 亿人曾感染过 HBV，其中 3.5 亿人为慢性 HBV 感染者，每年约有 100 万人死于 HBV 感染所致的肝衰竭、肝硬化和肝癌。2004—2013 年，中国乙肝累计发病数为 10730 953 例，累计死亡数为 7621 例，平均发病率为 80.6308/10 万。2004—2009 年发病率升高，2010 年开始发病率下降，至今整体呈下降趋势。2013 年，最高发病率地区为青海省，最低发病率地区为北京；最高死亡率地区为北京市，最低死亡率地区为浙江省。按照 WHO 乙肝流行区的划分，我国已经从高地方性流行区，变为中地方性流行区。

乙型病毒性肝炎是血源传播性疾病，主要经血（如不安全注射等）、母婴及性接触传播。由于对献血员实施严格的 HBsAg 筛查，经输血或血液制品引起的 HBV 感染已较少发生，经破损的皮肤黏膜传播主要是由于使用未经严格消毒的医疗器械、侵入性诊疗操作和手术、不安全注射特别是注射毒品等，其他如修足、文身、扎耳环孔、医务人员工作中的意外暴露、共用剃须刀和牙刷等器具也可传播。母婴传播主要发生在围生期，多为在分娩时接触 HBV 阳性母亲的血液和体液而传播。随着乙型肝炎疫苗联合乙型肝炎免疫球蛋白（HBIG）的应用，母婴传播已大为减少。与 HBV 阳性者发生无防护的性接触，特别是有多个性伴侣者，其感染 HBV 的危险性增高。

HBV 不经呼吸道和消化道传播，因此日常学习、工作或生活接触，如在同一办公室工作（包括共用计算机等办公用品）、握手、拥抱、同住一宿舍、同一餐厅用餐和共用厕所等无血液暴露的接触，一般不会传染 HBV。流行病学和实验研究亦未发现 HBV 能经吸血昆虫（蚊、臭虫等）传播引起。

2. 危险因素　有学者采用 meta 分析对 1994—2008 年国内有关乙型肝炎危险因素的文献进行综合分析，显示我国人群乙型肝炎发病的主要危险因素为：无乙肝疫苗接种史、乙肝家族史、注射史、共用剃刀、乙肝患者接触史、在外就餐史、输血史、创伤性美容、口腔诊疗史、手术史等，与国内外文献报道基本一致。

（1）**无乙肝疫苗接种史**：无乙肝疫苗接种史的人群患乙肝的风险 *OR* 值为 7.82，新生儿接种乙肝疫苗是预防乙肝的关键，此外，将疫苗接种推广到新生儿以外的重点高危人群也应该是乙肝预防工作的重点。

（2）**乙肝家族史**：有乙肝家族史的人群发生乙肝的风险是无乙肝家族史者的 6.94 倍，家族性乙肝患者家庭中父母双方都可以将 HBV 传播给子女，尤其是母亲具有更大的传播概率，母亲可通过孕期、围生期及生后密切接触等途径感染子代。

（3）**侵入性操作**：如注射史、输血史、创伤性美容、口腔诊疗史、手术史，这些因素均为乙肝传播的危险因素。注射史的 *OR* 值为 4.33，输血史的 *OR* 值为 2.36，创伤性美容的 *OR* 值为

2.22，口腔诊疗史的 OR 值为 2.12，手术史的 *OR* 值为 2.10。因此，人们在日常生活及求医就诊过程中应尽量避免不必要的注射、输血和使用血液制品，使用安全一次性注射器或经过严格消毒的器具，杜绝医源性传播。

（4）其他：虽然日常生活和工作接触不会传播乙肝病毒，但不良生活习惯也可能造成乙肝病毒感染。有研究显示，共用剃刀、在外就餐史、乙肝患者接触史均是乙肝的危险因素。共用剃刀的 *OR* 值为 3.58，在外就餐史的 *OR* 值为 2.85，乙肝患者接触史的 *OR* 值为 3.49。为了有效预防乙肝应养成良好的生活卫生习惯，不要与他人共用个人生活用品，不食用不洁食物，在与乙肝患者接触中做好自我防护。

3. 预防与控制

（1）继续强化乙肝疫苗的预防接种，提高适龄儿童乙肝疫苗覆盖率和首针及时接种率；在做好新生儿免疫规划工作的基础上，有计划、分步骤开展新生儿以外人群乙肝疫苗预防接种、乙肝疫苗查漏补种工作。

（2）控制 HBV 传播。据《传染病防治法》和《献血法》，继续加强卫生监督执法力度，加强对介入性医疗器械的管理，规范使用一次性注射器具。

（3）建立完善全国乙肝常规疫情监测系统，适时开展血清流行病学调查和重点人群乙肝感染状况监测，了解我国乙肝感染流行态势及变迁。

（4）依法加强准入和监管，规范临床抗病毒治疗，积极开展相关研究，研制新的有效抗乙肝病毒药物，降低由乙肝引发的肝硬化和肝癌的病死率。

（5）加强宣传教育，营造良好社会氛围，增强全民乙肝防治意识，改变公民不良危险行为。

四、艾滋病

艾滋病，即获得性免疫缺陷综合征（acquired immune deficiency syndrome，AIDS）是人类因为感染人类免疫缺陷病毒（human immunodeficiency virus，HIV）后导致免疫缺陷，并发一系列机会性感染及肿瘤，严重者可导致死亡的综合征，是一种目前尚无有效治愈办法、病死率极高的传染病，在世界范围内流行，已成为严重的公共卫生问题和社会问题。

1. 流行特征

（1）全球流行特征：WHO 报告，截至 2019 年底，估计有 3800 万艾滋病毒感染者，新感染 170 万，有 69 万人死于艾滋病相关疾病。超过 2/3 的艾滋病病毒感染者生活在世卫组织非洲区域（2570 万），艾滋病毒在该地区的一般人群中普遍流行，而重点人群的新发感染人数不断增加，南部和东部非洲的少女和年轻妇女以及一些社区的土著人民感染艾滋病毒的风险更大。2019 年，在全球 15—49 岁年龄组的艾滋病毒新感染者中，重点人群及其性伴侣占到 62% 以上。在东欧和中亚、亚洲和太平洋、西欧和中欧、北美以及中东和北非地区，这些群体在每个这类地区均占艾滋病毒新发感染的 95% 以上。世卫组织将重点人群定义为在所有国家和区域面临更高感染艾滋病毒风险的人群。重点人群包括：男男性行为者；注射吸毒者；在监狱和其他封闭环境中的人员；性工作者及嫖客；变性人。2019 年，全球 68% 艾滋病毒感染成人和 53% 艾滋病毒感染儿童接受终生抗逆转录病毒治疗。截至 2020 年 6 月，2600 万人正在接受抗逆转录病毒治疗，比 2019 年底的 2540 万人增加 2.4%。相比之下，2019 年 1 月至 6 月，治疗覆盖率估计增加了 4.8%。在 2000 年和 2019 年期间，艾滋病毒新发感染下降了 39%，艾滋病毒相关死亡减少了 51%。

（2）我国流行特征：目前，我国艾滋病疫情依然呈上升趋势，且显示以下五个特点：①全国艾滋病疫情依然呈低流行态势，但部分地区疫情严重。②HIV 感染者和 AIDS 患者数量继续增加，但新发感染人数保持在较低水平。③既往 HIV 感染者陆续进入发病期，AIDS 发病和死亡增加。④传播途径以性传播为主，所占比例继续增高，艾滋病发病率有很强的时空分布不平衡性。⑤感染人群多样化，流行形势复杂化。截至 2015 年底，报告现存活 15 岁以上 HIV/AIDS 患者 57.1 万，男女比为 2.6∶1，超过 1 万的省份达到了 15 个，占全国病例数的 87.7%，低于 3000 的省份有 7 个，占全国病例数的 2.2%。报告现存活 15 岁及以上的 HIV/AIDS 患者中，经异性性传播病例占 58.7%，经男男性行为传播占 20.1%，经注射吸毒传播占 13.6%，其他或不详占 7.6%。各地存活的患者主要传播方式不同，经异性性传播病例分布最广，以云南、广西、四川、广东及新疆等省份居多；经男男性传播病例主要集中在北京、广东、四川、江苏及辽宁等；经注射吸毒传播病例主要分布在四川、云南、新疆、广西及广东等。

2015 年新发现的 15 岁以上 HIV/AIDS 患者 114 656 例，男女比为 3.7∶1。超过 5000 例的省份 9 个，分别为四川、云南、广东、广西、重庆、贵州、新疆、河南和湖南，占全国病例数的 66.5%；低于 1000 例的省份有 8 个，分别为甘肃、内蒙古、天津、海南、青海、宁夏、西藏和新疆，占全国病例数的 3.4%。主要为性传播病例和注射吸毒病例，其中经异性性传播病例占 66.7%，经男男性传播病例占 28.4%，经注射吸毒传播病例占 4.4%，其他或不详占 0.5%。我国 2018 年报告新增 15—24 岁青年 HIV 感染者 1.6 万例，其中青年学生病例 3000 多例，占比约 20%，且 80% 以上通过男男性行为传播，男男性行为人群是 HIV 感染的关键人群。2001—2016 年我国各地区艾滋病发病率总体呈上升趋势，但也有少数地区艾滋病发病率呈现增长后又减少的情况，如云南、广西。艾滋病发病率有很强的时空分布不平衡性，全国有云南、新疆、四川、贵州、广西、重庆 6 个省份连续 3 年发病率超过 4/10 万，山东、山西、西藏、河北等 10 个省份连续 3 年发病率低于 2/10 万。2008—2014 年，60 岁以上年龄组艾滋病病例报告数增加明显，存活和当年新发现 60 岁以上感染者和患者逐年上升；2014 年比 2013 年新发现 60 岁病例，增加 17.5%；且老年病例增多以男性为主，从 2008 年的 2419 例上升到 2014 年的 14 420 例，所占构成从 2.2% 上升到 13.9%。此外 2008—2014 年，报告职业为学生的感染人数也呈逐年上升趋势，学生感染者和艾滋病患者报告数从 2008 年的 482 人升至 2014 年的 2552 人。2014 年中青年学生病例较 2013 年同期增长 58.8%。

随着流动人口增加，异地或异国婚姻造成的输入性感染者也在一些地区出现。据对山东、山西、吉林、安徽、江苏等省部分地区外来媳妇的调查，输入性病例造成了配偶间的性传播及母婴传播。

2. 危险因素

（1）不安全性行为：包括异性不安全性行为和同性不安全性行为，如嫖娼、同性恋、多性伴等。大量的科学研究证实，推广安全套的使用能够有效减少其传播。

（2）血液传播：①注射毒品；②输血或血制品；③采血；④共用牙刷；⑤医疗注射与针灸；⑥牙科诊疗和各种手术；⑦理发与文身用具的使用。保证血液及其制品安全是阻断艾滋病血液性传播的重要关口。

（3）母婴传播：包括艾滋病阳性孕妇的怀孕、分娩和母乳喂养。为艾滋病阳性孕妇提供抗病毒治疗、人工代乳品喂养可以降低将病毒传播给婴儿的风险。除此，还包括采取育龄妇女的基本艾滋病预防服务、预防感染艾滋病病毒的女性意外怀孕和为艾滋病阳性母亲提供适当的阻断治疗、关怀与支持。

3. 预防控制　在政府领导、各部门负责、全社会共同参与的防治工作机制下，中国艾滋病防治的各项策略和措施得到较好的贯彻和落实，并已初见成效。

需要进一步扩大艾滋病相关人群的检测面，以最大限度地早期发现 HIV 感染者，减少二代传播；需要进一步加强 HIV 感染者和 AIDS 患者的及时就诊和有效治疗，以减少艾滋病相关死亡；需要进一步扩大艾滋病健康教育覆盖面，加强行为干预，减少社会歧视，降低艾滋病危害，切实维护人民群众身体健康，保障公共卫生安全。

（1）预防：①加强宣传教育，营造良好社会氛围。加强对农村、边远贫困地区、疫情严重地区和易感染艾滋病人群、流动人群的艾滋病防治知识宣传。②完善艾滋病监测网络、性病监测网络。加强对高危人群的监测，并依法告知检测结果。③促进安全和负责任的性行为和活动。④扩大预防母婴传播覆盖面。

（2）控制：①采取有效干预措施覆盖高危人群和流动人口，目标为 40% 以上符合条件的吸食阿片类毒品（主要指海洛因）成瘾者提供药物维持治疗。安全套使用率达到 70% 以上。静脉注射吸毒人群共用注射器的比例控制在 30% 以下。加强普及抗逆转录病毒药物和其他艾滋病相关药物的使用。充分发挥中医药的作用，扩大中医药治疗艾滋病的规模。加强血液管理，保障用血安全。

第四节　新发传染病预防与控制

一、概念

新发传染病（emerging infectious disease），是指在过去 20 年内人群中的发病率有所增加或者在将来有可能增加的感染性疾病或病原微生物出现耐药而导致流行传播的疾病。新发传染病包括两类：一是新发生的传染病，指由新种或新型病原微生物或重组、耐药引发的传染病；二是再发生的传染病，指原已不构成公共卫生问题，已得到基本控制，但近年来又再次流行的传染病，或某一地区输入以往未曾发生的传染病。

新发传染病具有不可预测、缺乏有效治疗药物、人群普遍易感、病原体种类复杂、宿主种类多种、传播途径多样、传播速度快、流行范围广等特征，严重损害公共卫生安全与民众生命健康，并带来巨大的经济和社会损失。

二、当前全球流行的主要新发传染病

当前，人类正处于一个新发传染病高发的时代，自 20 世纪 70 年代以来，人类已经发现和确认了 50 余种新发传染病，如艾滋病、埃博拉出血热、疯牛病、人禽流感、SARS 等。2019 年底的新冠肺炎疫情造成了全球性的大流行，目前已席卷世界上 200 多个国家和地区。截至 2021 年 5 月 17 日，新冠肺炎疫情已造成全球范围超过 1.63 亿人感染和超过 330 万人死亡。近 50 年全球流行的主要新发传染病见表 11-2。

表 11-2　近 50 年全球流行的主要新发传染病

年份	病原体	年份	病原体
1973	轮状病毒	1992	巴尔通体
1975	细小病毒 B_{19}	1993	SinNombre 病毒
1976	隐孢子虫	1993	家兔脑胞内原虫
1977	埃博拉病毒	1993	汉坦病毒

年份	病原体	年份	病原体
1977	汉坦病毒	1994	Sabia 病毒
1977	嗜肺军团菌	1994	亨得拉病毒
1977	空肠弯曲杆菌	1994	人粒细胞埃里克体
1977	丁型肝炎病毒	1995	人疱疹病毒 8 型
1980	人嗜 T 淋巴细胞病毒 I 型	1995	庚型肺炎病毒
1981	金黄色葡萄球菌产毒株	1996	牛海绵状脑病毒
1982	人嗜 T 淋巴细胞病毒 II 型	1997	TT 病毒
1982	大肠埃希菌 O157：H7	1997	禽流感 H_5N_1 病毒
1982	伯氏疏螺旋体	1998	尼巴病毒
1983	人类免疫缺陷病毒（HIV）	1999	SEN 病毒
1983	幽门螺杆菌	1999	西尼罗病毒
1983	肝炎衣原体	2000	裂谷热
1984	日本斑点热立克次体	2001	炭疽芽孢杆菌
1985	比氏肠孢虫	2001	口蹄疫病毒
1986	卡曼环孢子球虫	2003	SARS 冠状病毒
1988	人疱疹病毒 6 型	2003	猴痘病毒
1988	戊型肝炎病毒	2005	肠道病毒 71 型
1989	丙型肝炎病毒	2005	马尔堡病毒
1990	人疱疹病毒 7 型	2009	甲型 H_1N_1 流感病毒
1990	贺氏脑胞内原虫	2010	新型布尼亚病毒
1991	Guanarito 病毒	2010	NDM-1 超级细菌
1991	巴贝西虫新种	2012	中东呼吸综合征冠状病毒（MERS-CoV）
1992	O_{139} 霍乱弧菌	2019	新型冠状病毒 2019-nCoV

三、流行的影响因素

1. 自然因素 任何一种传染病的发生、发展和传播都是病原体和宿主、病原体和外环境相互联系、相互作用的结果。病原体可出现自发的基因突变，或在外环境的作用下发生基因变异，或通过重组、转化等途径获得外源性基因，这些均可使原有的病原体表现出新的毒力或成为一种全新的病原体，使其对不同宿主的感染性或毒力发生改变。如印度和孟加拉国发生的霍乱暴发流行，研究发现新型毒株 O_{139} 群霍乱弧菌为病原体，它可能为 O_1 群霍乱弧菌 O 基因突变，或是非 O_1 群霍乱弧菌获得毒力而来；基因重配的 H_7N_9 禽流感病毒跨越种属屏障感染人，并导致发病和死亡。

全球变暖等气候变化，会引起媒介昆虫及宿主动物栖息环境、迁徙等发生改变，从而导致新的疾病出现，或现有传染病流行特征发生改变。如由于温度的限制，伊蚊历来生活在海拔 1000m以下地区，但由于气候变暖，在哥斯达黎加海拔 1350m 和哥伦比亚海拔 2200m 的高度上均已发现伊蚊的活动。自然灾害可破坏生态环境、生活环境及卫生设施，使人体处于应激状态、免疫功能紊乱，形成传染病易于发生和流行的条件。2003 年 10 月，墨西哥由于连续遭受飓风、热带风暴和暴雨的袭击，其后该地区的病毒性结膜炎和登革热发病率明显上升。

2. 社会因素 由于城市化、环境污染、经济开发、开垦荒地、砍伐森林等人类活动，生态环境被破坏，人与动物接触机会增加，导致新的人畜共患病出现。有研究发现，75%的新发传染病为人畜共患病。同时，人类生活方式的改变或人类的一些特殊风俗习惯、行为方式，如饲养宠物、滥捕食野生动物等，也增加了与病原体接触的可能性。越来越多的家用电器为传染病的流行提供了更多的新载体，如空调的使用可造成嗜肺军团菌的传播，冰箱是李斯特菌繁殖的良好基地；同性恋、异性性开放是导致艾滋病广泛流行的主要原因之一；埃博拉出血热的流行与非洲当地居民食用或接触被感染的果蝠等动物有关。此外，随着国际旅行和贸易急剧发展，地球村的形成，人员往来频繁快捷，病原体也随之"周游列国"，如近年来我国确诊的寨卡病毒病患者，全部为输入性病例，患者均为国外旅行或务工的归国人员。

四、新发传染病的预防与控制

在新的社会时期，真正抓好传染病的防治工作要坚持以"预防为主，常备不懈"为基本方针，以"统一领导、分组负责、反应及时、措施果断、依靠科学、加强合作"为指导思想。在传染病暴发流行时，需要全社会共同参与，即政府、医疗卫生工作者和全体人民都有义务和责任进行传染病的防治工作。

（一）建立和完善疾病监测网络，改善公共卫生基础设施

建立和完善疾病监测网络，保证及时识别疫情及预防控制策略，迅速实施网络监测，对公共卫生相关信息进行连续、系统的收集和分析。加强对公卫医生的培训，重点培养现代传染病流行病学专业人才，提高专业人员在面对新发传染病疫情时的决策分析能力、现场工作能力，能有条不紊地采取合理措施，以控制疫情的发展。

（二）制定相应的法律法规，重视公众教育和信息沟通

针对新发传染病制定相应的法律法规，加大依法防治的力度，认真贯彻落实目前颁布的相关法律法规。加强国境卫生检疫；防止新发传染病的输入和输出。同时，要开展公共卫生与新闻学、传播学多学科研究，以应对传染病暴发时所造成的社会恐慌。加强新发传染病的群众性宣传教育工作，提高公众对新发传染病的认识和防范意识。

（三）加强对新发传染病的相关研究

充分认识我国的有利因素和不利因素，加强国内外交流与合作，吸取国内外新发传染病防治的成功经验。加强对新发传染病的科学研究，注重基础与临床相结合，改进识别和认识新发传染病的手段；了解传染病的危险因素及其评价；准确进行预测和预警；为制定和评价预防、控制策略而开展研究等。

加强新发传染病的疫苗研究。随着新发传染病的不断出现，全球范围内新型疫苗研发力度不断加强。目前全球有200余种疫苗处于临床研发阶段，更多的疫苗项目处在临床前研究阶段。改进现有疫苗、研制新疫苗是当前世界疫苗领域的主攻方向。

由于禽流感对人类健康的威胁和导致流感大流行的潜力，对于人用禽流感疫苗的研究十分重要。已进入临床试验的人用高致病性禽流感疫苗主要包括：灭活疫苗、冷适应减毒活疫苗、其他人用高致病性禽流感疫苗和通用人用高致病性禽流感疫苗。目前人用禽流感疫苗尚不推荐进行普遍接种。

自1987年第一种HIV疫苗应用于临床试验，至今已有40多项HIV疫苗进行了临床安全性和

免疫原性的评价。HIV 疫苗的研究分为预防性和治疗性疫苗，主要包括全病毒灭活疫苗和病毒样颗粒、重组减毒载体疫苗、亚单位疫苗和裸 DNA 疫苗等。目前还没有 HIV 疫苗成功上市，HIV 疫苗的研发还有很长的路要走，采用多种免疫策略，并能诱导产生体液免疫和细胞免疫的联合免疫可能是未来艾滋病疫苗的有效免疫方案。

自 20 世纪 90 年代初国内外学者开始幽门螺杆菌（Hp）疫苗的研究以来，Hp 疫苗主要包括全菌疫苗、亚单位（基因工程）疫苗、核酸（DNA）疫苗、活载体疫苗、表位疫苗、联合疫苗和菌影疫苗等。部分疫苗已先期进入临床试验阶段。我国第三军医大学研制的重组 Hp 分子内佐剂疫苗于 2004 年完成了Ⅰ、Ⅱ期临床研究，2006 年完成了Ⅲ期临床试验，成为国际上首个完成Ⅲ期临床试验的 Hp 疫苗。

新冠肺炎的研究热点集中于预防与公共卫生及公众心理管理、临床特征与病理机制研究、疫苗和治疗方法研究、预防指南、传播模型、诊断方法等方面。我国在新冠肺炎相关研究方面取得了多项研究成果，在科技抗疫方面发挥了关键支撑作用。在新冠疫苗研究发方面，主要包括全病毒灭活疫苗、基因工程亚单位疫苗（重组蛋白疫苗）、腺病毒载体疫苗、减毒流感病毒载体疫苗以及核酸疫苗 5 个路线。2020 年 5 月，由陈薇院士团队研制的腺病毒载体新冠疫苗已完成Ⅰ期、Ⅱ期接种，Ⅰ期结果的初步评价表明该疫苗接种 28 天后耐受性和免疫原性良好。该疫苗成为我国首个获批进入临床研究的新冠疫苗，也是全球第一个进入Ⅱ期临床试验的新冠疫苗。同年 7 月，我国已正式启动新冠疫苗的紧急使用，成为全球研发新冠疫苗成效最为显著的国家。截至 2020 年 8 月，全球共有 170 种候选疫苗，31 种进入临床试验阶段，其中已有 7 种进入临床Ⅲ期，4 种来自中国，2 种来自美国，1 种来自英国。

第五节　中医药在传染病预防与控制中的作用

一、中医药在传染病防治中的重要思想与丰富经验

传染病是人类早期历史上导致死亡的主要疾病，在中国传统医学中无"传染病"这一名称，一般将传染病称之为"疫病""瘟疫""伤寒""外感热病"或"温病"。在中医不断发展的历史进程中，历代医家在传染病的预防与控制方面积累了丰富的经验，并创立了独具特色的中医疫病学术理论体系，在抗击传染病的斗争中发挥了重要的作用。

1. 中医药在传染病预防与控制中的重要思想　中医理论认为，正常人体是一个阴阳平衡的系统，平衡一旦被打破，人体便会发生疾病。中医药往往能够通过提升正气、祛除邪气，达到预防疾病的目的。对于传染病，要坚持预防为主、防治结合的策略，只有增强对外界病毒的抵抗力，做好预防工作，才能更好地应对和控制疾病。而国家对传染病实行预防为主的方针，也正好契合了中医学"治未病"的重要思想。《黄帝内经》中记载："不治已病治未病。"说明了中医学从一开始就注重"治未病"理念。在传染病流行期间，正常人群可进行艾熏、佩戴"芳香辟秽"中药特制的香囊来防治疾病。疑似患者可服用抗病毒中成药，以及通过改变生活起居或饮食等方法进行预防。与现代医学的免疫方法相比，中医药学更具有普适性和前瞻性。

2. 中医药在传染病预防与控制中的丰富经验　据记载，自西汉至今，我国先后发生过三百多次传染病流行。在与传染病抗争的历史中，勇敢智慧的古代人民在传染病防治方面积累了丰富的知识和宝贵的经验。从《黄帝内经》的"五疫"到汉代张仲景《伤寒论》对"伤寒"患者的症状、证候、脉象和治疗验方等的经验总结，再到晋代医学家葛洪的《肘后备急方》用"疠气"

来解释病因和创造性地提出用青蒿治疗疟疾，唐代孙思邈的《备急千金要方》记载了佩戴、燃烧或吞服辟温杀鬼丸、雄黄丸等药物"熏百鬼恶气"，明代吴有性的《温疫论》在温疫的病因、特点及其辨证论治方面做出了创新性贡献。

二、中医药在传染病预防中的实践

近年来，一些古老传染病死灰复燃，一些新传染病层出不穷。针对新发传染病疫情突发、传播速度快，且一时无法明确病源及病毒属种等特点，中医药发挥了"扶正祛邪"的整合治疗和"一人一方"个体化辨证论治的优势，有效促进了患者的康复。

1. 鼠疫　1924 年，山西临县暴发鼠疫。在当时，鼠疫被视为不治之症。面对来势汹汹的鼠疫，医务工作者采用了中西医结合的防疫措施，以隔离防治为主，并从清洁、消毒、掩埋、善后等多方面进行处置。其中用硫黄、苍术熏洗杀菌是传统方法，隔离患者、深埋尸体、沸水消毒等则是现代常用措施。中医治法分为三类。病情将发未发，有轻微症状时，服用由净纯黄土、生明矾、生黑豆、粉甘草、金银花熬制的"黄土化疫汤"以作预防；对于已发病且症状较轻之人，则用金银花（二花）、大瓜蒌、鲜苇茎熬制成药，再和玄明粉（元明粉）冲搅一处凉服，以达到微泻的效果，同时用瓷片划破疙瘩；病重后，则采用陈麻黄、羚羊角（代）、生石膏、山甲片（代）、藏红花、川大黄、川木通、石菖蒲、车前草煎制成药，取一半，用生萝卜半斤捣汁，再加生芒硝、西牛黄，和之前的药汤搅至一处温服，以达到"清毒泻热"的效果。当时中医认为，若服药之后能"洞泄三次以上"，患者便有存活的希望。

2. 疟疾　"疟疾"作为病名首见于《黄帝内经》，辨证论治始于《金匮要略》，证候分类始于《诸病源候论》。疟疾的证候包括七大类：症状典型之正疟、寒多热少之寒疟、热多寒少之温疟、病重神昏之瘴疟、身重节痛之湿疟、遇劳即发之劳疟、胁下痞块之疟母。临证当予以鉴别，分别施以和解少阳、温阳达邪、清热达邪、辟秽解瘴、化湿祛邪、补益虚损、攻补兼施之法。疟疾的治疗宜遵循病证结合的原则，古人辨证治疟的方药中，有的已包含截疟药，如此则不必再加，如蜀漆散中的蜀漆便有截疟之功。而截疟的方剂中亦带有辨证的思路，如代表方截疟七宝饮，常山、草果、槟榔截疟，甘草和中，其余几味药为祛除痰湿所设。截疟药应在疟疾发作前服用。如今青蒿素在临床治疟疗效显著，可用其替代有截疟作用的中药，配合辨证使用。

3. 传染性非典型肺炎　传染性非典型肺炎（简称"非典"）属于温病范畴，病因为感受疫毒时邪，病位在中上二焦，其特点为热毒痰瘀，壅阻肺络；热盛邪实，湿邪内蕴，耗气伤阴，甚则气急喘脱。依据非典的临床表现，常见的中医证型有：风温热毒袭肺证、热毒壅肺证、湿热蕴毒证、湿热郁阻少阳证、热盛气血两燔证、内闭喘脱证。非典早期病机以湿热遏阻、卫气同病为特点，治疗上强调宣透清化，可以三仁汤合升降散、藿朴夏苓汤、麻杏石甘汤合升降散化裁。中期病机以湿热蕴毒、邪伏膜原、邪阻少阳为特点，治疗予以清化湿热、宣畅气机，可分别选用甘露消毒丹、达原饮、蒿芩清胆汤加减。多数患者在这一期经中医药治疗可直接进入恢复期，但仍有部分毒力较强者病情继续加重，进入极期，此时患者在表现为湿热毒盛的同时，还出现了耗气伤阴、瘀血内阻的征象，因此治疗上在祛邪的同时必须重视扶正，可选用白虎加人参汤、清营汤、犀角汤等加用活血化瘀之品，并静脉滴注参附针、参麦针、丹参针等，出现闭症或脱症时还可加服安宫牛黄丸或紫雪丹。恢复期患者多为正虚邪恋、气阴两伤，同时夹湿夹瘀，治疗必须扶正透邪，并重视化湿活血，根据正虚程度及夹邪的性质可以用参麦散、沙参麦冬汤、李氏清暑益气汤、参苓白术散、血府逐瘀汤等加减化裁。中医药在抗击非典过程中的主要作用有以下 5 个方面：即早期干预，阻断病程；明显减轻症状；缩短发热时间和住院时间；促进炎症吸收，减少后遗症；减少并发症和西药的毒副作用。中医药在 2003 年的抗击非典的斗争中突显了自身优势，发挥了重大作用。

4. 新型冠状病毒感染的肺炎　新型冠状病毒感染的肺炎起源于湿，湿聚为痰，痰湿贯穿疾病始终，其核心病机是湿毒郁肺，证候要素为湿、热、毒、瘀、虚。我国各地新冠肺炎患者中医证候表现在湿毒为主的基础上，呈现出明显的地域特点。基于中医证候的流行病学调查，临证常以薏苡仁、藿香、葶苈子、苍术等利湿药物为主，并予以青蒿清热透邪，芦根泻肺解毒。同时根据患者的具体情况，兼寒则温之、兼热则寒之、兼温则清之、兼风则祛之、兼燥则润之，辨证论治，有是证，用是药，均取得了较好的效果。某中医药大学团队开展了四项阳性药物对照的临床观察，其中用以麻杏甘石汤、麻杏薏甘汤、千金苇茎汤、葶苈大枣泻肺汤、不换金正气散化裁而成，具有宣肺化湿、清热透邪、泻肺解毒、芳香辟秽作用的宣肺败毒方治疗数千例轻型、普通型、重症患者，均显示出良好疗效。目前国家药品监督管理局已通过特别审批程序应急批准宣肺败毒颗粒上市。

本章小结： 传染病在人群中的流行机制包括三个环节、两个因素，千方百计控制或消灭传染源、切断传播途径、提高人群免疫力、改善自然和社会因素的影响，传染病是可预防的。传染病的预防控制策略主要包括预防为主、建立传染病监测系统、加强国际合作三个方面；传染病的预防控制措施包括传染病的报告、经常性的预防措施、疫情出现后控制传染源、切断传播途径、保护易感者及采取的紧急措施等。此外，计划免疫与预防接种在传染病的预防与控制中也发挥着重要作用。总之，传染病防治工作在新的时期出现了许多变化，我们只有充分认识这些变化，并采取相应的对策与措施，才能使传染病的防治适应新的形势，保障和满足人民群众日益增长的健康需求。

思考题

1. 根据《中华人民共和国传染病防治法》，传染病有几类、多少种？
2. 传染病流行过程的 3 个基本条件和 8 种传播途径分别是什么？
3. 我国的传染病报告制度是什么？
4. 疫情出现后的控制措施有哪些？
5. 结核病、流行性感冒、乙型病毒性肝炎和艾滋病的主要危险因素和预防措施有哪些？
6. 新发传染病流行的影响因素及防控措施有哪些？

20 世纪中叶以来，全球疾病谱和死因谱发生了重大变化，传统的传染病得到了有效控制，但无论发达国家还是发展中国家，都出现了心脑血管病、糖尿病、恶性肿瘤等逐渐上升的趋势。这类疾病因为起病隐匿、发病后迁延不愈并且病因复杂，通常被称为慢性非传染性疾病（noninfectious chronic diseases，NCDs），简称"慢性病"。由于其发病与不良生活方式密切相关，故又称为"生活方式病"。常见的慢性病有恶性肿瘤、心脑血管病、糖尿病、慢性阻塞性肺疾病和精神异常。由于慢性病已成为当今世界的头号杀手，继艾滋病防控会议后，2011 年 9 月的第 66 届联合国大会在联合国历史上第二次就健康问题举行高峰会议，讨论全球预防和控制慢性病的对策。本次会议发布的慢性病防控政治宣言指出：预防慢性非传染性疾病不仅是个人行为和个人责任，更是国家行为和国家责任，应促使全社会行动起来，共同应对慢性病的威胁。宣言同时指出：精神和神经疾病（包括阿尔茨海默病）也增加了全球慢性病的负担。

第一节 现况及预防策略

一、慢性非传染性疾病的流行概况

（一）全球慢性非传染性疾病的流行概况

世界卫生组织（WHO）发布的《2020 世界卫生统计》显示，非传染性疾病已占据当今世界死因构成的大半，死亡人数仍不断上升。2016 年，全球 4100 万人死于心脏病、中风、慢性呼吸系统疾病、癌症和糖尿病等疾病，占总死亡人数的 71%。2000 年至 2016 年，30—70 岁死于上述任一疾病的风险下降了 18%。年龄标化的"过早"死亡率（定义为 30—70 岁死亡）下降幅度最大的是慢性呼吸系统疾病（降低 40%），其次是心血管疾病和癌症（均降低 19%），然而糖尿病导致的过早死亡率却增加了 5%。在高收入国家，癌症成为过早死亡的主要原因。在其他收入国家，尤其是低收入和中低收入国家，心血管疾病的比重仍占据主要位置。

（二）我国慢性非传染性疾病流行概况

1. 慢性非传染性疾病成为主要死因 2019 年全国居民慢性病死亡率为 685/10 万，占总死亡人数的 88.5%。心脑血管病、癌症和慢性呼吸系统疾病为主要死因，占总死亡人数的 80.7%，因心脑血管疾病、癌症、慢性呼吸系统疾病和糖尿病等四类重大慢性病导致的过早死亡率为 16.5%，即每个人在 30—70 岁间死于四类重大慢性病的可能性为 16.5%，与 2015 年的 18.5% 相比下降了 2 个百分点。

2. 我国慢性病患者基数仍将不断扩大　随着我国经济社会发展和卫生健康服务水平的不断提高，居民人均预期寿命不断增长，慢性病患者生存期不断延长，加之人口老龄化、城镇化、工业化进程加快和行为危险因素流行对慢性病发病的影响，我国慢性病患者基数仍将不断扩大。中国有慢性病患者 3 亿左右，心血管病患者 2.9 亿，高血压患者 2.7 亿，慢性阻塞性肺疾病患者近 1 亿，卒中患者至少 1300 万，冠心病患者 1100 万，糖尿病患者突破 1 亿人。我国癌症 5 年生存率在近十年来已经从 30.9% 上升到 40.5%，但是与发达国家相比还有差距。2019 年数据显示，我国抑郁症的患病率达到 2.1%，焦虑障碍的患病率是 4.98%。

（三）慢性病的社会危害

1. 慢性病严重危害人群健康　慢性病不仅发病率高，患病后死亡率居高不下，而且病程长，多为终身性疾病，预后差，常伴有严重并发症及残疾。如我国现存的 1300 万脑卒中患者中，75% 不同程度地丧失了劳动力，40% 重度致残。糖尿病患者随着寿命的延长，其慢性并发症发生率显著上升，糖尿病致盲率是一般人群的 25 倍，糖尿病致肾衰竭的发生率比非糖尿病高 17 倍。

慢性病不仅会造成患者身体上的损害以及功能的丧失，还可对患者造成心理创伤并对家庭形成巨大负担。当慢性病反复发作或出现严重的功能障碍影响生命质量时，患者甚至会出现失望、抑郁、自杀倾向等。患者种种异常心理的发泄等也会严重影响家庭成员的身体和心理健康，消耗家庭经济积蓄和家人精力。

2. 慢性病造成的经济负担日益加重并逐步转化为社会问题　随着我国主要慢性病发病率的上升，患者基数不断扩大，造成居民卫生服务需求增长和卫生服务利用率上升，成为卫生费用过快增长的重要原因。在资源匮乏的情况下，慢性病造成的持续上升的医疗费用会迅速消耗家庭资源，使家庭陷入贫困，对社会发展造成不良影响。

二、慢性病主要危险因素

慢性病受到包括老龄化、迅速而无序的城市化以及不健康生活方式的全球化等因素的影响，致病的危险因素可以有上百种甚至更多，但大致可分为三类：环境危险因素、行为危险因素和宿主危险因素。常见最主要的危险因素为不合理膳食、吸烟和体力活动不足，其次是病原体感染、遗传和基因因素、职业暴露环境污染和精神心理因素等。几乎所有的慢性病都有遗传因素的参与，家族史是癌症、心脑血管病、糖尿病、慢性阻塞性肺疾病、精神疾病的重要危险因素。但慢性病的发生与流行并非由单一因素引起，往往是多个危险因素综合作用的结果。多个因素的作用往往不是单个因素作用的简单相加，而是存在多个危险因素之间的交互作用和协同作用。

目前，我国慢性病的主要共同危险因素暴露水平不断提高：①烟草和酒精消耗增加：目前全国约有 3.5 亿吸烟者，15 岁以上人群吸烟率为 26.6%，其中男性吸烟率高达 50.5%，非吸烟者中暴露于二手烟的比例为 68.1%。全国 18 岁及以上成人的人均年酒精摄入量为 3L，饮酒者中有害饮酒率为 9.3%，其中男性为 11.1%。②膳食结构改变：近 10 年来，虽然总蛋白质摄入量基本持平，优质蛋白质摄入量有所增加，但豆类和奶类消费量依然偏低；脂肪摄入量过多，平均膳食脂肪供能比超过 30%；蔬菜、水果摄入量略有下降，钙、铁、维生素 A、维生素 D 等部分营养素缺乏依然存在。③身体活动减少：我国居民经常锻炼的比例为 33.9%，其中 20—69 岁居民经常锻炼率仅为 14.7%，成人经常锻炼率处于较低水平，缺乏身体活动成为多种慢性病发生的重要原因。④超重和肥胖：目前全国 18 岁及以上成人超重或肥胖超过 50%，6—17 岁儿童青少年肥胖率为 19%，6 岁以下儿童肥胖率为 10.4%，我国居民超重肥胖的形势严峻，城乡各年龄段居民超重、肥胖率持续上升。⑤快速城市化趋向：2019 年城镇人口为 8.5 亿，占总人口的 60.6%；乡村人口为 5.5 亿，占 39.4%。与 1990 年的 26.2% 城镇人口相比，城镇人口在 20 年内快速实现翻番，预计到 2035 年，中国城镇化比例将达到 70% 以上。⑥老龄化：目前 60 周岁以上人口超过 2.5 亿，65 周岁及以上人口占总人口的比重达 12.6%。从目前的趋势来看，未来中国老龄化率会以较高速率上升，"十四五"期间中国或进入中度老龄化社会，2030 年之后 65 周岁及以上人口占总人口的比重或超过 20%，届时中国将进入重度老龄化社会。

三、慢性非传染性疾病的防控策略

慢性非传染性疾病是导致过早死亡和影响健康公平的主要原因，它们具有共同的可改变的危险因素，可防可控。对待慢性非传染性疾病，全社会应该达成一个共识：全民健康已经不再是生物技术层面的问题，而是关系社会各个层面的一个全民问题，绝不是卫生管理部门一个部门的任务。在世卫组织领导下，190 多个会员国就减轻可避免的非传染性疾病负担全球机制达成了一致意见，各国政府确立了到 2025 年将慢性疾病造成的过早死亡人数减少 25% 的新目标。第七十一届世界卫生大会第三次非传染性疾病问题高级别会议评估了各国到 2025 年实现自愿性全球目标所取得的进展，并提出到 2030 年通过预防、治疗及促进身心健康，将非传染性疾病导致的过早死亡减少三分之一的目标。

（一）将健康融入各项公共政策的策略

这项策略旨在通过卫生部门之外的其他部门的机构、机制和行动，实现改善居民健康的目的。将健康融入各项公共政策策略的最重要工具是健康影响评价和健康视角项目。例如，鼓励食品业和农业部门生产健康食品，降低含盐量，这对企业或政府都不会带来额外的负担。2011 年，国家卫生计生委启动了慢性病综合防控示范区建设，多部门在环境整治、烟草控制、体育健身、营养改善等方面相继出台了一系列公共政策。第 66 届联大高峰会议的目的即在于推动各国政府通过实施多部门参与，逐步控制慢性病主要危险因素。

（二）应用生命全过程策略防控慢性病

应用生命全过程策略就是利用生命各阶段出现的机遇开展生活方式的调整，推动全民健康生活方式改变，实现预防和控制慢性病。要依托全民健康保障信息化工程建设，构建慢性病信息管理系统，全面推进慢性病的监测工作，探索慢性病全程防治管理服务模式，为生命全过程防控提供科学依据。

（三）三级预防并重，采用健康促进和健康教育的手段实现综合防治

通过多层次干预慢性病的主要危险因素，大部分慢性病可以被预防和延缓发病并减轻危害。要强化健康教育和健康促进，动员全民参与，普及健康生活方式、科学指导合理膳食，积极营造运动健身的环境。

（四）全人群策略与高危人群策略并重

大量的慢性非传染性疾病流行病学研究结果表明这两种策略应相辅相成。慢性非传染性疾病的防治不能单靠医疗技术的提高，更需要发动全社会参与，夯实慢性病的公共卫生服务均等化。

要不断完善营养与慢性病监测网络，建设慢性病发病、患病、死亡及危险因素监测等数据库，掌握我国居民营养与慢性病状况，评价防治效果、制定防治政策。

四、慢性病的管理

（一）慢性病社区管理

慢性病社区管理是指在政府的大力支持下，以社区为单位，以社区内影响人群健康的发病率高的慢性病种为目标，采取有计划的、连续的、全面的指导干预措施，从而降低慢性病的发病率、致残率和死亡率，提高治愈率，减少并发症，改善生活质量和延长寿命的一种健康管理方法。近年来，慢性病得到政府的重视和大力支持，出台了很多对医疗体系的重大改革政策，并加大了对基层医疗的财政投入。政府最首要的任务就是促进社区的发展，只有社区对慢性病的管理真正完善、持久、有序，才能达到以人为中心、以社区为范围、以问题为导向、以预防为先导的健康照顾。

1998 年，世界卫生组织慢性病行动框架指出，强调个人在慢性病防治中的责任，建立伙伴关系等。任何地区和国家在制订慢性病防治策略和选择防治措施时，都至少要考虑以下原则：①强调在社区及家庭水平上降低最常见慢性病的共同危险因素，进行生命全周期预防；②三级预防并重，采取以健康教育和健康促进为主要手段的综合措施防治慢性病；③全人群策略和高危人群策略并重；④将传统的卫生服务内容、方式向包括鼓励患者共同参与、促进和支持患者自我管理、加强与社区和家庭合作等内容的新型慢性病保健模式发展；⑤加强社区慢性病防治行动；⑥建立以政策及环境改变为主要策略的综合性社区行为危险因素干预项目。

随着慢性病患者的不断增加，群组管理作为解决现存慢性病管理模式不足的一种方式被引入到慢性病的管理中。群组管理既能充分利用社区资源、调动社区医务人员的主动性，在专业医务人员管理下又可以保证干预的效果。具体管理方法是：①收集社区慢性病患者的资料，并进行统计和分析；②评估社区慢性病患者病情发展的危险因素；③为社区慢性病患者制订群体管理方案；④对导致社区慢性病患者病情发展的危险因素进行干预，并对其现有的病情进行控制；⑤对社区慢性病患者实施群体管理的效果进行评价。

（二）慢性病自我管理

美国斯坦福大学患者教育研究中心的学者 Kate Lorig 在 20 世纪 90 年代开发了适合所有慢性病患者的慢性病自我管理方法——"慢性病自我管理项目"（chronic disease self-management program，CDSMP）。它是以患者为主体、在卫生专业人员的协助下，患者自己承担起主要的预防性和治疗性保健任务，通过掌握慢性病防治必要的技能来提高生活质量，延长健康寿命。

慢病自我管理项目的目的是增进和改善患者的健康行为和健康状态，以提高患者的自我管理能力、自我效能，同时也能改善患者和健康服务提供者的关系。因为心血管病患者人数不断增加、服务对象依从性差导致管理不连续，绝大多数的患者只停留在知识层面，知而不行。通过自我管理项目，可实现传播自我管理知识、提高自我管理能力、增强自信心及心理调节技能，改善患者对血压、血糖等的控制，预防并发症、减少死亡以及提高生活质量。尽管自我管理由患者完成，但医疗保健系统有责任为患者提供自我管理支持，即让患者学会自我管理的技能。

自我管理的五项核心技能包括：①解决问题的技能：在管理疾病的过程中，患者能够认识自身问题所在，能与他人一起找到解决问题的方法，采用适合自己的方法积极尝试解决自身问题并能够帮助他人；并评估用该方法是否有效。②制订决策的技能：学会与医护人员一起制订适合自己的、切实可行的目标、措施和行动计划。例如，掌握什么时候锻炼足够或过量了？怎样才能知道某个症状有严重的临床后果或没有？③获取和利用资源的技能：知道如何通过医疗机构或社区卫生服务机构、图书馆、互联网、家人朋友等渠道，获取和利用有利于自我管理的支持和帮助。例如，了解社区卫生服务中心在哪里？有多远？如何联系？④与卫生服务提供者建立伙伴关系：学会与卫生服务提供者交流沟通、相互理解和尊重、加强联系，最终建立起伙伴关系，共同管理疾病。⑤采取行动的技能：学习如何改变个人的行为，制订行动计划并付诸实施，确保对行动的信心和决心，对采取的行动进行评估，完善自己的行动计划使得计划更易于实施。

慢性病自我管理的方法因其可行性和对项目参与者的显著益处，已被世界各国广泛采用。另外，互联网+人工智能参与到慢病管理的过程中将会使慢性病得到更好的预防、诊治与控制。

第二节　常见慢性非传染性疾病预防与控制

一、心脑血管病的预防与控制

（一）心脑血管病

通常所说的心脑血管疾病又称循环系统疾病，包括心脏和血管疾病，以及肺循环疾病和脑血管疾病等。其中以高血压（hypertension）、冠心病（coronary heart disease，CHD）、脑卒中（stroke）最为重要。

（二）心脑血管病的流行病学特征

心血管疾病死亡率始终居我国居民死因首位。从 20 世纪 90 年代起，城乡居民的心血管病死亡率呈现上升态势。早期时农村心血管病死亡率明显低于城市，从 2009 年起，农村心血管病死亡率超过并持续高于城市水平。《中国心血管病报告 2018》报告，我国心血管病现患人数 2.9 亿，其中高血压患者 2.7 亿人，脑卒中患者 1300 万，冠心病患者 1100 万，肺源性心脏病患者 500 万，心力衰竭患者 890 万，风湿性心脏病患者 250 万，先天性心脏病患者 200 万，下肢动脉疾病患者 4530 万，每 5 个成人中有 2 人患心血管病；随着人们生活水平的提高、饮食结构改变及生活节奏加快、压力增加，高血压、高脂血症、高血糖（三高）问题也逐渐严重，仅血脂异常一项，患病率就高达 40.4%，血脂异常人数已经超过 4 亿人。2017 年，心血管病死亡率仍居首位，农村和城市心血管病分别占死因的 45.91% 和 43.56%。农村心血管病死亡率从 2009 年起超过并持续高于城市水平。2017 年数据显示，不论心脏病（154.40/10 万 vs 141.61/10 万）还是脑血管病（157.48/10 万 vs 126.58/10 万），死亡率均是农村高于城市。

心血管病的发病及死亡与危险因素的流行密切相关，高血压是最重要的心血管病危险因素。全球 52 个国家（包括中国）参与的 INTERHEART 研究发现，8 种已知的可控的心血管危险因素包括：高胆固醇血症、吸烟、糖尿病、高血压、腹型肥胖、缺乏运动、饮食缺少蔬菜水果和精神紧张。尤其是糖尿病已被列为冠心病的"等危症"。

中国急性心肌梗死注册登记（CAMI registry）研究显示，中国急性心肌梗死（AMI）患者的脑血管疾病（CVD）危险因素中，吸烟、超重/肥胖和高血压位居前三，其次为糖尿病和血脂代谢异常。危险因素的程度在逐年增加，同时年龄变小。只有单一危险因素的人是少数，大部分人至少有两种危险因素。具有危险因素的人数、多重危险因素聚集的现象均在逐年增加。

（三）心脑血管病的预防

1. 一级预防 心血管疾病一级预防，指疾病尚未发生或疾病处于亚临床阶段时采取预防措施，控制或减少心血管疾病危险因素，预防心血管事件，减少群体发病率。心血管病成为中国人群死因第一位，与危险因素的广泛流行和缺少有效控制有密切关系。

心血管疾病一级预防的基石是生活方式干预。吸烟、规律的体育锻炼、控制肥胖症、重视心理问题的干预都是生活方式干预的重要内容。此外，干预血脂异常、开展血糖监测与控制、加强高血压知识普及和提高血压控制率对于预防心血管疾病的发生均具有关键性作用。一级预防的有效施行需要医务工作者很好理解一级预防的内涵，需要医生和患者之间建立相互信任的合作关系。

2. 二级预防 心脏病和脑卒中患者具有再次发病和死亡的倾向，通过联合用药可将这种危险性降低。通常采取每日给药来降低胆固醇/降低血压及给予低剂量的阿司匹林以降低心脏病发作和脑卒中的危险。为了降低患者再次发病和死亡的风险，还可以采用非药物治疗，即治疗性生活方式，包括减轻体重（BMI 保持在 20～24）、减少膳食脂肪（多摄入水果、蔬菜，总脂肪<总热量的 30%，饱和脂肪<10%）、限制钠的摄入（控制在 6g 以下）、规律化体力活动（每周 3～5 次，每次 20～60 分钟，运动后自我感觉良好，保持理想体重）、保持乐观心理、戒烟、限酒等六方面。

3. 三级预防 由于心脑血管疾病的高发病率和高患病率，2016 年中国医院心脑血管病患者出院总人次数为 2002.19 万人次，占同期出院总人次数的 12.57%；其中，心血管病占 6.30%，脑血管病占 6.27%。因此在社区开展强有力的疾病管理，是扭转心血管疾病高死亡趋势最有力的一环，是改变疾病预后的最有利平台。通常情况下，大多数心血管病患者所需的医疗和保健服务要求较低，可以在社区采取患者自我管理。仅大约 5% 的患者需要有专业医护人员提供复杂的医疗和保健服务，甚至住院治疗。相对于自我管理的患者，介于两者之间的高风险患者其病情不稳定或者越来越重，他们需要在专业人员指导下的规范管理。

二、糖尿病的预防与控制

（一）糖尿病

糖尿病（diabetes mellitus）是胰岛素分泌不足或（和）胰岛素相对不足（胰岛素敏感性降低）所致的以高血糖为主要特点的全身性代谢紊乱性疾病。由于其是一类复杂性疾病，WHO 将其概括为 4 类临床型：1 型糖尿病，由于 B 细胞受到破坏导致胰岛素绝对缺乏；2 型糖尿病，由于在胰岛素抵抗背景下进行性的胰岛素分泌缺陷；其他特殊型糖尿病以及妊娠糖尿病。其中 2 型糖尿病占绝大部分，是预防控制工作的重点。

（二）糖尿病的流行病学特征

1980 年，我国开展首次糖尿病流行病学调查，糖尿病患病率仅为 0.7%，1999 年调查表明，中国居民糖尿病患病率约为 9.0%，《中国居民营养与慢性病状况报告（2020）》显示，18 岁以上成人糖尿病患病率为 11.9%，成人糖尿病前期检出率为 35.2%，糖尿病迅速成为继心血管病和肿瘤之后的第三大严重威胁人们健康的慢性病。

近年糖尿病调查发现，我国糖尿病患者约为 1.298 亿，其中男性 7040 万，女性 5940 万，以 2 型糖尿病为主。流调结果显示，年龄、血压、糖尿病家族史、肥胖、高血脂、男性、低收入、低教育水平、锻炼少是糖尿病或代谢综合征的主要相关危险因素。调查还发现，人群中超重和肥胖的比例大幅度上升，随着 BMI 升高，糖尿病患病率和糖尿病前期的比例均有上升趋势，中心性肥胖人群的糖尿病患病率和糖尿病前期的比例也显著高于正常体型人群，同时中年人群男性的糖尿病患病率显著高于同龄女性。其根本原因就是中年男性肥胖率明显高于同龄女性，而且甘油三酯水平也明显高。目前，糖尿病的发病年龄提前，糖尿病前期（血糖高，但还未达到糖尿病标准）者越来越多，占调查成人总数的 35.2%。患者的胰岛功能在诊断为空腹血糖损害时即有所下降，而新诊断的糖尿病患者胰岛功能下降了 70%～80%。因此对糖尿病高危人群进行早期的预防干预非常重要。

（三）糖尿病的预防

1. 一级预防 中华医学会糖尿病学会提出糖尿病防治建议：提高全民的健康防病教育，重视肥胖、高甘油三酯血症、脂肪肝及高血压人群的糖尿病预防。在 2 型糖尿病高危人群中，预防措施应重点强调生活方式的改变，即使对于新诊断的 T_2DM 患者，也应首先采取至少 3 个月的生活方式干预，再考虑是否用药。大庆糖尿病预防研究 20 年随访结果表明，生活方式干预组在积极干预 6 年期间，糖尿病发病率降低 51%（43% vs 66%），甚至在干预结束后的十余年中，治疗组的发病率仍低于对照组（80% vs 93%），而且生活方式干预累计减少了患者的心血管及全因死亡率，这提示人们在生活中一定要养成健康的生活习惯。

2. 二级预防 糖尿病二级预防的主要目标是早期发现糖尿病患者和糖耐量异常者，尤其是无症状的个体，并对其进行早期干预治疗以改变疾病的过程。由于糖尿病起病隐匿，需要在无症状者中进行糖尿病筛查。在无症状的成人，如超重或肥胖（BMI≥25）并有一个以上其他糖尿病危险因素，则应该开始筛查糖尿病并评估将来糖尿病的风险。对没有这些危险因素的人群，应从 45 岁开始筛查。如果检查结果正常，至少每 3 年复查一次。对于那些已经确定未来糖尿病风险增加的人群，应该进一步评估并治疗其他心血管疾病的危险因素。

3. 三级预防 糖尿病三级预防的主要目的是改善症状，防止糖尿病并发症的恶化，防止伤残，促进功能恢复，提高患者的生存质量，延长寿命，降低病死率。糖尿病患者应做好血糖自我监测，经常测量血压、血脂、血清肌酐并接受眼科检查和足部检查。当自我管理较差时，应筛查压抑、焦虑、饮食障碍以及认知障碍等心理问题。

每位糖尿病患者一旦诊断即应接受糖尿病自我管理教育和糖尿病自我管理支持。教育的目标是使患者充分认识糖尿病，并掌握糖尿病的自我管理能力。糖尿病教育内容包括饮食、运动、血糖监测和自我管理能力的指导。这样的教育和指导应该是长期和随时随地进行的标准化教育。患者的教育和支持应包含心理咨询。有效的自我管理和生活质量是自我管理教育的关键结局，应该将其当作治疗的一部分进行评估和监测。

三、恶性肿瘤的预防与控制

（一）恶性肿瘤的流行病学特征

恶性肿瘤是以细胞异常增殖及转移为特点的一大类疾病，其发病与有害环境因素、不良生活方式及遗传易感性密切相关。20 世纪 70 年代以来，我国癌症发病及死亡率一直呈上升趋势，至

90 年代的 20 年间，癌症死亡率上升 29.42%，年龄调整死亡率上升 11.56%。2000 年癌症发患者数 180 万～200 万，死亡 140 万～150 万。1990 年，我国城市居民的癌症死亡率即已超过脑血管病；农村居民的癌症死亡率则于 2006 年全面超越呼吸系统、消化系统以及脑血管疾病死亡率。2015 年全国恶性肿瘤发病率为 285.83/10 万（男性 305.50/10 万，女性 265.20/10 万），城市地区发病率为 304.96/10 万，农村地区发病率为 261.40/10 万。目前我国居民每死亡 5 人，即有 1 人死于癌症；而在 0—64 岁人口中，每死亡 4 人中，即有 1 人死于癌症。几乎 22% 的全球新发癌症病例出现在中国，27% 的癌症死亡病例在中国。

　　肺癌、肝癌、上消化系统肿瘤及结直肠癌、女性乳腺癌等依然是我国主要的恶性肿瘤。肺癌位居男性发病第 1 位，而乳腺癌为女性发病首位。男性恶性肿瘤发病相对女性较高，且发病谱构成差异较大。甲状腺癌近年来增幅较大，在女性恶性肿瘤发病谱中目前已位居发病第 4 位。男性前列腺癌近年来的上升趋势明显，已位居男性发病第 6 位。城乡恶性肿瘤发病水平逐渐接近，恶性肿瘤负担差异仍然较为明显，表现在城市恶性肿瘤发病率高于农村，而农村恶性肿瘤死亡率高于城市，这可能与城乡癌谱构成差异有关。农村地区主要癌种以上消化系统肿瘤如食管癌、胃癌、肝癌等预后较差的恶性肿瘤为主，城市地区则以结直肠癌和乳腺癌等恶性肿瘤高发。从年龄分布看，恶性肿瘤的发病随年龄的增加而上升。40 岁以下青年人群中恶性肿瘤发病率处于较低水平，从 40 岁以后开始快速升高，发病人数分布主要集中在 60 岁以上，到 80 岁年龄组达到高峰。不同恶性肿瘤的年龄分布均有差异。在过去的 10 余年里，恶性肿瘤生存率呈现逐渐上升趋势，目前我国恶性肿瘤的 5 年相对生存率约为 40.5%。与 10 年前相比，我国恶性肿瘤生存率总体提高约 10 个百分点，但是与发达国家还有很大差距，其主要原因是我国癌谱和发达国家癌谱存在差异，我国预后较差的消化系统肿瘤如肝癌、胃癌和食管癌等高发，而欧美发达国家则是以甲状腺癌、乳腺癌和前列腺癌等预后较好的肿瘤高发。但必须看到，中国预后较好的肿瘤如乳腺癌（82.0%）、甲状腺癌（84.3%）和前列腺癌（66.4%）的 5 年生存率也仍与美国等发达国家存在差距（90.9%、98% 和 99.5%）。出现这种差距的主要原因是临床就诊早期病例少、早诊率低以及晚期病例临床诊治不规范。因此，我国应在扩大相关肿瘤的筛查及早诊早治覆盖面、肿瘤临床诊治规范化和同质化推广应用两方面共同发力，降低我国恶性肿瘤死亡率。

（二）恶性肿瘤的危险因素

　　恶性肿瘤具有相似的发病机制，但不同肿瘤的危险因素又有所不同。引发肿瘤的原因既涉及外界因素，如化学致癌物质、电离辐射、病毒等多种多样的环境致癌因素，又与机体细胞的 DNA 改变、遗传特性、免疫功能、激素水平的变化等密切相关。恶性肿瘤是体内外两方面各种因素之间相互作用的最终结果，是多病因、多阶段与多次突变所引起的一大类疾病。约 60% 的癌症死亡是可以通过减少可控危险因素暴露来预防的，减少国人癌症死亡的最可行途径就是控制慢性感染和吸烟。慢性感染与 29% 的癌症死亡相关，主要是胃癌（幽门螺杆菌 Hp 感染）、肝癌（肝炎病毒 HBV 和 HCV 感染）和宫颈癌（人乳头瘤病毒 HPV 感染），吸烟与 23%～25% 的癌症死亡相关。

（三）恶性肿瘤的预防

　　1. 一级预防　由于 80% 以上的癌症是因环境因素及生活方式所致，只要措施得当，癌症对人健康的危害完全可以预防和减轻。一级预防可从多方面开展：健康教育和健康促进适用于全人群和高危人群；在具备条件的地区逐步开展癌症危险因素的监测工作，为预防、预测提供科学依据；制定并实施国家控制烟草行动计划，将控制烟草作为我国癌症预防与控制的主要策略；落实新生儿接种乙肝病毒疫苗计划，提高全程接种率，控制乙肝病毒感染；大力宣传《中国居民膳食指南》，倡导健康生活方式，发挥营养干预的综合防病效益；认真实施《中华人民共和国职业病防治法》和各类国家职业卫生标准，逐步降低职业危害并减少由此所致的癌症。针对空气和水污染的立法以及通过控烟和控制感染减少四种常见肿瘤（肺癌、肝癌、胃癌和食管癌），将对未来减少中国以及全球的癌症负荷带来积极影响。

2. 二级预防　早期癌症有比较好的治疗效果，癌症的早期发现、早期诊断及早期治疗是降低死亡率及提高生存率的主要策略之一，现有的技术方法如果应用得当，可使癌症死亡率降低约1/3。各地可以依据国家制定的常见癌症筛查及早诊早治技术指南开展相应筛检活动。在发展中国家，WHO 仅推荐开展宫颈癌的筛查及早诊早治，在发达国家还同时推荐开展乳腺癌的筛查及早诊早治。

3. 三级预防　对肿瘤患者要依据规范的临床诊治指南进行诊疗，严重的晚期患者可采用姑息治疗方案，提高晚期癌症患者的生存质量。要充分发挥中医中药对抗癌、提升机体免疫力的特殊作用，帮助患者积极进行治疗，并开展科学的康复指导。

> **本章小结**：慢性病的病因复杂，一旦发病则迁延不愈，甚至逐渐加重，严重影响健康和寿命。常见的慢性病有恶性肿瘤、心脑血管病、糖尿病、慢性阻塞性肺疾病和精神异常等。世界卫生组织认为，慢性病致病的危险因素可以有上百种甚至更多，但大致可分为三类：环境危险因素、行为危险因素和宿主危险因素。常见最主要的病因为不合理膳食、吸烟和体力活动不足，其次是病原体感染、遗传和基因因素、职业暴露环境污染和精神心理因素等。慢性病的预防与控制必须以公共卫生系统为主导，坚持一级预防为主、三级预防相结合的指导原则，进行慢性病的社区管理，同时通过对慢性病患者提供个性化的疾病管理服务，可以有效降低慢性病的发病率、致残率和死亡率，减少并发症，提高患者的生命质量和带病生存时间。

思考题

1. 当前主要慢性非传染性疾病的流行概况如何？
2. 主要慢性非传染性疾病的预防有哪些策略？
3. 简述慢性病的社区管理方法？
4. 慢性病管理的目的，慢性病自我管理的定义、任务及其基本技能是什么？

第十三章
伤害预防与控制

目前，伤害已成为严重威胁人类健康与生命安全的重要公共卫生问题，也是导致世界各国人民死亡的主要原因之一。根据世界卫生组织的报告，伤害与慢性非传染性疾病、传染病已成为危害人类健康的三大疾病负担。《中国伤害状况报告（2019）》显示：2017年，我国人群伤害总死亡率为47.32/10万，伤害导致的死亡人数约65.78万人，占全部人群死亡总数的7.19%。其中1—4岁和5—14岁儿童人群的伤害导致死亡人数占比为46.28%和48.59%，均高于该年龄组儿童的其他各类疾病致死率。伤害是继恶性肿瘤、脑血管病、心脏病和呼吸系统疾病之后的第五位死亡原因。目前最为常见的伤害主要有道路交通伤害、自杀、溺水、中毒、跌落等，导致的死亡案例占全部伤害死亡的70%左右。估算每年发生各类需要就医的伤害约为6200万人次，占全年居民患病需要就诊总人次数的4%，每年因伤害引起的直接医疗费约650亿元，因伤害休工而产生的经济损失达60多亿元。对于伤害的预防与控制刻不容缓。

第一节　概　述

一、伤害的概念与分类

（一）概念

伤害（injury）是指使身体组织或思想感情受到损害，包括故意的（如自杀、谋杀、暴力等）和非故意的（如车祸、溺水、跌倒等）伤害。

美国疾病预防控制中心（CDC）给伤害下的定义为："由于运动、热量、化学、电或放射线的能量交换，在机体组织无法耐受的水平上，所造成的组织损伤或由于窒息而引起的缺氧，称为伤害。"该定义以躯体组织损伤和功能障碍为标准进行界定的，但没有反映伤害导致的精神损伤。比较完整的伤害定义为：由于运动、热量、化学、电或放射线的能量交换超过机体组织的耐受水平而造成的组织损伤和由于窒息而引起的缺氧，以及由此引起的心理损伤，统称为伤害。

此外，在实际的伤害研究过程中，需要根据伤害的定义和研究的实际情况来制定可操作性强的伤害诊断标准，又被称为操作性定义。1986年，美国国家统计中心提出了伤害的操作性定义：必须经医疗机构诊治的或活动受限一天的为伤害。2010年，中华预防医学会伤害预防与控制分会通过了关于我国伤害界定标准的决定，凡具有下列情况之一者被认为是伤害：①经医疗单位诊断为某一类损伤；②因伤请假（休工、休学、休息）一日以上。

伤害与疾病一样，可被认识、被预防、被控制。伤害与意外伤害不同。意外伤害（unintentional injury）是由意外事故或意外事件造成的伤害，其特点是有伤害，但由无意识的、意外的原因引起，一般难以避免、难以预防。意外事故或意外事件（accident）是一种潜在有害的、无意识的、意料之外的偶发事件，可能造成伤害，也可能不造成伤害，难以避免，不能预防。

（二）分类

1. 按造成伤害的意图分类

（1）故意伤害：指有目的、有计划地自害或加害于他人所造成的伤害。主要包括自杀或自伤、他杀或加害、虐待、疏忽、斗殴、行凶、遗弃、与酒精和毒品消耗相关的伤害、暴力、战争和性伤害。

（2）非故意伤害：指无目的（无意）造成的伤害。主要包括道路交通伤害、坠落/跌倒、医疗事故、烧烫伤、中毒、溺水和窒息、运动与休闲伤害、产品（消费品）伤害、职业伤害和其他，如割/刺伤、叮咬伤、碰撞/打击伤、电击伤、火器伤、训练伤、爆炸伤、气压伤、动物咬（抓）伤等。

2. 按伤害发生的地点分类

（1）道路伤害：该伤害发生的最常见的原因是撞车。引起此类伤害最常见的危险因素是违反交通规则、饮酒过量及夜间行车等。

（2）劳动场所伤害：如工伤，主要发生在工作场所，或由于工作环境中某事件所造成，主要伤及躯干。

（3）家庭：如家庭暴力伤害，主要发生在家庭内。

（4）公共场所：凡是发生在公共场所的伤害，如斗殴、踩踏、火灾和性骚扰等均属此类。

3. 按伤害的性质分类

（1）国际疾病分类：根据 WHO 1992 年《国际疾病分类》第十次修订本（international classification of diseases，ICD-10）的分类系统确定伤害的性质，同时参照 ICD 的损伤及中毒外因的补充分类进行分类是目前国际上比较公认和客观的分类。我国卫生部 2002 年开始正式推广 ICD-10。ICD-10 中对伤害的分类有两种体系，卫生领域常用伤害部位分类（S00-T97）（表 13-1），临床上则更多地使用伤害性质分类（V01-Y98）（表 13-2）。

表 13-1 ICD-10 伤害发生部位分类

伤害发生部位	ICD-10 编码	伤害发生部位	ICD-10 编码
所有部位伤害	S00-T97	脊柱、皮肤、血管损伤及异物进入	T08-T19
头部损伤	S00-S09	烧伤、灼伤及冻伤	T20-T35
颈部、喉部及气管损伤	S10-S19	各类中毒、药物反应及过敏反应等	T36-T65、T88
胸部损伤	S20-S29	自然和环境引起的伤害	T66-T78
腹部、会阴、背及臀部损伤	S30-S39	伤害并发症、医疗意外及并发症	T79-T87
肩及上肢损伤	S40-S69	陈旧性骨折及损伤	T90-T96
下肢损伤	S70-S99	中毒后遗症	T97
多部位损伤	T00-T07		

表 13-2　ICD-10 损伤与中毒的外部原因分类

损伤与中毒的外部原因分类	ICD-10 编码	损伤与中毒的外部原因分类	ICD-10 编码
损伤与中毒的全部原因	V01~Y98	暴露于自然力量下	X30~X39
交通事故	V01~V99	有毒物质的意外中毒	X40~X49
跌倒	W00~W19	过度劳累、旅行及贫困	X50~X57
砸伤、压伤、玻璃和刀刺割伤、机械事故	W20~W31、W77	暴露于其他未特指的因素下	X58~X59
火器伤及爆炸伤	W32~W40	自杀及自残	X60~X84
异物进入眼或其他腔口、切割和穿刺器械损伤	W41~W49	他人加害	X85~Y09
体育运动中的拳击伤及敲击伤	W50~W52	意图不确定的事件	Y10~Y34
动物咬伤或动、植物中毒	W53~W59 X20~X29	刑罚与战争	Y35~Y36
潜水或跳水意外、溺水	W65~W74	药物反应、医疗意外、手术及医疗并发症	Y40~Y84
窒息	W75~W84	意外损伤后遗症及晚期效应	Y85~Y89
暴露于电流、辐射、极度环境气温及气压	W85~W99	其他补充因素	Y90~Y98
火灾与烫伤	X00~X19		

（2）中国疾病分类（Chinese classification of diseases，CCD）：我国卫生部于 1987 年参照 ICD-9 分类的标准，制订了中国 CCD 损伤和中毒外部原因分类（表 13-3）。

表 13-3　中国 CCD 损伤和中毒外部原因分类

内容	CCD-87 编码	内容	CCD-87 编码
损伤和中毒全部原因	E1	意外机械窒息	E9
机动车辆交通事故	E2	砸死	E10
机动车辆以外交通事故	E3	机械切割和穿刺工具意外事故	E11
意外中毒	E4	触电	E12
意外跌落	E5	其他意外效应和有害效应	E13
火灾	E6	自杀	E14
自然和环境因素所致事故	E7	他杀	E15
溺水	E8		

二、伤害的原因及其影响因素

（一）致伤因素

1. 物理因素　动能、热能、电能、辐射能、窒息和压力等。

2. 化学因素　化学品及其反应副产品所造成的急、慢性危害。

3. 生物因素　动物、昆虫和有毒/有害的动植物。

（二）宿主因素

1. 性别、年龄、民族、职业、文化程度等。

2. 生理、心理、性格、行为、嗜好和生活方式等。

（三）环境因素

1. 自然环境因素 气温、气湿、地理、地域等。

2. 社会环境因素 安全法规、安全设施、经济与消费水平、教育、医疗条件等。

三、伤害的特点

1. 伤害是一个世界性公共卫生问题，是威胁人类健康与生命的主要原因，是人类主要死亡原因之一。

2. 伤害的威胁将会呈持续上升的趋势。

3. 伤害具有常见、多发、死亡率高、致残率高的特征。

4. 伤害是低年龄人群的首位死因。

5. 其中自杀对社会的危害比较大。

6. 伤害造成的直接和间接经济损失巨大。

四、伤害的流行病学特征

2010 年全国死因监测系统数据显示：男性因伤害死亡是女性的两倍；农村明显高于城市，东、中、西部依次递增；道路交通伤害是我国人群伤害死亡的第一位原因；溺水是我国 1—17 岁儿童第一位死因；跌倒是老年人最常见的伤害类型。

我国道路交通伤害死亡数约占全球道路交通伤害总死亡数的 8%。我国道路交通伤害以东部地区最高、中部最低，比较严重的地区为西藏、宁夏、新疆、青海等西部地区和浙江、广东等沿海地区。道路交通伤害死亡人员中男性多于女性，男女性别比为 3∶1。半数以上死亡者在 16—45 岁年龄段，且 65 岁以上的死亡人数逐年上升。60% 以上的道路伤害死亡人员是行人、乘客和骑自行车者，摩托车驾驶者占 1/5。

中国道路交通伤害的影响因素是机动车数量剧增，道路建设发展速度低于经济增长速度，道路安全系统不能满足道路交通发展的需要，而发生道路交通伤害的主要原因是司机的不良驾驶行为和不遵守交通规则行为。例如，超速、超载、超员、操作不当、疏忽大意、违章占道、酒后驾车、疲劳驾车等，其中超速行驶是最危险的因素。

我国统计数据表明，2013 年 5—14 岁伤害所致死亡数占该年龄段所有死亡数的 56.7%，在 15—49 岁组占 34.4%，在 5 岁以下儿童组占 19.6%。

2013 年全球儿童意外伤害占全球意外伤害的三分之一，儿童意外伤害顺位前四位的分别是溺水、烧烫伤、跌落、道路交通伤害。2010 年全球疾病负担数据显示，在全球范围内，溺水是 1—19 岁儿童伤害的第二位死因，是 1—4 岁儿童伤害的第一位死因，5—19 儿童伤害的第二位死因。而在南亚国家，溺水是 1—19 岁儿童伤害死亡的首要原因。2010 年全球疾病负担数据显示，全世界每年有 135261 万名 1—19 岁儿童青少年因溺水死亡，其中 98% 发生在中低收入国家。但死亡并非溺水的唯一结局，2004 年全球 0—14 岁儿童非致死性溺水有 200 万～300 万，其中，至少 5% 住院治疗者留有严重神经损伤，并导致终生残疾，给家庭带来情感和经济上的严重负担。

儿童性侵害所致的伤害也是不容忽视的。《"女童保护"2020 年性侵儿童案例统计及儿童防性侵教育调查报告》显示，2020 年全年媒体公开报道的性侵儿童（18 岁以下）案例 332 起，受害人数 845 人，年龄最小的受害人为 1 岁，遭遇性侵人数中女童占九成，小学和初中学龄段儿童受侵害比例高，城市儿童被性侵案例曝光占比较高，熟人作案超七成，家庭成员性侵案曝光量大幅上升。

不同年龄组人群溺水地点有所不同，1—4 岁主要发生在室内脸盆、水缸及浴池，5—9 岁主要发生在水渠、池塘和水库，10 岁以上主要是池塘、湖泊和江河中。溺水在一年四季均会出现，但多发生于 4～9 月、雨季和较炎热季节，7 月为高峰。这与雨季池塘、河流、湖泊等水平面较高和在炎热季节水上活动较多有关。

2013 年数据统计显示：儿童伤害已成为威胁儿童健康的重要因素。5—14 岁儿童 63% 的死亡是伤害造成的；对于 1—14 岁儿童，健康的第一威胁已不是传染病和慢性疾病，而是溺水、车祸、跌落、斗殴、犬伤、触电、中毒、烫伤等伤害。其中一半的伤害发生在假期。我国儿童溺水死亡率存在明显的地域和城乡差别。高溺水死亡地区主要集中在南方各省，包括四川、重庆、贵州、广西和江西等省的农村地区。农村绝大多数自然水体如池塘、湖、河、水库等无围栏，也无明显的危险标志，这些水体多数距离村庄、学校比较近，是儿童溺死的主要发生地。

伤害的测量指标：伤害发生率、伤害死亡率、潜在减寿年数、伤残调整寿命年；伤害的主要研究方法：现况研究、生态学研究、病例对照研究、队列研究、实验性研究等。

第二节　伤害预防策略与措施

一、伤害的预防策略

（一）伤害预防的一般策略

由于伤害同疾病一样，威胁着人群的健康。因此，对疾病防控的策略同样适用于伤害的预防。

1. 全人群策略　针对全人群，可以是社区居民、工厂职工、学校师生，开展伤害预防的健康教育。这一策略旨在提高全民对伤害的认识和对预防伤害重要性的认识，进而提高每个人的伤害预防意识，加强自我保护。

2. 高危人群策略　针对伤害的高危险人群有针对性地开展伤害预防教育与培训。比如对学校的学生进行交通安全、防火、防电和溺水的专题健康教育，可以使这些伤害的易发人群降低暴露的危险。

3. 健康促进策略　如针对工作场所的伤害发生状况，采取工作场所健康促进项目。即通过如下项目的实施使工作场所的伤害得以有效地控制：①把伤害预防纳入企业政策；②由雇员与雇主共同讨论建立一个安全的工作环境；③通过岗位培训和职业教育加强工人的伤害预防能力；④通过投资改善不合理的生产环境；⑤明确雇主和雇员在职业伤害预防中的责任；⑥共同参与伤害预防活动等。

（二）伤害预防的 Haddon 十大策略

美国公共卫生医师 William Haddon 于 1981 年提出了伤害预防的"十大策略"。

1. 预防危险因素的形成　如禁止生产有毒、致癌杀虫剂，宣布禁止进口或销售潜在性有害物质，达到消除危险物形成的目的。

2. 减少产生危险因素的数量　如为了预防车祸，限制车速；限制城市游泳池跳台的高度；

限制武器使用范围，禁止私人藏有武器；有毒物品应采用小包装、安全包装等。

3. 预防已有危险因素的释放或减少其释放的可能性 如在美国，应用儿童安全药物容器盛放药物，防止儿童误食药引起中毒；浴盆不要太滑，以防跌倒。

4. 改变危险因素的释放率及其空间分布 可减少潜在性致伤能量至非致伤水平。如儿童勿穿易燃衣料缝制的睡衣，防止火灾烧伤；机动车司机及前后排乘客均应使用安全带及配备自动气囊等。

5. 将危险因素从时间、空间上与被保护者分开 如为预防车祸，要求行人走人行道，自行车走慢车道，汽车走快车道；戴安全帽、穿防护服、穿防护背心、戴拳击手套等。

6. 用屏障将危险因素与受保护者分开 如用绝缘物把电缆与行人隔开。

7. 改变危险因素的基本性质 机动车车内突出的尖锐器件应改成钝角或软体，以防撞车触及人体导致伤害；加固油箱，防止撞车时油箱破裂、漏油造成火灾。

8. 增强机体对危险因素的抵抗力 如治疗血友病及骨质疏松症患者，防止机械性伤害发生。

9. 对已造成的损伤提出针对性控制与预防措施 如加强现代化通信设施，路旁设有报警电话，请急救中心派车将受伤者运走，实施抢救措施，减少残疾率和死亡率。

10. 使伤害患者保持稳定，采取有效治疗及康复措施 如保证提供良好的救护和有效的治疗以减少伤残与死亡。

二、伤害的预防措施

（一）伤害预防的干预措施

伤害预防与控制的根本在于设计、装备、立法、监督和教育，政府行为的作用是不言而喻的。国外学者把伤害作为一项政府行为进行干预，即四 "E" 干预，其主要内容如下。

1. 工程干预（engineering intervention） 目的在于通过干预措施影响媒介及物理环境对发生伤害的作用。

2. 经济干预（economic intervention） 目的在于用经济鼓励手段或罚款影响人们的行为。

3. 强制干预（enforcement intervention） 目的在于用法律及法规措施来影响人们的行为。

4. 教育干预（educational intervention） 目的在于通过说理教育、普及安全知识来影响人们的行为。

（二）伤害预防的一般措施

1. 政府应有事故预防和安全管理的协调机构。

2. 卫生行政部门必须把伤害的预防纳入疾病控制规划中，并提高应有的重视程度和投入的力度。

3. 在医疗卫生领域中建立起学科间合作。伤害一般分为三个阶段：伤害前阶段（是否发生）、伤害阶段（最初严重程度）、伤害后阶段（结局）。因此措施应包括预防伤害发生（一级预防）、院前急救与医院治疗（二级预防）、社区康复（三级预防）；把健康促进、自救互救、现场调查、临床救护、功能恢复和基础研究结合起来。

4. 应该有伤害研究机构或伤害预防的控制中心，培养伤害防治专业人员

5. 把伤害预防作为社区卫生服务的一项内容。

6. 开展伤害监测、建立伤害数据库、建立伤害信息网络，为居民提供防治伤害的咨询。

7. 加强国际合作，学习其他国家好的经验。

（三）以社区为基础的伤害预防模式——安全社区

早在 20 世纪 60 年代和 70 年代，Gunnar Lindgren 和他的同事 Leif Svanström 已经在瑞典进行了一系列的安全促进研究。第一个安全社区模式在瑞典 Falköping 市创立和应用，称为 Falköping 模式，是在社区水平上的伤害预防，通过以下 8 个步骤来进行：①流行病学地图绘制；②选择危险人群或环境；③形成多学科的工作组织和参照人群；④整合行动项目计划；⑤实施；⑥评估；⑦修正；⑧向其他国家传递经验。随后一系列的安全社区运动开始于 20 世纪 80 年代，基于这一理念，在社区水平上识别其伤害问题并采取相应的措施来进行安全促进。1989 年 9 月，WHO 在瑞典首都斯德哥尔摩举行了第一届世界事故和伤害预防大会，通过了《安全社区宣言》，宣言指出"人人享有健康和安全的平等权利"，号召在全球范围采取紧急有效的国家和国际行动来发展和实施"安全社区"计划，并从 1991 年开始每年都举行安全社区大会。而第一个"国际安全社区"也在 1989 年被认证，是瑞典的 Lidköping 社区。从那时起，安全社区模式作为一个协调提高社区安全性和降低伤害的方法，开始被全世界所接受。

我国安全社区方面的研究开展较晚，香港的屯门和葵青社区于 2003 年通过世界卫生组织安全社区促进合作中心（WHO collaborating centre on community safety promotion，WHOCCCSP）"国际安全社区"认证，台湾的阿里山等 4 个社区于 2005 年通过世界卫生组织安全社区促进合作中心的认证。大陆第一个"国际安全社区"——山东省济南市槐荫区青年公园街道也于 2006 年通过认证。在此之后，安全社区的模式迅速在国内传播和开展。

安全社区（safe community，SC）就是社区水平的安全促进，指具有针对所有人、环境和条件的积极的安全和伤害预防项目，并且具有包括政府、卫生服务机构、志愿者组织、企业和个人等共同参与的工作网络的地方社区。安全社区模式是指世界卫生组织预防和控制伤害和暴力的一个以社区为基础的干预模式，这个项目针对所有年龄段、环境和条件的所有类型的伤害预防。在这个模式中，社区识别组织需要了解每个参与者的兴趣范围，通过合作部门设计和实施干预措施，使用符合本地的、低成本的解决方案，通过政府组织和不同领域的组织联盟保证项目的可持续性。

安全社区的基本思想是强调针对所有类型的安全和伤害预防，包括所有年龄、环境与条件，以及政府与民间组织机构部门。安全社区项目的基本原则是以社区范围内固有的相关机构为基础，与所有有关的部门密切联系。安全促进的工作组织方式在不同国家、社区有所不同。但作为一个安全社区，它必须符合以下 7 个安全社区的基本准则。

1. 有一个负责安全促进的跨部门合作的组织机构。
2. 有长期、持续、能覆盖所有年龄、性别的人员和各种环境及状况的伤害预防计划。
3. 有针对高风险人群和环境，以及促进弱势群体安全的伤害预防项目。
4. 项目基于现有的证据。
5. 有记录伤害发生频率及其原因的制度。
6. 有安全促进项目、工作过程、变化效果的评价方法。
7. 持续参与国家和国际安全社区网络的相关活动。

上面 7 个准则是从 2012 年 1 月 1 日开始实施的，代替了 2002 年的 6 个准则（缺少第 4 条：项目基于现有的证据）和 1989 年的 12 个准则。

以上为世界卫生组织"国际安全社区"的准则，我国在 2002 年国际安全社区准则基础上，于 2006 年 2 月 27 日发布了"全国安全社区"标准的 12 个要素，具体如下。

1. 安全社区创建机构与职责。

2. 信息交流和全员参与。

3. 事故与伤害风险辨识及其评价。

4. 事故与伤害预防目标及计划。

5. 安全促进项目。

6. 宣传教育与培训。

7. 应急预案和响应。

8. 监测与监督。

9. 事故与伤害记录。

10. 安全社区创建档案。

11. 预防与纠正措施。

12. 审查与持续改进。

在上述基本准则的指导下，不同的社区根据本社区内的伤害问题及其严重程度，确定本社区优先项目内容和危险人群。从上述基本准则中可以看出，伤害预防干预项目是安全社区创建的重要内容。由于早期以社区为基础的伤害预防项目约束了年龄，所以并没有覆盖所有伤害类型。因此，JW Farquhar 提出了类试验设计方法（a quasi-experimental design）来进行以社区为基础的伤害预防干预项目，该方法属于非随机对照社区试验，国外几乎所有的安全社区干预试验都是采用类试验设计方法。

截至 2016 年 3 月，全世界已有 362 个国际安全社区（包含已除名的 33 个社区），其数量仍在不断增加。我国大陆地区已有 91 个社区被命名为国际安全社区，575 个社区被命名为全国安全社区。然而，由于目前安全社区存在于多元文化的国家和地区，如斯堪的纳维亚、中欧、澳大利亚、新西兰、中国、南亚、南非、北美和南美，而且由于气候、地理、政策的影响和不同水平的资源和基础设施，这些社区存在各自特定的问题或特殊的伤害相关问题。根据定义，每个安全社区都有一个单独的项目挑战需要克服和解决。在不同社区范围的特定伤害预防项目不同，如瑞典 Skaraborg 县推广自行车头盔，新西兰 Waitekere 实施土著居民伤害预防项目等。这些项目共同的元素是强调协作、伙伴关系和社区建设是安全社区模式的核心。

第三节　主要伤害及其预防

在中国伤害死亡构成中，自杀占 30%，车祸占 20%，溺水占 13%，伤害带来的潜在寿命损失和疾病负担已明显高于癌症和心血管疾病，因此应将伤害预防控制提高到与防控传染病和慢性非传染性疾病同等重要的地位。

一、自杀的预防

1. 全球各国多部门合作，提高公众自杀预防意识。

2. 加强自杀预防政策和规划研究，对高危人群进行疏导和治疗。

3. 减少自杀工具的可及性。

4. 培训社区初级卫生保健人员。

5. 建立社区自杀预防工作网络。

6. 在自杀高发地区进行自杀预防专项研究。

7. 搞好社区健康教育。

二、车祸的预防

1. 建立健全交通安全法规，加强交通管理。

2. 加强管理机构建设，提高管理人员素质。

3. 广泛开展道路交通安全的健康教育工作。

4. 确认并治疗有酒精相关问题的驾驶者。

5. 加强道路工程建设，优化路况。

6. 提高交通工具的安全性能。

7. 建立健全急救机构。

三、溺水的预防

1. 在社区内广泛宣传游泳常识，配合中小学校做好初学游泳人员的安全教育。

2. 下水的个人应熟知水域情况和救护设施，佩带救生圈等救护设施并尽量在有他人在场的情况下下水。下水前要作准备活动，以防下水后发生肌肉抽搐。一旦腓肠肌痉挛，应及时呼救，同时将身体抱成一团，浮出水面，深吸一口气，将脸浸入水中，将痉挛下肢的拇趾用力往前上方拉，使拇趾翘起来，持续用力至剧痛消失。反复吸气和按摩痉挛疼痛部位，慢慢向岸边游。

3. 教育孩子不要在河边、池塘边玩耍，尤其是学龄前儿童。

4. 不会游泳者一旦落水，应保持冷静，设法呼吸，等待他救机会。具体方法：采取仰面体位，头顶向后，尽量使口鼻露出水面，切不可将手上举或挣扎，否则更易下沉。

5. 发现有人溺水时，若救护者不会水性，可迅速投下绳索、竹竿等，让溺水者抓住，再拖上岸；谙熟水性者应从挣扎的溺水者背后游近，用一只手从背后托住其头颈，另一只手游向岸边。救护时防止被溺水者紧紧抱住，如已被抱住，应放手自沉，使溺水者手松开，再进行救护。

6. 有关机构在入夏前应检查游泳池，检查江、河、湖、海边浴场的深浅水情况，竖立标牌，根据实际情况可安装隔离栅栏，同时对急救人员进行技术培训。

7. 针对水上作业人员的作业特点，进行安全教育，严格遵守操作规程。

四、烧烫伤的预防

1. 沐浴时应先放冷水，后放热水，勿把幼儿单独留在浴缸内，以免开启水龙头而烫伤。

2. 切勿在做饭中途离家外出或睡觉，以免燃烧中的火焰烧着附近可燃物品造成火灾。

3. 切勿在床上及沙发上吸烟或点蚊香，以免燃着床铺或沙发，引致火灾。

4. 建筑物的安全通道应保持畅通，勿堆放杂物。

5. 如有火灾，应用湿毛巾捂住口鼻，禁乘电梯，应从楼梯逃生。

6. 夏季外出应戴草帽遮阳，野外操作人员应穿长袖上衣、长裤，避免晒伤。

五、中毒的预防

1. 加强中毒预防的宣传教育，向社区居民宣传防止各种生活源性意外中毒的防范知识。

2. 正确储存家庭中的毒物及潜在的毒物，如农药、家用洗涤剂、化学品、药物等，防止儿童误食。

3. 保持厨房空气流通，夜间睡眠时厨房内可开一扇窗。

4. 通风不良的空调车内，汽车尾气产生的 CO 亦可使人中毒，应定时打开车窗，以使空气流通。

5. 冬季沐浴时小心使用燃气热水器，宜选择对流平衡式。尤其是老人体弱者应当在家中有人时洗澡。

6. 室内用煤炉取暖，要设置排废气的烟道。

7. 食物不宜放置时间过长，应吃新鲜卫生的食物，不要误食有毒的动植物性食物。

六、性侵害的预防

1. 深入开展预防性侵害安全教育。帮助儿童青少年学会自我保护，告诉她们"哪些行为属于性侵害"，如何避免遭遇性侵害；告诉她们，在警惕熟人性侵害的同时，万一遭遇性侵害该如何应对，增强自救能力，如果被性侵了一定要珍爱生命，知道被性侵不是你的错而是坏人的错，知道保留证据再报警，让罪犯受到应有的惩罚。

2. 注意辨别他人的言语及行为。

3. 注意行走路线及所处环境。

4. 注意独处家中的防范。

5. 提醒儿童回避可能受到性侵害的环境。

6. 注意个人的言行举止，以免造成误会。

7. 加强对未成年人的安全监护。

本章小结： 伤害与慢性非传染性疾病和传染病构成人类三大公共卫生问题，它和疾病一样，是可以被认识、被预防、被控制的。伤害的威胁呈持续上升的趋势，具有常见、多发、死亡率高、致残率高的特征，伤害是低年龄人群的首位死因，其中自杀对社会的危害比较大，伤害造成的直接和间接经济损失巨大，社会负担严重。动员社会、单位、家庭和个人合力，综合预防与控制伤害，做到"三分治疗、七分预防""三分救援、七分自救""三分战时，七分平时"。主动干预常态早日介入，被动干预及时有效跟上。营造良好的社会氛围和法制氛围；加强预防伤害的健康教育和健康促进，增强每个个体防范伤害的意识和能力。

思考题

1. 伤害的概念及分类是什么？
2. 伤害的特点。
3. 伤害的预防策略。
4. 伤害预防的干预措施和一般措施。
5. 简述自杀、车祸、溺水、烧烫伤、中毒、性侵害的预防措施。

第十四章

医源性疾病的预防与控制

随着现代医药卫生事业的发展，医疗资源不断增加，更多新技术、新药物被应用于疾病的诊断与治疗，在取得良好诊断治疗效果的同时，其可能引发的医源性疾病也随之增多。因此，如何预防医源性疾病的发生，实现早期发现和诊断，并建立行之有效的预防对策与措施，是解决医源性疾病危害的关键。

第一节　概　述

一、医源性疾病的概念

医源性疾病（iatrogenic disease）系指由于医护人员的诊断、治疗或预防措施不当而引起的不利于身心健康的疾病，包括医院感染所致的感染性疾病，药物所致的药物性疾病，长期或大量使用某些药物所致的营养缺乏症等。

1980 年，P. Trunet. 等提出："医源性疾病是由于为了预防、诊断或治疗疾病而应用药物、内科或外科等手段引起的新的疾病。"1982 年，李加林根据尸检分析，提出医源性疾病的概念是："它包括出于医务人员诊断、治疗工作不当所引起的一类疾病。这一类疾病发生的直接原因可出于医务人员的语言、药物、手术和临床其他操作以及放射损害。"

医源性疾病是临床医学的重要组成部分，这种研究医源性疾病的概念、源流、病因、危害、分类、预防及诊疗等规律的学科，称为医源性疾病学（the Science of Iatrogenic Disease）。对医源性疾病的高度重视、深入认识及有效防治，不仅能避免、减少医源性疾病对广大患者和群众的危害，而且有助于临床医学水平的不断提高。

二、医源性疾病的认识和发展

临床医学的发展表明，医源性疾病早已存在，自人类防治疾病以来就有了医源性疾病，并且随着医学的发展，新理论、新技术、新药物、新器材的不断应用，新的医源性疾病也在不断出现。

预防医学的思想在我国已有悠久的历史。在公元前就有了预防思想的萌芽，如《淮南子·修务训》所载：神农"尝百草之滋味、水泉之甘苦，令民知所避就。当此之时，一日而遇七十毒"。说明神农氏为了避免或减少人们中毒，冒着生命危险亲自去"尝百草"。

现代医学是在物理、化学、生物等科学发展的基础上发展起来的，它的诊疗手段种类繁多，日新月异，所引起的医源性疾病也是多种多样，层出不穷。概括而言，有误诊、误治，治疗后并发症、后遗症，诊疗意外，诊疗事故，预防接种事故，药物毒副反应，麻醉意外，输血反应，医源性感染，医源性放射病，医源性精神创伤等。进入 20 世纪，在发生几次震惊世界的医源性损害后，医源性疾病逐渐引起世人的重视。20 世纪 70 年代以来，有关医源性疾病的报道和著作日益增多。时至今日，人们已把医源性疾病当作一个专门的学科加以研究，以防止或减轻医源性疾病带来的损害，这是现代医学的一个重大发展和进步。

三、医源性疾病的分类

医源性疾病的病因十分复杂，由多种因素引起，可发生在防治疾病过程的任何环节中，几乎涉及临床医学的各学科及各种诊疗技术措施。按发生原因和环节，医源性疾病主要分为以下几类。

（一）诊断性医源性疾病

本类疾病多由于医者的诊断水平低、诊断条件差、诊断资料不足、医者的判断失误，或在对新的诊断措施及器材尚未熟悉和掌握等情况下发生的。随着医学的发展，新的诊断方法和仪器的不断应用，这类医源性疾病也随之不断出现。不断提高诊断水平和熟悉医疗器材，是预防此类医源性疾病的关键。

（二）治疗性医源性疾病

本类疾病多由于误诊误治、诊断不明的对症治疗、某些治法失误、用药不当、粗心大意及盲目自医等原因引起。过度治疗引起不良结果，在临床上也时有发生。医者应在正确诊断的基础上，遵循循证医学和权威治疗指南要求，精心为患者施治，才能避免或减少此类医源性疾病的发生。

1. 感染性医源性疾病　又称为医院感染（nosocomial infection，hospital infection）或医院获得性感染（hospital acquired infection），是在医院防治疾病过程中发生的感染，是发生比例较高的医源性疾病。

2. 药物性医源性疾病　又称药源性疾病（drug-induced disease）或药物诱发性疾病，是指在防治疾病时，由于用药失当引起的医源性疾病。

药物是防治疾病的重要手段，广泛应用于临床诊疗及防病之中。由于现代化学合成药的毒性较大，所引起的医源性疾病相对也较多。因此，在临床中不可滥用药物，这是避免或减少此类医源性疾病的重要措施。常见药物不良反应有以下几类。

（1）副作用：药物在常用剂量时，除治疗作用外，常出现一些与治疗作用无关的副作用，例如使用阿托品时出现口干和视觉模糊。

（2）毒性反应：用药量过大或时间过长引起。

（3）过敏反应：与药物无关，与过敏体质有关。这些反应在正规药物筛选过程中不易发现，一旦发生，常很严重，往往在大量研究或在一些医疗事件记载中看到。例如青霉素注射引起休克反应，链霉素引起第Ⅷ对脑神经损伤等。

（4）继发感染：是药物治疗后的继发反应。例如长期使用广谱抗生素后，敏感的菌群被消灭，而不敏感的菌群或真菌大量繁殖，导致继发感染。例如念珠菌病、葡萄球菌肠炎。

（5）致畸、致癌：属于药物的远期不良反应。例如 20 世纪 60 年代的反应停事件。

（6）药物依赖性：主要见于作用于中枢神经系统的药物，如吗啡。

3. 手术性医源性疾病 由于手术对机体的损伤，或其他原因在手术中引起的损害。包括出血、神经损伤、脏器损伤、合并感染、脏器粘连、梗死、梗阻、瘘管形成、狭窄、突然死亡等。

4. 输血性医源性疾病 包括输血本身引起的反应，如发热反应（热原反应而非感染或溶血，多于输血后 30 分钟至 1 小时之内出现）、过敏反应、溶血反应、血小板减少性紫癜；传染性疾病，如输血后乙肝、丙肝、艾滋病；血液污染细菌致病；空气栓塞等。

（三）护理性医源性疾病

因护理失误引起的疾病。护理工作在防治疾病过程中占有重要地位，护理失误引起的医源性疾病在临床中非常多见，加强护理工作是减少或避免此类医源性疾病的关键。

（四）防病性医源性疾病

在防病健身过程中，由于某种因素引起的疾病。这类医源性疾病的危害也相当广泛，既可以是个别的，也可以是群体的或流行的，在预防上也比较困难。

医源性疾病发生取决于三个因素：①医护人员的医疗水平和医德修养；②诊疗技术本身的安全性和使用的合理性；③患者的精神状态和原患疾病的轻重。从目前医学发展水平来看，多数医源性疾病是可以避免的，或经努力可以减少发生。

感染性医源性疾病和药物性医源性疾病最为常见，关于其预防和控制将在第二、三节详解。

第二节　感染性医源性疾病的预防与控制

一、感染性医源性疾病

感染性医源性疾病是患者在住院期间获得的感染，简称医院内感染或院内感染。院内感染的确定可根据潜伏期推算、流行病学调查和同源性测定方法。除患者外，医护人员或来访者也可获得院内感染。

（一）与院内感染有关的因素

医院的环境在很多方面不同于其他公共场所。大多数院内感染是由于存在于一般人群中的微生物引起，这类微生物在健康人群中不会引起疾病或仅导致轻微症状。因此院内感染发生有其特定条件。

1. 机体因素 住院患者一般均处于抵抗力低下状态，对条件致病菌和机会病原体易感性较高。尤其是新生儿免疫机制尚未成熟，老年人随年龄增长出现生理改变，故危险性相对较大。患某些疾病的人，院内感染易感性增高，例如恶性肿瘤（尤其是涉及造血系统的肿瘤）、粒细胞缺乏症、免疫缺陷综合征、严重烧伤和某些皮肤病、严重营养不良、昏迷、糖尿病、支气管及肺部疾病、尿毒症、肝硬化等疾病患者。

2. 应用某些诊断或治疗手段 这些患者往往对院内感染易感性增加。例如外科手术后保留导管（尤其是静脉内和膀胱内）、气管插管或切开、输血、麻醉、使用免疫抑制药物、抗生素等。

3. 医院中患者聚集 各类患者密集程度和相互接触机会决定了院内感染发生的可能性。医院内耐药菌株较多，一般卫生状况不良，为院内感染创造了条件。

（二）院内感染的种类

1. 交叉感染（cross infection） 交叉感染是在医院内获得而引起的微生物感染。可以从患者传给患者；从患者传给医务人员，或从医务人员传给患者或其他患者；患者家属作为带菌者传给患者。

2. 环境感染（environmental infection） 指接触到被污染的物品所获得的微生物感染，例如尿布、被单、床架、床头柜、擦桌布、病历卡、门把手、拖把、餐具、玩具等。

3. 内源性感染（endogenous infection） 指来自患者自身的感染，患者本身是病原体携带者，由于自身抵抗力低下而引起的感染。

（三）感染途径

1. 空气 与患者近距离接触时，微生物通过飞沫或直接传给他人。轻度咳嗽时飞沫传播距离可达 2～3m。一些存活力强的微生物甚至可在飞沫核或尘埃中存活较长时间并传播较远距离，如结核菌。有的呼吸道病毒，如流行性感冒病毒，尽管对外界抵抗力不强，但经空气传播危险性较大。

2. 接触 手的接触面广泛，最易受污染和传播微生物。这种间接传播对易感者来说获得的微生物量不大，但由于患者机体抵抗低下，对感染剂量要求低，从而可引起传播。

3. 医疗器械 除一次性医疗用品（耗材）外，医疗器械一般是共享的，通常在每次使用后会进行消毒，但如消毒不严格或不达标，则达不到消毒效果。

4. 药品 血制品传播肝炎、静脉和口服制品受污染引起院内感染机会较多。有些不宜进行灭菌（因灭菌后失效或改变药性、产生副作用）的非无菌制剂，受微生物污染机会较多。一些口服液制剂，包括糖浆、饮剂等含糖较多的液体制剂，因呈酸性而不适于细菌生长，但却易受真菌污染。一些外用制剂往往在配制过程中受污染。消毒剂、抗菌制剂，原是用来杀灭或抑制微生物生长的，但常因配制时所用洗涤剂或容器被污染而造成制剂污染。

二、预防与控制

（一）医院合理布局

在医院建筑设计时就应考虑到防止交叉感染，兼顾方便患者就诊和治疗，妥善处理各种废弃物，以免污染环境。我国公共场所卫生标准（GB 9071-88）对医院候诊室提出卫生标准，其中细菌总数要求不超过 4000 个/m³。传染病科应设在单独建筑内；医院的出入口、走廊、楼梯、电梯等应注意有效防止交叉感染；病室中两排床之间最小间距应为 1m；每床占用横宽为 2m；传染病房污水应有消毒处理设施。候诊室最易发生交叉感染，应分科设立，尤其是儿科，应设预检查处，发现有传染可疑时，即送隔离诊断室诊察，并应有专用出口。

（二）建立健全的规章制度

如严格的隔离消毒制度、无菌操作规程、家属探望制度、病区清扫制度、污物处理制度、合理使用抗生素及限制性使用抗生素制度、高危患者定时巡视制度、高危病区（如手术室、新生儿室、术后监护室）严格消毒制度等。

隔离包括传染源隔离和反隔离（将非传染病患者与有传染可能的人隔开，以免遭病原体侵袭）。入院时已确诊为传染病者均应进行分类，进入相应的传染病病区。隔离时间和长短视疾病传染期长短和药物治疗效果而定。对大面积烧伤、粒细胞缺乏症或严重免疫缺陷患者，"反隔离"更为重要，但这类患者往往会由于他们自身携带到医院的病菌引起感染。

一旦隔离失败或发现有患者已患某些可引起院内感染的疾病并可危及医务人员和其他高危患者时，应采取积极措施预防病情扩散和疾病播散。例如对某一常见传染病，尽可能动员易感患者及早出院或在潜伏期的后半阶段置于隔离室。

（三）加强监测控制

监测控制是控制感染的关键。1990年起，全国已全面开展院内感染监测控制工作。每个医院建立院内感染管理委员会，执行院内感染监测制度。各临床科室有专（兼）职人员负责日常工作，以及早发现和统计院内感染病例，及时发现危险因素、病原菌及其耐药性问题，为采取有效控制措施提供依据。

监测制度要求：①各科医务人员严格掌握、正确使用院内感染诊断标准，做好院内感染病例登记工作；②各科住院医生必须在住院患者住院病史上认真记录感染病例的详细情况；③管理委员会按月准确统计全院院内感染病例数和感染率，并按科室和感染部位分别统计分析；④对院内感染监测资料进行定期或不定期核查，以统计漏报率和监测中存在的问题；⑤定期进行抗生素敏感试验。

第三节　药物性医源性疾病的预防与控制

一、药物性医源性疾病的概念

药物性医源性疾病（drug-induced disease）又称药物诱发性疾病，指由于药物作为致病因子，引起人体功能或组织结构损害，并具有相应临床经过的疾病，是医源性疾病的最主要组成部分之一。药物性医源性疾病的发生率不断增加，给人民的健康带来了很大的危害。许多国家对于药物性医源性疾病与其他主要医源性疾病一样，已建立了相应法规和药政管理机构。近年来，国内监督药物性医源性疾病的专著和期刊不断涌现，反映了人们对药物性医源性疾病的重视程度，研究药物性医源性疾病是临床药学的重要内容之一，对于保证临床合理用药具有重要的理论意义和实际意义。

临床不合理用药包括药物的滥用、选药不当和误用。作为医生，在选药前首先应全面考虑采用药物治疗的利弊，不应只看到药物治疗的有利一面，还应认真考虑患者的机体状态、年龄和性别，特别是要全面分析患者的心血管功能、肝肾功能以及神经系统功能状态；还要充分了解所采用的药物是否可能造成心、肝、肾和神经系统等重要器官的不良反应。一般认为，用药的目的必须是对患者利大于弊，如用氯霉素治疗伤寒极其有效，尽管它可引起再生障碍性贫血，但发生率低，其危害性比伤寒本身为小，故仍可采用。

选药时还须考虑合并用药问题。合并用药的原则是为了获得疗效的协同或对副反应的拮抗，不合理的用药往往导致新药物性医源性疾病。实践证明，疗效的协同多见于抗生素、抗癌药和抗高血压药等合并用药，在少数情况下，合并用药的目的是拮抗副反应的发生。此外，在选药时还要注意剂型选择问题，特别是口服剂型，一定要对所选药物的生物利用度有充分了解。如苯妥英钠片采用乳糖作赋形剂时，会导致苯妥英钠吸收增加，若医生不了解不同药物相互作用、剂型对药物生物利用度的影响，就容易发生苯妥英钠中毒。

二、药物性医源性疾病的分类

（一）按病理分类

就病理表现而言，药物性医源性疾病分为功能性改变和器质性改变。

1. 功能性改变 如抗胆碱和神经节阻断药可引起无力性肠梗阻，利血平引起心动过缓等。

2. 器质性改变 与非药物性医源性疾病无明显差别，也无特异性，因此，鉴别诊断主要依靠药物性医源性疾病诊断要点。包括炎症型（如各型药物性皮炎）、增生型（如苯妥英钠引起皮肤萎缩、皮肤变薄、表皮乳突消失）、血管型（如药物变态反应造成的血管神经性水肿）、血管栓塞型（如血管造影剂引起的血管栓塞）、赘生型（如药物致癌变）等。

（二）按病因学分类

就病因学而言，药物性医源性疾病可分为 A、B 两种基本类型。

1. A 型药物不良反应 由药物本身或（和）其代谢物引起，是由药物的固有作用增强和持续发展的结果。其特点是剂量依赖性、能够预测，发生率较高但死亡率较低。

2. B 型药物不良反应 即与药物固有作用无关的异常反应，主要与人体的特异体质有关。其特点是与用药剂量无关，难以预测，常规的毒理学筛选不能发现，发生率低但死亡率高。

这样的分类符合药理学和毒理学的量效关系，同时又考虑到药物对机体的影响和机体对药物的处理过程及毒理学问题，见表 14-1。

表 14-1 药物性医源性疾病的分类

量效关系密切型	长期用药致病型
1. 药物类型的差异	1. 机体的适应性
2. 影响药代动力学的因素	2. 反跳现象
（1）遗传药理学的因素	3. 其他
（2）重要器官的病理变化，如心、肝肾和甲状腺	药后效应型
3. 影响药学效学的因素	1. 药物的致癌性
（1）肝脏疾病	2. 药物的生殖毒性
（2）水和电解质平衡失调	（1）抗生育
量效关系不密切型	（2）致畸性
1. 免疫反应	（3）乳汁中药物的不良反应
（1）机体免疫功能的差异	
（2）药物的免疫因素	
2. 遗传药理学因素的影响	

三、药物性医源性疾病的预防

（一）充分重视药物性医源性疾病的危害性

随着药物的广泛应用，药物性医源性疾病的发生率不断增加，给人民的健康带来了很大危害。要充分认识到，药物不单是治疗的一种手段，也是一种致病的因素，如果对其致病作用认识不足，不加以科学管理，它将成为社会的公害因素，会给人类带来严重危害。在诊断过程中，要警惕药物可能是致病的因子，参与发病，应及时排除药物的危害。在用药过程中，要严密观察药物反应，以便及时调整剂量或更换治疗药物。总之，要尽可能把药物性医源性疾病的发生减少到最低限度。

（二）做到合理用药

滥用和误用药物是引起药物性医源性疾病的主要原因，如能合理用药，则大多数药物性医源性疾病是可以避免的。要做到合理用药，下列几点必须考虑。

1. 选药要有明确的指征 选药不仅要有适应证，还要排除禁忌证。要充分认识滥用药物的危害性，不用药效不确切的药物。

2. 要有目的地联合用药 可用可不用的药物尽量不用，争取能用最少品种的药物达到治疗目的。联合用药时，要排除药物之间相互作用可能引起的不良反应。

3. 制定合理的用药方案 根据所选药物的药理作用特点即药效学与药动学规律制定用药方案。

4. 谨慎用新药 需提前熟悉其药效学与药动学知识，切忌盲目使用。

（三）加强药物性医源性疾病的监督

加强药物性医源性疾病的监督主要目的是保证患者使用药物安全有效，同时又为健康、优质、幸福的人类社会创造条件。但目前对于药物性医源性疾病的监督还没有统一的标准和要求，综合有关资料，大致包括三方面，即新药研制过程毒理学监督、患者用药的安全监护以及新药上市后安全性监督。

四、药物性医源性疾病的治疗

对于药物性医源性疾病应以预防为主，最大限度地减少其发生率，一旦发生则需要准确诊断，及时处理，以保证患者的生命安全。

（一）药物性医源性疾病的诊断

药物性医源性疾病发生于用药之后，因此用药时间与发病时间的关系对于诊断有重要意义。患者的病史和用药史、临床表现、病理学检查、生化检验等资料是诊断的依据。

常见影响药物性医源性疾病发生的机体易感因素有以下 3 种。

1. 遗传因素 如长期服用异烟肼，快乙酰化易使异烟肼转化为酰肼，可产生肝损害；慢乙酰化则易发生周围神经炎。

2. 性别 药物不良反应在女性的发生率要比男性高，如保泰松和氯霉素引起的粒细胞缺乏为男性的 3 倍，氯霉素引起的再生障碍性贫血为男子的 2 倍；药源性红斑狼疮，女性亦较男性多见。

3. 年龄 如老年人应用地高辛后血药浓度较高，半衰期较长；应用肝素过程中易导致出血；应用硝西泮（硝基安定）治疗量即易致脑功能紊乱；应用保泰松引起的不良反应发生率较高；用利尿剂易致低钾；用降压药和吩嗪类易致体位性低血压；用抗胆碱药和抗震颤麻痹药易致尿潴留。婴儿用氯霉素易发生灰婴综合征；磺胺、维生素 K 可引起或加重核黄疸；对耳毒性抗生素较为敏感等。

（二）药物性医源性疾病的处理原则

对于药物性医源性疾病的处理，原则上若怀疑出现的病症由药物所引起，但又不能确定为何种药物时，首先应停止应用的所有药物，这样不但可能及时制止药物继续损害机体，而且有助于诊断。若停药后，临床症状减轻或缓解，常可提示疾病为药源性。然后，根据病情采取治疗对策。由于药物性医源性疾病多有自限性特点，停药后通常无须特殊处理，待药物自体内消除后即可以缓解。症状严重时需进行对症治疗，如致病药物很明确，可选用特异性拮抗剂；若是药物变态反应，则应将致病药物告知患者，避免日后再度发生此类情况。

第四节　中药不良反应的预防与控制

一、中药不良反应的认识历程

20 世纪 60 年代，国际上发生了"反应停"等化学药物的严重不良反应事件，学者们开始日渐重视对于天然药物的开发研究。近年来，随着世界上"回归自然"热的兴起，研究、开发、利用天然药物已成为一种世界潮流，中医药以其独特的理论和优越的疗效在国际上受到越来越多的重视。但随着中药在国际上的广泛应用，由于人们对中药应用特点认识的不足、使用不当，或以中药某些成分提取物代替中药应用，对中药声誉造成了不良影响。

1977 年，FDA 宣布停止使用由碎杏仁制成的维生素 B_{17} 制剂，因其主要成分苦杏仁苷水解可产生氰化氢，发明者认为该产品能选择性在癌细胞中水解并破坏癌细胞，但 FDA 却认为该产品口服可能导致中毒和死亡。1979 年，新加坡政府禁止进口和销售含小檗碱的制剂（黄连、黄芩中均含有小檗碱），认为葡萄糖-6-磷酸脱氢酶低下的婴儿发生黄疸、贫血与应用含小檗碱的中药制剂有关。20 世纪 80 年代后，日本发现含中药柴胡（如小柴胡汤）的制剂可导致急性肝损害、间质性肺炎等中药药物性医源性疾病，日本厚生省于 1991 年 2 月的第 13 号通告中宣布，由厚生省药务局安全科负责，对小柴胡汤、小青龙汤等 8 个品种的汉方制剂进行重新评估，以确定其安全性和有效性，具体审议工作由中央药事会的下属机构——汉方制剂再评价调查会负责。世界上不少中药进口国认为，中药饮片、中成药的包装和说明书中对农药残留量、重金属含量、不良反应等指标未能详尽说明，因而缺乏可信性和安全性。据 WHO 国际药物监测合作中心报道，1994 年以前收集到草药不良反应报告计 4960 例，1999 年底已增至 8986 例，常见的不良反应为草药的过敏反应和中毒反应，轻则给患者带来不适，重则危及生命。中医药要与国际医药接轨，要开拓国际市场，要在竞争激烈的国际医药市场上求得生存和发展，一定要重视对于中药不良反应的研究。

迄今为止，关于中药毒副作用、不良反应的研究尚停留于一般零散报道，未能就中药不良反应的发生原因、发病机制、临床表现、防治措施作出系统的整理和研究，这与中药学源远流长的发展史、与中药临床应用的广泛性和在防治疾病中的重要地位是不相适应的。对中药不良反应的临床表现、发生机制、治疗方法、预防措施进行科学、全面、系统的研究，使人们能正确认识中药作用的双重性，有效减轻中药不良反应所造成的损害，从而进一步提高中药应用的安全性、合理性、有效性。

二、中药不良反应的概念与分类

（一）基本概念

在防治疾病的过程中，由于应用中药所产生的与用药目的不符且给患者带来不适、痛苦或有害的反应，称为中药不良反应，主要是指正常用量、用法条件下所产生的非防治反应。但由于中药成分复杂、作用靶点多、临床应用灵活，因而其不良反应也较为复杂多样，不可一概而论。多数不良反应是中药的固有作用和效应，在一般情况下是可以预知的，有些是可以避免的，而有些则是不可避免的。

（二）分类

药物不良反应根据其发生的严重程度分为轻度、中度和重度。轻度是指患者可以忍受的不良反应，不会影响治疗进度，不需要特殊的处理，对患者的康复没有影响；中度是指患者难以忍受的不良反应，需要撤除药物或做出相应的处理，对患者的康复有直接影响；重度是指发生的不良反应直接危及患者的生命，或导致残疾、住院或并发症，需要立即停止用药并进行紧急处理。临床常见中药不良反应主要有以下几类。

1. A 型中药不良反应

（1）作用增强型：是由于药物本身固有作用的增强和放大而导致的。如三七具有化瘀止血的作用，可引起出血倾向。

（2）副作用型：是指在治疗剂量时，随药物的治疗作用而发生的一些与防治目的无关的作用。如应用人参补气的过程中，可引起口干、心烦等症状，即属于此类。

（3）毒性型：主要是指药物在正常剂量、正常用法下发生的毒性反应，也包括用药时间过长、用药剂量过大和相对剂量过大所引起的毒性反应，均可导致人体的生理功能异常或组织结构的病理改变，可发生在任何系统。包括急性中毒和慢性蓄积性中毒反应。如应用雷公藤抗风湿、治疗腰腿痛过程中，可引起肝肾损伤及妇女不孕症。

（4）继发型：是指由于药物作用诱发的一些新病症。如长期应用大黄、番泻叶等可引起结肠黑变病。

（5）首剂综合征：是指首次应用某些药物时所发生的不可耐受的强烈反应。

（6）撤药综合征：是指突然停用某种药物后出现的症状反跳现象。如长期服用罂粟类药物可出现成瘾现象。

2. B 型中药不良反应

（1）不耐受性不良反应：是因患者个体差异而表现出来的对药物毒理作用耐受低下，低于常量时就可发生的不良反应。

（2）特异质性不良反应：是一种与正常药物作用不同的特异反应，与患者遗传背景有关，多由机体生物化学过程的异常引起，发生率较低。

（3）变态反应性不良反应：是患者被药物致敏，再次用药时诱发的一种免疫反应。中药中的一些动物药，如蟾蜍、僵蚕、全蝎等，都可引起此类反应；不少中药注射剂注射给药特别是静脉注射给药时也易引起变态反应。

三、中药不良反应监测

虽然我国在中药不良反应监测方面已经做了大量的工作，但仍存在很多的困难和问题。要继续深入地开展中药不良反应监测工作，不可能完全照搬化学药物的监测和评价方法，这是由中药本身特点和临床使用的特殊性而决定的。

中药的药物不良反应（adverse drug reaction，ADR）的发生有其特殊的发生原因、发病机制和临床特征。由于中药临床应用是以中医辨证论治理论为指导的，而且中药在体内吸收、分布、代谢、排泄与化学药物有所不同，中药不良反应的发生及其机制明显有别于化学药物，其不良反应有自身的特点和规律。不仅要考虑到药材品种及品质、炮制和制剂质量、剂型合理与否等因素，还涉及中医临床辨证施药的方式方法。因此，中药 ADR 监测工作既与西药有相似之处，又要根据中医学临床用药的规律，确立符合中医药实际的、确实可行的 ADR 监测方法。并在获得中药 ADR 详细资料的前提下，探讨其发生的原因或易发因素，为临床医生、研究人员和政府有关部门提供全面的、准确的、可靠的数据，在更广泛的范围内实施中药 ADR 监控，进一步将中药 ADR 监测工作推广应用于多种剂型中药及其他相关范围，全面提高中药的安全性、有效性，指导临床正确合理用药。

完善相关法规建设，加强宣传和培训，促进《药品不良反应报告和监测管理办法》的贯彻和实施；明确目前中药不良反应监测的范围和工作重点；建立健全中药不良反应监测体系；建立中药上市后评价技术体系和法规体系，利用其他 ADR 监测方法弥补自发报告系统的不足；加强与中药不良反应相关的基础研究；进一步加强国际间的交流与合作等，都是我们开展中药不良反应监测需要进一步解决的工作。

> **本章小结**：医源性疾病广泛存在于疾病防治的各个环节中，最常见是感染性医源性疾病和药物性医源性疾病，一旦发生这些问题，将给患者带来不同程度的危害。广大医务工作者、医疗机构以及卫生主管部门要以为人民高度负责的精神，重视医源性疾病，防止医源性疾病的发生。虽然目前尚不能将医源性疾病的发生率降低为零，但通过采取有效防控措施，多数医源性疾病可以减少发生，甚至做到不发生。有效控制医源性疾病不仅有助于保障患者医疗安全，减少医疗费用支出，而且对在当今复杂的医疗环境下减少医疗纠纷亦有着重要作用。

思考题

1. 简述医源性疾病的概念。
2. 简述感染性医源性疾病的形成与传播条件。
3. 药物性医源性疾病的类型有哪些？
4. 常见药物不良反应有哪些？
5. 如何正确认识中药不良反应？

突发公共卫生事件的预防与控制

突发公共卫生事件是一项重大的社会问题,关系到人群整体健康水平和生活质量。突发公共卫生事件直接关系到公众的健康、经济的发展和社会的安定,已日益成为社会普遍关注的热点问题。

近年来,SARS、甲型 H_1N_1 流感、新型冠状病毒感染所致肺炎等新发传染病给人类健康带来新的威胁。2019 年 12 月,湖北省武汉市部分医院陆续发现了多例不明原因肺炎病例,后经诊断证实为新型冠状病毒感染引起的急性呼吸道传染病。由于正值我国春运期,疫情开始在武汉市逐步散发,经历了"零星散发—局部流行—局部暴发—市外扩散—省内扩散—省内流行—省外扩散—全国散发—全国流行"多个阶段。为了有效防控新冠疫情,党和政府果断采取了强有力的科学措施,迅速应对突发疫情,严格管理传染源,切断传播途径,保护易感人群,遏制疫情蔓延势头,至 2020 年 4 月底取得抗疫战斗的决定性成果,2020 年 4 月 29 日以后,全国疫情防控进入常态化阶段。

除传染病以外,其他突发公共卫生事件也频繁出现。例如,发生在 2011 年 3 月 11 日的日本福岛核电站核泄漏事故被认为是自 1986 年乌克兰切尔诺贝利核泄漏以来最严重的核灾难;2014年马来西亚航空公司 MH370 航班发生空难;2015 年 8 月 12 日,发生在天津滨海新区的爆炸事故造成巨大损失。这些都是发生在我们身边的一些突发性的公共卫生事件,对社会造成了极大的恐慌和危害。科学、有序应对和处置突发公共卫生事件,是世界各国政府需要认真面对的重大课题。

第一节 概 述

一、突发公共卫生事件的概念

(一)突发事件

《中华人民共和国突发事件应对法》(2007 年)提出,突发事件是指突然发生,造成或者可能造成严重社会危害,需要采取应急处置措施应对的自然灾害、事故灾难、公共卫生事件和社会安全事件。

(二)突发公共卫生事件

我国《突发公共卫生事件应急条例》提出,突发公共卫生事件是指突然发生,造成或者可能造成社会公众健康严重损害的重大传染病疫情、群体性不明原因疾病、重大食物和职业中毒以及其他严重影响公众健康的事件。常见的突发公共卫生事件诱因包括：自然灾害、传染病暴发、食品安全事件与食物中毒、生产事故造成公共健康危害事件、环境污染与生态环境改变、生物与生化恐怖主义事件等。

二、突发公共卫生事件的基本特征

1. 突发性　即事件的高度不确定性，时间和地点分布各异。突发公共卫生事件往往是突然发生，它是一种小概率的危害事件，由于其发生的因素复杂多样、千变万化，发生、发展的原因、机制尚不十分清楚，因此其发生时间、地点具有不可确定性，不可预判，如各种食物中毒、原因不明群体性疾病等。

2. 量变性　是指某些突发公共卫生事件尤其是一些传染性突发公共卫生事件，大多有一个由量变到质变的渐进过程。提示我们一旦出现苗头或隐患，就要采取措施加以防范，达到一定程度时要严阵以待，甚至主动应对，通过引导转化来减少或消除事发的可能性。

3. 群体性　突发公共卫生事件往往同时累及多人，甚至波及整个工作或生活的群体。特别是在经济全球化高度发展的今天，随着国际交往的不断加强，可导致其跨地区、跨国界传播。

4. 危害性　突发公共卫生事件往往给人民的身心健康和生命造成重大损失，影响正常生活、生产秩序，甚至扰乱社会稳定，对经济、政治、军事和文化等诸多方面也有重要影响。其危害性主要表现在以下几个方面。

（1）人群健康和生命严重受损：突发公共卫生事件往往造成众多的人群疾患、伤残或死亡。

（2）造成心理伤害：突发公共卫生事件对于全社会所有人的心理都会形成一种强烈的刺激，必然会有许多人产生焦虑、神经症和忧虑等精神神经症状。如2008年四川汶川地震造成许多地区人群心理健康危害。911事件、MH370事件等也给死难者家属造成了巨大的心理伤害。

（3）造成严重经济损失：一是治疗及相关成本，如传染性非典型肺炎，仅救治一位患者就需要花费数万元，甚至数十万元；二是政府、社会和个人防疫的直接成本；三是疫情导致的经济活动量下降而造成的经济损失；四是疫情不稳定造成交易成本上升产生的损失。据专家估计，2003年我国传染性非典型肺炎流行至少造成数千亿元人民币的损失。据国家医疗保障局公布，截至2020年3月15日，我国新冠肺炎确诊病例人均医疗费用1.7万元。由于新冠肺炎疫情的影响，2020年我国第一季度GDP增长率为-6.8%，但由于我国的制度优势，经济在疫情得到有效控制下成功实现"V型反弹"，2020年我国成为全球唯一正增长主要经济体。亚洲开发银行2020年5月15日发布报告称，新冠疫情造成的全球经济损失在5.8万亿～8.8万亿美元，相当于全球国内生产总值的6.4%～9.7%。

（4）国家或地区形象受损及政治影响：突发公共卫生事件的频繁发生或处理不当，可能对国家和地区的形象产生严重的不良影响，也可使医疗卫生等有关单位和政府有关部门产生严重的公共信任危机。严重突发公共卫生事件处理不当可能影响地区或国家的稳定。因此有些发达国家将公共卫生安全、军事安全和信息安全一并列为新时期国家安全体系。

5. 复杂性　突发公共卫生事件的复杂性表现在：一是成因复杂，二是种类复杂，三是影响复杂。突发公共卫生事件与自然因素、社会因素、心理因素等各种因素及其相互作用有关。成因十分复杂。按原因和性质分类，可将其分为疾病暴发、自然灾害和人为事故三大类；按《突发公共卫生事件应急条例》，可将其分为四类。突发公共卫生事件影响十分复杂，例如2020年新冠肺炎，严重冲击国家经济秩序、国家应急管理体系、应急管理政策和法律法规，造成十分深刻的影响。

6. 处理的综合性　由于突发公共卫生事件对公众健康威胁严重，造成的社会负面影响大，从现场抢救、疫情控制到运转救治，从原因调查到善后处理，需要多系统、多部门的密切配合，必须在政府统一领导下才能综合协调解决。2020年初，为了有效防控新冠肺炎疫情，党和政府果断采取了强有力的科学措施，动员和依靠人民，全国上下闻令而动，各地齐心协力，确定传染源、切断传播途径、保护易感人群，形成了全球独有的全民健康行为规范之"中国经验"，有效阻断、科学遏制了新冠肺炎在我国的持续大流行，打赢了这场疫情狙击的人民战争。

7. 决策的时效性　突发公共卫生事件具有发生的突然性和事件演变过程的难以预测性，救治机会稍纵即逝，要求应对者必须迅速找出造成突发公共卫生事件的原因并作出正确、果断的决策，迅速干预。

三、突发公共卫生事件的分类

根据《突发公共卫生事件应急条例》的定义，可将突发公共卫生事件分为四类。

1. 重大传染病疫情　是指某种传染病在短时间内发生、波及范围广泛，出现大量的患者或死亡病例，其发病率远远超过常年的发病率水平的情况。传染病包括《中华人民共和国传染病防治法》所规定的法定报告传染病或新发传染病。重大传染病疫情，包括鼠疫、肺炭疽和霍乱的暴发，动物间鼠疫、布鲁氏菌病和炭疽等流行，乙丙类传染病暴发或多例死亡，罕见或已消灭的传染病、新传染病的疑似病例等。传染病一直是威胁人类健康的重大疾病。历史上发生过多起传染病大流行，如14世纪四五十年代欧洲暴发的"黑死病"（鼠疫），造成2500万人死亡，占当时欧洲总人口的1/3，远超过二战所造成的损失。"黑死病"是因感染鼠疫杆菌引起，但鼠疫杆菌直到1894年才被人类发现，其感染的途径和机制至1898年才为公众所周知。"黑死病"对中世纪欧洲社会的经济、政治、文化、宗教、科技等方面造成了剧烈的冲击，产生了巨大的影响。我国近年发生过的重大传染病疫情，包括1988年上海甲型病毒性肝炎疫情、2004年青海鼠疫疫情等。随着社会经济的发展和医疗卫生水平提高，老旧传染病如鼠疫、霍乱、天花等，对人类健康的威胁已得到有效控制，而新发传染病成为威胁人类健康的另一重大挑战。2003年的SARS、2005年的人感染高致病性禽流感、2009年的甲型H_1N_1流感以及2012年的MERS、2014年的人感染H_7N_9禽流感、2020年新冠肺炎等，均给人类健康带来巨大威胁。

2. 群体性不明原因疾病　据原卫生部《群体性不明原因疾病应急处置方案》（试行），群体不明原因疾病是指一定时间内（通常是指2周内），在某个相对集中的区域（如同一个医疗机构、自然村、社区、建筑工地、学校等集体单位）内同时或者相继出现3例及以上相同临床表现，经县级及以上医院组织专家会诊，不能诊断或解释病因，有重症病例或死亡病例发生的疾病。群体性不明原因疾病具有临床表现相似性、发病人群聚集性、流行病学关联性、健康损害严重性的特点。这类疾病可能是传染病（包括新发传染病）、中毒或其他未知因素引起的疾病。

3. 重大食中毒物和职业中毒　指由于各种原因引起的食品污染和职业性危害造成的众多和（或）伤亡较重的中毒事件。包括中毒人数超过30人或出现死亡1例以上的饮用水和食物中毒，短期内发生3人以上或出现死亡1例以上的职业中毒。如2002年9月14日，南京市汤山镇发生一起特大投毒案，造成395人因食用有毒食品而中毒，死亡42人。2002年初，河北省保定市白沟镇苯中毒事件，箱包生产企业数名外地务工人员陆续出现中毒症状，并有6名工人死亡。

4. 其他严重影响公众健康的事件　包括医源性感染暴发，药品或免疫接种引起的群体性反应或死亡事件，严重威胁或危害公众健康的水、环境、食品污染，放射性、有毒有害化学性物质丢失、泄漏等事件，生物、化学、核辐射等恐怖袭击事件，有毒有害化学品生物毒素等引起的集体性急性中毒事件，有潜在威胁的传染病动物宿主、媒介生物发生异常和学生因意外事故自杀或他杀出现 1 例以上的死亡，以及上级卫生行政部门临时规定的其他重大公共卫生事件。

四、突发公共卫生事件的分级

《国家突发公共卫生事件应急预案》根据突发公共卫生事件的性质、危害程度和涉及范围，划分为特别重大（Ⅰ级）、重大（Ⅱ级）、较大（Ⅲ级）和一般（Ⅳ级）四个级别。

其中，特别重大突发公共卫生事件主要包括以下情况。

1. 肺鼠疫、肺炭疽在大、中城市发生并有扩散趋势，或肺鼠疫、肺炭疽疫情波及 2 个以上的省份，并有进一步扩散的趋势。

2. 发生传染性非典型肺炎、人感染高致病性禽流感病例，并有扩散趋势。

3. 涉及多个省份的群体性不明原因疾病，并有扩散趋势。

4. 发生新传染病或我国尚未发现的传染病发生或传入，并有扩散趋势，或发现我国已消灭的传染病重新流行。

5. 发生烈性病菌株、毒株、致病因子等丢失事件。

6. 周边以及与我国通航的国家和地区发生特大传染病疫情，并出现输入性病例，严重危及我国公共卫生安全的事件。

7. 国务院卫生行政部门认定的其他特别重大突发公共卫生事件。

第二节　突发公共卫生事件的处理原则、预防策略和现场调查处置

2003 年暴发 SARS 疫情以来，国务院相继发布了《突发公共卫生事件应急条例》《国家突发公共事件总体预案》《国家突发公共卫生事件应急预案》和《中华人民共和国突发事件应对法》。按照突发事件应对法的规定和要求，国务院各有关部门已编制了各项国家专项预案和部门预案，各地结合实际编制了专项应急预案和保障预案，全国性应急预案框架体系初步形成，在 2008 年汶川 5·12 地震应急救援中得到实践和检验。2020 年，在新冠状病毒肺炎疫情防控阻击战取得重大战略成果后，常态化疫情防控措施落地且成效显著。

一、突发公共卫生事件的处理原则

突发公共卫生事件预防控制工作应遵循预防为主、常备不懈的方针，贯彻统一领导、分工负责、反应及时、措施果断、依靠科学、加强合作的原则。运用三级预防的理念，以现有的卫生监督、疾病控制体系为基础，通过有组织地实施预防控制策略，有效地防止突发公共卫生事件的发生与发展，以减少或消除其危害程度，防患于未然，保障公众健康。

（一）预防为主，常备不懈

提高全社会对突发公共卫生事件的防范意识，落实各项防范措施，做好人员、技术、物资和设备的应急储备工作。对于各类可能引发突发公共卫生事件的情况要及时进行分析、预警，做到早发现、早报告、早处理。

（二）统一领导，分级负责

根据突发公共卫生事件的范围、性质和危害程度，对突发公共卫生事件实行分级管理。各级人民政府负责突发公共卫生事件应急处理的统一领导和指挥，各有关部门按照预案规定，在各自的职责范围内做好突发公共事件应急处理的相关工作。

（三）依法规范，措施果断

地方各级人民政府和卫生行政部门要按照相关法律、法规和规章的规定，完善突发公共卫生事件应急体系，建立健全系统、规范的突发公共事件应急处理工作制度，对突发公共卫生事件和可能发生的公共卫生事件作出快速反应，及时、有效开展监测、报告和处理工作。

（四）依靠科学，加强合作

突发公共卫生事件应急工作要充分尊重和依靠科学，要重视开展防范和处理突发公共卫生事件的科研和培训，为突发公共卫生事件应急处理提供科技保障。各有关部门和单位要通力合作、资源共享，有效应对突发公共卫生事件。要广泛组织、动员公众参与突发公共卫生事件的应急处理。

二、突发公共卫生事件的预防策略

突发公共卫生事件突如其来，如果事先没有准备或准备不充分，必然顾此失彼，应接不暇，只有做到居安思危，才能有备无患。

（一）制定有关法律、法规和卫生政策

2003 年 5 月，国务院公布施行《突发公共卫生事件应急条例》；2006 年 1 月，国务院发布《国家突发公共卫生事件总体应急预案》，分为总则、组织体系、运行机制、应急保障、监督管理和附则，共 6 章，这是我国应急预案体系的总纲；2006 年，卫生部发布《国家突发公共卫生事件应急预案》，分为总则、应急组织体系及职责、突发公共卫生事件的监测、预警与报告、应激反应和终止、善后处理、应急处置保障、预案管理与更新和附则，也是我国突发公共卫生事件应急预案体系总纲之一；2011 年 5 月，国务院修订发布《突发公共卫生事件应急条例》；2011 年 10 月，国务院修订发布《国家食品安全事故应急预案》。这些法律、法规和卫生政策的制定，提高了政府保障公共安全和处理突发公共事件的能力，最大限度地预防了突发公共卫生事件，减少了其造成的损害，保障了公众的生命财产安全，维护了国家安全和社会稳定，促进了经济社会全面、协调、可持续发展。

国务院卫生行政部门按照分类指导、快速反应的要求，制定全国突发事件应急预案，报请国务院批准。省、自治区、直辖市人民政府根据全面突发事件应急预案，结合本地实际情况，制定本行政区域的突发事件应急预案，并根据突发事件的变化和实施中发现的问题及时进行修订、补充。全国突发事件应急预案应当包括以下主要内容：突发事件应急指挥部的组成和相关部门的职责；突发事件的监测和预警；突发事件信息的收集、分析、报告、通报制度；突发事件应急处理技术和监测机构及其任务；突发事件的分级和应急处理工作方案；突发事件预防、现场控制、应急设施与设备、救治药品和医疗器械以及其他物资和技术的储备与调度；突发事件应急处理专业队伍的建设和培训。

目前《国家突发公共卫生事件应急预案》包含如下主要内容。

1. 应急组织体系及职责　应急指挥机构应包括全国突发公共卫生事件应急指挥部的组成和职责。省级突发公共卫生事件应急指挥部的组成和职责；日常管理机构；专家咨询委员会。

2. 突发公共卫生事件的监测、预警和报告　国家建立统一的突发公共卫生事件监测、预警与网络报告体系。各级医疗、疾病预防控制、卫生监督和出入境检验机构负责开展突发公共卫生事件的日常监测工作。

3. 突发公共卫生事件的应急反应和终止　包括应急反应原则，应急反应措施，突发公共卫生事件的分级反应和突发公共卫生事件应急反应的终止。

4. 善后处理　包括后期评估、责任，征用物资、劳务的补偿等。

5. 突发公共卫生事件应急处置的保障　包括技术保障，物资、经费保障，通信与交通保障，法律保障，社会公共宣传教育。

6. 预案管理和更新　根据突发公共卫生事件的形势变化和实施中发现的问题，及时进行更新、修订和补充。

（二）建立统一的突发公共卫生事件预防控制体系

各级政府统一领导和指挥本辖区突发公共卫生事件的防范和处理工作。防范重于救灾，务必提高对突发公共卫生事件防范和处理工作的认识，把突发公共卫生事件的防范和处理列入议事日程，抓紧抓好。

建立各级政府突发公共卫生事件处理储备金，采取疫区隔离或封锁等紧急控制措施，各地方政府要积极动员、组织、协调各有关部门和社会团体参与公共卫生突发事件的预防、控制处理工作，各地方政府要积极组织媒体无偿进行预防、控制公共卫生突发事件的宣传和报道，加强正面引导，树立与维护政府形象，为突发公共卫生事件得到积极、稳妥和及时的处理营造良好的舆论氛围。

各类医疗卫生机构要分工合作，发挥各单位优势，运用流行病学、实验室检测、临床诊断治疗和卫生监督等学科专长，在事件处理中当好参谋和技术指导。加强医疗队伍建设，建成"组织完善、布局合理、分工明确，统一指挥"的区域性急救网络系统，提高抢救成功率。

（三）宣传教育和人员培训

各级政府和宣传、卫生、教育、新闻媒体以及群众组织，要以学校、社区、农村为重点，广泛宣传突发事件的性质和危害性，普及卫生知识，动员社会各界积极参与预防、控制和处理工作，提高群众自我防治的意识和能力。地方各级人民政府和有关部门、单位要加强应急救援队伍的业务培训和应急演练，建立联动协调机制，提高装备水平；动员社会团体、企事业单位以及志愿者等各种社会力量参与应急救援工作；增进国际的交流与合作。

三、突发公共卫生事件现场调查处置及病因分析

突发公共卫生事件发生后，首先应根据已经掌握的情况，尽快组织力量开展调查、分析，查找病因。若流行病学病因（主要是传染源、传播途径或暴露方式、易感人群）不明，应以现场流行病学调查为重点，尽快查清事件的原因。在流行病学病因查清后，应立即实行有针对性的控制措施。若怀疑为中毒事件时，在采取适当救治措施的同时，要尽快查明中毒原因。查清中毒原因后，给予特异、针对性的治疗，并注意保护高危人群。若病因在短时间内难以查清，或即使初步

查明了病原，但无法在短期内找到有效控制措施的，应以查明的传播途径及主要危险因素（流行病原因）制定有针对性的预防控制措施。

（一）组织准备

在到现场进行调查处置前，必须做好组织准备，主要包括技术、人员、物资、后勤保障的准备工作。做好调查到底的一切准备。

1. 技术准备 根据已经掌握的线索，开展文献检索或复习，向有关专家请教，与相关实验室联系现场采样和检测准备事宜。

2. 人员准备 根据事件性质，组织相关专业人员参加现场处置工作组。出发前明确职责和分工。

3. 物资准备 个人防护用品，样本和标本采集、运输的设备和工具，现场快速检测设备和试剂，预防药物或疫苗，消杀器械，调查取证器材（包括照相机、录音笔等），调查表、执法文书、参考资料（专业、法律等），宣传资料，通信设备、电脑、现场联系资料（联系人及联系电话）等。

4. 后勤保障准备 车辆、交通方式、食宿等。

5. 其他事项 与事件发生地取得联系，约定预备会、交流情况、共同商讨现场工作方案和实施计划。

（二）核实与诊断

1. 核实 卫生行政部门接到报告后应立即派出专业人员（包括流行病学或卫生学、临床、检验等专业人员）对突发事件进行初步核实。

2. 诊断 根据核实结果进行综合分析，排除病例临床诊断和实验室诊断的错误，初步判断突发事件是否存在，若确认疫情存在，应对群体性不明原因疾病的性质、规模、种类、严重程度、高危人群、发展阶段和趋势进行初步判断，并制定初步的调查方案和控制措施。

（三）确定事件存在

要确定突发事件是否存在，首先要考虑观察的病例数是否超过了疾病的基线水平。要建立疾病基线水平，一般要把当前该疾病的发病水平与去年同期比较、与前期（例如前三年平均发病水平）比较，得出初步结论。其次还要考虑是否存在任何可能导致虚报的因素，确定是否单一疾病（不是多种疾病的集合），是否有人为因素影响，例如报告方式的改变、病例定义的改变、诊断水平的提高、临床表现类似的疾病的暴发（误诊误报）、重复报告等情况。

（四）病例卫生学调查及描述性分析

1. 建立病例定义 在突发公共卫生事件现场调查中，病例定义是确定被调查对象是否纳入病例的依据，是统计发病人数的流行病学工具。它是一个统一的标准，不同于临床诊断标准。病例定义一般分为疑似病例、可能病例、确诊病例三个层次，可以根据现场实际情况灵活确定。疑似病例是指有少数或非典型临床表现的病例，多用于调查初始阶段，描述疫情分布特征，敏感性较高。可能病例是有疾病典型临床表现，无实验室阳性结果的病例。确诊病例是疑似或可能病例+实验室阳性结果，特异性高。可能或确诊病例多用于分析流行病学研究。高敏感性的"病例定义"将包含许多非病例，高特异性的"病例定义"将会漏掉很多病例。在没有疫情暴发时，用敏感的病例定义进行现场调查，阳性预测值（指符合病例定义的全部病例中，真正"有病"的例数所占的比例，反映符合病例定义者患目标疾病的可能性）比较低，但是如疫情暴发时，现场调查采用较敏感的病例定义效果很好，阳性预测值大幅上升。

　　病例定义包括时间、地区、人群、临床症状和体征、实验室检测、流行病学暴露史六个方面内容。病例定义的时间一般为该暴发事件中首例病例发病前 1～2 个疾病平均潜伏期，食物中毒通常为 72 小时；地区范围是暴发事件涉及的地区，其周围地区发病无明显升高；人群包括暴发地区的所有人群；临床症状和体征是多数病例具有的症状或体征，或该病特异性的症状或体征；实验室检测结果包括用何种标本、何种方法、检测何种病原体结果阳性；流行病学暴露史包括与传染源的密切接触史等。例如：某中学出现诺如病毒感染所致胃肠炎暴发事件，为了描述疫情分布特征，验证病因假设，制定可能病例定义为："2014 年 3 月 12 日至 19 日期间，该中学的学生、教职工和学校周边单位（包括××公司、消防大队、林业局、教育局和残联工地）职工及××屯（学校所处村庄）的居民中，发生呕吐或腹泻（≥3 次/天），并伴有大便性状改变者。"确诊病例定义为"可能病例中粪便标本经逆转录－聚合酶链反应（RT－PCR）检测诺如病毒核酸阳性者"。

　　2. 病例搜索　根据病例定义的内容，在一定的时间、范围内尽量搜索符合病例定义的所有病例并开展个案调查、入户调查和社区调查。可以利用多种信息来源进行病例搜索，如医疗机构记录、缺课记录、实验室检测结果、病例访谈等，采用回顾性调查和前瞻性监测等方法相结合。可设计专门的调查表，培训调查人员，统一调查内容和方法。搜索到病例后，将病例的基本信息、临床症状体征、流行病学特征和暴露史、实验室检查数据进行列表，以供下一步描述性分析使用。

　　3. 病例卫生学调查　为形成病因假设，需要对病例进行详细访谈、食品和环境卫生学调查，其内容包括：发病之前的外出史和活动轨迹；发病就诊经过；发病前饮水、就餐、与可疑患者或动物接触等可能的暴露史；身边有无类似患者等。

　　主要针对可疑致病因子的调查，例如调查一起学校内发生的胃肠炎暴发疫情的病因，重点调查病例饮用水的类型，供水情况，饮用水是否符合国家卫生标准；病例就餐史，食物是否受到污染；必要时对可疑致病因子采样检测。

　　4. 描述性分析　统计病例的发病数、死亡数、罹患率、病死率、病程等指标；描述病例的时间、地区（地点）、人群三间分布及特征，进行关联性分析。

　　（1）时间分布：通过描绘流行病学发病曲线描述事件的时间分布。流行曲线的描绘方法：用横坐标（X 轴）表示时间间隔，纵坐标（Y 轴）表示每个时间间隔内的累计病例人数，坐标轴的刻度向外，间隔应等距。致病因子已知时，间隔<1/2 平均潜伏期；致病因子未知时，采用不同间隔绘制曲线，选择最佳者。应在首例病例发病时间前和末例病例发病时间后留 1～2 个平均潜伏期间隔；在绘制的流行曲线上标出重要的信息（图 15-1）。

　　（2）地区分布：包括描述不同单位、社区、村屯，以及同一学校内年级、班级、宿舍等病例数、罹患率等情况。

　　（3）人群分布：包括描述不同性别、年龄、职业、学校内住宿生和走读生等病例数、罹患率等情况。

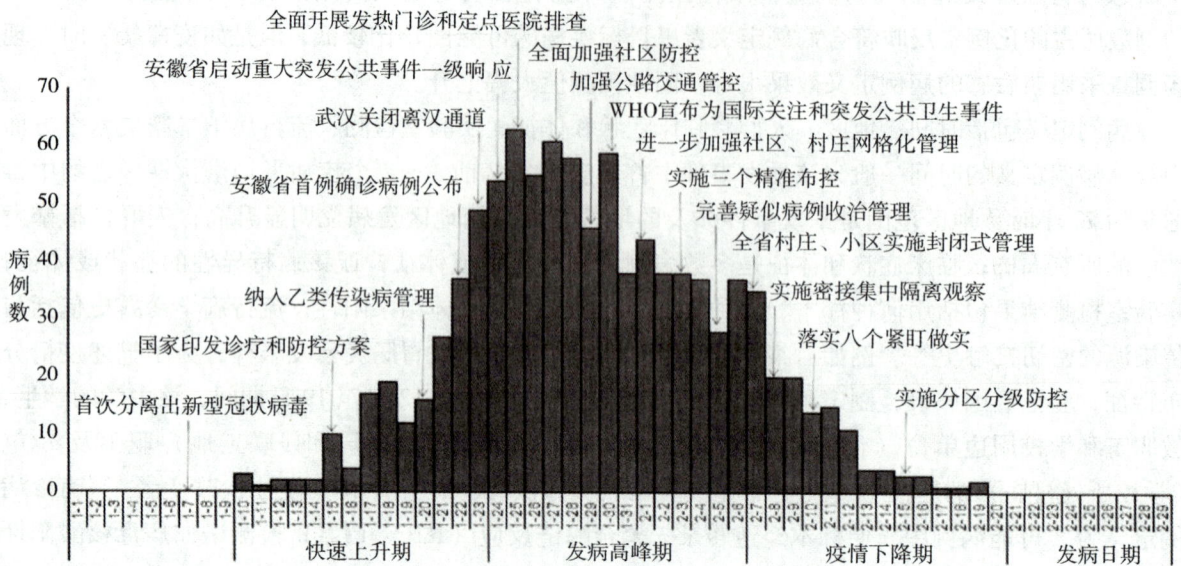

全面开展发热门诊和定点医院排查
安徽省启动重大突发公共事件一级响应
全面加强社区防控
武汉关闭离汉通道
加强公路交通管控
WHO宣布为国际关注和突发公共卫生事件
安徽省首例确诊病例公布
进一步加强社区、村庄网格化管理
实施三个精准布控
完善疑似病例收治管理
纳入乙类传染病管理
全省村庄、小区实施封闭式管理
国家印发诊疗和防控方案
实施密接集中隔离观察
落实八个紧盯做实
首次分离出新型冠状病毒
实施分区分级防控

图 15-1　××省新冠肺炎确诊病例发病流行曲线（2020 年 1 月 1 日—2 月 29 日）

（五）提出病因假设

1. 从临床、流行病学基本资料入手，寻找病因线索　分析思路：首先考虑常见病、多发病，再考虑少见病、罕见病，最后考虑新出现的疾病。如果初步判定是化学中毒，首先考虑常见的毒物，再考虑少见的毒物。

（1）根据临床表现（发热、咳嗽、腹泻、皮疹等）、病情进展、常规检验结果，以及基本的流行病学调查（个人史、家族史、职业暴露史等），初步判定是感染性疾病还是非感染性疾病；如果为感染性疾病，需考虑是否具有传染性。

（2）如考虑为非感染性疾病，需先判定是否中毒，结合进食史、职业暴露史、临床症状和体征、发病过程等，判定是否中毒，以及可能引起的中毒物；再考虑是否为心因性、过敏性、放射性（辐射）或其他的原因引起的疾病。

2. 从流行病学特征入手，建立病因假设

（1）掌握背景现场环境、当地生活习惯、方式、嗜好、当地动物发病情况以及其他可能影响疾病发生、发展、变化的因素。

（2）归纳疾病分布特征，形成病因假设，通过三间分布，提出病因假设，包括致病因子、危险因素及其来源、传播方式（或载体）、高危人群等。

提出可能的病因假设，可以不止一个假设。适宜的病因假设包括导致暴发、流行的疾病、传染源及传播途径、传播方式、高危人群。提出病因假设后，在验证假设的同时，应尽快实施有针对性的预防和控制措施。

提出的病因假设，要能解释大部分病例的可能致病因子、传播途径、发病危险因素、污染来源等。

（六）验证病因假设

1. 流行病学病因假设验证　根据病因假设，通过病例-对照研究、队列研究等分析性流行病学方法进行假设验证。设计调查方案时需要考虑因果关系。再运用病因推断方法，评价病因是否符合因果推论的 5 条标准：关联性的强度，与其他研究的一致性，暴露在前、发病在后，生物学合理性，是否存在剂量反应关系。

2. 实验室证据　收集样本（血、咽拭子、痰、大便、尿、脑脊液、尸解组织等），通过实验室的检测验证假设。

3. 完善现场调查、再验证病因假设　如果通过验证假设无法成立，则必须重新考虑或修订假设，根据新的线索制定新的方案，有些群体性不明原因疾病可能需要反复多次验证，方能找到明确原因。

（七）采取控制措施

突发公共卫生事件现场控制措施应根据事件发生的性质、特征来确定。在调查处置的过程中，一般遵循一边调查、一边控制、一边完善控制措施的策略。在现场调查开始时，现场调查人员可根据现有病因线索和处置经验，立即采取相应的控制措施，及时消除可能的致病因子，阻断和减少暴露，保护易感人群，最大限度地减少事件造成的健康损失和经济损失。

例如传染病突发公共卫生事件处置，对不同性质的传染病，采取的防控措施也不同，但总体来说包括疫情报告、控制传染源、切断传播途径和保护易感人群、其他紧急措施五个方面。

相关责任单位和责任人接到疫情报告后，必须按《中华人民共和国传染病防治法》《突发公共卫生事件应急条例》的要求报告。

针对传染源的措施：对患者做到早发现、早报告、早隔离、早治疗；对病原携带者做好登记、管理和随访；对接触者进行检疫，根据传染病潜伏期的长短确定检疫期限，同时根据病种及接触者的免疫状态，采取应急接种、药物预防、医学观察、隔离或留验等不同措施。

针对传播途径的措施：消毒、杀虫，垃圾、粪便、污水处理，有毒物品的封存、销毁，改变食品、饮用水供给，通风换气等。

针对易感人群：采取免疫预防、药物预防、个人防护等措施。

其他紧急措施：包括限制或停止集市、集会、影剧院演出或其他人群聚集活动；停工、停业、停课；临时征用房屋、交通工具；封闭被传染病病原体污染的场所和公共饮用水源等。

不明原因疾病的确定需要在调查过程中逐渐明确，随着事件调查深入，并不断修正、补充和完善现场控制措施。

（八）干预（控制）措施效果评价

针对病原学病因假设进行临床试验性治疗；根据流行病学病因假设，提出初步的控制措施，包括消除传染源或污染源，减少暴露或防止进一步暴露，保护易感或高危人群。通过对所采取的初步干预（控制）措施的效果评价也可验证病因假设，并为进一步改进和完善控制措施提供依据。

（九）撰写调查报告

在完成调查后，撰写调查报告，用以报告整个突发事件调查处置过程的经过、发现、结论、采取的措施、控制效果等内容。调查报告的形式可以是行政调查报告、新闻通稿、会议报告、学术论文等。现场调查报告按照工作进程可分为初步报告、进程报告和总结报告；按照用途分，可以分为行政报告、业务报告和学术报告等。

第三节　突发公共卫生事件报告的规范管理

一、突发公共卫生事件的信息报告范围

有下列情形之一的，各有关单位必须按照国家《突发公共卫生事件应急条例》的规定进行报告。

1. 发生或者可能发生传染病暴发、流行的。
2. 发生或者发现不明原因的群体性疾病的。
3. 发生传染病菌种、毒种丢失的。
4. 发生或者可能发生重大食物和职业中毒事件的。

二、突发公共卫生事件的报告原则、方法和时限

1. 报告原则　突发公共卫生事件相关信息报告管理应遵循依法报告、统一规范、属地管理、准确及时、分级分类的原则。

2. 报告方法和时限　突发事件监测机构、医疗卫生机构和有关单位发现突发公共卫生事件时，应当在2小时内向所在地县级人民政府卫生行政主管部门报告；接到报告的卫生行政主管部门应当在2小时内向本级人民政府报告，并同时向上级人民政府卫生行政主管部门和国务院卫生行政主管部门报告。县级人民政府应当在接到报告后2小时内向疫区的市级人民政府或者上一级人民政府报告；疫区的市级人民政府应当在接到报告后2小时内向省、自治区、直辖市人民政府报告。省、自治区、直辖市人民政府报告应当在接到报告后1小时内，向国务院卫生行政主管部门报告。国务院卫生行政部门对可能造成重大社会影响的突发事件，应当立即向国务院报告。

3. 报告方式　以事件发生地的县（市、区）为基本报告单位，卫生行政部门为责任报告人。同级疾病预防控制机构使用"突发公共卫生事件报告管理信息系统"进行报告。责任报告人还应通过其他方式确认上一级卫生行政部门收到报告信息。救灾防病与突发公共卫生事件的信息报告，原则上以"突发公共卫生事件报告管理信息系统"为主，但在紧急情况下或报告系统出现障碍时，可以使用其他方式报告。

《突发公共卫生事件应急条例》明确规定，任何单位和个人对突发公共卫生事件，不得隐瞒、缓报、谎报或者授意他人隐瞒、缓报、谎报。

本章小结：突发公共卫生事件是指突然发生、造成或者可能造成社会公众健康严重损害的重大传染病疫情、群体性不明原因疾病、重大食物中毒、重大职业中毒、传染病菌种毒种丢失、重大化学毒物污染以及其他严重影响公众健康的事件。预防和控制突发事件遵循预防为主、常备不懈的方针，贯彻统一领导、分级负责、条块结合、加强合作、属地管理为主的原则，建立反应及时、措施果断、依靠科学、群防群控的突发事件预防和控制机制。

思考题

1. 突发公共卫生事件的概念。
2. 突发公共卫生事件有哪些特点?
3. 突发公共卫生事件的调查处置措施包括哪些?
4. 突发公共卫生事件的报告原则、方法和时限?

第十六章

流行病学概述

扫一扫，查阅本章数字资源，含PPT、音视频、图片等

流行病学（epidemiology）是人类在与疾病斗争过程中逐渐发展起来的古老而又年轻的学科，它的思想萌发于 2000 多年前，但学科的基本形成不过百余年。早期的流行病学重点是研究人类疾病的分布和发生的频率，以后扩展到研究疾病的影响因素。世界卫生组织报告中指出，20 世纪全球公共卫生的十大成就（即牛痘接种、疫苗、健康的饮食、传染病控制、降低心脑血管病死亡率、控烟、饮水加氟、加强工作场所安全、母婴保健、计划生育等）的取得都直接或间接地与流行病学研究有关。

第一节　流行病学的定义与诠释

一、流行病学的定义

不同时期人们面临的主要疾病和健康问题不同，流行病学的定义也随之不断完善，应与时俱进地理解。我国目前比较公认的流行病学定义是"流行病学是研究人群中疾病与健康状况的分布及其影响因素，并研究预防和控制疾病及促进健康的策略和措施的科学"。这一定义彰显了医学的本质，也适合我国目前的卫生实践情况。

二、流行病学定义的诠释

流行病学定义虽然很简短，但内涵却非常丰富。

1. 流行病学的研究对象　与基础医学和临床医学不同，流行病学的研究对象是人群。群体具有一定的范围和特征。例如可以指城市的街道、居委会，农村的县、乡、村等所包含的人群。其范围可大可小，大到可以是一个地区、一个国家，乃至全世界；小到可以指一个班级、一个家庭等。

2. 流行病学的内容　现代流行病学研究的内容是从传染病研究发展起来的，目前已扩大到与人类健康有关的一切事件。主要包括疾病、健康状态和伤害三个方面。疾病包括传染性疾病、非传染性疾病等一切疾病。健康状态包括人体的各种生理、心理、社会适应状态、亚健康状态和长寿情况等。伤害包括意外（如自杀、车祸等）、智力障碍、残疾和身心损害等。

3. 流行病学的任务　流行病学的任务包括三个阶段：第一阶段是"揭示现象"，即揭示疾病流行或分布的现象；第二阶段为"寻找原因"，即从分析现象入手，找出疾病流行与分布的规律和原因；第三阶段为"提供对策与措施"，即合理利用前两阶段的结果，找出预防或控制疾病的策略与措施。

4. 流行病学研究的目的 预防和控制疾病及促进健康。在研究人群中疾病、健康状况及其影响因素的基础上，预防疾病在人群中发生，促进人们的健康，使人类自然地生长壮老已，延年益寿。

第二节 流行病学的基本原理与基本原则

一、流行病学的基本原理

流行病学是从研究疾病和健康状态在人群中的分布入手，了解其分布特征，应用流行病学研究方法，探讨其发生的规律和影响因素，并制定干预措施、评价其效果。基于此，流行病学的基本原理主要包括以下内容。

（一）疾病分布论

疾病分布论是通过描述不同人群（如年龄、性别、职业等）、不同地区（如山区与平原、内陆与沿海等）和不同时间（如季节、年份等）疾病和健康状况的分布特点，阐述疾病或健康状态的流行特征。此原理对于进一步分析疾病的病因和评价预防、控制措施的效果都具有重要意义。

（二）病因论

任何疾病的发生都不是单一因素所引起的，而是自然因素、社会因素、行为因素和机体因素等多种因素综合作用的结果。影响疾病和健康状态分布的原因是复杂的、多样的、可变的，多因论和概率论的观点正逐渐被广大学者所认同。

（三）健康与疾病转化呈现连续性

对于个体而言，从健康到疾病（或从疾病到健康）是一个连续的过程，在此过程中受到众多因素的影响，促使机体表现出疾病和健康标志的改变。对于群体亦是如此，群体从健康高分布状态（健康问题低分布状态）到健康低分布状态（健康问题高分布状态）再到健康高分布状态（健康问题低分布状态）也是一个连续的过程。认识疾病的这一连续性过程，有利于采取有针对性的预防措施，优化医疗卫生资源，促进全民健康。

（四）疾病预防控制论

根据疾病在人群中发生、发展和健康状态的变化规律采取相应的三级预防策略。坚持预防为主和健康促进是流行病学的重要观点。关于三级预防策略内容详见第一章。

（五）疾病流行数理模型

人群受到自然环境因素、社会因素及机体自身等多种因素的影响，表现出疾病与健康状态的发生、发展和分布变化，两者之间有一定的关联，可以利用数学模型描述疾病或健康状态分布的变化规律及其影响因素。在一定条件下，可以预测疾病或健康状态的变化趋势。这一模型的应用，使人们由对疾病的被动调查转到主动监测和预防，对预防、控制疾病和促进健康具有积极意义。

二、流行病学的基本原则

（一）群体原则

流行病学研究中的群体是指具有一定范围和特征的人群。从群体角度宏观观察疾病和健康状态的动态变化是流行病学区别于其他医学学科的最显著特点。在流行病学研究中，观察对象可以是个体，但进一步描述、比较、分析、做出推断结论及预防和控制效果评价都是以人群为基础。

（二）现场原则

现场往往是疾病或健康问题的实际发生地，有与其相关联的自然环境、社会环境及机体因素等存在，因此深入现场调查研究可以激发研究者的灵感，有利于探讨疾病发生的真正原因，为疾病的有效预防、控制和效果评价提供基础。

（三）对比原则

对比的原则贯穿于流行病学研究的始终，它是流行病学研究方法的核心。只有通过对比调查、对比分析才能发现疾病发生的原因，才能评价诊断方法的正确性、治疗方法的有效性和预后估计的准确性。对比的原则存在于各种流行病学研究方法中，即使仅仅描述疾病的人群、时间、地区分布也需要比较才能得出结论。

（四）代表性原则

流行病学的研究对象是人群，实施预防干预措施的对象也是人群。但在实际进行流行病学研究时，没有必要或不可能以全部人群作为研究对象，往往需要从全部人群中随机抽取一部分有代表性的人群作为样本进行研究，然后再由样本信息推断总体人群情况。可以采用随机抽样和增大样本例数的方法增加样本人群的代表性。

第三节　流行病学研究方法

流行病学既是一门应用学科，也是逻辑性很强的科学研究方法。它以医学为主的多学科知识为依据，利用观察和询问等手段来调查社会人群中的疾病和健康状况，描述其频率和分布，通过归纳、综合分析提出假说，进而采用分析性研究对假说进行检验，最终通过实验研究来证实。在对疾病的发生规律了解清楚之后，还可以上升到理论高度，用数学模型预测疾病的发生。流行病学研究方法概括起来有三大类：观察性研究、实验性研究和理论性研究。

一、观察性研究

观察性研究（observational study），又称观察法（observational method），是在自然状态下，不给研究对象施加任何干预措施，观察人群中疾病、健康状况及有关因素的发生、发展及变化情况。观察性研究在流行病学研究方法中较为多用，根据选择研究对象及研究内容的不同分为描述流行病学和分析流行病学。

（一）描述流行病学

描述流行病学（descriptive epidemiology），又称描述性研究（descriptive study）。描述流行病学主要是利用已有的常规记录或专门调查所获得的资料，描述疾病和健康状态的分布特征，为病因研究提供线索的方法。主要包括现况研究、生态学研究、纵向研究、历史资料分析、病例报告、病例系列分析等方法。关于描述流行病学的内容详见第十八章。

（二）分析流行病学

分析流行病学（analytical epidemiology），又称分析性研究（analytical epidemiology），是在描述流行病学提出病因假设的基础上，进一步将人群分组，分析暴露因素与疾病的关联，从而检验和验证病因假设的一类方法。主要包括队列研究和病例对照研究。关于分析流行病学的内容详见第十九章。

二、实验性研究

实验性研究（experimental study），又称实验流行病学（experimental epidemiology）、实验法（experimental method），与观察法不同，需要人为给研究对象施加干预措施，通过比较实验组和对照组人群的结局差别，分析干预措施的效果。一般研究者能够人为控制实验条件，避免一些非研究因素的干扰，可以证实病因假设或评价干预措施的效果。常用的实验性研究包括临床试验、现场试验和社区试验。关于实验性研究的内容详见第二十章。

三、理论性研究

理论性研究（theoretical study），又称理论流行病学（theoretical epidemiology）、数理法（mathematical method），是对疾病发生发展规律认识清楚后，上升到理论高度，应用数学模型定量地分析病因、宿主与疾病发生发展的关系，客观定量地描述疾病流行的现状和预测疾病将来的发生发展趋势，从理论角度探讨疾病的流行规律和预防、控制措施的效果。

流行病学研究方法的基本类型，见表 16-1。

表 16-1　流行病学研究方法的基本类型

研究方法	研究类型	常用方法	主要作用
观察性研究	描述流行病学	现况研究 生态学研究 纵向研究 历史资料分析 病例报告 病例系列分析	产生假设
	分析流行病学	队列研究 病例对照研究	检验假设
实验性研究	实验流行病学	临床试验 现场试验 社区试验	验证假设
理论性研究	理论流行病学	流行病学模型研究 流行病学方法研究	

第四节　流行病学的应用

伴随着现代医学的发展、流行病学方法和原理的扩展，流行病学的用途也越来越广泛。已深入到医学的各个方面。

一、描述疾病与健康状态的分布

在疾病预防和控制工作中，常常需要了解疾病或健康状态在人群中的分布情况，描述不同人群、不同地区、不同时间的发病、患病、死亡的群体现状或存在状态，以及发生发展的规律，从而发现高危人群、高危地区和高危时间，进行有针对性的预防和控制。同时可以进一步根据其分布特点探讨疾病发生的原因，合理配置卫生资源，为疾病的有效防控提供依据。

2020 年初，我国发现数例新型冠状病毒肺炎病例，经流行病学研究发现病例主要集中在湖北省武汉市，并有传播蔓延趋势。面对新冠病毒的突然来袭，中国坚持生命至上、人民至上，快速有效调动全国力量和资源，不惜一切代价维护人民生命安全和身体健康。经过艰苦卓绝的努力，历时 3 个月左右，在武汉保卫战、湖北保卫战的疫情防控中取得重大战略成果。关于疾病分布的详细内容见第 17 章。

二、探讨病因与影响流行的因素

流行病学的目的是预防和控制疾病，要达到这一目的就需要透彻地了解疾病发生、发展、流行的因素，从而有针对性地预防、控制甚至消灭疾病。流行病学工作中经常遇到对于"未明原因"疾病的调查，通过采用流行病学调查分析方法，结合临床检查与检验，从分析危险因素入手，探讨引起疾病发生的原因。例如 1958 年，在新疆锡伯族发生的"察布查尔病"，证明是制作面酱的半成品"米送乎乎"被肉毒杆菌毒素污染所引起的中毒。20 世纪 50 年代末、60 年代初，在欧洲出生的大量的海豹短肢肢畸形儿，经流行病学调查证实是孕妇服用反应停所导致的。1972年，上海市发生大规模的皮炎病例，证实是桑毛虫引起。

很多疾病的病因和流行因素十分复杂，甚至很多慢性非传染性疾病（如恶性肿瘤、心血管疾病等）病因尚不完全清楚，一些传染病，即使病原体已经明确，但导致其发生和流行的因素也在不断变化，致使传染性疾病在人群中不断发生和蔓延。在流行病学工作中，有时很难查到真正的病因，如果能够找到引起疾病发生的一些关键危险因素，据此干预也可以起到有效防控疾病的效果，这也是流行病学实际应用中的一大特点。例如冠心病发生的危险因素包括吸烟、高血压、高血脂、肥胖等，针对这些危险因素进行干预，可以起到预防和控制冠心病的效果。关于因果推断的内容详见第二十一章。

三、了解疾病的自然史

在临床医学中，了解疾病的自然史，只能观察患者个体从诊断到疾病痊愈或死亡的过程。而在流行病学中，应用流行病学研究方法如队列研究，可以观察人群从暴露于某一危险因素到疾病逐渐发生、发展，乃至出现疾病结局的全过程。从群体的水平和角度去研究疾病发生、发展的规律，这是流行病学区别于基础医学和临床医学的一大特点。例如，在实际工作中，对糖尿病患者进行定期随访，可观察糖尿病人群的转归状况，有助于制定有针对性的防控措施，帮助糖尿病患者恢复健康。

四、疾病预防和控制及其效果评价

疾病的预防、控制是流行病学的重要任务之一。根据疾病自然史所处的不同阶段及其变化情况，采取相应的三级预防策略与措施，阻止疾病的发生、发展和恶化，以达到预防、控制及消灭疾病的目的。以全球消灭天花为例，1958 年启动全球消灭天花行动时，预防策略为提高人群疫苗接种率，10 年之后，根据天花流行证据，预防策略转变为在每个国家开展大规模的预防接种和大力发展监测系统，终于在 1979 年，世界卫生组织宣布全球消灭天花。

对疾病防治效果的评价是防治疾病效果的最终判断。如预防传染病最有效的手段是接种疫苗。预防效果如何，可以应用流行病学方法（如实验流行病学）比较接种人群和对照人群的发病情况差异，然后进行评价。例如我国通过实施国家免疫规划，有效地控制了一些传染性疾病（如脊髓灰质炎、麻疹、白喉等）。另外新药上市前要通过大规模的临床试验观察其疗效和不良反应发生情况，这也是流行病学的一个重要用途。例如，面对疟疾这一严重危及人类生命的全球性传染病，屠呦呦带领其团队研制出青蒿素，经动物实验和临床试验证实其治疗疟疾的疗效和安全性。2005 年，青蒿素联合疗法被世界卫生组织正式推荐作为抗击疟疾的一线疗法，几乎被全球所有疟疾流行区采用，已成功挽救了数百万人的生命。

五、健康促进

健康促进是指人们控制影响健康的因素、改善自身健康能力的过程，不仅包括健康教育，还包括通过政策、立法、经济等手段，通过改善社会经济和环境条件，减少对健康有不利影响的社会行动，营造社会支持性环境，促使人们实施维护和改善健康的行为。2016 年 8 月，中共中央、国务院审议通过的《健康中国 2030 规划纲要》中强调"把健康融入所有政策，加快转变健康领域发展方式，全方位、全周期维护和保障人民健康，大幅提高健康水平，显著改善健康公平，为实现'两个一百年'奋斗目标和中华民族伟大复兴的中国梦提供坚实健康基础"，从国家层面体现了对人群健康促进的关注。

六、疾病监测

疾病监测是贯彻预防为主方针的一项有效方法。监测范围可以是一个地区，也可以是整个国家，时间可长可短，监测病种可以是一种，也可以是多种，既可以监测发生的疾病，也可以监测已采取的措施。我国目前已经建立了传染病监测系统与死因监测系统。随着疾病谱和死因谱的改变，我国的疾病监测范围从传染性疾病扩大到了慢性非传染性疾病，如恶性肿瘤、心脑血管疾病、出生缺陷等。这些监测系统对疾病的预防和控制发挥着积极的作用。

第五节　流行病学的展望

20 世纪，流行病学在预防和控制疾病、促进健康等方面起到了重大作用，其方法学本身也得到了长足的发展。随着 21 世纪"大健康""大数据""人工智能"时代的到来，流行病学的发展充满了机遇，但也面临诸多挑战。

一、向微观与宏观深入发展

随着基因组学、蛋白质组学、代谢组学等的飞速发展，流行病学研究成果进一步向微观发展，流行病学的分支也应运而生，如分子流行病学、人类基因组流行病学等。对于传染性疾病的防治，流行病学可以在分子水平上进行分析研究，更准确地解决传染病的传染源、传播途径等。如进行病原体的分离和检测、探索病原体生物进化变异规律、追踪传染源、确定传播途径、传染病防治效果评价等。在慢性非传染性疾病防治中，流行病学可以探索病因及发病机制、评估个体易感性、确定高危人群、制定慢性病的防治措施及进行效果评价、辅助疾病精准诊疗等方面发挥重要作用。重视微观发展的同时，在现代医学模式的指导下，基于流行病学社会学的学科特征，还应同样重视流行病学的宏观发展，宏观与微观并举是目前流行病学发展的重要方向。

二、重视传染病与非传染病预防和控制

随着医学的进步和社会的发展，全球的传染病发病率和死亡率显著下降，死因谱由原来的以传染病为主，逐步过渡到以非传染性疾病为主。但由于近年来全球生态环境及人类行为生活方式的改变，各类新发、再发传染病不断出现，对人类健康造成严重威胁，对流行病学发展提出重要挑战。与此同时，慢性非传染性疾病成为人群死亡和疾病负担的重要公共卫生问题，积极寻找慢性病的病因及危险因素，探索有效的预防策略和措施，是流行病学一项任重而道远的任务。

三、推进健康保护与健康促进

随着人类的发展，流行病学的研究内容和任务也在不断发展变化，如今流行病学的研究内容已经扩大到疾病和健康状态。预防和控制疾病、保护健康、促进健康是流行病学研究的最终任务。健康保护是采取有针对性的措施，保护个体或人群免受来自外界环境的有害物质对健康的威胁。健康促进包括了医学干预措施，健康教育和以立法、经济、社会措施为主的健康保护。推进健康保护与健康促进是时代的要求，也是流行病学需要不断探索和完善的挑战之一。

四、更加关注研究中的伦理学问题

流行病学的主要研究对象是人群，在应用流行病学方法开展研究时，往往涉及伦理学问题，如实验流行病学、分子流行病学、公共卫生监测等方法中对研究人群施加干预措施、生物标本的采集、遗传信息的鉴定、艾滋病项目的监测等。不论流行病学的观察法还是实验法均可能涉及伦理学问题，因此从事流行病学研究工作的人员需要高度重视。

坚持尊重、公正与不伤害的原则。尊重接受研究者的人格、尊严和价值，尊重人的自主和知情同意权，保护隐私和保守秘密；对待接受研究者应该平等，不因其性别、年龄、肤色、民族、文化程度等区别对待；干预措施对受试者是有益无害的，保证将对受试者身体、精神以及人格的伤害减至最小。

五、加强应对突发公共卫生事件的能力

突发公共卫生事件严重威胁人类健康和社会安全，并造成重大的社会经济负担。伴随全球人口的不断增长，突发公共卫生事件的危害日益突出，如西非暴发的埃博拉疫情、美洲地区暴发的寨卡病毒并导致大规模的传播和流行、2013年全球的非典型肺炎疫情，以及2020年以来涉及全球多个国家和地区的新型冠状病毒肺炎疫情，都需要国际社会广泛关注并协同应对。因此，强化流行病学研究在应对突发公共卫生事件中的核心作用必要且紧迫，具有非常重要的社会意义。

六、强化流行病学在循证实践中的作用

循证医学的核心思想是要求医生根据最佳的临床研究证据对患者做出最适宜的临床决策，而

最佳证据来源于临床流行病学研究，这就要求在循证实践中大力发展流行病学研究方法，加强流行病学在循证实践中的应用，进一步巩固流行病学在循证实践中的地位和作用，使有限的卫生资源得到最有效的利用。

　　流行病学研究内容从传染病到慢性非传染性疾病，再到疾病和健康问题，研究方法从传统的调查分析扩展为定量与定性结合、宏观与微观相结合，研究方式从"流行"到"分布"动静结合，研究因素从生物到心理行为社会因素，流行病学分支诸如分子流行病学、遗传流行病学、健康流行病学、药物流行病学、精神卫生流行病学、行为流行病学、伤害流行病学、突发公共卫生事件流行病学、社会流行病学、管理流行病学、空间流行病学、生殖流行病学、临床流行病学等等不断涌现，其应用范围越来越广泛。

　　本章小结：流行病学是人类与疾病斗争过程中逐渐发展起来的古老而又年轻的学科。它不仅在传染病的病因和机制、预防和控制策略、措施的制定与实施方面起着重要的作用，而且对多病因的慢性病，如糖尿病、恶性肿瘤、心脑血管疾病等的病因研究与预防和控制发挥着独特的作用。流行病学不仅是疾病预防控制的应用学科，而且随着流行病学研究方法的不断完善和应用领域的不断扩展，已成为现代医学的基础学科和方法学科。

思考题

1. 解释流行病学的定义。
2. 举例说明流行病学研究的用途。
3. 举例说明流行病学的研究方法。

第十七章

疾病的分布

疾病分布（distribution of disease）是以疾病的频率为指标，描述疾病在不同人群（人间）、不同时间、不同地区（空间）中发生疾病强度的人群现象，在流行病学中简称"三间分布"。

研究疾病分布具有重要意义：①它是研究疾病的流行规律和探索病因的基础；②帮助人们认识疾病流行的基本特征，为临床诊断和治疗等提供重要信息；③对疾病分布规律及其影响因素的分析，可为合理地制订疾病的预防和控制策略及措施提供科学依据，同时也为评价干预措施实施的效果提供依据。

第一节　疾病频率常用的测量指标

一、发病与患病指标

1. 发病率（incidence rate）　表示在一定人群中、一定期间内某病新发病例出现的频率。

$$发病率 = \frac{一定时期内某人群中某病新病例数}{同时期暴露人口数} \times k \qquad (17-1)$$

$k = 100\%$、$1000‰$或$10000/万……$

观察时间单位可根据所研究的疾病病种及研究问题的特点决定，通常以"年"表示。分子与分母的确定：分子是一定期间内的新发病人数。若在观察期间内一个人多次发病，则应分别计为新发病例数，如某对象在观察时间内发生两次流感，则应该计算两次。对发病时间难以确定的疾病可将初次诊断的时间作为发病时间，如恶性肿瘤、精神病等。分母中的暴露人口是指观察地区内可能发生该病的人群，当描述某些地区的某病发病率时，分母多用该地区该时间内的平均人口，或为当年年中（7月1日零时整）的人口数。

2. 罹患率（attack rate）　与发病率一样，都是测量新发病例频率的指标。

$$罹患率 = \frac{观察期间某人群中某病新病例数}{同时期暴露人口数} \times k \qquad (17-2)$$

$k = 100\%$、$1000‰$或$10000/万……$

罹患率与发病率相同之处是分子均为新发病例数；不同之处是罹患率一般多用于衡量小范围、短时间的发病频率，是以月、周、日或一个流行期为时间单位。罹患率可以根据暴露程度精确地测量发病率，多用于描述食物中毒、职业中毒及传染病的暴发流行。

3. 患病率（prevalence rate）　也称现患率或流行率，是指某特定时间内一定人群中某病新旧病例所占比例。患病率可按观察时间的不同，分为时点患病率（point prevalence）和期间患病率（period prevalence）。时点患病率一般不超过 1 个月，期间患病率通常超过 1 个月。

$$时点患病率 = \frac{某一时点一定人口中现患某病新旧病例数}{该时点人口数（被观察人数）} \times k \tag{17-3}$$

$$期间患病率 = \frac{某观察期间一定人口中某病的新旧病例数}{同期的平均人口数（被观察人数）} \times k \tag{17-4}$$

$k = 100\%$、$1000‰$ 或 $10000/万 \cdots\cdots$

患病率是横断面研究常用的指标，通常用来反映慢性病的流行情况及其对人群健康的影响程度，如冠心病、肺结核等。患病率可为医疗设施规划、估计医院床位周转、卫生设施及人力的需要量、医疗费用的投入等提供科学的依据。

引起患病率升高的主要因素包括：疾病的发病率升高；病程延长，未治愈者寿命延长；病例迁入，易感者迁入，健康者迁出；诊断水平提高；报告率提高等。

引起患病率下降的主要因素包括：疾病的发病率下降（新病例减少）；病程缩短；病例迁出，健康者迁入；治愈率提高；病死率提高等。

4. 感染率（prevalence of infection）　是指在某个时间内受检的整个人群中，某病现有感染者人数所占的比例。

$$感染率 = \frac{受检查中阳性人数}{受检人数} \times k \tag{17-5}$$

$k = 100\%$、$1000‰$ 或 $10000/万 \cdots\cdots$

感染率是评价人群健康状况常用的指标。感染率常用于研究某些传染病或寄生虫病的感染情况、流行势态和分析防治工作的效果，特别是对那些隐性感染、病原携带及轻型和不典型病例的调查较为有用，如乙型肝炎、脊髓灰质炎、结核、寄生虫病等。

5. 续发率（secondary attack rate）　指在一定观察期内某种传染病在易感接触者中二代病例出现的百分率，也称为二代发病率。易感接触者中出现的第一例病例称为"原发病例"，不能计算在续发率内。自原发病例出现后，在该病最短潜伏期至最长潜伏期之间发生的病例称为续发病例，即二代病例。

$$续发率 = \frac{易感接触者中二代病例数}{易感接触者总数} \times k \tag{17-6}$$

$k = 100\%$、$1000‰$ 或 $10000/万 \cdots\cdots$

续发率常用于家庭、集体单位或幼儿园等发生传染病时的流行病学调查。其可用于分析比较不同传染病传染力的大小、流行因素及评价防治措施等。

二、死亡与生存指标

1. 死亡率（mortality rate，death rate）　表示在一定期间内、一定人群中，死于某病（或死于所有原因）的频率。

$$死亡率 = \frac{某期间内（因某病）死亡人数}{同期平均人口数} \times k \tag{17-7}$$

$k = 100\%$、$1000‰$ 或 $10000/万 \cdots\cdots$

死亡率是用于衡量人群死亡危险性大小的一个常用指标。它反映一个地区不同时期人群的健康状况和卫生保健工作的水平，可为该地区卫生保健工作的需求和规划提供科学依据。

2. 病死率（fatality rate）　是表示一定时期内，患某病的全部患者中因该病死亡者的比例。

$$病死率 = \frac{某时期内因某病死亡人数}{同期患某病的人数} \times 100\% \qquad (17-8)$$

病死率表示确诊疾病的死亡概率，可反映疾病的严重程度。该指标也可反映诊治能力等医疗水平。病死率通常多用于急性病，较少用于慢性病。

3. 生存率（survival rate） 指接受某种治疗的患者或某病的患者，随访 n 年（通常为1、3、5年）后，存活的患者占观察病例总数的比例。

$$n \text{ 年生存率} = \frac{随访满 n 年尚存活的病例数}{开始随访的病例数} \times 100\% \qquad (17-9)$$

生存率常用于队列研究，评价某干预措施或慢性疾病（如心血管疾病、结核病等）的远期疗效和预后。应用该指标时，应确定随访开始日期和截止日期。开始时间一般为确诊日期、出院日期或手术日期，截止时间通常为1年、3年或5年。

4. 婴儿死亡率（infant mortality rate） 指年内未满1周岁婴儿死亡数与年内活产婴儿数的比例。

$$婴儿死亡率 = \frac{某年未满 1 周岁婴儿死亡数}{同年活产数} \times 1000\text{‰} \qquad (17-10)$$

一般以年度为计算单位，以千分率表示。式中分子是指某年从出生至未满1周岁婴儿的死亡人数。该指标可用来衡量一个国家或地区的经济发展、社会卫生状况及居民健康水平。婴儿死亡率不受年龄的影响，不同地区或国家间可以直接进行比较。

5. 孕产妇死亡率（maternal mortality rate） 指某年孕产妇死亡数与同年活产数之比。常以万分率或十万分率表示。

$$孕产产妇死亡 = \frac{某年孕产妇死亡数}{同年活产数} \times k \qquad (17-11)$$

$k = 10000/\text{万}$ 或 $10^5/10 \text{万}$

孕产妇死亡率不仅可以作为评价一个国家或地区妇幼保健工作质量好坏的指标，而且还可以间接反映一个国家或地区的卫生文化水平的情况。

三、疾病负担指标

1. 潜在减寿年数（potential years of life lost，PYLL） 某病某年龄组人群死亡者的期望寿命与实际死亡年龄之差的总和，即死亡所造成的寿命损失。

$$PYLL = \sum_{i=1}^{e} a_i d_i \qquad (17-12)$$

其中，e 为预期寿命（岁），i 为年龄组（年龄组中值），a_i 为剩余年龄，d_i 为某年龄组的死亡人数。

PYLL不仅考虑死亡率水平的高低，而且考虑死亡发生时的年龄对预期寿命的影响。PYLL是在考虑死亡数量的基础上，以期望寿命为基准，衡量死亡造成的寿命损失，强调了早死对人群健康的损害。PYLL是人群疾病负担测量的一个直接指标，也是评价人群健康水平的一个重要指标。

2. 伤残调整寿命年（disability adjusted life year，DALY） 指从发病到死亡所损失的全部健康寿命年。健康寿命年，包括因早死所致的寿命损失年（years of life lost，YLL）和疾病所致伤残引起的健康寿命损失年（years lived with disability，YLD）两部分。DALY是一个定量的指标，它将因各种疾病引起的早死（实际死亡年数与一般人群中该年龄的预期寿命之差）造成的寿命损失与因伤残造成的健康寿命损失二者结合起来加以测算，是反映疾病对人群寿命损失影响的综合指标。

PYLL 和 DALY 为测量疾病负担的常用指标，另外还有质量调整寿命年（quality adjusted life year，QALY）、无残疾期望寿命（life expectancy of free disability，LEFD），活动期望寿命（activity life expectancy，ALE）、健康寿命年（healthy life year）等。

第二节　疾病的流行强度

疾病流行强度是指某种疾病在某地区一定时期内某人群中，发病数量的变化及其各病例间的联系程度。常用散发、暴发及流行等表示。

一、散发

散发（sporadic）是指某病发病率呈历年的水平，各病例间在发病时间和地点方面无明显联系，散在发生。散发适用于范围较大的地区。

确定某病在某地区是否属于散发，应参照当地前 3 年该病的发病率，如当年发病率未显著超过既往一般发病率，则称为散发。有时也将发病人数不多，病例间无明显传播关系的情况也称为散发。但是在小范围的人群中出现上述情况则称为散发病例或单个病例。

疾病分布出现散发的原因是：①该病在当地常年流行或因预防接种使人群维持一定的免疫水平；②有些以隐性感染为主的疾病可出现散发，如脊髓灰质炎、乙型脑炎等；③有些传播机制不容易实现的传染病也可出现散发，如炭疽；④某些长潜伏期传染病也易出现散发，如麻风。

二、暴发

暴发（outbreak）是指在一个局部地区或集体单位中，短时间内突然出现很多相同的患者。大多数患者具有相同的传染源或传播途径，且在该病的最长潜伏期内发病，如托幼机构的麻疹、流行性脑脊髓膜炎等暴发。非传染性疾病也可呈暴发状态，如食物中毒等。

三、流行

流行（epidemic）是指某病在某地区的发病率显著超过该病历年的水平（一般为前三年平均发病率的 3～10 倍）。流行的判定应根据不同病种、不同时期、不同历史情况进行。如 2003 年的 SARS 流行。

有些传染病隐性感染占大多数，当它流行时临床症状明显病例可能不多，而实际感染率却很高，这种现象称为隐性流行。如流行性乙型脑炎常具有这种现象。

四、大流行

大流行（pandemic）是指当某病发病迅猛，范围可跨越省界、国界，甚或波及全球，其发病率水平超过该地一定历史条件下的流行水平时，如流感、霍乱、新冠状病毒肺炎的世界大流行。

第三节　疾病的三间分布

疾病的分布指各种疾病在不同人群、时间和地区的流行特征。疾病的形成是由致病因子、人群特征以及自然、社会环境等多种因素综合作用的影响，因此疾病在不同人群、不同时间及不同地区的流行强度不一，存在状态也不完全相同。疾病分布是形成病因假设的重要线索，是探索流行因素和制定防治对策的前提。

一、人群分布

人群可根据不同的自然或社会属性进行分组或分类，如年龄、性别、民族、职业、宗教、婚姻与家庭、流动人口等。不同疾病在不同属性（如不同年龄）的分布存在差别。

1. 年龄　年龄与疾病之间的关联比其他因素的作用都强。大部分疾病的发生频率都随年龄增加而变化。研究疾病的年龄分布，有助于认识疾病的分布规律，探索流行因素，为病因研究和疾病的预防和控制提供基本线索。

一般来说，慢性病的发病水平随年龄增长而逐渐增加，如糖尿病。有些传染病发病高峰后移，或者出现发病年龄前移，如麻疹。导致疾病年龄分布差异的原因主要包括接触暴露病原因子的机会、免疫水平、预防接种及其有效性等。疾病年龄分布的研究方法主要包括横断面分析和出生队列分析。

2. 性别　很多疾病的发病率、死亡率存在着明显的性别差异。疾病分布出现性别差异的主要原因包括：①男女两性接触致病因素的机会不同；②男女两性的解剖、生理特点及内分泌代谢功能等的不同；③男女两性行为生活方式不同。

3. 职业　不同职业暴露可以导致疾病分布不同。例如石棉工人易患间皮瘤和肺癌；矿工、翻砂工易患尘肺；生产联苯胺染料的工人易患膀胱癌；林业工人、狩猎者易患森林脑炎；饲养员、屠宰工人、畜牧业者易患布鲁氏分枝杆菌病；矿工、建筑工人及农民均有较高的发生意外伤害的概率；脑力劳动者易患冠心病等。

4. 民族和种族　不同民族和种族之间在疾病的发生和死亡等方面可有明显差异。这种分布差异的主要原因包括：①不同民族、种族的遗传因素不同；②不同民族的风俗习惯、生活习惯和饮食习惯不同；③不同民族间的社会经济状况、医疗保健水平等不同；④不同民族所处自然环境和社会环境不同。

5. 宗教　不同宗教有其各自独立的教义、教规。因宗教信仰不同，其生活方式也有明显差异，宗教对疾病的发生和分布规律也会产生一定的影响。如犹太教有男性自幼"割礼"的教规，犹太人男性阴茎癌发病甚少，女性宫颈癌发病率亦低。

6. 婚姻与家庭　不同婚姻状况人群的健康常有较大的差别，离婚者全死因死亡率最高，丧偶及独身者次之，已婚者最低。婚姻状况尤其对女性健康影响明显，婚后的性生活、妊娠、分娩、哺乳等对女性健康均有影响。在有两性生活史的妇女中宫颈癌多见。在无哺乳史妇女中乳腺癌多见。

7. 流动人口　流动人口对疾病的暴发流行起到加剧的作用，这为疾病的防治工作增加了困难。流动人口是疫区与非疫区间传染病的传播纽带，疟疾、霍乱、鼠疫等的暴发和大流行不少是因流动人口的带入性和输入性病例引起的；供销、采购、边境贸易、国际交流等使流动人口成为性传播疾病的高危人群。

二、时间分布

时间分布是对某一地区人群中发生的疾病按时间的变化进行描述，了解该疾病的流行动态，分析疾病的时间变化规律，有助于验证可能致病因素与疾病的关系。疾病时间分布的表现方式如下。

1. 短期波动（rapid fluctuation）　短期波动也称时点流行或暴发，是指特定人群中由于在短时间内接触或暴露于同一致病因素而出现大量症状相似的病例。多数病例发生于该病的最短潜伏期与最长潜伏期之间，从而可推测出暴发的原因及暴露的时间。传染病常表现有暴发或短期波动，如食用污染食物引起的甲型肝炎暴发，可在短期内出现大量患者。非传染性疾病也表现有短期波动或暴发现象，如 1972 年 7～10 月间上海市桑毛虫皮炎的暴发。狭义上讲，暴发适用于小范围人群，短期波动适用于大范围人群。

2. 季节性（seasonal variation）　是指疾病每年在一定季节内呈现发病率升高的现象。传染病可表现为严格的季节性，这种严格的季节性多见于虫媒传播的传染病；也可表现为季节性升高，一年四季均发病，但在一定月份发病升高，如肠道传染病夏秋季高发、呼吸道传染病冬春季高发。非传染性疾病也有季节性升高的现象。如克山病有明显的季节多发现象，这是克山病的流行病学特点之一。在东北、西北地区，克山病患者多集中出现在冬季，其中多发月份为当年 12 月至次年 1 月，占全年总发病人数的 80%～90%，而西南地区却以 6～8 月为高峰。

3. 周期性（cyclic change，periodicity）　是指疾病发生频率经过一个相当规律的时间间隔，呈现规律性变动的状况。通常每隔 1～2 年或几年发生一次流行。有些传染病由于有效预防措施的实施，这种周期性的规律也发生了改变。例如，我国麻疹疫苗普及应用前，城市中每隔一年麻疹流行一次；1965 年对易感者进行普种疫苗后，其发病率降低，周期性流行规律也不复存在。疾病出现周期性的条件是：①人口密集的大中城市，传染源及易感人群多，特别是新生儿的积累提供了相应数量的易感者。②传播机制相对容易实现的疾病，只要有足够数量的易感者，疾病便可迅速传播。③疾病可形成病后免疫，所以流行后发病率可迅速下降。

4. 长期趋势（secular trend，secular change）　也称长期变异，是对疾病连续数年乃至数十年的观察，疾病的病原体、临床表现、发病率、死亡率等的变化显著不同于以前的现象。如有些疾病的发病表现出几年或几十年的持续上升或下降的趋势。我国 20 世纪 20 年代，猩红热以重型病例居多，病死率可高达 15%～20%，但近年来其发病率与死亡率均明显降低，几乎未见有病死者。从 1990 开始，美国癌症的发病率和死亡率均呈下降趋势，在前 10 位癌症中，有 8 种下降或持平。其中男性肺癌从 1930—1990 年的 60 年间，呈明显升高趋势，1960 年后升高更为明显；但 1990 年后开始下降，其原因与自 20 世纪 70 年代的烟草消耗量明显下降有关。

三、地区分布

各种疾病均具有其自身的地区分布特点。疾病的地区分布与致病危险因素的分布和致病条件有关。疾病的地区分布可表现为疾病在不同国家间的分布、同一国家内的不同地区分布、城乡分布、地方性等特征。

1. 国家间的分布　有些疾病只发生于世界某些地区，如黄热病只在非洲及南美洲流行。有些疾病在全世界均可发生，但其在不同地区的分布不一。恶性肿瘤的总体发病率以澳大利亚和新西兰最高，南亚地区最低；肝癌多见于亚洲、非洲；乳腺癌、肠癌多见于欧洲、北美洲。如日本的胃癌及脑血管病的调整死亡率或年龄死亡专率居首位。研究认为日本的高脑血管病和高盐摄入量有关，低冠心病率和低脂肪的进食量与低血清胆固醇量有关。

2. 国家内部的分布　无论传染病还是非传染性疾病，即使在同一国家，不同地区的分布也有明显差别。如我国血吸虫病仅限于南方的一些省份；鼻咽癌最多见于广东，有"广东瘤"之称；食管癌以河南林县为高发；肝癌以江苏启东为高发；原发性高血压北方高于南方。

3. 城乡分布　城市与农村由于人口密度、生活条件、交通条件、卫生状况、动植物的分布等情况不同，所以疾病的分布也存在差异。城市有其特殊的环境条件，即人口多、密度大、居住面积狭窄、交通拥挤、出生率保持在一定水平、人口流动性较大，这使得城市始终保持一定数量的易感人群，因此可使某些传染病常年发生，并可形成暴发或流行，也常常出现周期性。其次，城市工业较集中，车辆多，空气、水、环境受到严重污染，慢性病患病率明显升高，如慢性阻塞性肺疾病、肺癌等。与空气污染或噪声有联系的职业性因素所致的病害，也多见于城市。农村由于人口密度低，交通不便，与外界交往不频繁，呼吸道传染病不易流行，可是一旦有传染病传入，便可迅速蔓延，引起暴发，而且发病年龄也有后延的现象。农村由于卫生条件较差，接近自然环境，所以肠道传染病较易流行。农村的虫媒传染病及自然疫源性疾病均高于城市，如疟疾、肾综合征出血热、钩端螺旋体病等。一些地方病如地方性甲状腺肿、氟骨症等也高于城市。

4. 地方性疾病（endemic diseases）　是指局限于某些特定地区内相对稳定并经常发生的疾病。地方性疾病不需要从外地输入。在我国，地方病常指与当地水土因素、生物学因素有密切关系的疾病。其病因存在于该地区的水、土壤、粮食中，通过食物和饮水作用于人体而致病，如地方性氟中毒等。

四、疾病的人群、时间、地区分布的综合描述

以上分别阐述了疾病的人群、时间和地区分布问题。在实际的流行病学研究中，常常需要综合描述和分析疾病的三间分布特点，有助于获得更丰富的信息，此时可以采用移民流行病学。一些人移居到外地或国外，使得他们的生活环境和条件及疾病谱与移居地或本国有所不同，经若干年后，研究这些人群的疾病分布情况，就可以比较不同地区（移民、移居地当地人群和原居住地人群）的患病情况，从而获得有关环境因素和遗传因素对该疾病影响的信息，为进一步探讨病因提供线索。

（一）移民流行病学的概念

移民流行病学是通过比较移民人群、移居地当地人群和原居住地人群的某病发病率和死亡率差异，分析该病的发生与遗传因素和环境因素的关系。它是一种综合描述疾病三间分布的方法。移民流行病学研究的目的是分析疾病病因中，环境因素与遗传因素的作用大小。

（二）移民流行病学研究的原则

1. 若某病在移民中的发病率或死亡率与原居住地人群的发病率或死亡率不同，而接近于移居地当地人群的率，则该病可能主要受环境因素的影响。例如日本胃癌移民流行病学调查显示，胃癌在日本高发、美国低发，在美国出生的第二代日本移民胃癌的死亡率高于美国人，但低于日本当地居民，说明日本的胃癌主要受环境因素的影响。

2. 若某病在移民中的发病率或死亡率与原居住地人群的发病率或死亡率相近，而不同于移居地当地人群的率，则该病可能主要受遗传因素的影响。例如广东鼻咽癌移民流行病学调查显示，鼻咽癌在广东地区高发、美国低发，在美国出生的第二代广东地区移民鼻咽癌的死亡率高于美国人，与广东原居住地人群的鼻咽癌死亡率接近，说明广东地区的鼻咽癌主要受遗传因素的影响。

上述原则在具体应用时，还需考虑移民人群生活条件和生活习惯改变的程度及原居住地的社会、经济、文化及医疗卫生水平的差异等。

　　本章小结：由于致病因子、人群特征以及自然、社会环境等多种因素综合作用的影响，疾病在不同人群、不同地区及不同时间的流行强度不一，存在状态也不完全相同。疾病的分布既反映了疾病本身的生物学特性，也集中表现了疾病有关的各种内外环境因素的效应及其互相作用的特点。正确应用常用疾病的频率指标，恰当反映疾病的流行强度，准确描述疾病的三间分布，为寻找和鉴别病因、监测疾病、评价措施效果提供依据。移民流行病学是综合描述和分析疾病的三间分布，以探索病因或流行因素主要是环境因素还是遗传因素。

思考题

1. 何谓疾病的流行强度？描述疾病流行强度的常用指标有哪些？
2. 疾病时间分布的形式有哪些？

第十八章
描述性研究

描述性研究是观察性流行病学研究，它是流行病学研究方法中最基本的类型，也是流行病学研究工作的起点。描述性研究主要用来描述人群中疾病或健康状况及研究因素的分布情况，提出病因线索；还可用于确定高危人群、评价公共卫生措施的效果等。

第一节　概　述

一、概念

描述性研究（descriptive study），又称为描述流行病学（descriptive epidemiology），是利用已有的记录资料或专门调查的资料，描述疾病和健康状况在不同地区、时间及人群中的分布特征。

二、特点

描述性研究是揭示暴露和疾病因果关系过程中最基础的步骤，具有以下特点。

1. 观察性研究的特点，以观察为主要研究方法，不对研究对象采取任何干预措施。通过观察和收集相关资料，分析和总结研究对象或事件的特点。

2. 暴露因素与结局的时序关系无法确定，不能验证暴露因素与结局的因果关系，其结论为后续研究提供病因线索。

3. 一般不设立对照组，一般进行内部的比较，例如在纳入人群中，按照性别等属性进行比较。

三、作用

1. 获得病因线索，提出病因假设。描述性研究可为病因未明疾病提供病因线索。通过描述疾病频率在不同暴露状态下的差异，可为后续研究提供线索，进而提出病因假设。

2. 描述疾病或健康状况的三间分布及发生发展的规律。描述疾病或健康状况的三间分布情况，是描述性研究最常见的用途。描述疾病的三间分布，有助于阐明疾病或健康事件在不同人群、时间和地区的分布特征，得出疾病或健康状态的分布及其发生发展规律。例如，若要掌握某市居民高血压的患病情况，则可以从该市随机抽取足够数量的合格研究对象，逐一进行调查和检测，同时收集有关的研究因素，如性别、年龄、职业、高血压家族史等，即可对该市高血压的人群分布情况进行描述，为下一步的病因学研究奠定基础。

四、种类

描述性研究的种类多种多样，包括个案调查、病例报告、病例系列分析、现况研究、生态学研究和监测等，其中现况研究最常见。

第二节　现况研究

一、概念与特点

现况研究（prevalence study）是在一个时点或短时间内对人群中的疾病（或健康状况）及影响因素进行调查，探讨疾病的三间分布特征，以及疾病和相关影响因素之间关系的描述性研究方法。因其所用指标是患病率，因此又称为患病率调查或现患调查，从时间上看，它是在特定时间点进行的调查，故又称横断面调查（cross-sectional study）。

现况研究是在某一时点或短时间内进行，其适用于病程比较长并且发病率较高的慢性疾病。进行现况研究时，疾病或健康与某因素或特征是同时存在的，即因与果是并存的，因而在病因分析时，只能对病因提出线索，不能得出疾病因果关系的结论。

二、目的和用途

1. 查明疾病分布特点，发现高危人群，为疾病防治提供依据。

2. 为病因研究提供线索，逐步建立病因假设。如 2 型糖尿病患者的可疑病因包括哪些、高血压是否是其中的一个病因等等。

3. 评价预防疾病、促进健康的策略和措施的效果。

4. 利用普查、筛检等手段，可以早期发现患者，利于早期治疗。

5. 为开展疾病监测及其他流行病学研究提供基线数据，获取衡量一个国家或地区卫生水平的主要指标。

6. 确定人群中各项生理生化指标的正常值范围。

三、优点与局限

现况研究主要适用于慢性病的研究。现况研究经常采用抽样调查方法，结果有一定的推广性；采取组内比较的方法，结果具有可比性。现况研究可用于广泛探索病因。

现况研究也存在一定局限性：①难以判断暴露和疾病孰前孰后、孰因孰果。②横断面研究的患者是"现存"患者，而不是新发病例，且病程短的病例与病程长的病例其特征明显不同，影响样本的代表性和结论的可靠性。③许多慢性病都有不同的时期，现况研究可能把症状前期的病例错划为无病。

四、研究方法种类

1. 普查（census）　是指在特定时间或时期对特定范围人群中的每一个对象进行全面调查。特定时间一般较短，1～2 日或 1～2 周，大规模普查最长不应超过 2～3 个月；特定范围内人群是指某个地区或全部具有某种特征的人群。

普查的目的除了早期发现和治疗患者之外（如各地开展宫颈癌的普查），还可了解疾病和健康状况的分布、人群健康水平及人体生理生化指标的正常值范围。普查适用于患病率较高，有比较简易而且准确的检测手段的疾病；不适用于发病率很低或无简易诊断手段的疾病。普查属于横断面调查，一般只能获得患病率（现患率）而得不到发病率。同时，普查还应注意成本和收益，如过去用拍摄胸部 X 线片来普查肺结核，成本高、收益少，现已不再使用，多采用结核菌素试验法。

2. 抽样调查（sampling survey） 是指从所确定的研究总体中按随机抽取方法抽取部分具有代表性的观察单位（即样本）进行调查。如果现况调查的目的是为了查明某病的现患情况或流行强度，则可用抽样法进行调查。如要研究某个地区某病患病率，则该目标地区的总体人群为目标人群（target population），按统计学原则从其中抽取部分人作为调查对象，即样本人群或研究人群（study population）；然后，根据样本人群的结果推断目标人群的患病率。

抽样调查比普查费用少、速度快、覆盖面大。但抽样调查不适用于患病率低的疾病、个体间变异过大的资料，而且抽样调查的设计、实施和资料分析均比较复杂。抽样必须随机化，样本必须足够大，这两点是抽样调查的基本原则。

抽样方法分为随机抽样和非随机抽样两种，随机抽样较常使用。随机抽样方法包括以下几种。

（1）单纯随机抽样（simple random sampling）：这种方法的基本原则是总体中每个个体被抽中选入样本的概率是一样的。抽样前需要先将全部的观察单位统一编号，根据样本大小再利用随机技术（摸球或抽签、随机数字表、计算机抽样等方法）进行抽取样本。在个体差异较大的研究中，利用随机抽样需要足够样本含量才能较好地代表研究人群。单纯随机抽样的优点是简便易行。其缺点是在抽样范围较大时，工作量太大，难以实现；以及抽样比例较小而样本含量较小时，所得样本代表性差。

（2）系统抽样（systematic sampling）：又称机械间隔抽样，按照一定的顺序，机械地每隔若干个单位抽取一个单位的方法。本法简便易行，容易在现场人群中开展；样本在整个人群中的分布均匀，代表性较好。但是如果个体的分布存在周期性趋势，抽样的间隔正好还是周期的倍数，则得到的样本是有偏的。

（3）分层抽样（stratified sampling）：先按照某些人口学特征或某些标志（如年龄、性别、教育程度等）将研究人群分为若干组（统计学上称为层），然后从每层抽取一个随机样本。分层抽样又分为两类：一类叫按比例分配分层随机抽样，即各层内抽样比例相同；另一类叫最优分配分层随机抽样，即各层抽样比例不同，内部变异小的层，抽样比例小，内部变异大的层，抽样比例大，此时获得的样本均数或样本率的方差最小。分层抽样要求层内变异越小越好，层间变异越大越好，因而可以提高每层的精确度，而且便于层间进行比较。

（4）整群抽样（cluster sampling）：先将调查对象分成不同的群体（如不同的班级），然后用随机方法抽取一个或若干个群，并对被抽取的群体内所有个体进行调查的方法。群内个体数可以相等，也可以不等。整群抽样的优点是，在实际工作中易为群众所接受，抽样和调查均比较方便，还可节约人力、物力和时间，因而适于大规模调查。缺点是抽样误差较大，故样本量较其他方法要增加1/2。

（5）多级抽样（multistage sampling）：又叫多阶段抽样，在大型流行病学调查中，往往单一抽样方法难以达到研究的要求，常将上述几种抽样方法结合起来使用。其实施过程为：先在总体中抽取范围较大的单元，成为一级抽样单元（如省），再从每个抽得的一级单元中抽取范围较小的二级单元（如市）……最后抽取范围更小的单元（如居委会）作为调查单位。多阶段抽样的优点是充分利用了各种方法的优势，节省人力物力；缺点是抽样之前需掌握人口资料的特点，以便选择合适的抽样方法。

五、实施要点

1. 明确调查目的　现况研究的目的包括探索病因或危险因素，描述疾病的分布，为卫生保健工作提供参考依据，确定高危人群，考核预防、治疗措施的效果等。

2. 确定研究人群　根据研究目的确定研究人群。一般是在一个确定区域的人口中随机抽取样本。当暴露容易识别时，可根据暴露状态选择研究人群。例如，想了解某市某病患病率，可从该市的不同市区抽样。如果了解某职业暴露对疾病的影响，可选择相关的工厂进行调查，比较不同职业暴露人群的患病率。在横断面研究中，抽样过程的研究设计，以样本能代表目标人群为原则。

3. 确定调查类型和方法　参考研究目的确定研究类型。如果是为了对某疾病开展"三早"预防，可以选择普查。如果想了解某种疾病的患病情况，则采用抽样调查。

研究方法的确定需要考虑研究目的、收集资料的特殊性、调查对象的特点等。如果调查的对象集中且文化水平较高，则选择自填式问卷调查；如果所调查的人群电话普及率高，则考虑电话访问；如果调查的要求较高，所调查的内容需要被调查者当面核实，或者调查内容中有现场观察的部分，则选择面访更合适。对于需要进行体格检查或实验室检查方可获得的变量，应注意尽量采用简单易行的技术和灵敏度、特异度高的检验方法。

4. 样本含量的估计　样本所包含的研究对象的数量称为样本含量，简称样本量。合适的样本量是抽样调查的基本原则。样本含量过大，耗费时间、人力、物力和财力、质量难以保证；样本量过小，抽样误差大，代表性差。影响样本量大小的因素有：①预期患病率或阳性率：若预期患病率或阳性率高，则需要较小的样本量；反之，需要较大的样本量。②观察单位之间的变异程度：变异程度大，需要样本量大；反之，需要样本量小。③对调查结果精确度的要求（即允许误差）：精确度要求高，样本量大；反之，样本量小。④把握度（$1-\beta$）：若把握度要求高，则样本量大。

（1）数值资料的样本量估计方法（单组）：

$$n = (z_\alpha \sigma / \delta)^2 \qquad (18-1)$$

式中 n 为样本含量，z_α 为正态分布的 z 值（如 $z_{0.05} = 1.960$，$z_{0.01} = 2.576$），σ 是标准差，δ 是允许误差。实际工作一般使用以下公式：

$$n = (t_\alpha s / d)^2 \qquad (18-2)$$

式中 s 为样本标准差，d 为允许误差，以 t 分布中的 t_α（代替正态分布中的 z_α）。

例：欲调查某病患者血红蛋白含量，据以往的经验，$\sigma = 3.0g/100mL$，要求误差不超过 $0.5g/100mL$，并定 $\alpha = 0.05$，则样本大小为：

$$n = (z_\alpha \sigma / \delta)^2 = (1.96 \times 3.0 / 0.5)^2 \approx 138 （人）$$

（2）分类资料的样本量估计方法（单组）：

$$n = k \times Q / P \qquad (18-3)$$

式中 n 为调查例数，P 为预期阳性率，$Q = 1-P$。当允许误差为 10% 时，$k = 400$；允许误差为 15% 时，$k = 178$；允许误差为 20% 时，$k = 100$。

但需注意，当流行率或阳性率明显小于 1% 时，此式不适用。可参照泊松分布估计样本量。

5. 设计调查表　调查表又称问卷（questionnaire），是流行病学调查的主要工具。调查表没有固定的格式，内容的繁简、提问和回答的方式应服从于调查的目的，并便于整理和分析资料的要求。调查表的主要内容分为以下几类.

（1）一般性项目：主要是三间分布的特点或者调查对象的人口学特征，包括性别、年龄、出生年月、出生地、文化程度、民族、职业、工作单位、现住址等。

（2）其他暴露因素：暴露是指对结果造成影响的环境因素（社会环境或自然环境）或研究对象所具有的特征。暴露不仅包括与研究对象有关的外界因素，同时也包括机体内部的因素（遗传因素、内分泌因素和精神因素等）。暴露必须有明确的定义和测量尺度，应尽量采用定量或半定量尺度和客观的指标。

（3）研究项目或称为研究变量，一般指对疾病或者中间结局的度量。在人群中进行现况调查时，应尽量采用简单、易行的技术和灵敏度高的方法。同时需注意检验结果中的假阳性，特别在患病率较低的疾病的现况研究中尤为重要。

6. 资料的收集、整理、分析以及结果解释　现况研究，资料的收集一般包括三种方法。

（1）通过实验室测定或检查的方法获得资料，如血常规的测定等。

（2）通过调查表对研究对象进行调查获得的资料。

（3）利用常规资料，包括：①常规登记和报告：例如疾病报告登记、体检记录、医疗记录等；②专题调查：根据某科研项目专门实施的调查研究；③临床检查及其他特殊检查的资料：例如健康体检等。

收集数据时，应该对原始资料逐项进行检查与核对，提高原始资料的准确性、完整性，同时应填补缺漏、纠正错误等。收集完数据后，按照研究目的对数据进行整理，如组别的划分、整理表的拟订，以便进一步分析计算。

现况研究通常只是在某一特点时点或特定时间内对特定人群进行调查，收集该人群的患病情况以及相关的暴露因素，在资料分析时，将人群分为暴露人群和非暴露人群（或多个暴露水平），比较分析各组间疾病患病率或健康状况的差异。

现况研究的整理和分析步骤包括：①先仔细检查原始资料的完整性和准确性，对原始资料进行检查和核对，并进行逻辑纠错。②按照事先确定的规则及专业知识进行原始资料的整理，如划分组别。③对数值资料，了解数据的分布类型。正态分布的数据采用均数和标准差进行描述，非正态分布采用中位数和四分位数间距进行描述。现况研究最常用的是患病率，描述不同特征人群的患病率。④对疾病进行"三间"分布描述，例如比较不同人口学特征对象的患病率情况；同时采用多因素分析，校正混杂因素的影响，探讨疾病的危险因素。

现况研究的结果解释，首先说明样本的代表性、应答率等情况，然后分析调查中可能存在的偏倚及其来源、大小和方向，最后总结疾病分布情况及提供病因线索。现况研究可根据"三间"分布的特征，结合有关因素进行解释；现况研究科研为分析流行病学研究（如队列研究等）提供病因线索，不能做因果联系分析。

7. 偏倚　现况研究主要存在选择偏倚和信息偏倚。现况研究最常发生的选择偏倚为无应答偏倚（non-response bias）：调查对象不合作或因种种原因不能或不愿意参加而产生的偏倚称为无应答偏倚。如果对象的应答率低于80%，说明样本的代表性较差。信息偏倚主要发生在观察、收集资料及测量等实施阶段，常见的信息偏倚包括调查员偏倚、调查对象引起的偏倚（回忆偏倚和报告偏倚）和测量偏倚。

第三节　其他种类

一、个案调查（case investigation）

个案调查又称个例调查，是指到发病现场对新发病例的接触史、家属及周围人群的发病或健康状况以及与发病有关的因素进行调查。调查的病例可以是传染病患者，也可以是非传染病患者或病因未明患者。通过个例调查，可以了解疾病发病的"来龙去脉"，从而采取紧急措施，防止或减少类似病例的发生。此外，对某种疾病多次的个例调查，可总结该病在人群中的分布特征，有助于掌握疫情，为疾病监测提供信息。

个案调查的对象一般是一个患者、一个家庭或一个疫源地等。个案调查一般无对照，也无人群有关变量的资料，故一般不能分析变量与疾病或健康状况的关系，因而在病因研究方面作用不大。

常见传染病的个案调查流程：首先编制个案调查表，调查内容根据事件的发生和疾病的特点制定；事件发生后，应尽快到达现场，了解情况并做好记录，对病例、病例所在家庭及周围人群调查询问或深入访谈。除了调查一般的人口学资料外，个案调查还调查患者可能的感染日期、发病时间、地点、传播方式、传播因素和发病因素等，确定疫源地的范围和接触者，从而指导医疗护理、隔离消毒、检疫接触者和健康教育，制订控制策略。必要时需要采集生物标本或周围环境的标本供实验室检测、分析之用。

二、病例报告（case report）

病例报告是对临床上某种罕见病的单个病例或少数病例进行研究，属于定性研究的范畴。病例报告通常对单个病例或 5 个以下病例的病情、诊断及治疗中发生的特殊情况进行详尽临床报告。由于病例报告介绍的是新出现（或不常见）的疾病或疾病不常见的临床表现，因而可能形成某种新的假设。

病例报告一般首先要说明报告此病例的原因，提供所报告病例是罕见病例的证据或指出病例的特别之处；其次要对病例的病情、诊断治疗过程、特殊情况等进行详尽描述，并提出各种特殊情况的可能解释；最后要进行小结，并指出此病例报告给作者和读者的启示。

病例报告的目的和用途：①发现新的疾病或提供病因线索。病例报告是识别一种新的疾病或不良反应的第一线索，常可诱导研究者去研究新的疾病或现象，如艾滋病的发现。②阐明疾病和治疗的机制。通过对罕见病例的病情、诊断、治疗、实验室检查以及个别现象的详尽报告，用来探讨疾病的致病机制和治疗方法的机制。

病例报告的研究对象具有高度选择性，因此极易发生偏倚；另外，它只是基于一个或少数几个病例，不能用来估计疾病或临床事件发生的频率，所发现的任何危险因素都具有偶然性，因此不能用来论证假设，除极少数例外情况，也不应该把病例报告作为临床诊断、治疗等实践的证据。

三、病例系列分析（case series analysis）

病例系列分析是对一组（几例、几十例甚至几千例）相同疾病患者的临床资料进行整理、统计、分析并得出结论。与病例报告相比，病例系列分析常常是利用已有资料进行分析，属于回顾性研究的范畴。病例系列分析有以下用途：①分析疾病的临床特征，例如了解某疾病的性别、年龄、职业分布等情况；②评价某种防治措施的效果；③促使临床工作者在实践中发现问题，提出新的病因假设和探索方向。

病例系列分析利用日常积累的大量临床资料进行分析，其最大的优点是资料收集容易，所需时间短，不需要太多的人力和物力。但是，由于记录质量不一，参与医生较多，偏倚较多，导致资料的真实性和可靠性也相对较差。由于缺乏标准化的方法，不同医疗机构日常收集的临床资料其可比性难以保证。

四、生态学研究（ecologic study）

生态学研究又称聚集（aggregate）或相关（correlational）研究。这里的"生态学"一词不是指生物学中研究生物与其环境关系的生态学；而是社会学的含义，即人群中某因素的分布和结果（群组分析水平）的关系。它是在群体水平上研究某种暴露因素与疾病之间的关系，以群体为观察和分析单位，通过描述不同人群中某因素的暴露情况与疾病发生或死亡频率，分析该暴露因素与疾病之间的关系。比如城市污染区与非污染区人群的健康研究。

生态学研究可应用常规资料或现成资料（如数据库）来进行研究，可以很快得到结果，因而节省时间、人力和物力。生态学研究对病因未明的疾病可提供病因线索，以进行深入研究，这是生态学研究的显著优点。当研究的暴露因素在某人群中变异程度很小，难以测量其与疾病的关系，这种情况下，更适合采用多个人群比较的生态学研究。在疾病监测工作中，可以应用生态学研究来估计所监测疾病的发展趋势，为制定疾病预防与控制的策略和措施提供依据。

生态学研究的主要缺点为生态学谬误（ecological fallacy）。生态学研究是以群体为观察和分析的单位，得到的结果是基于群体的平均水平，是粗线条的描述，无法得知个体的暴露与效应（疾病或健康状况）间的关系；同时存在较多混杂因素，造成研究结果与真实情况不符，容易产生生态学谬误。

五、公共卫生监测

公共卫生监测（public health surveillance）是长期、连续、系统地收集、分析、解释、反馈及利用公共卫生信息的过程。公共卫生监测是公共卫生实践的重要组成部分，监测内容一般包括疾病（传染病、慢性非传染性疾病、医院感染和伤害）、死因、症状、行为危险因素、环境因素、食品卫生与营养、学校卫生、预防接种副作用及药物不良反应等。

公共卫生监测的基本程序包括：系统收集资料、管理和分析资料、信息交流与反馈和信息利用4个基本过程。

公共卫生监测所获得的信息是制定、完善和评价疾病预防控制及其他公共卫生措施与策略的科学依据。监测数据能反映公共卫生问题的现状，预测健康相关事件发生的可能性及规模，为探寻影响因素提供线索，为制定和评价控制措施提供参考依据。

通过监测，描述与健康相关事件的分布特征及发展变化趋势，有利于确定主要公共卫生问题和高危人群，早期发现异常情况，及时预警和采取措施，估计卫生服务需求，也可评价公共卫生干预策略和措施的效果。

第四节　暴发调查

一、概念

暴发调查（outbreak survey）是指对集体单位或局部地区在较短时间内集中发生许多同类患者时开展的流行病学调查。疾病暴发包括集中同时的暴发和连续蔓延的暴发。呼吸道传染病和食物中毒多为集中同时的暴发；痢疾、伤寒、甲型病毒性肝炎等多为连续蔓延的暴发。某些非传染性疾病亦可引起暴发，如农药中毒、急性皮炎等。

二、类型

1. 同源暴发　指某易感人群同时暴露于某共同的致病因素之下而引起的暴发。

（1）同源一次暴露引起的暴发：其流行曲线为单峰型，因易感者同时受感染，病例数骤然升高，迅速达到高峰，随后缓慢下降。持续时间常与该病的潜伏期波动范围相一致，即在疾病的一个最短、最长潜伏期内。

（2）同源多次暴露引起的暴发：指暴发引起的病例不是同时感染，而是分次感染的结果。每出现一批病例，在流行曲线上就有一个高峰。根据暴露次数的多少，其流行曲线可能表现为双峰型或多峰型（锯齿状）。特点是整个暴发持续时间超过一个潜伏期。如一个水井被附近厕所不断污染引起持续同源性暴发流行。

2. 连续传播性流行　致病性病原体从一个受感者转到另一个易感者。转移可通过直接接触或经中介的人、动物、节肢动物或媒介物而实现；还可以通过行为传播，发病曲线通常具有两个以上高峰或持续高峰，如 SARS 暴发、疟疾暴发、钩端螺旋体病暴发等。

3. 混合型暴发　以上两型的结合。通常是先发生一次同源暴发，而后通过人与人的传播继续流行。例如经食物传播的甲型肝炎，流行曲线上出现拖尾现象，这是因为一次同源暴露引起的暴发，流行曲线出现一个高峰，而后曲线下降，通过人与人之间的传播，又有一些新病例出现。

三、设计与实施

1. 确定问题，核实诊断　确定暴发是否存在是首要问题。早期发现致病源是最重要的一步，不仅可以识别暴发，而且还提示可能的传播机制和控制手段。

2. 组织调查队伍　包括流行病学家、临床医师、实验室工作者和其他卫生人员，并与当地行政部门联系以取得支持。

3. 评价现有资料，全面考察疫情　应尽快明确暴发疾病的流行病学特征，包括不同人群、时间和地点的发病资料、临床特点及环境的评价。具体步骤：①确定暴发的范围。②如果可能，通过适当的实验室检查确定病因学诊断。③识别所有处于危险的人群。④识别主要的临床和流行病学特征，包括发病的年龄、性别、种族情况，发生的日期，以及有关的血液学指标。⑤获得水、食物、空气等可能与病原传播来源有关的环境样本的资料。⑥获取有暴露危险人群的名单、食堂、家庭或旅馆的位置等资料。

4. 可能的传播方式　暴发的调查主要是寻找与该病最高发病率有关的暴露。了解暴露于一个共同来源（如空气、水、食物、受感染的人、动物等）的人群是否比其他人患病率高。调查者应特别注意，在同一环境中哪些人发病、哪些人不发病，通过比较分析，初步确定可能的致病源及对应的传播方式。

5. 形成假设并检验假设　流行病学工作者将可利用的资料集合起来后，对暴发的来源和传播方式提出假设，然后对假设进行检验：包括进一步分析，实验室检查，或者针对可疑来源或可疑传播方式的某种控制措施的效果评价。

6. 分析资料　根据调查过程中所得资料和初步处理的效果分析疾病潜伏期、暴发因素，评价防治措施的效果等，验证假设的正确与否。资料分析内容有以下几点。

（1）确定暴发流行类型。

（2）暴露日期推算。一般可以由潜伏期推算暴露时间，如果病原已知，同源性暴发的暴露时间推算方法有两种：一是从位于中位数的病例的发病日期（或流行曲线的高峰处）向前推一个平均潜伏期，即为同源暴露的近似日期；另一种方法是从第一例发病日期向前推一个最短潜伏期，再从最后一个病例发病日期向前推一个最长潜伏期，这两个时点之间，可能是同源暴露的时间。

（3）暴发因素的判断。疾病暴发是在短期内的分布变化，它不仅受自然因素的影响，也受社会因素的制约，因此对暴发因素的分析，必须采用对比法。如食用过某食物的人发病率高，没有食用过该食物的人几乎不发病，那么这种食物可能就是引起中毒的食物。同时，如果暴露于某因子的量与发病频率呈剂量反应关系，则为该因子与某病暴发的因果关系提供一个证据。暴发因素的判断一般采取分析性流行病学研究方法或实验性方法进行。

（4）措施效果评价。在疾病暴发的调查过程中，调查、分析、控制等措施同时进行，以免延误时机。通过措施的实行及对防控措施效果的评价，反过来验证调查分析的结果是否正确，并从中总结经验教训，对措施进行补充或修订，及时控制疫情，防止疾病蔓延。

7. 总结报告　暴发调查结果应及时总结，写出书面调查报告，包括暴发的基本情况、暴发地区环境卫生及有关状况、调查过程情况、暴发原因分析、采取的措施与效果、经验教训与结论等。尽量用数字、表格、统计图来说明。

疾病暴发调查是针对具体健康关联的突发事件的特别调查，它涉及多种流行病学方法和多学科方法的综合应用。疾病暴发调查既要应用个案调查、现况研究等描述性研究方法，也需要应用分析性研究、实验性研究方法。分析性研究详见第十九章，实验性研究详见第二十章。

> **本章小结**：描述性研究主要描述疾病与健康状态在不同地区、不同时间、不同人群的分布情况，比较疾病或健康在"三间"分布的差异，确定高危人群，形成病因假设，为探索病因提供线索，也可用于评价公共卫生措施的效果等。描述性研究一般没有对照组，是自然的"拍照"，可通过普查或抽样调查方式获得资料。常用的描述性研究有个案调查、病例报告、病例系列分析、现况研究、生态学研究和监测等，其中现况研究最常见。

思考题

1. 描述性研究的概念？

2. 描述性研究有什么特点？

3. 简述现况研究的用途。

4. 抽样调查的方法有哪些？各有什么特点？

分析性研究（analytical study）又称分析性流行病学（analytical epidemiology），是一种纵向研究方法，属于观察性研究。该方法通过设置合适的对照组，分析疾病（或结局）与暴露因素的关系，从而检验疾病发生的可能原因或影响因素。包括病例对照研究和队列研究，在病因研究的过程中，通常先采用病例对照研究初步探索病因，然后采用队列研究进一步验证病因。

第一节 病例对照研究

病例对照研究（case-control study）是一种回顾性研究，是在疾病发生之后去追溯假定的病因或危险因素的方法，即由结果探索病因的研究方法。近年来，病例对照研究在克服经典方法的缺陷基础上，又衍生出多种新的设计，使该方法更加完美，得到越来越广泛的应用。

一、基本原理与特点

（一）基本原理

以确诊患某种特定疾病的患者作为病例组，以不患该病但具有可比性的个体作为对照组，通过追溯研究对象既往暴露史，测量并比较两组对假设暴露因素的暴露比差异，检验暴露因素与疾病之间是否存在统计学关联。在评估了各种偏倚对研究结果的影响之后，借助病因推断技术，推断出暴露于某个或某些因素属假设的可能病因还是属保护因素。病例对照研究的一般结构模式如图 19-1。

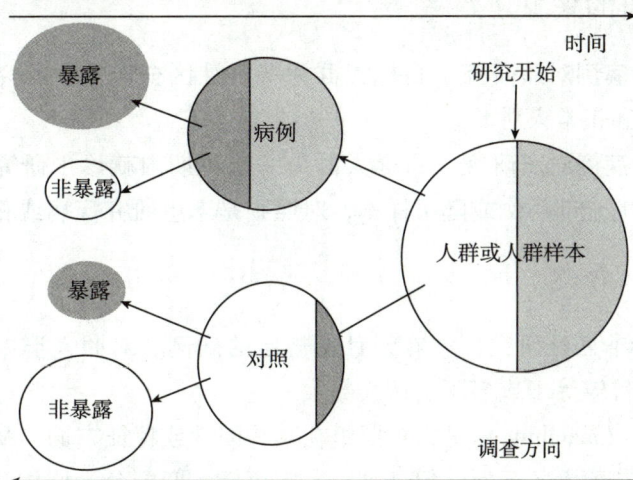

浅灰色表示病例，白色表示对照，深灰色表示暴露

图 19-1 病例对照设计研究思路示意

（二）特点

1. 属于观察性研究　研究者未对研究对象施加干预措施，在自然状态下调查其相关的暴露因素和健康状态。

2. 从果到因的研究　在研究开始时，疾病（结局）已经发生；被研究因素的暴露状况，是回顾性获得；研究者先获得观察的"结果"，再去探寻可能的"原因"，因而是一种"从果到因"的研究方法。

3. 可同时研究一种疾病与多种暴露因素的关系　在一次研究中，通过回顾性调查可获得研究者感兴趣的多个因素的暴露情况，适用于探索和筛选疾病的多种影响因素。

4. 设置有可供比较的对照组　根据研究对象在研究开始时是否患有某种特定疾病（或是否具有某种结局），将研究对象分为病例组和对照组，对照组提供了未患病人群对某个（些）研究因素暴露的基线水平，为病例组基础暴露水平的期望值。

5. 暴露因素与疾病（结局）因果关联论证证据的强度因设计与实施不同而不同　一般病例对照研究时序是从现在到过去，是回顾性地追溯可能与疾病有关联的因素，易产生回忆偏倚，因而因果关联的论证强度比较弱。但一项设计科学、实施严格、样本含量较大、时限不长、回忆偏倚小的病例对照研究，疾病与暴露的因果联系也较强，有时甚至不亚于队列研究，特别是在验证罕见病的病因时，病例对照研究有时是唯一可行的研究方法。

二、类型

病例对照研究按研究目的、目标人群来源和研究设计不同划分为不同的类型。

（一）按研究目的分类

1. 探索性研究　目的是形成病因假设。该研究开始前没有预先形成明确的假设，在一次病例对照研究中广泛地收集与疾病有关的各种暴露因素，进行比较分析，从而发现可能与疾病发生有关的一种或几种因素。

2. 验证性研究　对由描述性研究或探索性病例对照研究所形成的病因假设进行初步验证。这类研究，在设计上往往会对病例或对照作较多的限制和规定。

（二）按目标人群的来源分类

1. 以社区为基础的病例对照研究　目标人群为特定社区全人口，研究对象是其中符合纳入标准的某病确诊的病例和正常人对照。

2. 以医院为基础的病例对照研究　目标人群为一定时期内就诊于研究所在医院的人群，病例是该医院或门诊确诊的全部病例或随机样本，对照则是未患研究疾病或相关疾病的就诊个体。

（三）按研究设计分类

1. 成组研究（又称非匹配研究）　在设计所规定的病例和对照人群中，分别抽取一定量的研究对象，一般对照数目应等于或多于病例人数。

2. 匹配研究　匹配（matching）是指对照组在某些因素或特征方面与病例组相同或相似，目的是为了排除可能的混杂因素的干扰，保证结论真实可靠。匹配分为群体匹配与个体匹配。

（1）群体匹配亦称成组匹配（category matching）或频数匹配（frequency matching），即要求

对照组与病例组在匹配因素的比例上相同，如病例组和对照组在性别、年龄等方面构成要相似。

（2）个体匹配（individual matching），即病例与对照以个体为单位进行匹配，按照 1 : 1，1 : 2，1 : 3……1 : M 的比例将病例和对照进行匹配。

随着病例对照研究方法的不断应用，在传统研究设计基础上，目前又衍生出了多种新的改进类型，如巢式病例对照研究（nested case-control study）、病例-病例研究（case-case study）和两阶段病例对照研究等，这些方法或可以克服传统方法的一些缺陷，或具有研究设计效率更高、更容易操作、费用低等优点。

巢式病例对照研究是在对一个事先确定好的队列进行随访观察时，将已出现某种结局的对象作为病例组，在队列中的未出现结局的对象中随机匹配一个或多个个体作为对照组，在队列研究的实施过程中套用个体匹配病例对照研究的一种研究设计。在确定研究队列后，需收集队列中每个研究对象的相关信息，随访并确定病例组和对照组，再抽取已收集好的两组成员的相关信息，然后按照病例对照研究的设计方法处理数据。巢式病例对照研究适用于潜伏期长的结局的病因或危险因素分析。目前已有科学家采用巢式病例对照研究探讨了原发性肝细胞癌、结直肠癌、单纯收缩性高血压病的危险因素。

三、设计与实施

（一）提出可疑危险因素

根据现况调查结果、临床观察、病例总结及阅读医学文献等信息，提出危险因素的假说。一种疾病可以有多种危险因素，应结合资料获得的可能性、时间及经费等条件，应尽可能选择缩小假说的范围，使研究的危险因素具体、明确。

（二）确定目标人群

病例对照研究研究对象来自的人群为目标人群。这个人群必须同时具有暴露于研究因素的可能和发生所研究疾病的可能。病例和对照的选择都应是在目标人群中进行的。某些病例和非病例（对照）不一定均满足研究条件，在选择病例和对照时应予以排除。例如，在研究近期应用口服避孕药与心肌梗死关系时，所有的绝经期妇女、做过绝育手术的妇女以及因患有某些慢性病而被禁用口服避孕药的妇女，都不属目标人群。因为这些个体根本就不具有使用口服避孕药的可能。所以，在进行病例对照研究时，首先要确立目标人群，之后才能着手进行病例和对照的选择。

（三）研究对象的选择

1. 病例的选择

（1）病例的选择原则：纳入病例组的病例应该能够代表患某病的患者总体；诊断正确可靠，尽量采用国际通用或国内统一的诊断标准；病例必须有暴露于研究因素的可能性；为了控制非研究因素的干扰，病例选择时，还应该对其人口学特征（如年龄、性别、种族等）和其他影响因素做出明确的规定；尽量选择新发病例。

（2）病例的来源：有两种类型。①来自一般人群，往往可从现况调查获得，或从疾病发病及死亡登记报告资料中获得，其优点是能够代表全人群的情况，结论推及该社区人群的真实性较好；缺点是较难获得资料。②来自医院病例，其优点是容易收集病例，节省经费；缺点是不易代表全体该病患者，容易产生选择偏倚。

（3）病例的类型：一般有三种类型。①新发病例，此类病例诊断有据可查，发病时间较短，不易受到预后因素的影响，对暴露因素的回忆比较准确完整，因此获得的信息较为完全而真实。新发病例通常作为首选病例。但也要考虑到某些患者患病后的精神压力会影响资料质量，发病率低的疾病不适用。②现患病例，指研究开始时目标人群中就已存在的某病的患者。此类病例作为研究对象，有时很难将影响发病的因素和影响病程（存活）的因素区分开来，暴露的回忆易受到患病后环境条件和生活习惯的影响。但现患病例数量多、容易获得资料，对于某些疾病（如先天性畸形）也是可行选择。③死亡病例，不能直接获得资料，仅依靠医学记录或他人代述，暴露资料不可靠，误差较大，如有完整历史资料则相对更加准确，否则会影响结论的真实性。

2. 对照的选择

（1）选择对照的目的：病例对照研究中对照的正确选择关系到研究结果的真实性，对照的目的是用来估计非病例人群对某一种（几种）研究因素的暴露分布情况，以利于与病例组的暴露分布进行比较。

（2）选择对照应遵循的原则：要有代表性，指选择的对照组应能代表未患研究疾病的人群总体；要有可比性，指除了未患研究疾病外，其他非研究因素要与病例组相同或相似，目的是控制混杂偏倚；对照不应患有与所研究疾病有共同已知病因的疾病；有暴露于研究因素的可能；如条件允许，应尽可能设置多种对照。

（3）对照的来源：首先要明确产生病例组的人群，然后再决定对照来源。若病例为社区中诊断的所有病例，对照可从社区一般人群中选择一个样本；若病例选自某个医院诊断的全部病例，对照可来自同一医院的其他患者群体（不能患有与病例组所患疾病可能具有某些共同的病因因素）的样本。具体对照亦可选择病例的配偶、同胞、亲戚、同学或同事等。同胞作为对照，可以控制早年环境暴露的影响，遗传易感性的混杂因素可以得到平衡；同学或同事作为对照，可以控制社会经济因素的混杂作用；配偶作为对照，可以避免成年生活环境暴露等混杂因素的影响；同一医院的其他患者作为对照，可以消除住院因素的混杂作用。

（4）匹配和分层：匹配和分层的目的一致，都是用来消除潜在的混杂因素对研究结果的干扰。匹配因素必须是已知的混杂因素，如果匹配变量中包括了疾病的研究因素或研究因素与疾病关联的中间环节因素，就不能正确分析该因素与疾病的关系。匹配还会增加选择对照的难度，如果将不必要的因素进行匹配，反而会降低研究效率（匹配过头）。常见的匹配因素有研究对象的年龄、性别、入院日期、血型、收入水平、文化教育水平等。具体某项研究的匹配条件应视具体情况而定，但总体而言，匹配因素不宜太多，否则将给对照的选择带来困难。病例与对照的匹配比例一般可为 1∶1、1∶2、1∶3，最多不宜超过 1∶4。罕见病及病例的某些构成（如年龄、性别构成）特殊时，个体匹配比较适合。

分层是指先按欲控制的混杂因素的不同组别将总体分层，然后从各层中按预定的比例随机抽样。例如，研究 45 岁以上人群中饮酒因素与心脏病的关系时，可将年龄分为 4 个组（45～，50～、55～，60～），按性别分为男女两组，将总体按不同的年龄、性别组分成 4×2 个层，然后从这些层中按一定比例随机抽取病例和对照的样本，这样就可以使病例和对照中年龄、性别因素达到均衡一致。

（四）样本含量的估计

样本量的大小是关系到病例对照研究成败的一个重要因素。样本量太小，代表性不好，组间差异可能就不能检验出来，检验效能低；样本量过大，浪费人力、物力、时间，工作做得不够细致，可能引入更多的偏倚。在研究工作中，样本量的大小经常会受到许多因素的影响，在估算样本量之前，要明确以下几个影响样本量大小的因素。①研究因素在对照人群中的估计暴露率（p_0）。②预期的该研究因素与疾病间联系强度，常用比值比（OR）表示。③假设检验中第 I 类错误概率 α，一般取 $\alpha=0.05$ 或 0.01。④假设检验中第 II 类错误概率 β，或检验效能（power of a test，$1-\beta$），一般要求检验效能大于 0.8 或 0.9，对检验效能要求越高，需要样本含量越大。

1. 非匹配病例对照研究的样本含量估计

（1）非匹配病例对照研究病例组和对照组的样本含量相等时

$$n = 2\overline{pq}(z_\alpha+z_\beta)^2/(p_1-p_0)^2 \qquad \text{（式 19-1）}$$

式中：$p_1=p_0 OR/[1+p_0(OR-1)]$，$\bar{p}=(p_1+p_0)/2$，$\bar{q}=1-\bar{p}$，z_α 和 z_β 标准正态分布的分位数，当 $\alpha=0.05$（双侧），$\beta=0.10$ 时，$z_{0.05(双)}=1.96$，$z_{0.10}=1.282$。

【例1】拟研究吸烟与肺癌的关系，采用病例对照研究，设人群吸烟率为 25%，预期吸烟者因吸烟导致肺癌的 OR 为 2.2，取 $\alpha=0.05$（双侧），$\beta=0.10$，估计样本含量 n。

按式 19-1 计算

$p_0=0.25$，$p_1=0.25\times2.2/[1+0.25(2.2-1)]=0.423$

$\bar{p}=(0.423+0.25)/2=0.337\bar{q}=1-0.337=0.663$

$n=2\times0.337\times0.663(1.96+1.282)^2/(0.423-0.25)^2=157$

即病例组与对照组各需 157 人。

（2）非匹配病例数：对照数=1：c，病例组所需的样本量采用公式 19-2 进行估计，

$$n=(1+1/c)\overline{pq}(z_\alpha+z_\beta)^2/(p_1-p_0)^2 \qquad \text{（式 19-2）}$$

式中：$\bar{p}=(p_1+cp_0)/(1+c)$，其他参数的计算同（式 19-1）。对照样本含量=cn。

2. 个体匹配病例对照研究的样本含量估计

（1）1：1 匹配设计：Schlesselman 法公式如下：

$$m=[z_\alpha/2+z_\beta\sqrt{p(1-p)}]^2/(p-1/2)^2 \qquad \text{（式 19-3）}$$

式中 $p=OR/(1+OR)$，m 为结果不一致的对子数，则需要的总对子数 M 为：

$$M\approx m/(p_0q_1+p_1q_0) \qquad \text{（式 19-4）}$$

式中：$p_1=p_0 OR/[1+p_0(OR-1)]$，$q_1=1-p_1$，$q_0=1-p_0$。

【例2】按 1：1 匹配病例对照研究方法探讨孕妇口服某种药物与婴儿先天性心脏病的关系，估计有 20% 的孕妇口服该药物，设 $OR=2.6$，$\alpha=0.05$（双侧），$\beta=0.10$，估计样本含量。

按式 19-3 和 19-4 计算：

$p=OR/(1+OR)=2.6/(1+2.6)=0.722$

$m=[1.96/2+1.282\sqrt{0.722(1-0.722)}]^2/(0.722-1/2)^2=49$

$p_1=0.20\times2.6/[1+0.20(2.6-1)]=0.394$

$q_1=1-0.394=0.606\ q_0=1-p_0=1-0.20=0.80$

$M\approx49/(0.20\times0.606+0.394\times0.80)=112$

（2）1：R 匹配设计：依照如下公式计算病例数（N）与对照数（$R\times N$）：

$$N=[z_\alpha\sqrt{(1+1/r)\bar{p}(1-\bar{p})}+z_\beta\sqrt{p_1(1-p_1)/r+p_0(1-p_0)}]^2/(p_1-p_0)^2 \qquad \text{（式 19-5）}$$

式中 $p_1=(OR\times p_0)/(1-p_0+OR\times p_0)$，$p=(p_1+rp_0)/(1+r)$，$r=R$。

（五）研究因素的选择和测量

病例对照研究中，除了要收集研究因素、可疑因素外，还要采集可能的混杂因素。这些因素要以研究变量形式设计在调查问卷中，病例和对照应使用相同的调查表，调查方法要一致。调查变量需要的一个也不能少，无用的一个也不能要，并且都要有明确定义，尽可能采取国际或国内统一的标准，以便交流和比较。如吸烟者的规定：每日至少吸一支烟且持续一年以上，否则不能视为吸烟者。变量测量有多种方法，一般有询问、体格检查和实验室检测等，要尽量采用定量指标和客观指标，这些指标通常包含更多的信息，且测量误差较小。

四、偏倚及其控制

（一）常见偏倚

病例对照研究过程中常见的偏倚有选择偏倚（selection bias）、信息偏倚（information bias）和混杂偏倚（confounding bias）三类。选择偏倚是由纳入研究的对象与未入选的人群在某些特征上存在差异而引起的误差。常因选择病例和对照时未能随机抽样而产生，特别是在医院选择病例和对照时，更易产生。由于医院与患者间存在双向选择，且不同病种亦有不同入院条件，造成了不同的入院率，使病例组与对照组不能代表所来自的目标人群。病例对照研究中常见的信息偏倚有回忆偏倚和调查者偏倚。回忆偏倚指病例组和对照组在回忆过去的暴露史时，完整性与准确性存在系统误差。调查者偏倚是由于调查者事先知道被调查者患病与否的情况，在调查收集资料时，自觉或不自觉地采取不同的方法或不同的深度和广度去询问，或者收集有关可疑致病因素，导致病例与对照两组间产生系统误差。混杂偏倚即所研究因素的影响与其他外部因素的影响混在一起，不能分开的状况。混杂偏倚歪曲了暴露对疾病的影响，这种歪曲是由于其他因素是疾病的危险因素并和暴露又有联系而引起的，这些其他因素称混杂因素，混杂因素在暴露者和非暴露者中的分布是不均衡的。

（二）偏倚的控制

病例对照研究的偏倚应在设计阶段、实施阶段和资料分析阶段加以控制。设计阶段应加强科学设计。研究对象的选择尽可能采用随机抽样原则，如果在医院选择病例，则应从多个医院选择研究对象，并尽可能采用新发病例。实施阶段收集的变量最好采用客观指标，减少调查偏倚。资料整理分析阶段应注意病例与对照两组的均衡性，可利用分层分析方法、多因素分析方法处理数据，以排除混杂因素对结果的干扰。

五、资料收集、整理与分析

（一）资料的收集

病例对照研究的资料大多数来源于调查人员使用专门设计的调查表直接询问研究对象本人或家属，也可通过通讯调查、登记报告、职业史记录等方式获得。在调查过程中，研究者应对参加调查人员进行统一的培训，并对调查中可能出现的误差或偏倚进行必要的质量控制。全部调查必须按计划进行，遵守操作规程，实行质量动态监察，以保证所收集原始资料的完整性、准确性、及时性。

（二）资料的整理

在对调查获取的原始资料进行统计分析前，首先要进行整理，包括：①对原始资料的再核查，即对所收集的调查表逐个进行检查、修正、验收、归档等，目的是在统计分析之前纠正错误，弥补不足，确保资料的真实性和完整性。②资料分析前的准备工作，如按分析要求进行分组、归纳、编码，以创建数据库（集）等。

（三）资料的分析

病例对照研究结果的分析，主要是利用统计学方法检验暴露因素与疾病（结局）之间有无关联及关联的强度。病例对照研究用于病因探索研究时，可以先将每个因素的致病效应列成四格表的形式，运用 χ^2 检验比较该因素与疾病之间有无关联，计算比值比 OR 值及其95%置信区间。然后再对那些与疾病可能有关的因素进行多因素 logistic 回归分析，最后筛选出主要的危险因素。

1. 统计描述

（1）一般特征描述：描述研究的样本量及研究对象的特征构成，如性别、年龄、职业、出生地、疾病类型的分布等，频数匹配时应交代匹配因素的匹配比例、研究对象的代表性等。

（2）均衡性检验：目的是检验对照组和病例组除研究因素以外其他特征或因素是否具有可比性，可以采用 χ^2 检验、t 检验等统计方法确认，对差别有统计学意义的因素，应考虑其对研究因素与疾病间关系可能的影响，并采用适当方法加以控制。

2. 统计推断　主要分析暴露因素与疾病的统计学关联及确定关联强度的大小，常采用比值比（odds ratio，OR）来估计暴露因素与疾病的关联强度。

（1）频率匹配及非匹配：成组病例对照研究的资料分析可将数据整理成表 19-1 所示的形式。

表 19-1　成组病例对照研究资料

暴露史或特征	病例	对照	合计
有	a	b	$a+b$
无	c	d	$c+d$
合计	$a+c$	$b+d$	$a+b+c+d=n$

根据表 19-1 可以计算病例组的暴露率和对照组的暴露率，分别为 $a/(a+c)$ 和 $b/(b+d)$，利用 χ^2 检验，检验病例组和对照组的暴露率差异有无统计学意义，计算公式如下：

$$\chi^2 = \frac{(ad-bc)^2 n}{(a+b)(c+d)(a+c)(b+d)} \qquad （式 19-6）$$

如果两组间比较差异有统计学意义（$P<0.05$），说明该暴露因素与疾病存在统计关联。

暴露因素与疾病的关联强度的计算可根据表 19-1，计算病例组的暴露比值为：

$$\frac{a/(a+c)}{c/(a+c)} = a/c \qquad （式 19-7）$$

对照组的暴露比值为：

$$\frac{b/(b+d)}{d/(b+d)} = b/d \qquad （式 19-8）$$

这里的比值 a/c 和 b/d 亦称为优势（odds），指某事件发生概率与不发生概率之比。比值或优势与概率是两个不同的概念，概率的分母中包括发生事件数，而比值的分母中不包括发生事件数，比值取值在 $0 \sim \infty$ 之间，而概率取值在 $0 \sim 1$ 之间。

$$比值比 = \frac{病例组的暴露比值}{对照组的暴露比值} = \frac{a/c}{b/d} = \frac{ad}{bc} \qquad (式 19-9)$$

OR 值的意义：OR 即暴露组的疾病危险性为非暴露组的多少倍。当 $OR = 1$ 时，表示暴露与疾病无关联；当 $OR > 1$ 时，表示暴露因素使疾病的危险性增加，称为"正"关联，暴露因素是一种危险因素或有害因素；当 $OR < 1$ 时，表示暴露使疾病的危险度减少，称为"负"关联，暴露因素是一种保护因素或有益因素。OR 值划分方法和不同范围的意义参见表 19-2。

表 19-2　OR 数值范围对暴露与疾病关联的意义

OR 值范围	关联意义	OR 值范围	关联意义
0.0~0.3	高度有益	1.2~1.6	微弱有害
0.4~0.5	中度有益	1.7~2.5	中度有害
0.6~0.8	微弱有益	≥2.6	高度有害
0.9~1.1	不产生影响	——	——

OR 值的置信区间（confidence interval，CI）计算：前面介绍的 OR 值是关联程度的一个点估计值，如果考虑到抽样误差，则可计算 OR 的置信区间，OR 的置信区间有多种算法，常用 Miettnen χ^2 值法，计算公式为：

$$(1-\alpha)\ CI\% = OR^{(1 \pm z_\alpha / \sqrt{\chi^2})} \qquad (式 19-10)$$

z_α 为标准正态分布的分位数，α 为检验水准，当 $\alpha = 0.05$ 时为 $95\% CI$；当 $\alpha = 0.01$ 时为 $99\% CI$。

【例3】英国医生 Doll 和 Hill 在 1950 年进行了吸烟与肺癌关系的病例对照研究，资料如表 19-3，试进行分析。

表 19-3　吸烟与肺癌关系资料

吸烟史	病例（肺癌患者）	对照	合计
有	688	650	1338
无	21	59	80
合计	709	709	1418

第一步：χ^2 检验，检验病例组和对照组的暴露率有无统计学意义。

$$\chi^2 = \frac{(ad-bc)^2 n}{(a+b)(c+d)(a+c)(b+d)} = \frac{(688 \times 59 - 650 \times 21)^2 \times 1418}{1338 \times 80 \times 709 \times 709} = 19.13$$

本例 $\chi^2 = 19.13 > 6.63 (\chi^2_{0.01})$，则 $P < 0.01$，结论为拒绝无效假设，即两组暴露率差异有统计学意义。

第二步：计算暴露与疾病的联系强度 OR。

$$OR = ad/bc = \frac{688 \times 59}{650 \times 21} = 2.97$$

第三步：计算 OR 值的 $95\% CI$。

$$95\% CI = OR^{(1 \pm z_\alpha / \sqrt{\chi^2})} = 2.97^{(1 \pm 1.96 / \sqrt{19.13})} = (1.82, 4.83)$$

结论：可以认为吸烟是引起肺癌的危险因素，吸烟者患肺癌危险是不吸烟者的 2.97 倍，OR

值的 95%CI 为 1.82~4.83。

（2）个体匹配资料的分析：个体匹配是病例与对照以个体为单位进行匹配，分为 1∶1、1∶2、1∶3……1∶M 的比例将病例和对照进行匹配，这里仅介绍 1∶1 配对资料的分析。

1∶1 配对的病例对照研究特点是根据匹配因素将 1 个病例与 1 个对照配成对子，然后调查每一对病例对照的暴露情况，其结局有 4 种情况：即病例组与对照组均有暴露史的为 a 例，病例组无暴露史而对照组有暴露史的为 b 例，病例组有暴露史而对照组无暴露史的为 c 例，病例组与对照组均无暴露史的为 d 例。其资料的表达形式如表 19-4。

表 19-4　1∶1 配对病例对照研究资料

对照	病例		对子数
	有暴露史	无暴露史	
有暴露史	a	b	a+b
无暴露史	c	d	c+d
合计	a+c	b+d	a+b+c+d=n

统计学假设检验：采用 McNemar 配对 χ^2 检验，计算公式如下：

$$\chi^2 = (b-c)^2 / (b+c)$$

（式 19-11）

当 b+c<40 时，应该使用校正公式：

$$\chi^2 = (|b-c|-1)^2 / (b+c)$$

（式 19-12）

配对 χ^2 检验的目的是考察病例和对照的全部对子中暴露与否，再比较两者间不一致的对子是否存在统计学差异，如果有统计学意义，则暴露与疾病存在关联，进一步计算 OR 值。

暴露与疾病的关联强度，即 OR 值：

$$OR = c/b \quad (b \neq 0)$$

（式 19-13）

OR 值的 95%CI 采用 Miettnen χ^2 值法（公式 19-10）。

【例4】假定某研究者采用 1∶1 匹配方法研究孕妇服用反应停与婴儿海豹肢样畸形的关系，数据如表 19-5 所示。

表 19-5　孕妇服用反应停与婴儿海豹肢样畸形匹配资料

对照	病例		对子数
	服用反应停	未服用反应停	
服用反应停	120	10	130
未服用反应停	510	100	610
合计	630	110	740

第一步：χ^2 检验，检验病例组和对照组的暴露率差别有无统计学意义。

由于 b+c=10+510=520>40，所以

$$\chi^2 = (b-c)^2 / (b+c) = (10-510)^2 / (10+510) = 480.769$$

本例 $\chi^2 = 480.769 > 6.63$（$\chi^2_{0.01(1)}$），则 $P<0.01$，两组暴露率差异有统计学意义。

第二步：计算暴露与疾病的联系强度 OR。

$OR = c/b = 510/10 = 51$

第三步：计算 OR 值的 95%CI。

$$95\%CI = OR^{(1\pm z_\alpha/\sqrt{x^2})} = 2.97^{(1\pm1.96/\sqrt{480.769})} = (35.89, 72.48)$$

结论：孕妇服用反应停与婴儿出生畸形存在高度关联，孕妇服用反应停者其婴儿出生畸形是孕妇不服用反应停者的 51 倍，OR 值的 95%CI 为 35.89～72.48。

（3）其他分析：有时病例对照研究不是仅分析和评价一个因素对疾病的影响，而是分析两个或两个以上因素对疾病的影响，可选用分层分析、logistic 回归分析等多因素分析方法。有时病例对照研究收集到的资料为暴露因素分等级，这类资料意在探讨某种疾病的发生是否随着暴露因素剂量的增加而增强，为此，需要进行剂量-反应关系分析，可采用线性趋势 χ^2 检验，同时计算暴露因素不同级别的比值比。若线性趋势 χ^2 检验得出有剂量-反应关系，且暴露因素强度由低到高的比值比越来越大，可认为随着暴露因素暴露程度的增加，患该疾病的危险性越大。

六、优缺点

（一）优点

1. 特别适用于罕见病的病因研究，有时往往是罕见病病因研究的唯一选择。对于罕见病来说，如果采用前瞻性研究，往往需要较大的样本量，而实际工作中难以完成；对于潜伏期特别长的疾病，如果采用前瞻性研究，则需等待很长时间去观察暴露因素的致病效应是否发生，而采用病例对照研究，则可以避免上述缺点。

2. 省力、省钱、省时间，易于组织实施。病例对照研究是通过询问研究对象的既往暴露史，多数仅需进行一次性调查，所以研究时间较短，节省人力、物力，容易得出结论。

3. 可用于疫苗免疫学效果考核及暴发调查等。

4. 可同时研究多个因素与某种疾病的联系，特别适用于探索性研究。

5. 对研究对象多无损害，不影响住院病例的治疗，很少涉及伦理学问题。

（二）缺点

1. 不适于研究暴露比例很低的因素。

2. 难以避免选择偏倚和回忆偏倚。

3. 不能计算发病率、死亡率，不能计算 RR，而用 OR 值估计暴露因素与疾病的联系强度。

4. 混杂偏倚不易控制。

5. 较队列研究和随机对照试验研究因果关联弱，不易下因果联系的结论，只能为病因研究提供重要线索，要确定某因素是否为疾病的病因，需进一步做前瞻性队列研究或随机对照研究。

七、应用领域

（一）应用于疾病病因及危险因素研究

比较著名的病例对照研究有孕期服用反应停与海豹肢症出生缺陷、母亲吸烟与出生畸形、经期使用月经棉与中毒性休克综合征、小剂量电离辐射与白血病、母亲妊娠期服用己烯雌酚与年轻女性阴道腺癌的关系研究。病例对照研究常用于探索性病因研究，目前国内外医学期刊报道较多的是采用病例对照研究探索各类恶性肿瘤的病因。对于病因未明的疾病，通过病例对照研究，可从众多的暴露因素中，寻找、筛选与该疾病具有统计学关联的因素，从而提出疾病的危险因素假设。另外，针对业已建立的某个疾病的病因假设，可通过验证性病例对照研究，评价该因果关系假设是否成立。

（二）应用于疾病预防和治疗研究

除了在病因研究方面的广泛使用外，病例对照研究也广泛应用于评价疾病预防措施、临床治疗方法的效果。例如，通过流感患者和非流感患者的回顾性调查，了解他们过去的流感疫苗接种史，然后分析比较两组的流感疫苗预防接种的暴露率，从而对预防接种的效果做出评价。再如，采用病例对照研究可以评价正确佩戴医用外科口罩、保持安全社交距离在降低 COVID-19 感染风险方面的效果。临床上将某病的所有经治患者，按临床疗效有效与无效分为"病例组"和"对照组"，然后通过病案资料的复习回顾以确定这两组患者所采用的各种治疗措施，并经过比较分析，对治疗措施的效果进行评价。采用病例对照研究的设计方法，已有研究表明中医药干预、尽早使用中医药干预可以降低 COVID-19 患者的病亡率。

（三）应用于疾病预后评价研究

病例对照研究可以用来筛选与评价影响疾病预后的因素。例如将非小细胞肺癌患者按其生存时间的长短分为"病例组"和"对照组"，在回顾调查这两组研究对象曾经接受的各种治疗措施、病期、病情及年龄、社会经济水平等因素，进行对比分析，以找出影响该型肺癌患者生存期长短的主要因素，指导临床实践。再比如，通过对比重症/危重症 COVID-19 患者组别（病例组）和普通型/轻型患者组别（对照组）的基线信息（性别、年龄等）、治疗措施、基础疾病等，可以分析评价影响 COVID-19 患者预后的因素，借助多因素预测模型，可以帮助临床医护人员早期识别高危 COVID-19 患者，从而尽早应对，改善患者预后。

（四）在中医药研究领域的应用

近年来，病例对照研究较多用于中医的病因病机研究、中药的不良反应研究。如肝硬化"虚损生积"的中医病因学研究、艾滋病中医病因病机研究、心血管血栓性疾病"瘀""毒"病因学的系统研究、愤怒和郁怒诱发情志病证发病机制及干预、基于临床的内毒损伤络脉创新病因学研究、"瘀热"病因在内科难治病发病中的机制及其分子基础研究、中医伏邪病因学说的整理与创新研究、基于"以痛论治"胃癌前状态型疾病（活动期）"毒热"病因创新研究、气血学说继承与创新的研究，涉及重大疾病和难治性病种。

上述研究，对相关疾病病因病机的认识有了新的发现和新的提高。此外，病例对照研究广泛用于评价中医药干预在 COVID-19 疫情控制方面的效果。

第二节　队列研究

队列研究（cohort study）又称随访研究（follow-up study），是用于验证和确定病因假设的一种重要的分析流行病学研究方法，该方法与病例对照研究相比，可以直接观察危险因素的不同暴露水平人群的结局，并计算结局的发生率，从而探讨危险因素与所观察结局的关系，因果关系的论证强度优于病例对照研究。

一、基本概念

1. 队列（cohort）　指有共同经历或暴露于某因素或有共同暴露特征的一群人，该词起源于拉丁文 cohors，意指封闭的场所中的人群，如同古罗马时期列队的士兵单位即构成一个队列。队列研究中提到的队列包括固定队列（fixed cohort）和动态队列（dynamic cohort）两种。固定队列指研究人群均在某一固定时间或较短时间内进入队列，人群相对稳定，这种队列在随访观察的整个过程中不再加入新的观察对象；动态队列是指根据是否暴露于某因素而确定队列后，随时可以加入新的观察对象进入队列，人口流行性较大，有研究对象发生失访而退出队列。

2. 暴露（exposure）　指研究对象接触过某种待研究因素（如放射性物质）、具备某种待研究的特征（如遗传因素）或行为（如不良嗜好）。暴露因素既包括危险因素和致病因素，如吸烟等不良生活习惯，也包括保护性因素，如疫苗接种。暴露的概念已经从传统意义上的外界因素，扩大到机体内在的某种特征，如不同基因型。

3. 危险因素（risk factor）　指能引起某种特定不良结局（outcome），或使其发生的概率增加的因素，包括个人行为、生活方式、环境和遗传等多方面的因素。

4. 保护因素（protective factor）　是指那些能使人群发病率降低的内外环境因素。如良好的生活工作环境、生活方式、心理状态和免疫能力等。

二、基本原理及特点

（一）基本原理

根据研究对象是否暴露于某研究因素或其不同暴露水平分成暴露组（E）与非暴露组（Ē），随访一定时间，观察、记录两组人群特定结局（疾病或死亡）的发生情况，比较两组之间研究结局发生率的差异，分析暴露因素与研究结局之间的关系。队列研究的设计如图 19-2 所示。

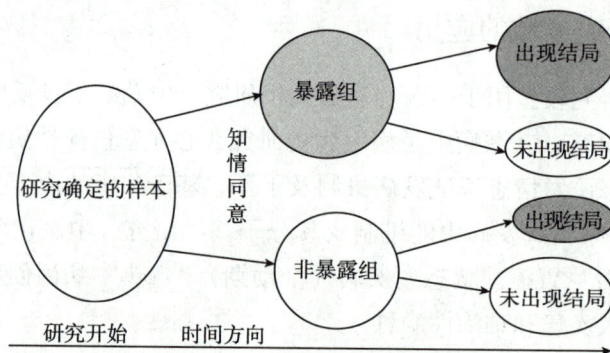

图 19-2　队列研究设计思路示意

（二）特点

1. 属于观察性研究　队列研究的分组和暴露与否，不是人为干预形成的，而是人群中自然形成的，研究者只是被动的观察，这是区别于实验研究的重要标志。

2. 从"因"到"果"　从是否暴露于研究因素开始，追踪观察直至出现结局为止。

3. 设立对照组　设立非暴露组或暴露的不同水平作为对照，该对照组可以来自暴露组的同一人群，也可以取自不同的人群。

4. 检验病因假设的能力强　能直接计算不同队列的人群事先暴露于某一因素后出现某结局的发生率、直接暴露人群发生某结局的危险程度，能分析剂量-反应关系，故检验病因假设的能力比病例对照研究强。

三、设计类型

队列研究依据研究对象进入队列的时间及终止观察的时间不同，分为前瞻性队列研究、历史性队列研究和双向性队列研究三种。

（一）前瞻性队列研究（prospective cohort study）

特点是研究队列的确定是现在；根据研究对象现在的暴露分组；需要随访（follow-up）；结局在将来某时刻出现。优点为时间顺序增强了病因推断的可信度；直接获得暴露与结局资料，结果可信；能计算发病率。缺点是所需样本量大，花费大，时间长，影响可行性。

（二）历史性队列研究（historical cohort study）

特点是根据研究开始时研究者掌握的有关研究对象在过去某时刻暴露情况的历史材料分组；不需要随访，研究开始时结局已出现。优点是短期内可完成资料的收集和分析；时间顺序仍是从因到果；省时、省力、出结果快。缺点是资料积累未受研究者的控制，内容未必符合要求；需要足够完整可靠的过去某段时间有关研究对象的暴露和结局的历史记录或档案材料，否则，暴露组与非暴露组可比性差。

（三）双向性队列研究（ambispective cohort study）

特点是研究队列的确定是过去；根据研究对象过去某时刻的暴露情况分组；需要随访；部分结局可能已出现。优点是具有上述两种类型研究的优点，且一定程度上弥补了其不足。参见图19-3。

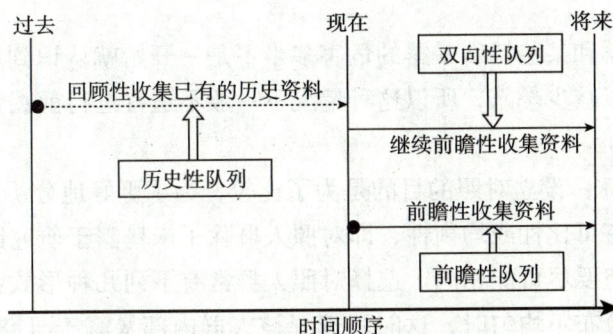

图 19-3　队列研究设计类型示意

四、设计与实施

（一）确定研究因素

研究因素亦称暴露因素或暴露自变量，暴露因素可以是致病因素也可是保护因素，还可以是另一个暴露因素所产生的后果，即另一种疾病。队列研究中研究因素的确定至关重要，通常是在其他研究（如描述性研究和病例对照研究）提供线索的基础上，再予以确定。

研究者必须明确定义暴露变量，如怎样界定"吸烟"。暴露变量越详细越好，尽量采用定量变量，除了暴露水平或强度外，还应考虑暴露的时间和规律性等。暴露的测量应采用灵敏、精确、简单和可靠的方法。

队列研究除了要确定主要的暴露变量外，还需要确定同时采集的其他相关因素及背景资料，如各种可疑的混杂因素及人口学特征等，以利于对研究结果进行细致的分析。

（二）确定研究结局

研究结局亦称结果变量（outcome variable），指随访观察中将出现的预期结果事件，也是队列研究观察的自然终点。研究结局的确定要全面、具体、客观，可以是发病、死亡，也可以是健康状况和生活质量变化，可以是终极结果，也可以是中间结局（如分子或血清学变化）。结局变量的测定，应制定明确统一的标准，按国际或国内统一的标准判断结局，并在研究的全过程中严格遵守。除确定主要的研究结局外，还考虑同时收集多种可能与暴露有关的结局，以便研究一因多果的关系。

（三）选择研究现场和对象

1. 研究现场　队列研究的现场要求有足够数量的满足要求的研究对象，还应获得当地卫生行政部门重视、群众理解和支持。同时，研究者还要考虑到现场是否具有代表性。

2. 研究对象

（1）暴露人群的选择：暴露人群即暴露于待研究因素的人群，一般分为3种类型：①一般自然暴露人群，可以选择某社区一般居民中暴露于研究因素的人作为暴露人群。选择时须考虑人口流动性小、暴露率高、易于调查等因素，以方便追踪随访。②特殊暴露人群，指接触某些特殊暴露因素的人群，如接受放射治疗的人群。③职业人群，如果要研究某种可疑的职业暴露因素与疾病或健康的关系，必须选择相关职业人群作为暴露人群，如研究矽尘作业与肺癌关系时，应选择矽尘作业工人。

由于对某些职业暴露和某些特殊暴露的危害多半不是一开始就认识到的，一旦认识到了，大多数都采取了防护措施以减少暴露，所以这种情况下一般不适宜进行前瞻性队列研究，而应使用历史性队列研究。

（2）对照人群的选择：设立对照的目的是为了比较，为了更好地分析暴露因素的作用。合适的对照必须与暴露组具有可比性或均衡性，即对照人群除了未暴露于研究因素外，其他各种影响因素、人群特征与暴露组要尽可能相同。选择对照人群常有下列几种形式：①内对照：当某暴露因素在某一整体人群中分布不均匀时，这时可选择该人群内部暴露于研究因素的人群为暴露组，而未暴露于研究因素或暴露水平低的人群作为对照组，这种对照即为内对照。②特设对照，亦称外对照：当暴露人群为特殊职业人群或特殊暴露人群时，对照往往不能从这些人群内部选择，需要在该人群之外去寻找对照人群。③一般人群对照：采用暴露人群所在地区的全人群的发病（或死亡）率为对照。④多重对照：即采用上述两种或两种以上的形式作为对照，通常能减少只用一种对照所带来的偏倚，增强结论的可靠性。如在设一个内对照或外对照的同时，再与一般人群进行比较。

（四）样本含量估计

1. 样本含量的影响因素

（1）对照人群研究结局的发生率 p_0：因样本含量与 $p_0 q_0$（$q_0 = 1 - p_0$）成正比，p_0 越接近 0.5，$p_0 q_0$ 值越大，此时样本量也越大。

（2）暴露因素与疾病等结局指标的关联强度：一般用相对危险度（RR）表示。RR 值越大，所需样本量越小。

（3）检验水准 α 值：即假设检验时犯第 I 类错误（假阳性）的概率，犯假阳性概率越小，样本量越大。

（4）检验效能（power of a test）：检验效能与第 II 类错误（β）有关，等于 $1-\beta$，若要求检验效能越大，即 $1-\beta$ 越大，则第 II 类错误 β 越小，所需要样本量越大。

2. 样本大小的计算　当暴露组与对照组样本量相等的情况下，可用下式计算各组所需的样本量：

$$n=\left(z_\alpha\sqrt{2\,\overline{pq}}+z_\beta\sqrt{p_0q_0+p_1q_1}\right)^2/\left(p_1-p_0\right)^2 \qquad \text{（式 19-14）}$$

式中 p_0 和 p_1 分别代表对照组和暴露组的预期发病率，如果暴露组人群发病率 p_1 不能获得，p_1 可用 $RR\times p_0$ 求得，$\bar{p}$ 为两个发病率的平均值，$\bar{q}=1-\bar{p}$，z_α 和 z_β 标准正态分布的分位数（双侧或单侧）。

队列研究通常要追踪观察相当长一段时间（对慢性病可达 10 年甚至几十年），这期间内研究对象的失访是难免的，通常假设失访率为 10%，则实际样本含量估计为计算出来的样本含量再加 10%。

【例5】为了考察乙型肝炎表面抗原（HBsAg）阳性与食管癌的联系，拟进行队列研究，估计一般人群的食管癌的发病率为 0.3%，乙型肝炎表面抗原（HBsAg）阳性者患食管癌的 $RR=4.0$，设 $\alpha=0.05$（双侧），$\beta=0.10$ 时，试估计所需样本含量。

由 $z_{0.05(双)}=1.96$，$z_{0.10}=1.282$，$p_0=0.003$，$RR=4.0$

得 $q_0=1-p_0=1-0.003=0.997$

$p_1=RR\times p_0=4.0\times0.003=0.012$　$q_1=1-p_1=1-0.012=0.988$

$\bar{p}=(p_1+p_0)/2=(0.012+0.003)/2=0.0075$

$\bar{q}=1-\bar{p}=1-0.0075=0.9925$

代入式 19-14 得：$n=1930$

即暴露组与非暴露组各需 1930 人年。考虑到失访的可能性，估计的样本量基础上再加 10% 的样本量，则两组实际各需样本含量为 2123 人年。

（五）资料收集和随访

1. 基线资料的收集　主要目的是确定研究对象的暴露情况。基线资料一般包括研究因素的暴露状况、其他可能影响研究结局的可疑混杂因素及人口学的基本特征。基线资料收集方式主要有：①收集人口学资料。②查阅医院、工厂、单位及个人的健康记录或档案。③询问调查对象或知情人。④对研究对象进行体格检验或实验室检验。⑤环境调查和监测。

2. 随访　目的是观察研究队列中结局事件是否发生。随访内容一般与基线资料内容相同，但重点是关注结局事件，有关暴露情况也要收集，以及时了解其变化。随访的方法有直接面对面访问、电话访问、自填问卷、定期体检等。研究对象观察到了终点，即出现了结局事件，将不再随访，而观察终止时间指全部观察工作的截止时间。在研究过程中，如果某些研究对象死于研究结局之外的其他疾病，迁出、外出或不愿再合作而退出，脱离了观察，无法继续随访，这种现象称为失访（lost to follow-up），对失访者有时需补访，并进行失访原因分析。

3. 随访的质量控制　队列研究费时、费力，随访资料收集过程的质量控制尤为重要，应给予足够的重视。随访和收集资料的人员应具有相应的专业技术水平和科学、求实、认真、严谨的工作作风，随访前进行统一培训；对于随访内容、方法、终点的确定等均要有统一标准，制定详细、实用的调查员手册，规范操作程序，层层落实，责任到人，确保随访资料的客观、真实与全面；在随访期间应有专人对随访工作的质量进行定期监管和检查，建立严格的检查考核制度和良好的组织机构。

五、常见偏倚及其控制

队列研究常见的偏倚有选择偏倚、失访偏倚、信息偏倚和混杂偏倚，其中，最值得注意的是失访偏倚（lost to follow-up bias）。失访偏倚是指在队列研究的追踪观察期内，由于研究对象迁移、外出、不愿再合作而退出或死于非终点疾病所导致的偏倚。失访偏倚的大小主要取决于失访率的大小、失访者的特征以及暴露组与非暴露组两组失访情况的差异。观察人数越多，追踪观察时间越长，失访就越容易发生，失访率一般不应超过 10%，在选择研究现场和研究对象时要周全考虑，应尽量选择比较稳定的人群作为研究对象；做好宣传解释工作，尽可能提高研究对象的依从性。选择偏倚是指纳入研究人群的一些重要因素方面与待研究的目标总体人群存在差异，即研究人群（样本）不是一般人群（总体）的一个无偏代表，所导致的偏倚。选择偏倚的控制主要靠严格遵守随机化的原则抽样，严格按规定的标准选择对象。信息偏倚是指在获取暴露、结局或其他信息时所出现的系统误差。其控制办法包括选择精确稳定的测量方法、调准仪器、严格实验操作规程，同等对待每个研究对象，提高临床诊断技术水平，做好调查员培训，明确各项标准，严格按规定要求实施调查等。混杂偏倚是指所研究因素与结果的联系被其他外部因素所混淆。混杂偏倚的控制可通过在研究设计阶段对研究对象加以某些限制，在对照选择中采用匹配的方法，在研究对象抽样中严格遵从随机化的原则，在资料分析中采用分层分析、标准化和多因素分析等方法来实现。

六、资料整理与分析

首先要检查所收集资料的准确性和完整性，发现明显错误的数据要及时补救，无法修正的要剔除，不完整的资料要设法补齐。在此基础上，先对数据进行描述性分析和可比性检验，然后才能进行统计推断等深入分析。

（一）数据资料整理模式

根据统计分析要求，队列研究资料可整理成表 19-6 的形式。

表 19-6 队列研究资料整理

组别	病例	非病例	合计	结局频率
暴露组	a	b	$a+b=n_1$	a/n_1
非暴露组	c	d	$c+d=n_0$	c/n_0
合计	$a+c=m_1$	$b+d=m_0$	$a+b+c+d=n$	m_1/n

式中 a/n_1 和 c/n_0 分别为暴露组和非暴露组的发病（死亡）率，是后续统计分析的关键指标。

（二）人时的计算

队列研究由于随访时间较长，而观察对象又经常处于动态变化之中，队列内对象被观察的时间可能很不一致,因此以人为单位计算率就不合理,较合理的方法是加入时间因素,即计算人时,人时就是将人和时间结合起来,其单位通常用人年表示,若对一个人观察 5 年,即为 5 个人年;若对 2 个人观察 3 年,即为 6 个人年。

(三)率的计算

1. 累积发病(死亡)率(cumulative incidence,CI) 当观察期间人群比较稳定,且能在较长一段时间内固定地持续观察,可以直接计算累积发病(死亡)率,其数值范围为 0~1。

$$CI = 观察期内发病(或死亡)人数/观察开始时的人口数 \qquad (式 19-15)$$

2. 发病密度(incidence density,ID) 如果观察时间长、人口不稳定、存在失访,这时就不宜计算累积发病(死亡)率,此时需以观察的人时为分母计算发病(死亡)率,用人时为单位计算出来的率带有瞬时频率,称为发病(死亡)密度。最常用的人时单位为人年,以此求出人年发病(死亡)率,其值变化范围是 0~∞。

$$ID = 观察期内发病(或死亡)人数/观察人时 \qquad (式 19-16)$$

(四)率的假设检验

当样本量较大,样本率的频率分布近似正态分布时,两个率的比较可以采用正态近似法,选择 u 检验或四格表资料的 χ^2 检验;当样本率比较低,样本又较小,可改用直接概率法、二项分布检验或泊松分布检验。

(五)效应的估计

与病例对照研究相比,队列研究最大优点是可以直接计算研究对象的不良结局发生率,因此也就可以直接计算暴露组和非暴露组的相对危险度和归因危险度,依此可直接准确地评价暴露的效应。

1. 相对危险度(relative risk,RR) 亦称危险比(risk ratio)或率比(rate ratio)。RR 是暴露组发病(死亡)率与非暴露组发病(死亡)率的比值。由表 19-6 可得到:

$$相对危险度:RR = I_e/I_0 \qquad (式 19-17)$$

式中:I_e 为暴露组不良结局率,$I_e = a/n_1$;I_0 为非暴露组不良结局率,$I_0 = c/n_0$。

RR 说明暴露组发病或死亡是非暴露组的倍数。RR>1,表示暴露因素与疾病有正的关联,暴露强度越大、时间越长,发病(死亡)越多,是致病的危险因素;RR=1,表示暴露因素与疾病无联系;RR<1,表示暴露因素与疾病有负的关联,暴露越多,发病(死亡)反而少,说明该因素为保护因素。相对危险度与关联的强度见表 19-7。

表 19-7 相对危险度与关联的强度(Monson RA 1980)

RR		强度
0.9~1.0	1.0~1.1	无
0.7~0.8	1.2~1.4	弱
0.4~0.6	1.5~2.9	中
0.1~0.3	3.0~9.9	强
<0.1	10~	很强

RR 作为一次调查研究得到的点估计,用于推断总体范围时,应考虑抽样误差的影响,故需

计算 RR 的可信区间。总体 RR 的 95%可信区间的计算方法较多，通常用 Miettinen 的 Woolf 法，方法如下：

$$Var（\ln RR）=\frac{1}{a}+\frac{1}{b}+\frac{1}{c}+\frac{1}{d} \quad \text{（式 19-18）}$$

$$\ln RR95\%CI=\ln RR\pm1.96\sqrt{Var（\ln RR）} \quad \text{（式 19-19）}$$

求其反对数（指数）即可得总体 RR 的 95%可信区间。如果所计算的可信区间范围包括 1 在内，说明该 RR 值由抽样误差所致，表示暴露因素与疾病无关；如果所计算的可信区间范围不包括 1，说明该 RR 值不是抽样误差所致，表示暴露因素与疾病有关。

2. 归因危险度（attributable risk，AR） 亦称特异危险度、率差（rate difference，RD）和超额危险度（excess risk），其计算方法是暴露组发病（死亡）率（I_e）与对照组发病（死亡）率（I_0）相差的绝对值，反映了危险特异地归因于暴露因素的程度。

$$AR=I_e-I_0 \quad \text{（式 19-20）}$$

由于 $RR=I_e/I_0$，$I_e=RRI_0$

因此 $AR=RRI_0-I_0=I_0（RR-1）$ （式 19-21）

AR 通常是针对人群而言，是暴露人群与非暴露人群比较，所增加的疾病（死亡）发生数量，如果暴露因素消除，就可减少相应数量的疾病（死亡）的发生，AR 值越大，暴露因素消除后在暴露人群中所减少的疾病数量越多。

RR 与 AR 有区别。RR 说明个体在暴露情况下比非暴露情况下增加暴露因素所致危险程度的倍数，更多的是具有病因学意义；AR 在疾病预防和公共卫生学上意义更大。见表 19-8。

表 19-8 吸烟者与非吸烟者死于不同疾病的 RR 与 AR

疾病	吸烟者 （1/10 万人年）	非吸烟者 （1/10 万人年）	RR	AR （1/10 万人年）
肺癌	48.33	4.49	10.80	43.84
心血管疾病	294.67	169.54	1.70	125.13

3. 归因危险度百分比（attributable risk percent，$AR\%$ 或 ARP） 指暴露人群中的发病归因于暴露的成分占全部发病的百分比。

$$AR\%=（I_e-I_0）/I_e\times100\% \quad \text{（式 19-22）}$$

其意义为暴露人群发病或死亡归因于暴露的部分占全部发病或死亡的百分比，即病因分值。

4. 人群归因危险度（population attributable risk，PAR） 指总人群发病（死亡）率（I_t）中归因于暴露部分，其大小取决于危险因素的 RR 和人群暴露比较。

$$PAR=I_t-I_0 \quad \text{（式 19-23）}$$

其意义为暴露导致一般人群所增加的疾病发生率的大小；PAR 值越大，暴露因素消除后在总人群中所减少的疾病数量越多。

5. 人群归因危险度百分比（population attributable risk percent，$PAR\%$ 或 $PARP$） 指人群中由于某因素引起发病的危险性占整个人群发病的比例。

$$PAR\%=（I_t-I_0）/I_t\times100\% \quad \text{（式 19-24）}$$

其意义为总人群发病（或死亡）率中归因于暴露的部分占总人群全部发病（或死亡）率的

百分比，即人群病因分值。

6. 标准化死亡比（standardized mortality ratio，*SMR*）　在以全人群作为对照时，研究对象数量较少，且发病（死亡）率很低，这时不宜计算率，而以全人口发病（死亡）率作为标准，计算出观察人口的理论发病（死亡）人数，再计算实际发病（死亡）人数与理论发病（死亡）人数之比，即为标准化发病（死亡）比，该指标能反映发病的强度，数值越大，风险越大，成为病因的可能性越大。

7. 剂量反应关系分析　队列研究资料有时可以根据不同的暴露剂量将研究对象分成不同暴露水平组别，并分别计算各组别的发病率。如果以最低暴露水平为对照，则可以计算各暴露水平的 *RR* 和 *AR*，当某暴露因素与结局间存在剂量反应关系时，可以表现为随着暴露剂量增加，其 *RR* 和 *AR* 就越大，这种关系可以采用趋势性检验来确认。见表 19-9。

表 19-9　肺癌死亡率与吸烟量的关系

吸烟量（支/日）	肺癌死亡率（ ）	*RR*	*AR*
不吸烟	0.07	1.00	0.00
1～14	0.57	8.14	0.50
15～24	1.39	19.86	1.32
25+	2.27	32.43	2.20

结果显示：肺癌死亡率、*RR* 和 *AR* 均随每日吸烟量的升高而增大，两者存在剂量-效应关系，说明吸烟很可能是肺癌死亡的原因。

【例6】 某地区是食管癌的高发区，同时又是乙型肝炎病毒（HBV）感染的高流行区。某研究机构在病例对照研究中发现血清乙型肝炎表面抗原（HBsAg）阳性是食管癌的独立危险因素之一。为进一步检验感染 HBV 与食管癌的关系，该研究机构对此地区 HBsAg 阳性者和阴性者食管癌发病情况进行了为期 8 年的随访队列研究，观察食管癌的发病率。两组队列入选对象均长期生活在当地 20 年以上，经济状况、生活环境、饮食习惯及吸烟饮酒情况相似，在年龄和性别方面差异也无统计学意义。每年对研究随访一次，随访中确诊为食管癌时即终止随访。部分资料整理如表 19-10。

表 19-10　某地区人群 HBsAg 与食管癌关系的队列研究

组别	食管癌	非食管癌	合计	发病率
HBsAg 阳性	29	803	832	3.49%
HBsAg 阴性	11	1109	1120	0.98%
合计	40	1912	1952	—

注：该地区一般人群食管癌的 8 年累计发病率为 1.33%

据此计算，该地区 HBsAg 暴露对食管癌发病的各项效应指标，并对结果进行解释和评价。

两队列发病率比较：$\chi^2 = 14.905$，$P < 0.001$，两组食管癌发病率的差异具有统计学意义。

相对危险度：$RR = I_e/I_0 = 3.49\%/0.98\% = 3.55$

$$Var（\ln RR）= \frac{1}{a} + \frac{1}{b} + \frac{1}{c} + \frac{1}{d} = \frac{1}{29} + \frac{1}{803} + \frac{1}{11} + \frac{1}{1109} = 0.1275$$

$$\ln RR 95\%CI = \ln RR \pm 1.96\sqrt{Var（\ln RR）} = \ln 3.55 \pm 1.96\sqrt{0.1275} =（0.57，1.97）$$

$$RR 95\%CI = e^{(0.57, 1.97)} =（1.76，7.15）$$

表明 HBsAg 阳性者食管癌发病的危险是 HBsAg 阴性者的 3.55 倍，总体 *RR* 95% 可信区间为

$(1.76，7.15)$。

归因危险度：$AR=I_e-I_0=3.49\%-0.98\%=2.51\%$

表明如果去除 HBsAg 阳性因素，则可使乙型肝炎病毒感染人群食管癌发病率减少 2.51%。

归因危险度百分比：

$AR\%=(I_e-I_0)/I_e\times100\%=(3.49\%-0.98\%)/3.49\%\times100\%=71.92\%$

表明 HBsAg 阳性人群中归因于 HBV 感染的食管癌发病占全部食管癌发病的 71.92%，即 HBsAg 阳性人群中有 71.92%的食管癌发病是由 HBV 感染引起的。

人群归因危险度：$PAR=I_t-I_0=1.33\%-0.98\%=0.35\%$

表明如果去除 HBsAg 阳性因素，则可使全人群食管癌发病率减少 0.35%。

人群归因危险度百分比：

$PAR\%=(I_t-I_0)/I_t\times100\%=(1.33\%-0.98\%)/1.33\%=26.32\%$

表明全人群中因 HBV 感染引起的食管癌发病占全部食管癌发病的比例为 26.32%，即全人群中有 26.32%的食管癌发病是由 HBV 感染引起的。

七、优缺点

（一）优点

1. 研究者亲自观察资料，信息可靠，回忆偏倚小。
2. 直接计算 RR 和 AR 等反映疾病危险关联的指标。
3. 因果现象发生的时间顺序上合理，检验病因假说的能力强。
4. 有助于了解人群疾病的自然史。
5. 可分析一个因素与多种疾病的关系。
6. 样本量大，结果比较稳定。

（二）缺点

1. 不适于发病率很低的疾病病因研究。
2. 依从性差，易出现失访偏倚。
3. 耗费人力、物力、财力和时间，组织与后勤工作亦相当艰巨。
4. 研究设计要求更严密，资料的收集增加了难度。

八、应用领域

（一）验证病因假设

这是队列研究最主要的目的和应用。由于队列研究检验病因假设的能力较强，因此，病例对照研究发现的病因假设一般需要队列研究来进一步验证。一次队列研究可以只检验一种暴露与一种疾病之间的因果关联（如吸烟与肺癌），也可同时检验一种暴露与多种疾病的关联（如同时检验吸烟与肺癌、冠状动脉粥样硬化性心脏病、慢性阻塞性肺疾病等疾病的关联）。

（二）研究疾病自然史

疾病的自然发展过程包括疾病的易感期、潜伏期、临床期及结局的全过程。由于队列研究从暴露开始观察，可以了解到疾病或健康事件从发生、发展到结局的全过程，对其进行描述，可以为防治措施的制定提供更多的信息。

（三）评价预防效果

有些暴露有预防某结局发生的效应，如大量的蔬菜摄入可以预防结直肠癌的发生等。这里的预防措施（如蔬菜摄入）不是认为给予的干预，而是研究对象的自发行为，因而队列研究又被称为"人群的自然试验"。

（四）在中医药领域的应用

中医药治疗疾病最大的特点是辨证论治，强调"同病异治、异病同治"的个体化诊疗模式。中医药的临床治疗是一个复杂性干预的过程，是一个综合性多向性的治疗体系。随机对照临床试验研究是目前公认的治疗性临床研究的金标准，但由于随机对照研究要求治疗标准化，故多应用于固定配方或中成药临床疗效的评价，难以体现中医的辨证论治特点。队列研究属于观察性研究，研究者仅以观测者的身份对研究不同治疗措施的临床使用状况及效果进行观察和评价，适用于评价复杂性干预的结果。因此队列研究应用于中医药临床治疗研究能最大限度减少对治疗措施的限定，允许个体化治疗方案的选择，能充分体现中医辨证论治的思想及中医药治疗疾病的临床特点，有利于客观真实地评价中医药的临床疗效。如采用回顾性队列研究的设计方案，证明"三药三方"能够降低 COVID-19 患者的病死率、降低危重症发生率。

本章小结：分析性研究也称分析流行病学，它是进一步在有选择的人群中观察可疑病因与疾病和健康状况之间关联的一种研究方法。分析流行病学主要有病例对照研究和队列研究两种方法，目的都是检验病因假设，估计危险因素的作用程度。病例对照研究属于回顾性研究，易产生回忆偏倚，*OR* 的概念与意义很重要；队列研究属于前瞻性研究，易产生失访偏倚，*RR*、*AR* 和 *PAR* 等概念与意义很重要；注意病例对照研究和队列研究的设计不同，因果关联验证强度不同。

思考题

1. 病例对照研究和队列研究各自的原理与特点？
2. *OR* 和 *RR* 各自的定义及意义？
3. 病例对照研究和队列研究各自的常见偏倚及控制方法？
4. 病例对照研究和队列研究各自的优缺点？
5. 在探讨某疾病的危险因素的研究中，在 160 对研究对象中，55 对为病例组和对照组均有 A 因子的暴露史，57 对为病例组和对照组均无 A 因子的暴露史，28 对为病例组有 A 因子的暴露史而对照组无 A 因子的暴露史，试对此资料进行分析。
6. 某吸烟与肺癌的队列研究获得以下资料，吸烟者肺癌年死亡率为 $I_e = 0.98‰$，非吸烟组肺癌年死亡率为 $I_0 = 0.08‰$，全人群中肺癌年死亡率为 $I_t = 0.59‰$，试计算 RR 值、AR 值、AR%、PAR、PAR%，并分析各指标的流行病学意义。

第二十章

实验性研究

医学科学研究的基本方法是观察法和实验法。观察法（即观察性研究）是在不干预、自然的情况下认识自然现象的本来面目，并不刻意改变研究对象的自然暴露，如病例对照研究、队列研究等；实验法（即实验性研究）则是采用一些人为方法改变自然现象，对研究对象刻意安排了特殊暴露（即干预措施），从而使一些本来在自然情况下并不显露的现象显示出来。

实验性研究（experimental study）又称实验流行病学（experimental epidemiology）、流行病学实验（epidemiologic experimen），是流行病学研究的基本方法，广泛应用于预防保健措施效果的评价、疾病（如心脑血管疾病、恶性肿瘤、糖尿病、意外伤害等）危险因素及其防治研究。

第一节 实验性研究概述

一、概念

实验性研究是指将来自同一总体的研究人群随机分为实验组和对照组，研究者对实验组人群施加某种实验措施或干预措施后，随访并比较两组（或多组）人群的疾病或健康结局，从而判断该措施有无作用及作用大小的一种前瞻性研究方法（图20-1）。因在研究中施加了人为的干预因素，因此也常被称之为干预研究（intervention study）。

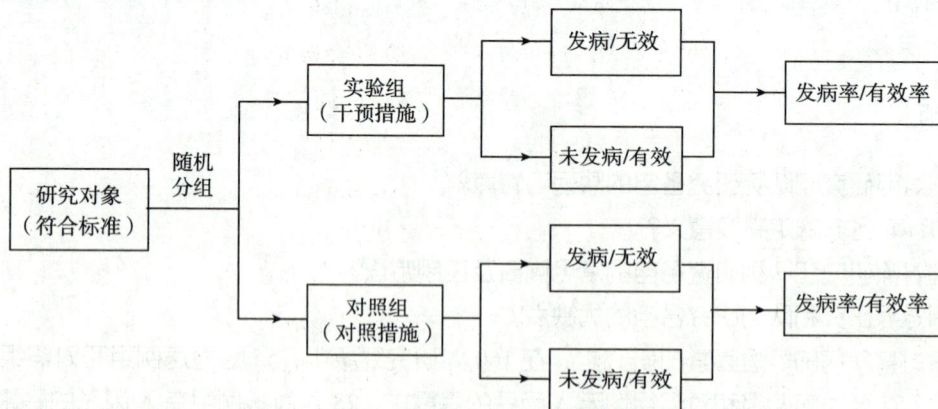

图 20-1 实验性研究示意

二、基本特征

1. 属于前瞻性研究　干预在前，效应在后，是前瞻性研究。

2. 有干预措施　必须施加一种或多种干预处理，这是与观察性研究的根本区别。

3. 随机分组　研究对象必须是来自同一总体的抽样人群，分组时遵循随机分配原则。

4. 设有平行对照组　设置平行的实验组和对照组，并保证两组基本特征、自然暴露等因素相似。

三、主要类型

根据研究目的和研究对象的不同，可把实验性研究分为临床试验、社区试验和现场试验。

1. 临床试验（clinical trial）　临床试验是以患者为研究对象的实验研究，常用于评价药物或治疗方法的效果。

2. 社区试验（community trial）　亦称为社区干预项目（community intervention program，CIP）、社区干预试验等，是以社区人群作为整体进行干预的实验研究，目的是对某种预防措施或方法进行考核或评价，如食盐加碘预防地方性甲状腺肿、自来水加氟预防龋齿等。

3. 现场试验（field trial）　是在现场环境下进行的实验，以尚未患所研究疾病的人群（通常是高危人群）作为研究对象，常用于评价免疫接种、药物预防措施的效果，接受干预措施和随机分组的基本单位是个体。

四、实验性研究的基本原则

在实验研究中，为更好地控制非处理因素对结果的影响，取得较为可靠的信息，达到科学、严谨、合理、高效的目的，必须遵循随机、对照、均衡和重复的原则。

1. 随机　随机（randomization）的意义在于使被抽取的观察对象尽可能好地代表其所来源的总体人群，并使受试对象在分组中不受研究者或研究对象主观意愿影响，从而使各比较组间具有最大限度的均衡性。在实验研究中，实验组与对照组除处理因素有所不同外，其他已知的非处理因素（如年龄、性别、疾病轻重等）及未知的非处理因素应尽量一致、均衡。达到这一目的的主要手段就是随机化。随机化有三层含义：①随机抽样（random sampling），即根据研究目的所确定的受试对象，只要符合规定的纳入标准，都应有同等机会被选入样本，以保证样本具有代表性。②随机分组（random classification），指通过随机方法，使样本中每一个受试对象都有同等概率被分配到实验组或对照组，避免研究人员在分组时主观选择实验对象引起组间非研究因素的不均衡，使组间具有可比性。③实验顺序随机（random experiment orders），指样本中的个体先后接受处理的机会相同，用以平衡实验顺序对结果的影响。

2. 对照　对照（control）即在实验研究的过程中，确立可供相互比较的组别。设置对照目的在于控制各种混杂因素，使实验组和对照组的非处理因素（影响处理因素实验效应的主要非实验因素）处于均衡状态，即实验组和对照组除处理因素不同外，两组非处理因素应保持一致，以使非实验因素所引起的误差得到相应的抵消或减少，提高研究结果的真实性和可靠性。常用的对照形式有：空白对照、实验对照、安慰剂对照、标准对照、历史对照、自身对照等。

3. 均衡　均衡（balance）指实验组与对照组之间非处理因素相同或相近。均衡的意义在于使非处理因素在组间达到均衡性或可比性，提高结论的真实性。临床试验的主要非处理因素为：年龄、性别、病情、病程、疾病分期、体重、经济条件等。

4. 重复 重复（replications）包括足够的样本含量和实验结果的可重现性两个方面。在医学研究中，重复的主要作用在于控制和估计实验研究中的随机误差，以保证从研究样本所获取的信息及研究结论能外推至研究总体组间效应的差距。在实际应用中，样本含量（sample size）的大小主要取决于实验设计的类型、主要指标的性质（数值变量或分类变量）、临床上认为有意义的差值、个体变异的大小、第一类错误（α）和第二类错误（β）的大小等因素。有关样本含量的估计，请参见医学统计学书籍。

五、实验性研究的主要用途

1. 验证病因假设。
2. 评价疾病的防治效果。
3. 评价保健措施效果。
4. 评价某种新的生物制品、治疗药物、疗法或制剂的效果。

六、主要优缺点

1. 主要优点 ①研究者根据实验目的，预先制定实验设计，事先规定研究因素、结局变量和测量方法，研究中能观察到干预前、干预过程和效应发生的全过程，因果论证强度高；②通过随机分配，平行比较，能够较好地控制研究中的偏倚和混杂；③有助于了解疾病的自然史，并且可以获得一种干预与多种结局的关系。

2. 主要缺点 ①整个实验设计和实施条件要求高、控制严、难度较大，在实际工作中有时难以做到；②受干预措施适用范围的约束，所选择的研究对象代表性不够，以致会不同程度地影响实验结果推论到总体；③研究人群数量较大，实验计划实施要求严格，随访时间长，易失访，保证依从性难度较大，从而影响实验效应的评价；④有时涉及伦理学问题。

七、应注意的问题

1. 伦理道德问题 实验性研究是以人（患者、健康人）作为研究对象，是一项十分严肃谨慎的工作，在研究中必须遵循伦理道德，尊重研究对象，保护研究对象的权益，使研究过程中研究对象尽可能获取最大利益，而将风险尽可能降至最小，已成为所有人体医学研究不容忽视的首要原则。目前国际上著名的有关人体试验的伦理规范主要有纽伦堡准则（the Nuremberg Code）、赫尔辛基宣言（the Declaration of Helsinki）、药物临床试验质量管理规范（Good Clinical Practice, GCP）等，其共同的原则是公正、尊重人格、力求使受试者最大限度收益、尽可能避免损害和保障研究对象权益等。

2. 可行性问题 在进行实验研究设计时及实施实验前，必须充分考虑实验过程中各个环节的可行性问题。一般在大规模实验之前，应先在小范围做预实验，以检验实验设计的科学性和可行性，避免由于设计不周，盲目开展实验而造成人力、物力和财力的浪费。只有在预实验中避免了各种主观因素干扰并且取得成功，方能展开正式实验。

3. 随机分组与均衡性问题 随机原则是实验研究遵循的基本原则，随机化分组可使组间具有很好的均衡性。但由于人群生物学和社会学特征的多样性，随机化能较好地保证大样本研究分组的均衡性，对于小样本研究，随机化并不能保证分组的均衡性。

第二节　临床试验

临床试验（clinical trial）是指在人为条件控制下，以特定人群为受试对象（患者或健康志愿者），以发现和证实干预措施（药物、特殊检查、特殊治疗手段）对特定疾病的防治、诊断的有效性和安全性的前瞻性研究。狭义的临床试验指新药临床试验，目的是获得新药在人体的药代动力学参数及评价试验药物临床应用的疗效、适应证和安全性。

根据《药品注册管理办法》规定，我国新药临床试验分为Ⅰ、Ⅱ、Ⅲ和Ⅳ期临床试验。①Ⅰ期临床试验：包括初步的临床药理学试验、人体安全性评价试验及药代动力学试验，主要观察药物的安全性，确定用于临床的安全有效剂量，为制定给药方案提供依据。样本量一般20～30例。②Ⅱ期临床试验：是通过随机对照双盲临床试验初步评价药物对目标适应证患者的治疗作用，并进一步评价安全性，推荐安全用药剂量。样本量100例以上。③Ⅲ期临床试验：是进一步验证药物对目标适应证患者的治疗作用和安全性，评价利益与风险关系，最终为药物注册申请的审查提供充分的依据。一般采用多中心、大样本、随机对照临床试验。样本量300例以上。④Ⅳ期临床试验：是考察在广泛使用条件下的药物的疗效和不良反应，评价在普通或者特殊人群中使用的利益与风险关系以及改进给药剂量等。样本量2000例以上。

一、主要用途

1. 治疗研究　评价药物、疗法或其他医疗服务的效果及不良反应。

2. 诊断研究　评价某一诊断性试验的真实性、可靠性及临床应用价值。

3. 筛检研究　评价一种检查方法是否能够用于大规模人群某疾病的筛检，并评价该方法的真实性、可靠性及实用性。

4. 预后研究　主要用于疾病预后因素的研究与评价。

5. 病因研究　主要用于疾病危险因素的干预研究。

二、基本原则

由于临床试验的特殊性，除了遵循随机、对照、均衡、重复原则外，还要遵循以下原则。

1. 多中心　多中心临床试验是指有多名在不同研究机构的研究者参加，按同一试验方案，用相同的方法同步进行的临床试验。多中心临床试验能够在较短时间内获得较多受试者，涵盖面较广，可以避免单一研究机构可能存在的局限性，所得结论有较广泛的意义，是一种更加有效的临床试验方法。

2. 盲法　盲法（blinding）是指在不知道研究对象分组情况的前提下进行临床研究过程中指标观测、数据收集、分析和结论判断的一种试验方法。其目的是克服可能来自研究者或受试对象的主观因素所导致的偏倚，但是在实施中通常存在一定程度的伦理道德问题，应注意其可行性。通常盲法可分为以下几类。

（1）单盲（single blind）：只有研究者了解分组情况，研究对象不知道自己是试验组还是对照组。优点是研究者可以更好地观察了解研究对象，可及时处理研究对象发生的意外问题；缺点是无法避免研究者带来的主观偏倚。

（2）双盲（double blind）：研究对象和研究实施者都不了解试验分组情况，而是由研究设计者来安排和控制全部试验。优点是可以避免研究对象和研究者的主观因素所带来的偏倚，缺点是方法复杂，较难实行，且一旦出现意外，较难及时处理。

（3）三盲（triple blind）：不但研究者和研究对象不了解分组情况，而且负责资料收集和分析的人员也不了解分组情况，从而较好地避免了偏倚。其优缺点基本上同双盲，从理论上讲该法更合理，但实际实施起来很困难。

与上述盲法相对应的是非盲法，又称开放试验（open trial），即研究对象和研究者均知道分组情况，试验公开进行。其优点是易于设计和实施，研究者了解分组情况，便于对研究对象及时做出处理；缺点是易产生信息偏倚。

三、常用设计方案

1. 平行设计（parallel design）　是医学科研中最常用的一种实验设计方案，它是将研究对象随机分配到两组或多组，分别接受不同的处理，两组同时开始进行研究，同时分析和比较研究结果。随机对照试验（randomized controlled trial，RCT）是其应用最广泛的一种类型。

2. 交叉设计（cross-over design）　是对两组受试对象使用两种不同的处理措施，经过洗脱期之后，再将处理措施互换交叉进行的一种实验设计方案。这种设计较平行设计的检验效率更高，所需样本量较小，缺点是易产生遗留效应、设计和分析较复杂，主要适用于症状反复发作的慢性病，如高血压、风湿性关节炎等。

3. 析因设计（factorial design）　是一种将两个或多个处理因素各水平交叉分组，通过不同的组合评价各处理因素的主效应、单独效应和交互作用的实验设计。其优点是检验效能高、节约样本量、可以分析交互效应，缺点是设计和分析较复杂。

4. 序贯设计（sequential design）　序贯实验是一种经济快速的实验设计。患者按进入的先后用随机化方法分配到实验组或对照组，逐一实验逐一分析，随着实验例数的逐渐增加，不断做显著性检验，一旦可以判定结果时，实验即可停止。此设计方案优点是事先不需确定样本含量、节省样本例数；缺点是需预先提供有效率和无效率水平，不适用于慢性病、多变量研究及远期随访研究。

四、设计与实施的基本步骤

1. 明确研究目的与意义　首先应说明研究的背景和临床研究的目的，明确研究能解决什么临床问题？解决这样的问题有什么意义？阐明研究背景是为了指出研究的科学意义，而明确研究目的是决定采用何种具体方法解决问题的前提。

2. 选择研究对象　根据研究目确定病例的来源，研究对象最好来自多家不同地区、不同级别医院的门诊或住院患者，保证其代表性。所选择的病例必须是符合统一诊断标准和得到明确诊断的患者，同时应有严格的纳入标准和排除标准，以避免某些因素影响研究的真实效应或存在医学伦理问题。

3. 确定干预措施　在研究计划中应列出具体干预措施，如在评价药物治疗效果的临床试验计划中，须说明药物的名称、来源、批号、剂量、给药方式等。须说明措施的实施方法，使研究能在统一标准下进行。

4. 估算样本含量　影响样本含量大小的因素主要有：个体间差异程度、组间效应差异程度、资料性质、Ⅰ型错误概率（α）、Ⅱ型错误概率（β）等。根据设计要求，参考相应公式，确定合适样本含量。实际工作中，因研究对象难免有一定的失访或不依从，一般可在估算的样本量基础上适当增加 10% ～ 20%。

（1）两样本率比较的样本含量估算

$$n = \frac{\left[z_\alpha \sqrt{2\bar{p}(1-\bar{p})} + z_\beta \sqrt{p_1(1-p_1) + p_2(1-p_2)} \right]^2}{(p_1 - p_2)^2} \qquad （式20-1）$$

式中，p_1 是对照组发病率，p_2 为实验组发病率；$\bar{p} = (p_1 + p_2)/2$；Z_α 为 α 水平相应的标准正态差，Z_β 为 $1-\beta$ 水平相对应的标准正态差，可通过查表获得。

（2）两样本均数比较的样本含量估算

$$n = \frac{2(z_\alpha + z_\beta)^2 \sigma^2}{(\bar{x}_1 - \bar{x}_2)^2} \qquad （式20-2）$$

式中，σ 为估计的标准差；$\bar{x}_1$、$\bar{x}_2$ 为实验组与对照组样本均数；Z_α、Z_β 同上。

5. 随机分组　随机化分组就是使实验对象分配到各组的机会均等，以平衡实验组和对照组已知和未知的混杂因素，从而提高两组的可比性，使研究结论更加可靠。

6. 效应指标的选择与测量　临床试验的效果是以效应指标来反映的，如发病率、治愈率、缓解率等。效应指标的选择必须能够确切反映研究因素的效应，有客观的测量方法，并具有特异性和灵敏性；指标的观察可采用盲法，以减少主观偏倚对结果的影响。

7. 资料的整理与分析　临床试验一般需要收集基线资料、有关治疗依从性资料、用于估计干预效果的资料以及用于评估干预不良作用的资料。将研究资料进行核对、整理后，对资料的基本情况进行描述和分析，特别需要注意的是实验组和对照组均衡性与可比性的比较。统计分析方法主要包括描述性分析、参数估计、假设检验和置信区间计算等，具体方法可参考有关统计学书籍。

五、试验效果的评价

1. 评价原则

（1）防治效果的结论是否从随机对照临床试验中获得：随机对照临床试验能够很好控制试验过程中的选择偏倚和信息偏倚，结果可靠，是评价临床试验疗效的首选方法。

（2）研究中是否观察和报告了全部临床结果：既要报告疗效、患者用药后的症状、体征、主观感觉和生活质量的变化，还要如实报告患者用药后的毒副反应，这对临床试验结果的评价非常重要。

（3）是否详细介绍了研究对象的情况：临床试验结果中除了介绍研究对象的人口学特征外，还要介绍研究对象的症状、体征、轻重患者比例、病变部位和范围、疾病分期、有无合并症等，目的是便于他人评价疗效和推广应用。

（4）是否同时考虑临床意义和统计学意义：评价临床试验疗效首先应考查组间疗效差异是否有统计学意义，然后结合临床专业知识及药品毒副作用等考查其临床意义。

（5）是否介绍防治措施的实用性：要求较为具体。介绍防治方法、用药指征和禁忌证、增加或减少剂量或终止治疗的指征、毒副作用等，目的是便于其他医师重复。

（6）结论中是否包括了全部研究对象：临床研究结果应该分析和总结全部纳入的研究对象，遇有失访和不依从时要具体说明，不能随意剔除，否则会对试验结果产生影响。

2. 评价方法

（1）基线评价：在进行疗效分析前，对两组可能影响治疗效果的其他因素进行对比分析，确保组间的均衡性与可比性。

（2）疗效评价：在药物临床试验中，根据研究目的和对照选择不同，假设检验的方法也不同，主要有以下 3 种类型：①优效性检验：当对照采用的是安慰剂对照、空白对照时，试验的目的主要是确定试验组的疗效是否比对照好；或者采用标准对照时，研究者想了解试验药物疗效是否优于对照药物，这时两组疗效比较采用优效性检验。②非劣效性检验：若对照组采用肯定有效的传统药物进行治疗（标准对照或阳性对照），目的是考察新的治疗方法的疗效是否不比标准治疗方案差，以确定是否可用新治疗方案替代传统治疗方法，则两组的疗效比较采用非劣效性检验。③等效性检验：若对照组采用的是标准对照，试验目的是考察新的治疗方法的疗效是否与标准方法相等，则两组疗效的比较采用等效性检验。

（3）安全性评价：药物临床试验中要如实报告患者用药后发生的不良反应及其严重程度，对药物应用的安全性进行评估，以便客观评价临床试验的效果。

（4）成本效益评价：从药物经济学角度分析评价药物治疗方案的成本、效益或效果，可为卫生资源的合理使用及医疗决策提供依据。

3. 评价指标

（1）有效率（effective rate）

$$有效率 = \frac{治疗的有效例数}{治疗的总例数} \times 100\% \qquad （式 20-3）$$

（2）治愈率（recovery rate）

$$治愈率 = \frac{治愈例数}{治疗例数} \times 100\% \qquad （式 20-4）$$

（3）相对危险度降低（relative risk reduction，RRR）：采取治疗措施后减少的不利事件（如并发症、病死率）发生率占对照组不利事件发生率的百分比。此值表示试验组在采取治疗措施后，发生不利临床事件的 RR 降低的程度。

$$RRR = (P-A)/P \times 100\% \qquad （式 20-5）$$

式中：P 为对照组事件发生率；A 为实验组事件发生率（下同）。

（4）绝对危险度降低（absolute risk reduction，ARR）：对照组与试验组不利临床事件发生率的差值。此值越大，临床疗效越好。

$$ARR = P-A \qquad （式 20-6）$$

（5）需要治疗人数（number needed to treat，NNT）：绝对危险度降低率的倒数。它的实际意义是：用某种治疗措施治疗某病，需要治疗多少患者才能防止一次不利结局的出现。

$$NNT = 1/ARR \qquad （式 20-7）$$

此外，对慢性非传染性疾病疗效评价指标也可采用中间结局变量，如人群认知、态度、行为的改变，生存质量变化等。

六、影响疗效研究的主要因素

1. 研究方法选择不当　不同的疾病、不同的情况应采用不同的研究方法，如果研究方法选择不当则可影响结论的可靠性。例如对于治愈率低、疗程长的疾病适宜采用病例对照研究，如果一味使用实验性研究，则在短期内得不到可靠结论。

2. 研究设计是否合理　科学合理的研究设计是保证结果可靠的必要条件，是研究实施的依据。研究设计中，样本对总体的代表性、组间是否齐同、样本大小、对照设置方式、效应指标观察、统计分析等均可影响结果的可靠性。

3. 依从性　即被研究者执行设计方案所规定的程序和疗法的程度。受试者依从性的程度将直接影响研究结果的可靠性。

4. 偏倚　偏倚（bias）通常包括选择偏倚、信息偏倚和混杂偏倚，这些可通过良好的实验设计予以控制。

5. 沾染与干扰　沾染（contamination）是指对照组意外地接受了试验组的处理因素。这样会使研究因素的效应降低。干扰（co-intervention）是指试验组患者额外地接受了与研究因素效应一致的其他处理，这样就使研究因素的效应增强。

第三节　社区试验

社区试验（community trial）也称社区干预试验（community intervention trial），是以整体社区人群或某一人群的各个亚人群作为干预对象的试验研究。常用于对某种预防措施或方法的效果进行评价。

社区试验与临床试验均是应用实验性研究的原理与方法评价疾病的防治效果，二者不同之处在于：①分组方式不同：社区试验是按社区或团体进行分配，而临床试验以受试者个体为单位进行随机分配；②干预措施的目标不同：社区试验的干预目标主要是疾病的一级预防，而临床试验主要是针对疾病二、三级预防措施进行干预；③受试对象不同：社区试验受试对象一般为健康人群，而临床试验受试对象是某病患者。

一、主要目的

1. 评估病因和危险因素　主要通过干预危险因素的暴露，观察干预对预防疾病或促进健康的效果来评估病因或危险因素。例如，通过评估戒烟对预防肺癌发病的效果来验证吸烟与肺癌的因果关系。

2. 评价医疗卫生服务或公共卫生服务措施的效果　主要评价社区干预措施（如健康教育、疾病筛查、饮用水除氟等）的效果。通过降低社区居民对危险因素暴露，预防疾病，促进健康，提高生活质量。

二、社区试验的基本方法与步骤

社区试验的步骤与方法基本上同临床试验，下面主要介绍与临床试验方法上不同之处。

1. 确定研究内容　社区试验的干预目标是疾病的一级预防，主要任务是通过干预危险因素的暴露，评价干预措施对某病预防的效果，例如社区人群心脑血管病危险因素综合干预研究。通常一次试验最好只解决一个问题，以免分散力量，措施不集中，影响试验效果。

2. 研究对象的选择　社区试验的受试对象是某些社区或团体内的健康人群。因此确定受试对象首先确定试验现场，然后再确定受试人群。

（1）试验现场选定的原则：①试验地区或单位人口相对稳定，流动性小，以保证试验能顺利进行。②试验研究的疾病在该地区有较高而稳定的发病率。③试验地区或单位有较好的医疗卫生条件，卫生防疫机构健全，医疗诊断条件较好。④当地领导支持，群众欢迎。

（2）受试对象确定的原则：①选择所研究疾病的高发人群，以便能产生预期效果。②研究对象应该是未患研究疾病的人群，因此要排除现换患者。③从可能对干预措施有效的人群中选择研究对象。例如观察饮用水加氟预防龋齿的试验，应选择以含氟较低的地面水为主要水源的儿童作为研究对象。④要考虑随访观察或调查的方便。

3. 样本含量估算　社区试验主要是不同组间发病率的比较，因此样本量大小主要取决于两个方面：一是该病在一般人群中的发病率，二是试验人群与对照人群发病率差别的大小。计算公式参考式 20-1。

4. 随机分配与对照设置　社区试验的随机分配是按照社区或团体进行分配，以一个村庄、街道或学校等作为研究单位，观察某干预措施对某病的预防效果。这种分配称为整群分配（cluster allocation）。因此社区试验的对照称为群组随机对照。例如进行健康教育、培养良好读书行为对预防小学生近视的效果研究，可以选取几所小学，将其随机分成两部分，一部分小学通过健康教育给予读书行为干预，另一部分小学不予干预（对照）。这种分组并非对每个研究者进行随机分配，而是对研究者所在的群组进行随机分配。有些情况下，社区试验虽有对照，但由于条件限制不能进行随机分配，这种社区试验称作类试验（quasi experiment）。

5. 确定效果观察指标　社区试验效果观察指标通常是人群的发病情况（如发病率等）。不同组间要有统一、客观、合理的诊断标准，观察指标应有特异性，尽可能选择客观的定量指标。

6. 干预措施的给予和观察　干预措施的给予应采用统一的方法和标准。由于社区试验涉及样本量大，为了使措施给予与观察标准化，应根据研究内容，选择合适的专业人员进行统一培训，按照统一的标准和方法进行干预和观察。

7. 结果分析　社区试验研究的结果比较通常是比较不同组间疾病的发病率，并作假设检验，若组间有差异，可进一步计算预防措施的效果指数（index of effectiveness，IE）和对人群的保护率（protective rate，PR）。

（1）效果指数（index of effectiveness，IE）

$$效果指数 = \frac{对照组发病（或死亡）率}{实验组发病（或死亡）率} \qquad (式20-8)$$

（2）保护率（protective rate，PR）

$$保护率 = \frac{对照组发病（或死亡）率-实验组发病（或死亡）率}{对照组发病（或死亡）率} = \times 100\% \qquad (式20-9)$$

三、社区试验设计和实施中应注意的问题

1. 结局变量的确定要考虑是否具有公共卫生意义，能否达到满意程度，以及是否能被准确记录等。在健康危险行为的干预试验中，要注意健康效应的滞后性，因此评价行为改变这个直接效应也是非常重要的。

2. 计算发病率时，由于试验人数多，观察时间长，中途退出或进入等情况比较常见，因此应以"人年"计算发病率，即发病密度，以观察期间的新发病例数为分子，以"观察人年"作分母计算发病率。

3. 避免组间"串组"问题，即对照组也采用了与试验组相同的措施。对照组个体可能通过主动寻求医疗保健知识和服务，得到有关信息，从而自发改变行为，为研究结果带来误差。

4. 注意控制混杂因素对结果的影响。在设计时尽可能平衡两组人群的基本特征，必要时可采用匹配措施。在资料分析时可以采用分层分析、标准化或多因素分析等方法控制混杂因素的影响。

本章小结：实验性研究可以根据研究目的对同质研究对象进行随机分组，分为实验组与对照组，由研究者控制试验条件，对不同组研究对象施加相应干预（如疫苗注射、临床治疗、康复、护理措施等），从而评价干预措施的效果。实验性研究设计要求高，对实验对象有严格的纳入标准和排除标准，在设计时就要估算好样本含量，要遵守随机、对照、重复、均衡的原则（临床试验还有"盲法"的原则）进行设计和实施。实验性研究属于前瞻性研究，其证据级别较高，可验证假设。

思考题

1. 请认真理解实验性研究的概念、特征及其基本原则，思考实验性研究与队列研究的异同点。

2. 认真领会临床试验的概念、基本原则及其实施的基本过程，请思考影响临床疗效研究的主要因素有哪些？如何评价临床试验的效果？

3. 请思考社区试验与临床试验有何异同点？如何开展社区试验？

第二十一章
偏倚控制与病因推断

扫一扫，查阅本章数字资源，含PPT、音视频、图片等

医学研究过程中，偏倚的存在将直接影响研究结果的真实性，从而导致研究结论缺乏科学性。因此，研究者在实际研究过程中，或者阅读别人的研究成果时，对偏倚的识别和控制十分重要，减少偏倚，实际上就是提高研究结论真实性。病因研究是预防医学研究的重要方面，加强病因研究不仅可以更好地做好一级预防，而且对疾病的诊断、治疗和预后估计都有重要意义。应用流行病学病因研究方法，可以对疾病病因得出科学严谨的推断。

第一节　偏倚与控制

在医学研究中，从设计到实施及资料分析和结论推导，任何环节都可能受到偏倚的干扰，从而导致研究结论的夸大或缩小；因此，偏倚识别和控制是保证研究真实性和科学性的关键。

一、基本概念

误差、真实性和可靠性等概念是相关联的，并与偏倚的概念密切相关。

1. 误差　误差（error）是观察值和真实值之差。误差公理显示测量总是存在误差，即误差不可避免。误差通常分为两种类型：系统误差和随机误差，后者又包括随机测量误差和抽样误差。抽样误差主要表现为样本与总体之间的差异，而这种误差产生的根源是个体变异或随机测量误差。

2. 真实性　即效度（validity），是指研究过程中，收集的数据、分析结果和所得结论与客观实际的符合程度。流行病学研究的真实性包括了内部真实性（internal validity）和外部真实性（external validity）两个方面。内部真实性反映研究结果与目标人群的符合程度，而外部真实性则是指研究结果是否能推广应用到目标人群以外的对象；内部真实性是外部真实性的先决条件。系统误差是影响真实性的关键因素。

3. 可靠性　即信度（reliability），亦称为精密度（precision），是指研究结果受随机误差影响的程度。随机误差越小，可靠性就越高。随机误差的大小与样本量、抽样方法及个体变异大小有关。因此，实际研究过程中，可以通过增加样本量和改善设计来提高研究的信度。

4. 偏倚　偏倚（bias）是一种系统误差，是由于各种原因导致研究或推论过程中存在系统误差，致使研究结果或结论偏离客观实际。偏倚常表现出方向性，即会有规律地偏离真实值。偏倚可以产生于研究过程的任何环节，是影响流行病学研究真实性的重要问题。偏倚一旦产生，一般不能通过统计学假设检验滤过，因此只能预先考虑到，并加以避免，这就显示了研究设计的重要。

二、常见偏倚及其分类

在临床流行病学中，目前已经总结出 100 多种偏倚，根据其来源和出现阶段不同，通常归为选择性偏倚、信息偏倚和混杂偏倚三大类。

（一）选择偏倚

选择偏倚（selection bias）是指由于选择的研究对象不能代表目标人群，从而使得从样本得到的结果推及总体时出现了失真。根据来源的不同，选择偏倚可以分为多种类型。

1. 入院率偏倚（admission rate bias） 又称伯克森偏倚（Berkson bias），是在选择医院门诊或住院的病例作为研究对象开展病例对照研究时，由于不同疾病和研究因素的入院率不同所造成的偏倚。因为基于医院患者的病例对照研究，不能在目标人群中把符合条件的患者都检出纳入病例组，非患者纳入对照组，也不能遵循从目标总体进行随机抽样原则，对照组只能选自医院的其他病例；这样可因两种疾病的入院率不同，而出现夸大或掩盖某暴露因素与疾病的真实联系。例如基于医院的病例对照研究时，由于脑卒中患者伴有癌症者较之未伴有癌症者有较高的入院率，因而产生了癌症与脑卒中有统计学联系（$OR = 2.8$），而基于人群的病例对照研究并未发现它们之间存在统计学关联（$OR = 1.0$）。

2. 检出症候偏倚（detection signal bias） 由于某因素能引起或促进某症候的出现，而该症候又与所研究疾病相关，部分地使所研究的病例因为这种症候而就医；由于接受多种检查，使该人群有较高的某病检出率，得出该疾病与某因素有关的错误结论。检出症候偏倚的一个典型例子是子宫内膜癌与服用雌激素的关系的研究：1975 年，Ziel 等进行病例对照研究发现，子宫内膜癌与服用雌激素之间有密切联系，后来被其他学者证实是由于服用雌激素导致子宫容易出血，因而频繁就医接受检查，从而提高了子宫内膜癌检出率，造成了服用雌激素与子宫内膜癌的发生有关联的虚假结论。

3. 现患病例-新发病例偏倚（prevalence incidence bias） 又称为奈曼偏倚（Neyman bias），是由于现患病例与新发病例在暴露因素等特征上存在差别，所有研究时若仅纳入现患病例所导致的偏倚。另外，有些慢性病如高血压等患者患病后改变了原来的某些暴露因素，在接受调查时，往往回答改变后的状况，从而低估暴露因素与疾病间的关联；当然，即使回答了改变前的暴露变量，但不能排除某些病例在随后的一段时间确实改善了不良暴露因素，同样会低估该暴露因素与疾病之间的关联。

4. 无应答偏倚（non-respondent bias） 指研究对象因各种原因对研究的内容不予回答而产生的偏倚。如无应答者的主要研究因素或暴露史与应答者存在差异时，就会使调查结果产生偏倚；失访也是一种特殊形式的无应答，如队列研究、临床试验和预后研究的失访率达 20% 以上，会产生严重偏倚。

5. 易感性偏倚（susceptibility bias） 由于各比较组间的研究对象存在较大的易感性差异所产生的偏倚，称为易感性偏倚。典型的例子是在职业性疾病研究中的健康工人效应（healthy worker effect）。当研究某职业毒物对机体的危害时，常以接触毒物的工人为暴露组，不接触毒物的工人为对照组；由于接触毒物的工人往往选择具有较高健康水平的对象，对毒物的耐受性较强，因此，在分析结果中会得出该毒物对机体无害甚至有保护作用的错误结论。

6. 时间效应偏倚（time effect bias） 许多慢性病，从开始暴露于危险因素到发病通常有一个漫长进展的过程；在病例对照研究过程中，暴露后即将发病的人、已发生早期病变而未能检出的人往往会作为非病例进入对照组，从而降低暴露与疾病的联系强度，称为时间效应偏倚。

7. 领先时间偏倚（lead time bias）　在预后研究中，当观察某因素对预后的影响时，由于确诊时间的领先而出现这些病例的生存期长于症状出现后被医院确诊病例的生存期的假象，称为领先时间偏倚。

（二）信息偏倚

信息偏倚（information bias），又称观察偏倚（observation bias），是指在研究过程中，由于测量方法缺陷、诊断标准不明确或既往资料不准确等原因，导致在信息收集过程中出现的系统误差。

1. 诊断怀疑偏倚（diagnostic suspicion bias）　此类偏倚常常发生在随访研究中，例如在队列研究中，由于研究者事先已经知道了研究对象对研究因素的暴露情况，因而在研究过程上对暴露组会比对照组更加关注其是否发生预期的结果，从而更加仔细地寻找其结局所导致的偏倚。临床上从事特殊检查的工作者，如放射科医生、病理科医生等对结果的解释会很大程度上受他们已知的临床情况的影响，对某种不太肯定的现象，做出符合临床诊断的解释，故又称为期望偏倚。

2. 暴露怀疑偏倚（exposure suspicion bias）　此类偏倚主要发生在回顾性研究中，当研究者事先知道研究对象患有某种疾病时，在资料收集过程中会对患病者比未患病者更仔细地收集暴露因素，因而产生的偏倚。

3. 回忆偏倚（recall bias）　回忆偏倚是由于研究对象对调查事件关心程度的差异等原因，使其在回忆以往发生的事件时，出现比较组之间在回忆的准确性和完整性上存在差异所导致的偏倚。此类偏倚源于被调查者，而暴露怀疑偏倚则源于调查者。在病例对照研究中，回忆偏倚较常见。

4. 报告偏倚（reporting bias）　又称为说谎偏倚，由于调查时涉及生活方式或隐私等原因，研究对象会隐瞒或编造虚假内容，从而有意夸大或缩小某些信息而导致的偏倚。

5. 测量偏倚（measurement bias）　指由于研究中所使用的仪器、试剂、方法、条件的非标准或不统一，造成研究结果产生的偏倚。此外在问卷调查中，若调查表设计不科学或调查方式不当、调查方案不统一，也会导致测量误差。

6. 错误分类偏倚（misclassification bias）　此类偏倚是指对病例组与非病例组、暴露组与非暴露组之间的错误分组，所导致的偏倚。错误分类偏倚的发生常常是由于测量暴露和疾病的标准不统一或者方法不当引起，其对结果的影响大小取决于对比各组中错分概率是否一致以及人群中暴露的比例。当对比的各组都存在相同比例的被错误分类个体时，称为无差异错误分类，无差异错误分类都可使效应值趋向于无效；但当对暴露的测量等在比较组间被错误分类的比例不同时，则称为有差异错误分类，有差异错误分类既可使效应值趋向于无效，有时也会出现远离实际无效真值的结果。

7. 发表偏倚（publication bias）　由于研究者本身或期刊社选择稿件的趋向性，使阴性研究的结果比阳性研究者有较少的发表机会，使人们从公开发表的材料上获得的信息与真实情况的偏差。

（三）混杂偏倚

1. 概念　混杂偏倚（confounding bias）指在流行病学研究过程中，由于一个或多个非直接研究因素既与疾病有关联，又与研究因素有联系，从而干扰了研究因素与疾病联系的判断，导致结论正向或负向地偏离客观实际。例如，当研究吸烟与肺癌是否有因果关系时，年龄不但与吸烟有关，与肺癌也有一定的关系；当年龄这一因素在研究的分组中分布不均衡时，就会出现混杂偏倚，夸大或掩盖吸烟与肺癌因果关系的判断，从而导致错误的结论。

混杂因素或混杂因子存在是导致混杂偏倚的必备条件。作为混杂因子必须满足三个条件：①必须与所研究的疾病的发生有关，是该疾病的危险因素之一；②不能是研究因素与疾病病因链上的中间环节或中间步骤；③必须与所研究的因素有关。

2. 判断　在大多数情况下，混杂偏倚不容易被发现，研究者可以根据专业知识判断，结合定量分析的方法进行推断。从专业上分析，混杂因子可来源于人口统计学指标，如年龄、性别、种族和文化程度等；也可以是除研究因素以外的危险因素。定量分析方法可以采用分层分析或多因素分析模型来评估。

3. 方向和大小测量　如果用 cRR 描述未分层资料（混杂因素 F 存在时）暴露 E 与疾病 D 的关联程度，即粗 RR，用 aRR（F）表示排除了 F 作用后因素 E 与疾病 D 之间的关联程度，即调整 RR，则混杂偏倚的大小和方向可以用公式 21-1 来计算：

$$混杂偏倚 = \frac{cRR - aRR（F）}{aRR（F）} \qquad （式 21-1）$$

当上式的偏倚得分比值等于 0 时，表示 F 没有混杂作用；大于 0 时，则表示为正混杂，相反则为负混杂。得分比值的绝对值大小反映了混杂的程度。

三、偏倚的控制

偏倚是影响研究真实性的重要因素，医学研究设计大都是围绕偏倚控制而展开的；因此，偏倚的有效控制是提高研究质量、保证研究科学性的重要环节。偏倚在整个研究过程中都有可能产生，研究者需要在研究设计、实施和分析等全过程中分析可能产生的偏倚，并有意识地采取有效措施进行控制。

（一）研究设计阶段的偏倚控制

有些偏倚一旦产生，就很难消除，因此偏倚控制的关键在于预防；通过周密、严谨的科研设计，是避免和预防偏倚最主要的方法。

1. 选择性偏倚控制　选择性偏倚必须在设计阶段进行控制，此类偏倚一旦发生就无法消除；因此要充分认识到研究中可能存在选择偏倚，从而有效地加以避免。如为了防止入院率偏倚和检出症候偏倚，应该首先考虑选择社区人群中的所有病例；若条件不允许，从医院选择病例时，要尽可能从多家医院选择，使选择的病例能基本代表研究人群中的所有病例。在病例对照研究中，要以新病例作为首选。通过加强人员培训，提高调查水平和患者依从性，降低失访率，使应答率不低于设定的最低标准。

2. 信息偏倚控制　设计阶段应对该调查的项目进行合理地设置，尽可能选择客观量化的指标；如对暴露因素界定要准确具体，对疾病要有统一明确的诊断标准，对涉及的检测仪器和试剂要有统一标准，预先制定好测量的标准化操化规程（SOP）。

3. 混杂偏倚控制　设计阶段规定研究对象的正确选择可以有效地控制混杂偏倚。常用的方法有限制、配比、随机化和分层抽样。限制和配对要适当，该设计可能会增加工作的难度，并且难以分析混杂因素与暴露因素间的交互作用；随机化分组的方法有其适用性，一般不适用于观察性研究。

（二）研究实施阶段的偏倚控制

信息偏倚是研究实施阶段可能产生的主要偏倚。在大型研究中，由于调查的项目较多，研究者需要事先做好规划、组织和培训工作，针对信息偏倚来源进行有针对性的控制。研究者可以通过多次的培训和考核，使收集资料的人员统一认识，信息采集执行标准化操作规程，尽可能选择盲法以消除主观因素对研究结果的影响。

（三）资料分析阶段的偏倚控制

资料分析阶段关键是控制混杂偏倚，分层分析、标准化法、多因素分析和倾向性评分法等统计学方法可以有效地控制和分离混杂因素。当混杂因素不多时，分层分析不失为一种简单而有效的方法；但当混杂因素较多，分层分析将会很繁杂，且样本量要求很大，此时不妨采用 logistic 回归、Cox 模型等多因素分析方法。倾向性评分法是降低选择性偏倚的有效方法，近年来得到了广泛应用，可以用于对众多已知协变量影响的控制。

第二节　病因及其推断

病因引发疾病并危害人类健康，只有揭示了致病性危害因素及其影响规律，医务工作者才能对疾病的预防、诊断和治疗制定更加有针对性的方案，因此病因研究是医学研究的重要研究内容。随着现代流行病学的迅猛发展，流行病学方法已经建立了更为科学的疾病病因概念，以及病因探索、验证及推断的完整逻辑框架。

一、病因的概念及分类

（一）概念

人类对疾病病因的认识随着医学的发展和思维方式的变化而不断加深和完善；随着现代医学的发展，病因认识已经从最初的朴素唯物病因学说到特异病因学说，再到现代的"多病因学说"。在社会-心理-生物医学模式指导下，目前病因的概念有狭义和广义之分。

狭义病因是指周围环境中的物理、化学、生物及社会因素等有害因素作用于人体，或者人体自身的心理或遗传缺陷，在一定的条件下，可以引起致病效应；广义病因认为，那些能使人们发病概率增加的因素，都可以被认为是病因，当它们当中的一个或多个不存在时，疾病频率就下降，这是一种概率论的病因定义。

在病因学研究中，若经过验证与疾病的发生有不同程度的因果关系，但不能肯定为病因者，通常称之为发病的危险因素（risk factor）；其含义比传统意义上的病因概念要广泛得多，特别适用于高血压、糖尿病等慢性疾病多病因致病机制的研究。

影响疾病发生的因素无非来自宿主和环境两个方面：宿主因素包括先天遗传和后天的年龄、营养、心理和行为等，环境因素包括生物、理化、社会等因素。病因的致病效应可以表现为一因一果、一因多果、多因一果、多因多果、病因网络关系等表现形式。

（二）分类

1. 直接病因和间接病因　直接病因是指某因素不需要中间环节直接引起疾病的发生，如化学烧伤、车祸等伤害事件；间接病因是指某因素要经过若干个环节才能导致疾病的发生，或者说与疾病发生有关的间接因素，它们的存在能促进发病，人类大多数疾病的病因属于此类。

2. 充分病因和必需病因 充分病因定义为必然导致疾病发生的最低限度的一组因素，这里的"最低限度"是指这一组因素中任何一部分都是不可缺少的，构成某病充分病因的任一成分也称为该病的组分病因；必需病因是指某疾病发生的必要因素，如果缺少该因素，疾病就不会发生，如结核病，必须有结核杆菌感染这一因素存在，否则就不能称之为结核病。

二、病因学研究的程序和方法

流行病学已经形成了完整的人群病因学研究体系，在病因学研究中具有极其重要的地位，所谓"病因研究的三部曲"，即描述性研究、分析性研究和实验干预性研究。

（一）研究程序

致病因素作用于人体引起疾病的过程相当复杂，研究疾病病因的科学称为病因学（etiology）。疾病自然史是在不给任何治疗或干预措施的情况下，疾病从发生、发展到结局的整个过程，包括了四个分期，即生物学发病期、亚临床期、临床期和结局。病因研究就是基于临床现象的观察和比较，建立病因假说，再运用流行病学进行检验和验证的过程。无论是基础医学、临床医学还是预防医学，都非常重视病因学研究。但由于基础医学研究场所的限制和临床医学收集资料缺乏系统性、完整性，因此在病因研究中，它们都具有一定的局限性，只有将这三个方面结合起来，运用流行病学的思维和方法，才能更好地揭示疾病发生的复杂病因规律。

流行病学病因研究的一般程序如图 21-1 所示。

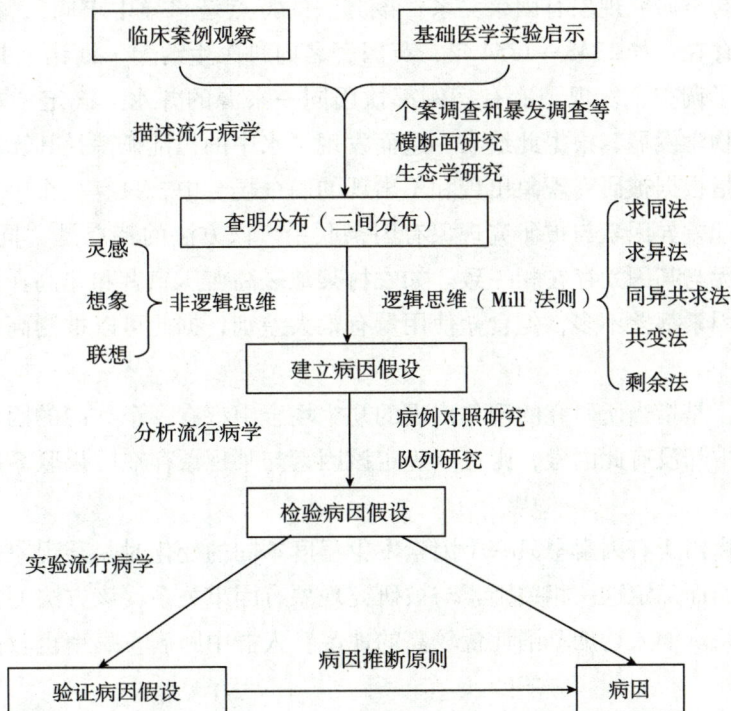

图 21-1 病因研究的程序

（二）研究方法

1. 病因假设建立　通过文献复习、案例观察、基础实验发现及其描述流行病学揭示现象的研究，借助 Mill 逻辑思维准则等，可以初步形成研究的病因假设。

（1）临床案例研究：临床医生在日常诊疗过程中，最早接触病例，为了更好地诊治患者，他们会利用所掌握的医学知识，有意识地寻找发病原因。他们通过观察和比较分析，为病因的发现提出进一步研究的线索。如"反应停"引起海豹肢畸形的研究，最早是由妇产科医生发现临床中此类病例一段时间内增多，有些医生敏锐地预见到可能与反应停这个药物有关，然后采用流行病学方法研究，最终得到证实。这种个案和系列病例研究也属于描述性研究范围。

（2）基础医学实验研究：微生物学实验研究可以为感染性疾病的病因研究提供实验学基础；分子生物学实验可以从分子水平研究肿瘤等疾病内在的可疑病因及其致病机制，建立生物学微观诊断方法；动物实验可以通过制作相应模型来证实可能的病因。

（3）描述性研究：也称描述流行病学，是通过专门调查或常规记录获得的资料，得到疾病不同地区、不同时间和不同人群特征的分布，这就为病因研究提供了线索。因为疾病分布具有规律，而规律由病因决定，表现为不同地区、不同时间和不同人群的特征分布。通过对分布现象的描述，找到疾病和某些因素在分布上的一致性，就能够发现病因线索。

（4）Mill 准则：在描述性研究的基础上，结合逻辑推理的 Mill 准则可以建立病因假设。所谓 Mill 准则，即为科学推理五法：求同法、求异法、同异并用法、共变法和剩余法。该法由 19 世纪著名哲学家 J. S. Mill 提出。

①求同法：是指根据研究对象出现的若干个不同场合中，只有一个相关因素相同，从而确定这唯一的相同因素与被研究现象有因果关系。该方法的特点是"异中求同"，其基本假定是某现象存在，某因素就存在。如 1848—1854 年，英国著名内科医生约翰·斯诺（John Snow）针对伦敦霍乱的流行进行了调查，发现了所有病例都饮用同一来源的井水，确定了霍乱经水传播的特点；后来随着微生物学发展，根据此线索，进而发现了水中的霍乱弧菌是其真正病因。

②求异法：是指根据被研究现象出现和不出现的两个场合中，只有一个因素不同，其他因素都相同，从而确定此差异因素与被研究现象有因果联系。该方法的特点是"同中求异"，其基本假定是某现象有和无与某因素存在相一致。如农村某地区高血压患者和非高血压患者比较，他们在日常饮食中其他因素都差不多，但食盐使用量有很大差别，据此可以推测高血压与食盐量的增加有关。

③同异并用法：是指当所研究的现象出现的几个场合中都有一个共同的因素，而在所研究的现象不出现的场合中却没有此因素，则可以确定该因素与某现象存在因果联系，该方法特点是既求同、又辨异。

④共变法：是指当所有因素中只一个因素发生程度不同的变化时，某现象也随之发生相应的不同程度的变化，因而确定这一相关因素与被研究现象有因果关系；该方法的特点是从量的变化方面来寻找因果关系。如人均烟草消耗量较高的地区，人群中肺癌发病率也较高，提示烟草是致肺癌的原因。

⑤剩余法：是指对于某一复合结局事件（A、B、C），已知其有关因素在特定范围内（a、b、c），通过研究已经知道，a 可以说明 A，b 可以说明 B，那么可以得出剩余 c 必定说明 C。该方法适用于复杂现象之间的因果关系的研究。

上述 5 种方法为流行病学病因研究提供了基本的逻辑思维方法。在实际工作中可以将几种方法结合起来应用，以减少判断错误、提高研究假设的可靠性；但切忌生搬硬套。

2. 病因假设检验 通过上面的方法建立了病因假设以后，就可以采用流行病学分析性研究来检验它。检验步骤通常是先进行病例对照研究，再开展队列研究，或两者结合使用。

3. 病因假设验证 实验流行病学方法可以验证病因假设。实际上，无论来自临床医学、基础医学实验，还是来自流行病学研究获得的病因假设，最终都要回到人群中进行验证。其中随机对照试验可以验证因果关联，证据级别也是最高的，但由于医学伦理和可行性等问题，在实际应用中受到一定程度的限制。目前，随机对照试验更多的是用于治疗措施和预防方案的评价，在病因研究中，多采用去因实验的方法。

4. 病因推断 通过前面的研究程序和方法，也不能完全认定某因素就是疾病的病因，其病因最终确认必须论据充分，推理严密，既要排除各种误差干扰，又要能说明其是因果关系。因此，要完成因果推论必须遵循相应的原则。由于感染性疾病与慢性非传染性疾病的病因差别很大，下面以二者为例分别介绍其病因推断原则和方法。

（1）感染性疾病：关于微生物引起的感染性疾病，医学家 Henle 和 Koch 建立了 Henle-Koch 四准则：①在相应的疾病患者中总是能检出该病病原体，即必要病因；②该病原体在其他疾病的患者中不能检出，即具有效应的特异性；③能从感染的疾病患者中分离到该病原体，传过几代的培养物能引起实验动物患相同疾病；④能从患该病的动物中分离到相同的病原体。Koch 还认为，即使某传染病不能传给动物，但只要病原体有规律地和排他性地存在，就能证实因果关系。此原则至今仍然适用于传染性疾病（包括感染性疾病）。

（2）慢性非传染性疾病：慢性非传染性疾病的病因较感染性疾病复杂得多。因果推断需要借助大量的流行病学资料，进行严密的推理，需要排除机遇和偏倚的可能，还要根据各种实验检查结果和公认的医学理论作为佐证，才能提高因果关系推论的真实性。

①统计学关联：判断某因素与疾病之间是否是因果关联，首先必须确定是否存在统计学关联；所谓统计学关联，是指某因素与疾病之间的关联不是由偶然机遇引起的。但是排除了偶然性的影响，并不表示两者之间就一定存在真正关联；即使排除了假阳性错误，这种关联也有可能是虚假关联。

②虚假关联：统计学关联只是推断因果关联的第一步，还需要排除是否是虚假关联，即要排除此关联是否由偏倚所致。在流行病学病因研究过程中，无论是分析性研究，还是实验性研究，其研究结果都有可能受到选择性偏倚、信息偏倚和混杂偏倚的干扰。因此，只有排除了所有偏倚后的统计学关联，才有可能是因果关联。

③因果关联：统计学关联是因果关系的基础，但由于统计学关联会受到各种偏倚的影响，因此，还必须排除偏倚的影响，确认其真实的统计学关联。然后再判断此关联是否符合病因推断标准，如有时间先后、具有重复性等，确认是否符合概率论的因果观，即那些能使人们发病概率增加的因素，就可以认为是病因，当它们当中的一个或多个不存在时，疾病概率就下降。因果推断的路径如图 21-2 所示。

（3）病因推断标准：通过流行病学方法研究，在排除机遇和偏倚影响的前提下，研究者可以进一步应用病因推断标准，判断某因素和疾病之间是否存在因果关联。病因推断标准是随着病因复杂性认识的深化不断发展完善的，目前主要有如下几条。

①关联的强度：一般来说，某因素与疾病的关联强度越大，成为病因的可能性就越大。关联强度可用相对危险度 *RR* 或 *OR* 表示。如在反应停与海豹肢畸形的研究中，反应停与海豹肢畸形具有极强的关联。但是，在应用此标准时，也不能犯绝对化错误，有时候弱的关联，也可能是因

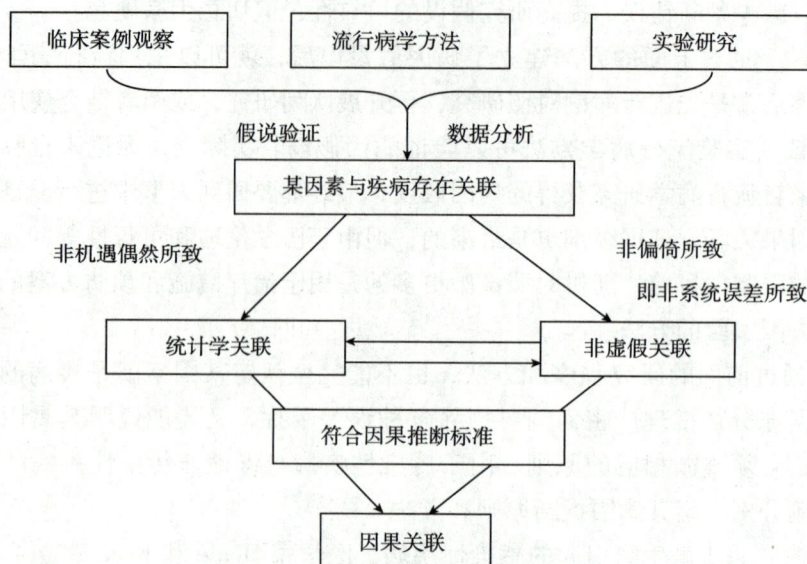

图 21-2 病因推断的路径

果关联，如吸烟与心血管疾病有弱关联，但属因果关联。当然，弱的关联更容易受偏倚的干扰或掩盖。

②关联的可重复性：真正的因果关联，应该在不同的人群、不同地区和不同时间能反复地被观察到。因此，不同的研究者在各自的研究中得出相同结果的频率越大，因果推断的说服力就越强。如关于吸烟与肺癌关系的研究，全世界大型研究均有相似的结果，因而加强了因果关联成立的可能性。

③关联的合理性：是指现有的理论知识与论证的因果关联不矛盾，符合疾病的自然史和生物学原理，乃至科学家的常识判断。当然，这种合理性判断有时候也会犯错误，它会受到当时科学发展技术以及评价者本人知识水平的限制。

④关联的终止性：是指当某可疑病因减少或去除后，相应疾病的发生率就会下降，由于前因后果的时间关系明确，因此成为因果关联的可能性增强。如人群中，如果控制吸烟措施加强，吸烟率下降，相应的肺癌发病率也下降了，就进一步支持了吸烟是肺癌的病因的判断。

⑤剂量-反应关系：这里的剂量-反应关系是指暴露水平与疾病反应的关系，如果出现某因素其暴露水平越高，发病风险就越大，此因素成为病因的可能性就越大。因此，剂量-反应关系的存在增强了病因推断的说服力；但相反则不一定成立，由于疾病病因复杂性，当不存在剂量-反应关系时，也不能否认因果关系的存在。

⑥实验证据：如果关联得到人群干预试验或动物实验的证据，那么成为因果关联的可能就大大提高。如某些职业暴露，动物染毒以后也会得到与人相似的癌症，那么就支持了该职业因素具有致癌作用。

当然，在因果关系的判断中，满足条件越多，其成为病因的可能性越大，误判的可能性就越小。但是必须注意，满足条件少并不能排除其成为病因的可能性；有可能目前证据还不充分，通过进一步深入研究，其作为因果推断的证据会越来越充分。

【应用案例】"反应停"（thalidomide，沙利度胺）是在 1953 年由一家德国公司作为抗生素合成的，但发现它并无抗生素活性，却有镇静作用，于是在 1957 年作为镇静催眠剂上市。据说它能在妊娠期控制精神紧张，防止孕妇恶心，并且有安眠作用，而且没有任何的副作用，很快风靡欧洲各国和加拿大。

但是，在该药进入美国时遇到了问题。1960年，美国食品和药品管理局（FDA）的弗兰西斯·凯尔西博士在审核该药在美国的销售申请时，怀疑它对孕妇也有副作用，要求厂家和销售商提供更多的研究数据。同年，澳大利亚产科医生威廉·麦克布里德在英国《柳叶刀》杂志上报告"反应停"能导致婴儿畸形。在麦克布里德接生的产妇中，有许多人产下的婴儿患有一种以前很罕见的畸形症状——海豹肢症（phocomelia），四肢发育不全，短得就像海豹的鳍足。而这些产妇都曾经服用过"反应停"。实际上，这时候在欧洲和加拿大已经发现了8000多海豹肢症婴儿。

随后的医学研究者通过严格的流行病学病例对照研究和回顾性队列研究，证实了反应停和海豹肢畸形儿的关系。

> **本章小结**：偏倚为系统误差，常见的有选择偏倚、信息偏倚、混杂偏倚等，这三类偏倚每一类又有若干种，在流行病学研究方法应用中它们发生的多少和轻重不等，应加强质量控制，采取适当方法，减少偏倚。传统因果观为决定论因果观，现代流行病学的病因观为概率论因果观。病因因果推断要考虑关联的时间顺序、关联的强度、剂量-反应关系、暴露与疾病的分布一致性、关联的可重复性、关联的合理性、终止效应、关联的"特异性"等标准。一个病因研究本身必须要达到或部分达到这些标准，才能下因果病因结论。

思考题

1. 何为偏倚？常见的偏倚种类及其控制方法？
2. 现代流行病学对病因是如何认识的？
3. 简述病因研究的程序和方法。

第二十二章

筛检试验与诊断试验

在临床医疗服务中，首先要求临床医生对疾病做出正确的诊断，而正确的诊断依赖于准确、可靠的诊断试验。此外，诊断试验还用于判断治疗效果、估计疾病预后、监测治疗的不良反应等。筛检试验是早期发现患者和高危人群的有效手段，快速、简便、灵敏的筛检试验是保证筛检顺利实施的必要条件。诊断试验与筛检试验的优劣将直接影响到诊断和筛检的效果，因此试验方法的正确评价，不仅对疾病诊断治疗整体水平的提高，而且对预防疾病、促进健康都具有重大的意义，也是临床医生和流行病学医生必须掌握的重要内容。

第一节　概　述

一、概念

1. 筛检与筛检试验　筛检（screening）是通过快速的检验、检查或其他措施，将可能有病但表面健康的人，同可能无病的人区别开来。用于筛检的各种方法称为筛检试验（screening test），包括体格检查（如测量血压用于筛检高血压）、实验室检查（如宫颈脱落细胞涂片用于筛检宫颈癌）、影像学检查（如乳腺钼靶片用于筛检乳腺癌）等。筛检试验不是诊断试验，仅是一个初步检查，对筛检试验阳性或者可疑阳性的人，必须进一步进行确诊检查，即诊断试验。

2. 诊断与诊断试验　诊断（diagnosis）就是把患者与可疑有病但实际无病者区别开来的过程。用于诊断的各种方法被称为诊断试验（diagnostic test），包括患者的症状、体征、实验室检查（如生物化学、免疫学、病原学指标及病理组织学检查）、影像学检查（如 B 超、X 线、CT、MRI）及仪器检查（如心电图、脑电图、核素扫描、内镜）等。

二、筛检试验与诊断试验的区别

诊断试验与筛检试验都是用来判断受检者健康状况的方法，但两者之间存在诸多差异，见表22-1。

表 22-1　诊断试验与筛检试验的区别

特征	筛检试验	诊断试验
试验目的	早期发现可疑患者或疾病的高危个体，了解疾病自然史，开展疾病监测	疾病的诊断或排除诊断
试验对象	表面健康的人	患者或疑似患者
试验阳性者的处理	做进一步的诊断或干预	大多数要给予治疗
对试验的要求	快速、简便、价廉、安全、灵敏度高	科学、准确、特异度高

三、应用原则

（一）筛检试验的应用原则

1. 被筛检的疾病或缺陷是影响当地居民健康的重大公共卫生问题。
2. 有进一步确诊的方法与条件。
3. 对确诊的患者或高危个体有有效的治疗手段或干预措施。
4. 疾病自然史明确，有可供识别的早期症状、体征或可测量的标志，且潜伏期较长。
5. 试验方法快速、简便、安全、可靠、价廉、有效，并易为群众接受。
6. 有连续而完整的筛检计划，并按计划定期进行。

（二）诊断试验的应用原则

1. 灵敏度、特异度高。
2. 快速、简单、价廉、容易进行。
3. 安全、可靠、尽量减少损伤和痛苦。
4. 对确诊的患者或高危个体有有效的治疗手段或干预措施。
5. 符合经济学和伦理原则。

第二节　试验评价

筛检试验与诊断试验的评价方法基本相同，均要通过与标准试验方法——诊断的"金标准"进行比较、判断和评价。下面以诊断试验为例介绍评价的具体方法。

一、评价的基本步骤

诊断试验评价的基本步骤包括确定金标准、选择研究对象、估计样本量、确定试验指标的临界值、同步盲法测试并比较待评价试验与金标准的结果等。

（一）确定金标准

金标准（gold standard）是指当前医学界公认的诊断某种疾病最可靠的方法。金标准用于正确区分"有病"或"无病"，待评价的试验结果将与金标准诊断的结果进行比较。临床中常用的金标准包括活检、手术发现、尸检、细菌培养、影像诊断、特殊检查以及长期临床随访的结果、肿瘤的病理学检查等等。正确选择金标准，可避免造成疾病分类错误而影响对试验结果的正确评价。

（二）选择研究对象

研究对象包括两组：一组是用金标准确认为"有病"的病例组，应包括目标疾病的各型病例，如典型和不典型的病例，早、中、晚期的病例，轻、中、重度以及有和无并发症的病例等，以使病例组对该病患病群体有较好的代表性，使诊断试验的结果更具有临床实用价值；另一组是用金标准证实为"无病"的对照组，应选择用金标准判断无目标疾病的其他疾病患者，特别是与该病有相似的临床表现，容易和该病混淆的其他病例，目的是明确其鉴别诊断的价值。而只选择正常人作为对照是不妥当的，因为试验的诊断价值不仅取决于是否能区分正常人、可疑患者与典型病例，更重要的是能否区分容易混淆的疾病或疾病的严重程度。

（三）估计样本量

根据设计类型、资料特征及预期灵敏度与特异度等估计试验所需的样本含量，计算公式如下。

$$n = \frac{z_\alpha^2 p\ (1-p)}{\delta^2}$$

（式22-1）

式中 n 为所需样本量；δ 为容许误差，一般取值在 $0.05 \sim 0.10$；z_α 为双侧累积概率为 α 的 z 值，可由 z 界值表中查得；p 为灵敏度或特异度的估计值，病例组样本量由灵敏度估计，对照组样本量由特异度估计。

应注意，上述公式只适用于预期的灵敏度或特异度不小于20%或不大于80%的情况。

【例1】某待评价诊断试验的估计灵敏度为85%，估计特异度为60%，试计算病例组和对照组需要的样本量。

设 $\alpha = 0.05$，$\delta = 0.05$，则

病例组样本量为：$n = \dfrac{1.96^2 \times 0.85 \times\ (1-0.85)}{0.05^2} = 196$ 例

对照组样本量为：$n = \dfrac{1.96^2 \times 0.60 \times\ (1-0.60)}{0.05^2} = 369$ 例

（四）确定临界值

试验评价需把研究对象按试验结果分为阳性和阴性两类，对于连续性计量指标需要确定一个区分阳性（表示患病）与阴性（表示未患病）的临界值。常用的确定临界值的方法有以下几种。

1. 正态分布法 测定值的频数分布服从正态分布或近似正态分布，而且样本的均数和标准差趋于稳定、样本含量足够大时，可采用该法。当指标过高、过低均属异常时，一般以"均数±2倍标准差"作为临界值，凡超出该范围视为阳性，在该范围内者视为阴性。

2. 百分位数法 测定值的频数分布为非正态分布或分布类型尚不能确定时，可用百分位数法来确定临界值。当指标过高、过低均属异常时，一般以"第2.5百分位数～第97.5百分位数"范围内者为阴性，超出该范围者为阳性。

3. 受试者工作特征曲线（receiver operator characteristic curve，ROC 曲线） 将诊断试验观察指标的测量值按从小到大的顺序排列，并设定多个不同的临界值，计算出一系列的灵敏度/特异度对子，再以灵敏度为纵坐标、1-特异度为横坐标绘制曲线，即 ROC 曲线。选择曲线上尽量靠近左上角那一点（A点）所对应的界值作为临界值（图22-1）。根据指标过高或过低属于异常，将大于或小于该临界值判断为阳性。

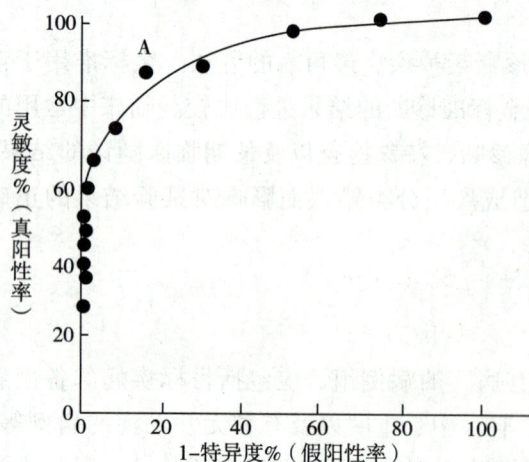

图 22-1 受试者工作特征曲线（ROC 曲线）示意
（引自 *Medical Epidemiology*. Greenberg RS. 2002）

（五）同步盲法测试，比较诊断试验与金标准的结果

对所确定的研究对象，用金标准和待评价试验进行同步盲法测试。同步测试是为了保证两种诊断方法的可比性。盲法测试是指，判断试验结果的人预先不知道该病例用金标准判断为"有病"还是"无病"，以免发生信息偏倚。研究对象经金标准和待评价试验测试后，可出现四种情况：①用金标准诊断为"有病"而试验判断为阳性的病例数，即真阳性；②用金标准诊断为"有病"而试验判断为阴性的病例数，即假阴性；③用金标准诊断为"无病"而试验判断为阳性的病例数，即假阳性；④用金标准诊断为"无病"而试验判断为阴性的病例数，即真阴性。整理成配对四格表，见表22-2。

表 22-2 金标准与诊断试验结果

试验结果	金标准结果		合计
	有病	无病	
阳性	a（真阳性）	b（假阳性）	a+b
阴性	c（假阴性）	d（真阴性）	c+d
合计	a+c	b+d	a+b+c+d=n

二、试验评价指标

试验评价主要包括真实性、可靠性和收益三个方面。

（一）评价真实性的指标

真实性（validity），是指诊断试验测定值与真实值相符合的程度，用于评价某试验判别有病和无病的识别能力。评价试验真实性的指标包括灵敏度、假阴性率、特异度、假阳性率、约登指数、粗一致率等。

1. 灵敏度（sensitivity，*Sen*） 指采用金标准方法已确诊为"有病"的病例组中，用诊断试验判断为阳性者所占的比例。它反映了诊断试验检出患者的能力，即将实际患某病的人正确地判断为患该病的能力。灵敏度只与病例组有关，诊断试验灵敏度的理想值为100%。灵敏度的计算方法见公式22-2：

$$Sen = [a/(a+c)] \times 100\% \qquad (式22-2)$$

2. 假阴性率（false negative rate，*FNR*） 指采用金标准方法已诊断为"有病"的病例组中，诊断试验将其错判为阴性（假阴性）所占的比例，亦称为漏诊率。漏诊率=1-灵敏度。诊断试验的灵敏度愈高，则漏诊率愈低。

$$FNR = [c/(a+c)] \times 100\% \qquad (式22-3)$$

3. 特异度（specificity，*Spe*） 指采用金标准方法确诊为"无病"的对照组中，诊断试验判断为阴性者所占的比例。它反映了诊断试验鉴别非患者的能力，即将实际未患某病的人正确地判断为未患该病的能力。特异度只与非病例组有关，诊断试验特异度的理想值为100%。

$$Spe = [d/(b+d)] \times 100\% \qquad (式22-4)$$

4. 假阳性率（false positive rate，*FPR*） 指采用金标准方法已确诊为"无病"的对照组中，诊断试验将其错判为阳性，即假阳性者所占的比例，亦称为误诊率。误诊率=1-特异度。诊断试验的特异度愈高，则误诊率愈低。

$$FPR = [b/ (b+d)] \times 100\% \qquad (式 22-5)$$

5. 约登指数（Youden's index，YI） 亦称为正确诊断指数，指灵敏度与特异度之和减去1。约登指数结合了灵敏度、特异度信息，是一项综合指标，反映了诊断试验发现真正病例与真正非病例的能力。约登指数越接近1，该试验的真实性越好。

$$YI = Sen + Spe - 1 \qquad (式 22-6)$$

理论上，理想试验的灵敏度与特异度均为100%，但事实上是不可能或无法实现的。在临床医疗实践中最好选择灵敏度与特异度均高的诊断试验，因此灵敏度与特异度的高低是选择诊断试验时首先要考虑的问题。此外，诊断试验的选择还应该结合临床实际。

高灵敏度的试验方法适用于：①某些危害严重但却是可治疗的疾病，漏诊可能造成不良后果。②有几个诊断假设，为了排除某病的诊断。③用于筛检无症状患者而该病的发病率又较低时。

高特异度的试验方法适用于：①某些预后不良，且治疗本身会给患者造成很大危害的疾病，如恶性肿瘤。②要肯定诊断时，高特异度诊断试验的阳性结果临床价值更大。

一项诊断试验的灵敏度与特异度均高当然好，但临床实践中很难达到这种理想的结果，特别是当诊断试验是通过计量指标判定结果时，需要确定一个划分阳性与阴性的临界值，随着临界值的改变，灵敏度与特异度呈现反向变化的关系，提高灵敏度必然以降低特异度为代价，反之亦然。

6. 粗一致率（crude agreement） 又称符合率或准确度（accuracy，AC），指诊断试验中的真阳性例数与真阴性例数之和占受试对象的比例，见公式22-7。表示诊断试验结果与金标准结果的符合程度。

$$AC = [(a+d)/(a+b+c+d)] \times 100\% \qquad (式 22-7)$$

【例2】为评价平板运动试验在冠心病诊断中的价值，某医院对269例静息心电图均为ST-T异常且伴有胸闷、胸痛、心前区不适感的患者，除外心肌病、高血压性心脏病、心脏瓣膜病、急性心肌梗死及心功能不全等情况，分别做平板运动试验及冠状动脉造影，冠状动脉狭窄≥50%者诊断为冠心病，结果如表22-3。

表22-3 某院268例疑诊冠心病者平板运动试验结果

平板运动试验结果	冠状动脉狭窄≥50%		合计
	是	否	
阳性	86	30	116
阴性	24	129	153
合计	110	159	269

根据表22-3数据资料，计算得到：

灵敏度=[86/110]×100%=78.2%　　假阴性率=[24/110]×100%=21.8%

特异度=[129/159]×100%=81.1%　　假阳性率=[30/159]×100%=18.9%

约登指数=0.782+0.811-1=0.593　　粗一致率=[(86+129)/269]×100%=79.9%

（二）评价可靠性的指标

可靠性（reliability）是指一项诊断试验在完全相同的条件下，重复试验时获得相同结果的稳定程度，亦称可重复性或精密度。在研究中，所有观察测量几乎都存在测量变异，试验可靠性评价主要用来评价测量变异的大小。研究资料的类型不同，选用的评价指标也不同。

1. 变异系数 当试验结果为计量指标时，可用变异系数来评价。变异系数越小，可靠性越好，诊断试验的精密度越高。

$$变异系数 = [测定值的标准差/测定值均数] \times 100\% \qquad （式22-8）$$

2. 观察符合率 当实验结果为定性指标时，一般用观察符合率来评价。观察符合率是指同一批受试对象接受重复试验结果均为阳性与均为阴性的例数之和占受试对象人数的比例。表示两次重复试验、或两个医生对同一组患者的诊断、或同一医生对同一组患者前后两次诊断结果的一致性。两次诊断试验结果如表22-4，观察符合率的计算方法见公式22-9。

表22-4 同一批受试对象两次诊断试验的结果

第二次诊断实验结果	第一次诊断试验结果		合计
	阳性	阴性	
阳性	a	b	$a+b=r_1$
阴性	c	d	$c+d=r_2$
合计	$a+c=c_1$	$b+d=c_2$	$a+b+c+d=n$

$$观察符合率\ Pa = \frac{观察一致数}{观察总例数} \times 100\% = \frac{a+d}{n} \times 100\% \qquad （式22-9）$$

$$机遇一致率\ Pe = \frac{机遇一致数}{观察总例数} \times 100\% = \frac{T_{11}+T_{22}}{n} \times 100\% \qquad （式22-10）$$

$$其中\ T_{11} = \frac{r_1 c_1}{n},\ T_{22} = \frac{r_2 c_2}{n}$$

观察符合率（观察一致率）往往不能排除机遇性影响，如用 *Kappa* 值就可克服这种不足。

3. Kappa 值 是判断两次重复诊断时，校正机遇一致率后的观察一致率指标。*Kappa* 值愈高表示一致性愈好。关于具体判断标准，一般认为0.4～0.6为中度一致，0.6～0.8为高度一致，>0.8为有极好的一致性。

$$Kappa = \frac{p_a - p_e}{1 - p_e} = \frac{n\ (a+d)\ -\ (r_1 c_1 + r_2 c_2)}{n^2 - n\ (r_1 c_1 + r_2 c_2)} \qquad （式22-11）$$

4. 影响诊断试验可靠性的因素及其控制

（1）试验条件：包括试验的环境条件，如温度、湿度等；试剂的质量及配置方法；仪器是否校准等。因此，必须严格规定试验的环境条件，保证试剂的标准化，仪器使用前必须先校准。

（2）观察者变异：包括由于同一观察者在不同条件下、不同时间重复观察同一样品时所得结果的不一致性，以及不同的观察者之间的变异。为此，观察者必须经过严格的培训、考核，统一判断标准。

（3）个体生物学变异：受试对象的个体差异及其各种生理、生化测量指标随着测量时间、环境条件的变化而变化。因此，需严格规定统一的测量时间和测量条件。

（三）评价收益的指标

诊断试验的收益可通过预测值（predictive value，PV）和似然比（likelihood ratio，LR）来评价。筛检试验的收益还指经过筛检后能使多少原来未发现的患者得到诊断和治疗；早期发现的病例导致的治愈率、转阴率、生存率的提高或者死亡率的下降，都可作为评价筛检的收益指标；广义的收益还包括成本效益、成本效果、成本效用等经济学评价指标。这里只介绍预测值和似然比。

1. 预测值 是表示试验结果判断正确的概率，它表明试验结果的实际临床意义。根据试验结果的不同，预测值分为阳性预测值和阴性预测值。

（1）阳性预测值（positive predictive value，PPV 或 +PV）：即诊断试验结果为阳性的受试对象中真患者（用金标准确诊患某病）所占的比例。阳性预测值越大，诊断试验结果为阳性的受试对象真正患该病的可能性越大。

（2）阴性预测值（negative predictive value，NPV 或 -PV）：即诊断试验结果为阴性的受试对象中真正的非患者（用金标准确诊未患某病）所占的比例。阴性预测值越大，诊断试验结果为阴性的受试对象真正未患该病的可能性越大。

当研究样本为人群的随机样本时，即样本的患病率是人群总体患病率的估计值时，阳性预测值、阴性预测值的计算公式分别为：

$$PPV = [a/(a+b)] \times 100\% \qquad (式22-12)$$

$$NPV = [d/(c+d)] \times 100\% \qquad (式22-13)$$

根据表 22-3 数据资料，计算得到：

阳性预测值 = [86/116] ×100% = 74.1%

阴性预测值 = [129/153] ×100% = 84.3%

（3）预测值的影响因素：诊断试验的预测值首先受诊断试验本身的特性，即灵敏度和特异度的影响。一般在其他情况不变时，灵敏度越高，阴性预测值越大；特异度越高，阳性预测值越大。此外，预测值还受患病率的影响。在不同患病率的人群中，阳（阴）性结果的预测值不同。当患病率很低时，即使一个特异度很高的试验也会检出相当多的假阳性。预测值与患病率、灵敏度与特异度的关系可用公式 22-14 和公式 22-15 表示。

$$阳性预测值 = \frac{患病率 \times 灵敏度}{患病率 \times 灵敏度 + (1-患病率)(1-特异度)} \qquad (式22-14)$$

$$阴性预测值 = \frac{(1-患病率) \times 特异度}{(1-患病率) \times 特异度 + 患病率 \times (1-灵敏度)} \qquad (式22-15)$$

2. 似然比 即患者中出现某种试验结果的概率与非患者中出现该试验结果的概率之比。因试验结果有阳性与阴性之分，所以似然比也分为阳性似然比与阴性似然比。

（1）阳性似然比（positive likelihood ratio，+LR）：是真阳性率与假阳性率之比，说明患者中出现某种试验结果阳性的概率是非患者的多少倍。其值越大，说明试验结果阳性者患病的概率越大。

$$阳性似然比 = \frac{真阳性率}{假阳性率} = \frac{灵敏度}{1-特异度} \qquad (式22-16)$$

（2）阴性似然比（negative likelihood ratio，-LR）：是假阴性率与真阴性率之比，说明患者中出现某种试验结果阴性的概率是非患者的多少倍。其值越小，试验结果阴性者未患病的概率越大。

$$阴性似然比 = \frac{假阴性率}{真阴性率} = \frac{1-灵敏度}{特异度} \qquad (式22-17)$$

根据前述表 22-3 数据资料计算的灵敏度和特异度，计算得到：

阳性似然比 = 0.782/（1-0.811）= 4.14

阴性似然比=（1-0.782）/0.811=0.27

似然比的大小只与试验本身的灵敏度和特异度有关，不受患病率的影响，是一个相对稳定的综合性评价指标。

三、提高试验效率的方法

（一）选用较高患病率的受检人群

诊断试验预测值的大小受其灵敏度、特异度及待诊疾病的患病率的影响。当敏感度与特异度一定时，主要受患病率影响。在不同等级医院的就诊人群中，待诊疾病的患病率可能差别很大。当患病概率为50%左右时，最需要应用诊断试验以达到确诊或排除诊断的目的。专科门诊或专科医院中选择受检人群，某些疾病的患病率较高；另外，通过实行逐级转诊制度，上级医院经常有许多从下级医院转诊来的患者，需要上级医院予以确诊的人群亦具较高的患病率。由此可相应提高试验效率。

（二）采用联合试验

为了提高试验效率，可根据客观需要和可能性，采用联合试验的方法。

联合试验方法通常有两种，即平行（并联）试验（parallel test）及系列（串联）试验（serial test）（表22-5）。

表 22-5　联合试验方法

联合方式	试验1	试验2	判断结果
平行试验	+	+	+
（并联试验）	+	−	+
	−	+	+
	−	−	−
系列试验	+	+	+
（串联试验）	+	−	−
	−	不必做	−

1. 平行（并联）试验　当几个试验平行使用时，任何一个试验结果为阳性即判断为阳性，只有全部实验结果均为阴性才判断为平行试验阴性。平行试验提高了灵敏度和阴性预测值，减少了漏诊率，但特异度有一定程度的降低。当漏掉一个患者后果严重，或再进行检查需花费较多的人力物力时，要尽量减少漏诊率，则可采取平行试验。如果A、B两个试验彼此完全独立，则两种试验平行使用时，其灵敏度与特异度的计算方法为：

$$平行试验的灵敏度=A 灵敏度+［（1-A 灵敏度）×B 灵敏度］ \quad （式 22-18）$$
$$平行试验的特异度=A 特异度×B 特异度 \quad （式 22-19）$$

2. 系列（串联）试验　当几个诊断试验系列使用时，前一个试验结果为阳性时才进行下一个试验，一旦出现阴性结果即判断为系列试验阴性，只有全部诊断试验结果均为阳性时才判断为系列试验阳性。系列试验提高了特异度和阳性预测值，减少了误诊率，但灵敏度降低。当目前使用的几种试验的特异度均较低，而误诊又会造成严重后果时，应采用系列（串联）试验。另外，某些试验本身价格昂贵或有一定的危险性，为确诊某病又不得不做，可以选择几种虽特异度不高但简单安全的方法进行系列试验。临床实践中一般先做简单、安全、特异度高的试验。A、B 两种系列试验的敏感度与特异度的计算方法为：

$$系列试验的灵敏度 = A 灵敏度 × B 灵敏度 \qquad (式 22\text{-}20)$$
$$系列试验的特异度 = A 特异度 + [（1-A 特异度）× B 特异度] \qquad (式 22\text{-}21)$$

> **本章小结**：筛检试验和诊断试验的区别在于目的不同、观察对象不同、试验的要求不同、所需费用不同、结果的处理不同等。筛检试验与诊断试验均要通过与标准试验方法（诊断的"金标准"）进行比较、判断和评价，评价试验真实性的指标包括灵敏度、假阴性率、特异度、假阳性率、约登指数、粗一致率等。受试者工作特征曲线即 ROC 曲线是反映灵敏度和特异度连续变量的综合指标，是用构图法揭示灵敏度和特异度的相互关系，它通过将连续变量设定出多个不同的临界值，从而计算出一系列灵敏度和特异度，再以灵敏度为纵坐标、1-特异度为横坐标绘制成曲线，曲线下面积越大，诊断准确性越高。在 ROC 曲线上，最靠近坐标图左上方的点为灵敏度和特异度均较高的临界值。平行（并联）试验和系列（串联）试验提高试验效率不同，根据实际需要选择应用。

思考题

1. 简述诊断试验与筛检试验的应用原则。
2. 简述诊断试验与筛检试验评价步骤和指标。
3. 简述如何提高诊断试验和筛检试验的效率。

循证医学（evidence-based medicine，EBM）是 20 世纪 90 年代初发展起来的一门新兴交叉学科，其核心思想是任何医学决策实施应尽量以客观科学研究结果为依据，包括临床医疗方案的确定和处理、公共医疗卫生决策的制定，都应依据当前最好、最新的研究成果，同时结合专业人士的医学经验，充分考虑患者或者群众的权利、期望和价值取向，兼顾医疗卫生环境的实际情况。循证医学的关键在于证据的获得与评价，证据分级、证据论证强度、证据推荐是其重要方面。系统综述（包括 meta 分析）是对研究证据进行综合分析的重要方法和手段。循证医学在临床医学与公共卫生事业服务和科学决策管理等领域得到了较为广泛的应用。循证医学的核心理念充分体现了对患者及相关人群的尊重，体现了对医疗卫生条件的考虑，是以人为本的医学。

第一节　循证医学概述

一、循证医学定义

循证医学即遵循证据的医学，是指在从事医疗卫生服务活动过程中，慎重、准确和明智地应用当前所能获得的最好的研究依据，同时结合临床医师个人专业技能和多年临床经验、考虑患者价值和愿望，将三者完美地结合，制定出对患者的治疗措施。这一概念由 Gordon Guyatt 教授在 1991 年首次提出。循证医学为医疗卫生工作实践构建了一种新的思维模式、网络平台和追求最佳效率的桥梁。

循证医学的核心思想是，任何医学决策实施应尽量以客观科学研究结果为依据，包括临床医疗方案的确定和处理、临床实践指南及医疗卫生决策的制定都应依据当前最好、最新的研究结果，同时结合专业医学经验，充分考虑患者的权利、期望和价值取向，兼顾医疗卫生环境的实际情况。

二、循证医学的产生与发展

（一）循证医学的产生

1. 疾病谱的改变　20 世纪中叶，随着免疫接种的普及，传染性疾病发病率逐年下降，健康问题已从传染病等转变为与环境、心理和社会因素有关的肿瘤、心脑血管疾病和糖尿病等多因素慢性非传染性疾病。人类疾病谱从单因性疾病向多因性疾病改变，使得对疾病的认识、诊疗和预防的方法也由简单性向综合性转变。

2. 现代流行病学证据　随着临床流行病学原理、方法在临床研究中被广泛应用，随机对照试验被确立为评价临床疗效最有效的方法，产生了大量临床随机对照试验研究结果。但是，尽管使用的都是随机对照试验，不同研究者针对同一个问题得出的结果仍大相径庭，即研究结果的多样性，这又给医务工作者带来新的挑战。

3. Meta 分析统计方法 Meta 分析是 1976 年由心理学家 Glass 首次提出的统计学方法，并首次将其运用于教育学研究领域中对多个研究结果的综合定量分析。后来，这一研究方法被应用于医学领域。

4. 计算机和网络技术 计算机和网络技术、在线数据库、检索引擎，以及国际 Cochrane 协作网和世界各国 Cochrane 中心网的建立与发展，为临床医生快速地从光盘数据库及网络中获取医学证据，提供了现代化技术手段。

以上几个基础条件的出现，促使了循证医学的形成。加拿大 McMaster 大学的 David L Sackett 教授和 Gordon Guyatt 教授是循证医学的早期开创者。David L Sackett 教授是一位具备纯粹学术精神的学者，当他发现当时很多医疗基本凭借经验而几乎不考虑研究证据时，引发了他深刻的反思。在他接触并学习了流行病学以后，他感觉到需要利用这种基于人群的研究方法得出研究证据，再应用于临床中遇到的一个个患者身上，为他们提供有根有据、清楚透明的最佳诊疗。他在 49 岁的时候，感觉自己的医疗技术落后了，就自愿申请重新做回住院医生接受培训。他严谨治学的精神，也代代相传。他的学生 Gordon Guyatt 教授，继承了 Sackett 教授的衣钵，并且继续将其发扬光大。1991 年，Gordon Guyatt 在 *ACP Journal Club* 撰文，首次提出"循证医学"这一术语。1992 年，其在美国医学会杂志（JAMA）刊文 *Evidence-based medicine. A new approach to teaching the practice of medicine*，标志着循证医学的正式诞生。随后，该学科得到国内外学者的广泛认同，相应机构纷纷成立，应用领域不断扩大，从而进入发展期。

（二）循证医学的发展

1992 年，由英国国家卫生服务部支持成立了世界上第一个循证医学实践机构——英国 Cochrane 中心，以此为基础，1993 年，由 I. Chalmers 博士等在英国成立了一个国际性、非盈利性的循证医学学术团体——Cochrane 协作网，一个被誉为可与人类基因组计划媲美的伟大组织，取该名是为纪念循证医学思想的先驱、已故的 A. Cochrane 教授。Cochrane 协作网旨在制作、保存、传播和更新医学各领域的系统评价，为医学实践提供最佳证据。其在英国、美国、巴西、加拿大、中国等诸多国家建立 Cochrane 中心或网络。Cochrane 协作网的成立和发展，是循证医学发展史上最为重要的事件之一。

我国的循证医学起步较晚，从 20 世纪 80 年代起，我国连续派出数批临床医师奔赴海外多个国家进行学习。1996 年，四川大学华西医院（原华西医科大学附属第一医院）创建了中国循证医学/Cochrane 中心，1997 年 7 月获卫生部正式批准。

循证医学已逐步走进各地中医药院校和中医院的教学、科研与临床实践中，中国中医药循证医学中心在中国中医科学院成立，北京中医药大学、天津中医药大学、广东省中医院等机构的循证医学中心发展迅速，在国内外的循证医学领域崭露头角。

三、循证医学证据分类及分级

（一）证据分类

根据研究和应用的不同需要，临床研究证据分为以下几种类型。

1. 按照研究方法分类分为原始研究证据和二次研究证据。

2. 按照研究问题分类分为病因研究证据、预防研究证据、诊断研究证据、治疗研究证据、预后研究证据、安全性研究证据。

3. 按照用户需求分类分为临床证据手册、临床实践指南、临床路径、临床决策分析、系统综述、卫生技术评估、健康教育资料。

4. 按照获得渠道分类分为公开发表的研究证据、灰色文献、在研究中的证据、网络信息。

（二）证据分级

证据分级是按照论证强度将证据定性分成多个级别，以进一步定量评价证据质量的系列方法。证据论证强度是指证据的研究质量高低及结果真实性和可靠性程度。

目前应用较为广泛的证据分级是 GRADE 分级标准。由于其更加科学合理、过程透明、适用性强，目前包括 WHO 和 Cochrane 协作网在内的广大国际组织、协会已经采纳 GRADE 标准，详见表 23-1。

表 23-1　GRADE 证据分级标准

证据级别	定义
高质量	非常肯定真实效应接近于估计的疗效
中等质量	对效应估计的信心达到中等水平：真实效应有可能与估计疗效相似，但也有可能具有本质差别
低质量	对效应估计的信心有限：真实效应与估计效应可能存在本质上的差别
极低质量	对效应的估计几乎没有信心：真实效应与估计效应很大可能存在本质上的差别

（三）证据的推荐

证据的推荐强度是指证据被介绍给证据使用者并可能被接受的程度。证据等级水平并不一定完全反映推荐级别。例如，尽管某种治疗已经得到了严格的大样本随机对照临床试验验证，但它仍可能存在争议，虽然其证据的等级高，但不一定值得推荐；反之，一项推荐级别较高的建议也可能仅来自多年临床经验总结，或仅得到了历史资料的支持（证据的级别较低）。因此，证据的推荐强度主要与三个要素有关：①研究证据的利弊平衡；②证据质量高低；③价值观和意愿的变化及资源利用。一般而言，证据利弊间的差别越大，越适合做出强推荐，差别越小则越适合弱推荐；同样，证据质量越高，推荐强度越大；而价值观和意愿差异越大，治疗措施的成本越高，则越不适合做出强推荐。

GRADE 工作组对证据的推荐建议强度分"强"和"弱"两级，当确信相关证据在使用时利大于弊（或弊大于利）时为强烈推荐（或不推荐），而对于证据在使用时是否利大于弊的把握性不大时则为弱推荐，也称为条件性推荐。强推荐意味着绝大多数知情的患者都会选择此种推荐方案，临床医生可据此对患者进行处理；弱推荐则意味着患者的选择会随着他们的价值观和意愿变化，临床医生必须确保对患者的处理符合他们的价值观和意愿。该推荐建议简明易用、适用性广，可用于各医学专业临床推荐意见的制定，Cochrane 协作网、世界卫生组织（WHO）等多个国际组织已经对其提供支持并广泛使用该推荐建议。

四、系统综述与 meta 分析

（一）基本概念

系统综述（systematic review，SR），又称为系统评价，是一种临床医学研究方法，是全面收集符合纳入标准的所有相关临床研究并逐个进行严格评价和分析，必要时进行定量合成的统计学处理，得出综合结论的研究过程。Meta 分析（meta-analysis）又称荟萃分析或汇总分析，是一种统计方法，指将多个来自独立的、可以合并的研究数据综合起来进行统计分析。通过合并多个研究，可以扩大样本量，减少机遇对于研究结果的影响；也可以将同一命题下的众多研究结果合并为一个结果，解决分歧。

当纳入的研究满足 meta 分析条件时，可以将这些研究纳入系统综述内容之中，提供定量的汇总证据，形成定量系统评价；如果纳入的研究不具有同质性，不能进行 meta 分析，只能进行描述性的系统评价，则此类系统评价为定性系统评价。本章主要介绍定量系统评价。

（二）系统综述与传统综述的区别

较之传统的文献综述，系统综述更强调围绕一个明确的临床问题［PICO 问题，即包括了研究人群（participant）、干预措施（intervention）、对照措施（control）和结局（outcome）信息的临床问题］来开展，要求证据检索系统全面，文献筛选和信息提取过程可重复且透明，对纳入文献进行方法学质量严格评价，合理开展 meta 分析，关注合并效应的异质性及其来源、发表偏倚风险、原始研究质量对汇总效应质量的影响和 meta 分析结果的证据质量定级。系统综述还会定期更新，将最新的证据纳入汇总分析，使研究结果与时俱进。

（三）系统综述的实施步骤

系统综述的一般步骤包括撰写研究方案，方案网上注册，实施方案，形成报告。其中研究方案中需要包括以下内容。

1. 研究题目　比如干预措施预防疾病类系统综述，往往命名为某干预（与某对照）预防某病效果的系统综述。此外，还可以有评价疗效、病因、预后、安全性和诊断准确性的系统综述。

2. 研究背景及目的　疾病相关（病理、分布、传播、危害）、医疗及护理干预进展、待研究的干预在疾病中应用的现状、相关系统综述发表情况、本研究的必要性、本研究的明确目的。往往需要大量参考文献，如 10～20 篇。文字不宜过长。研究目的需要详细，可以考虑 PICO 结构。

3. 文献筛选的合格性标准　包括纳入标准与排除标准。其中前者需要包括合格的原始研究的重要 PICO 特征及对研究设计类型的要求，如随机对照试验、队列研究等的一种或多种，其选择应根据研究目的而定；研究人群特征要求，如疾病的种类与分期、年龄、性别等；干预与对照的特征，如考虑中药预防与无特殊预防措施的效果差异时，需要明确中药预防的细节要求和干预时长等临床要素；结局指标，可分为主要结局与次要结局，根据目标疾病或健康状态的特征和干预措施的功能来选择，还要规定出结局的测量时点。排除标准，是从符合纳入标准的文献中筛选出一部分具有特殊原因而无法或不应该纳入的文章，常见的理由是无法获得全文的、重复发表的和有明确重要错误的文章。

4. 信息来源及检索策略的制定　系统综述要求检索系统全面，中文数据库包括 CNKI、维普、万方和 SinoMed 数据库，国际上包括 PubMed 或 Medline、Embase、Cochrane Library。亦可用到 Web of Science 等。根据研究目的及合格性标准制定检索策略，一般包括人群特征和干预/暴露特征要求，常常包括研究类型限定，在特殊情况下，可以加对照措施和结局指标的限定。不同的数据库，检索策略有所差别。检索时限通常为从建库开始到检索当日，除非是更新的系统综述。通常不限定语言。

5. 文献的筛选　分为初筛和全文筛两个阶段。初筛即题目和摘要筛选。要求由成对的筛选员背对背完成。在初筛中，只要有一位筛选员认为可以考虑纳入的文章即应被纳入全文筛阶段。

全文筛选的结果，两位筛选员需要达成共识。在正式开始筛选前，需要对筛选员进行培训。

6. 文献的信息提取 由成对的评价员完成背对背提取，并达成共识。一般需要包括文献的题录信息和PICO信息。对于有亚组划分和敏感性分析计划者，尤其需要注意相关分类信息的提取。提取的总体要求是提取表中的信息足够读者了解原始研究与本综述相关的全部重要信息，如患者的重要基线特征，具体的用药、疗程等。

7. 文献的质量评价 根据所纳入的研究设计类型，选择合适的方法学严格评价工具，由成对的评价员完成背对背评价，并达成共识。比如队列研究、病例对照研究的评价常选用NOS量表，随机对照试验常用Cochrane Risk of Bias tool评价。

8. Meta分析 如果纳入研究有条件（PICO一致或类似）进行数据综合，建议开展meta分析。可以通过RevMan软件实现，也可以用其他高级统计软件。特别需要注意从临床角度来看合并的合理性。在合理的前提下，根据结果的异质性（通常用I^2及其p值来判断）大小，选用效应模型。如可以考虑在PICO很相似且$I^2<30\%$、$p>0.10$的时候使用固定效应模型（fixed-effect model），否则应优先考虑随机效应模型（random-effects model）。我们必须在方案中预设亚组分析（subgroup analysis）的维度，通常是与患者预后密切相关的重要临床特征，还必须预设将要开展的敏感性分析（sensitivity analysis）的方法，针对可能出现的有重要临床意义的阳性结果，对其稳定性（robustness）进行检验，通常考虑不同的方法学质量、数据缺失的填补方法等。

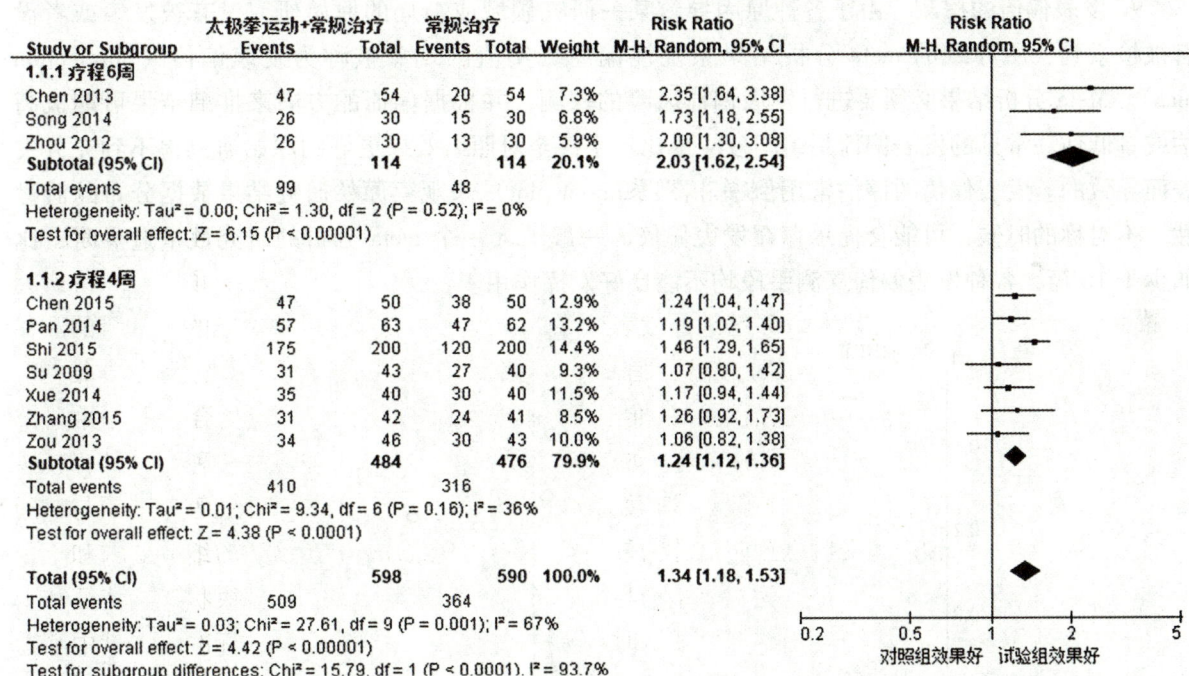

图23-1 常规治疗联合太极拳运动疗法与单用常规治疗相比对于治疗某病有效率的森林图

森林图说明：该图示以统计指标和统计分析方法为基础，用数值运算结果绘制而成。该图包括两个亚组。图中每一条水平线表示一个被纳入研究的结果效应值及其可信区间，线中央的方块代表研究结果效应的点估计值，方块大小反映了该研究在meta-分析中的权重，线段的长短表示研究结果效应值的95%可信区间，垂直线代表无效线，图中菱形表示各个研究合并后的效应估计值，该估计值也有95%可信区间。如果一个研究水平线与垂直的无效线相交时，采用*OR*或*RR*为统计量的研究结果的95%CI包含1，采用*RD*、*MD*、*SMD*为统计量的研究结果的95%CI包含0，研究的效应在比较组间的差异无统计学显著性意义。当一个研究水平线不与垂直线相交且落在无效线的右侧时，表示试验组的效应大于对照组；反之，当一个研究水平线不与垂直线相交且落在无效线的左侧时，表示试验组的效应小于对照组。由于研究事件的性质不同，试验组效应大于（小于）对照组，其临床意义完全不同，应注意对其结果的正确解释。统计学异质性（heterogeneity）是由于不同研究间数据差异导致，是机遇、临床、方法学差异共同作用的结果。通常定性判断依据为 P for heterogeneity < 0.10（样本量小时不准），定量判断依据为 I^2，其代表除了机遇（抽样误差）影响以外的其他原因（临床、方法学差异）引起的统计学异质性的占比。有专家建议 I^2 在 0%～40%时，仅存在很小或不重要的异质性。需要特别注意的是当 PICO 截然不同的时候，I^2 也可以很小。故异质性的判断需要以数据合并合理性为前提。

图 23-1 中，两个亚组各包括 3 个和 7 个研究，共计 1188 例。使用 RR 为统计量，汇总结果为 $RR=1.30$［1.15-1.48］意味着试验组有效率是对照组的 1.30 倍，其 95%CI 为 1.15～1.48 倍。在研究具有可合并的前提下，存在显著异质性（$I^2=67\%$，$P=0.001$），使用随机效应模型。亚组分析能够较好地解释异质性。两个亚组汇总效应值之间存在显著差异（$P<0.001$），第一个亚组 I^2 为 0，第二个亚组 I^2 为 36%，均比较小，说明亚组内一致性较好，数据总体的异质性主要来自亚组之间的差异，即虽然总体来讲，太极拳叠加于常规治疗之上较之单用常规治疗有效率更高（$RR=1.30$，95%CI1.15～1.48），但疗程 6 周更优于疗程 4 周（$P<0.0001$）。需要注意的是，本图不能显示证据质量。对于本图结果的临床解读，尚需进一步根据 GRADE 方法的三升五降原则进行等级评定。

9. 发表偏倚的探测　由于各种原因导致某一研究领域或结局的原始研究没有被发表或者没有被检索到，所导致的 meta 分析结果系统性偏离真实值的现象被称为发表偏倚（publication bias）。Meta 分析结果必须要进行发表偏倚风险的探测，并根据偏倚的方向来推测结果可能被高估或者低估。常见的发表偏倚是组间效应量比较小甚至对照组效果更好的原始研究得不到充分发表而导致的。发表偏倚的评估常用倒漏斗图（funnel plot）来观察原始研究结果数据分布的对称性。不对称的时候，可能会提示存在发表偏倚。一般纳入一个 meta 分析的研究数量过少时，比如少于 10 篇，各种发表偏倚探测手段均不能良好发挥作用。

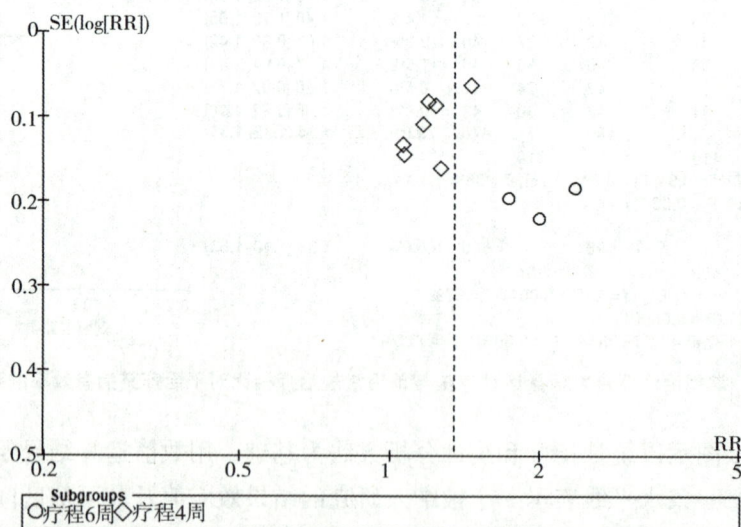

图 23-2　常规治疗联合太极拳运动疗法与单用常规治疗相比对于治疗某病有效率的倒漏斗图

倒漏斗图（图 23-2）说明：横轴为 meta 分析汇总的有效率的统计量 RR 值，左侧原点为 0。纵轴为 $\log RR$ 的标准误，其与样本量呈负相关，样本量越大的研究，在图中分布越为靠上。虚线为 meta 分析汇总有效率 RR 值 1.30 所在的位置。图中两种颜色，黑色标识代表疗程 6 周的研究的单篇有效率 RR 值，红色为疗程 4 周者。这些标识没有对称分布于虚线两侧，目测主要为左下角缺如。左下角为 RR 值较小的小样本研究。提示存在发表偏倚风险，可能对疗效有过高估计。

10. Meta 分析结果的证据级别评价 由于受到原始研究数量、质量、临床特征等方面影响，所有的 meta 分析结果（含亚组分析结果）的证据级别均需要评价。通常选用 McMaster 大学 GRADE 工作组提供的方法，分为高、中、低、极低质量。基于随机对照试验的证据，起评点为高质量证据；基于观察性研究的 meta 分析结果，起评点为低质量证据。GRADE 体系有五个降级因素和三个升级因素，常称为"三升五降"。其中五个降级因素分别为原始研究的局限性（limitation）、不一致性（inconsistency）、间接性（indirectness）、不精确性（imprecision）和发表偏倚。其中局限性指偏倚风险，不一致性考察异质性，间接性通常关注原始研究 PICO 特征与综述目的的一致性，不精确性主要通过汇总结果的 95%CI 是否太过宽泛或者估计结果把握度不足，发表偏倚的探测如上段所述。每个降级因素如果被触犯，就会导致 meta 分析结果被下降 1～2 级。三个升级因素分别为大效应量、剂量-效应关系或者原始研究存在的混杂因素导致真实结果可能会被低估。上述升级因素如果存在，可以酌情将 meta 分析结果上升 1～2 级。当 meta 分析过的结果通过上述升降级因素的考量之后，证据级别得以形成。

除了研究方案中的上述要点以外，系统综述报告还需注意方案的提前注册、原始记录的留存、文献处理的流程图、纳入文献特征表、偏倚风险评价表或图、meta 分析森林图、倒漏斗图、GRADE 证据概要表的制作，以及讨论部分的撰写，如通常包括结果小结、优点和局限、与前期研究的比较、结果应用于临床、政策制定和科研的建议。系统综述报告中的结论需要结合研究目的、证据结果和质量严谨得出，不要偏离和夸大。此外，通常作为投稿的附件材料，我们还要准备全文筛选阶段排除文献理由、所有数据库的检索策略等。

第二节 循证临床实践

一、循证临床实践基础

1. 医生 临床医生是循证临床实践的主体。需要具备：①系统的专业医学理论知识和基本技能。②临床医疗实践经验。③严谨科学的态度。④敬业精神和良好的职业道德。⑤临床流行病学的基本方法和知识。

2. 患者 患者是医疗卫生服务实践的对象，循证医学临床实践必须要取得患者的合作，并要求患者对诊疗过程有良好的依从性，形成医生与患者的诊治联盟。医生任何诊治决策的实施，都必须通过患者的接受和合作才会取得相应的效果，因此，患者平等友好地参与与合作是循证医学临床实践的关键之一。

3. 证据 证据是指当前所能够获得的最好证据，是解决患者临床实际问题的依据。循证医学临床实践应用的证据必须具有真实性、可靠性、适用性和临床价值。

4. 医疗环境 循证医学临床实践要在具体的医疗环境下进行，由于医疗环境不同（如不同的国家地区、不同级别的医院、同一级别不同的设备条件和医务人员的业务水平等），针对同一个患者，医生选择最好证据（最佳的治疗措施）不同。因此，循证临床实践必须结合当地、当时具体的医疗环境。

医生、患者、证据和医疗环境构成循证医学临床实践的基础，缺一不可。

二、循证临床实践方法

循证临床实践的方法，实际上是针对某一具体问题所进行的个体化决策。实践过程包括五个步骤：提出问题（Ask）、检索证据（Acquire）、评价证据（Appraise）、应用证据（Apply）、后效评价（Assess），简称为"5A"模式。

（一）提出问题

根据患者的病情和需求，发现一个明确的、急需解决的临床困境。将该困境具体化成为具有结构的临床问题，一般是需要包括 PICO（participants，intervention，control，outcome）四要素的"前景"问题。提出问题不但是循证证据检索的第一步，而且提出一个好的问题本身就是循证医学实践的第一步。对于临床医师，提出一个好的问题，有助于制定循证检索证据的策略，提高解决临床问题的针对性。

（二）检索证据

循证临床实践中的检索往往是为了最快速准确地找到最佳的证据，而不是像做系统综述那样来进行最全面的检索。因此循证临床实践中所需要的检索往往遵循优先从综合性证据到原始研究证据的检索次序。

1. 证据概要（evidence summary） 目前临床应用较广泛的证据概要资源主要有 BMJ Best Practice（https：//best practice.bmj.com/）、Dyna Med（http：//dynamed.ebscohost.com/）等。此类资源往往需要付费，但可以为用户提供经过专业人员综合并评价（评级）过的证据概要，使用效率很高。

2. 二次研究证据 临床实践指南和系统综述，其检索资源主要有医脉通指南（http：//guide.medlive.cn/）、美国卫生保健研究与质量管理处 Agency for Healthcare Research and Quality（https：//www.ahrq.gov/gam/index.html）、SIGN（Scottish Intercollegiate Guidelines Network）（https：//www.sign.ac.uk/）、CDSR（Cochrane Database of Systematic Review）（https：//www.cochranelibrary.com/cdsr/reviews）、Epistemonikos（https：//www.epistemonikos.org/#）、Campbell Collaboration（https：//www.campbellcollaboration.org/）、NICE guidance（https：//www.nice.org.uk/guidance）、EPPI-Centre（http：//eppi.ioe.ac.uk/cms/）、Trusted Voice in Healthcare（https：//www.ecri.org/library/）、Guidelines International Network（GIN）（https：//g-i-n.net/）

3. 原始文献证据 原始文献的检索应当考虑的关键问题是检索数据库和检索策略。检索的数据库通常包括以下几个：外文数据库应检索 Medline 或 PubMed、Embase、Cochrane 图书馆以及一些专科数据库；中文数据库通常应检索中国生物医学文献数据库（CBM）、中国期刊全文数据库（CNKI）、维普数据库（VIP）和万方数据资源系统。

检索策略由两部分构成：一是检索词，二是检索范围。检索词应当根据 PICO 原则制定。

（三）评价证据

当检索到的证据概要不能满足当前诊疗的需要或者证据质量较差时，应当考虑特定临床问题的二次研究证据，如果依然不能令证据使用者满意，则当检索原始研究，重新进行证据综合，如果没有可供综合的证据，那么可以考虑使用原始研究最高质量的证据，如果没有证据可循，则当考虑创造证据。那么如何对检索到的证据进行质量评价呢？

1. 证据评价主要从证据级别和临床适用性来评价检索结果的临床实践意义，可信的有意义的结果未必会在所有患者中得到重复，还必须就具体患者的外推性进行判断，进而才能利用这些证据进行临床决策。证据评价要点主要有以下几点。

（1）临床指南：包括：①指南的选题是否正确，设计是否科学？于指南中的推荐意见的证据来源如何，证据等级是如何划分的？②指南是否全面、有伸缩性，是否考虑了患者的接受程度？可以使用 AGREE Ⅱ工具。

（2）卫生经济学研究：包括：①是否提供了完整的经济分析，从什么角度出发来考虑成本和效益的？②进行比较的干预措施其临床效果是否已被确定？③经济学分析的方法是否正确？可以参考 Drummond Checklist 的相关内容。

（3）临床决策分析：包括：①研究设计是否合理，分析结果是否真实可靠？②是否是对临床上重要的决策进行了可靠的决策模型分析，模型中所需的各种参数是否真实可靠？③分析是否包括了所有重要的临床收益和风险？

（4）系统综述：包括：①是否集中回答了重要的临床问题？②是否全面检索了有关的数据库，重要的相关文献是否被遗漏？③文献纳入和排除的标准是否合适，是否充分分析了可能的偏倚？可以使用 AMSTAR 或 AMSTAR Ⅱ。

（5）原始研究：随机对照试验选用 Cochrane RoB 工具，队列研究和病例对照研究选用 NOS 量表，横断面研究选择 AHRQ 量表。

2. 如果发现检索结果不能满足需要，应分析原因，是数据库选择不当，抑或检索词和检索策略制定不合理？还是该临床问题确实尚无相关研究证据？必要时应再次选择新数据库和（或）制定新的检索词及检索策略重新进行检索，评估总结新检索出的研究证据。

3. 如果是从未经评价的数据库中检索的信息，尚需对检索的文献进行评价，包括证据的真实性、重要性、外推性等，从而得出科学的结论以指导临床决策。

（四）应用最佳证据，指导临床决策

将经过评价的循证检索文献，从中获得的真实可靠并有临床应用价值的最佳证据，结合临床专业知识、患者的选择，解决临床问题，用于指导临床决策，服务于临床。即评价结果为最好证据则可结合临床经验与患者个体情况进行应用，作出临床治疗决策，并对应用效果进行评估。

（五）后效评价，通过实践，提高临床学术水平和医疗质量

完成临床循证实践后，对成功或不成功的经验和教训进行具体分析和评价，发现存在的问题，积累经验教训，从中获益，达到提高自身认识水平，促进学术水平和医疗质量的提高，或开展新的高质量的临床研究。

循证临床实践的 5A 方法，不仅是提高临床工作质量的有效方法，也是医务工作者可以用来终身学习、不断跟进进展的良好适用方法。只有不断更新自己的知识，才能保证医疗工作达到最佳水平，为患者提供最佳医疗服务。

循证临床实践案例分析，可充分体现循证医学的思想和循证临床实践过程。详情可见本书数字教材中的预防医学实验第二部分——流行病学实验/实验八。

第三节　循证公共卫生

一、循证公共卫生概述

循证公共卫生，作为一个较新的概念，在公共卫生领域日益凸显。循证公共卫生（evidence-based public health，EBPH）的定义由 Jenicek 于 1997 年首次提出，定义为：尽责地、明白地、明智地运用当前的最佳证据，对有关社区及人群的健康保护、疾病预防、健康促进作出决策。Brownson 于 1999 年进一步扩展了循证公共卫生的概念：通过应用科学论证的原则，包括系统地应用资料和信息系统，以及适当运用项目计划模型，制定、执行公共卫生的政策和项目，并评价其有效性。Kohatsu 于 2004 年提出了新的循证公共卫生定义：把以科学为基础的干预项目同社区的优先选择结合起来，以提高人群健康的过程。Brownson 等于 2009 年较好概括了 EBPH 概念的特点和要素：使用同行评审的最佳证据做决策（包含定性和定量研究）；系统地使用数据信息系统；应用程序规划框架；开展社区评估和决策；进行合理评价；向主要利益相关者和决策者传播相应内容。世界各国的公共卫生实施方案正在由传统的领导加专家式决策，转向新的循证公共卫生决策模式。

二、循证公共卫生的产生与发展

（一）国外循证公共卫生的产生与发展

发达国家对循证公共卫生研究较早，基于证据的循证决策已广泛应用于公共卫生领域。英国是最早关注循证公共卫生领域的国家，其强调政策的制定应基于已有的最佳证据。1990 年，David Eddy 首次提出"卫生决策要以证据"为依据。1997 年，循证医学理念扩展到了公共卫生领域，产生了循证公共卫生的全新概念。1999 年，英国公布了《政府现代化白皮书》，提出"政策制定应基于已有最佳证据，而不是应对短期的外界压力"。2005 年，世界卫生大会呼吁 WHO 成员国支持循证公共卫生决策。2015 年，美国国会提出建立"循证决策委员会"的法案。2017 年，《新英格兰医学杂志》在刊文中进一步强调，依据"证据"来制定卫生政策与卫生法规。随后，越来越多的国家开始运用循证的方法进行公共卫生决策，并将该理念运用到自己国家的政府工作中去。目前，国际上最具影响力的循证公共卫生决策网主要为 Cochrane 和 Campbell 协作网。

（二）国内循证公共卫生的产生与发展

随着我国公共卫生事业的发展，人们对医疗卫生服务提出了更高的需求，但存在人口流动大、区域经济发展不平衡以及公共卫生资源短缺等问题，使我国的公共卫生事业依然面临严峻挑战。在此背景下，国内学者意识到循证对于公共卫生决策的重要性。2002 年，李立明教授首次提出"将公共卫生领域引入循证实践的重要性"，认为公共卫生决策会受到多重因素的影响，只有强调以证据为中心，综合考虑资源环境条件进行决策，才能够达到目的。2005 年，中国正式启动卫生政策支持计划，支持中国循证卫生政策的制定。2010 年，美国中华医学基金会资助的"西部卫生政策循证研究中心"在四川大学正式成立。2012 年，有专家指出将循证理念引入慢病防治，随后有关循证公共卫生决策的操作流程和实践研究逐渐兴起。

我国循证公共卫生的发展较发达国家起步较晚，我国甚至整个发展中国家建立的决策网络和数据库仍然相对较少，国内政策制定依靠的证据多来源于发达国家，而公共卫生决策具有较强的地域性特点，导致应用受限。

三、循证公共卫生与循证医学的区别

循证公共卫生与循证医学的不同点主要有以下五点。

1. 应用领域 循证医学较多的是关注临床疾病诊疗，而循证公共卫生应用领域更广泛，如可通过一级和二级预防来实现提高人群预期寿命、提高群众生命质量的目的。

2. 决策主体 循证医学的决策往往由某个医生单独做出，必要时医生小组讨论做出，而循证公共卫生的决策一般由公共卫生部门集体做出。

3. 影响对象 循证医学的服务对象是一位或一类患者的诊疗，而循证公共卫生的对象是公共卫生干预项目或措施的制定、执行以及改善人群健康状况的效果，其在研究的过程中不仅要考虑群体的结果，还应权衡利益相关者之间的关系。

4. 证据的质量 循证医学常常依靠临床流行病学中应用较多的随机对照研究、队列研究、病例对照研究，其中设计较为严谨的随机对照研究证据等级一般较高，应用最多。而循证公共卫生很可能较多地依赖于横截面研究、准试验设计、时间序列分析等观察性研究，这些研究往往缺乏对照，因而限制了这些研究的证据质量。

5. 证据的数量 自从 20 世纪 70 年代随机对照临床试验开展以来，有近百万的随机对照试验在临床中开展并获得结果，相反，有关公共卫生领域干预项目的开展或措施效果的研究较少。

四、循证公共卫生决策

（一）循证公共卫生决策的概念

循证公共卫生决策定义为：准确、慎重地运用已有的最佳研究证据，充分考虑当前环境因素，结合民众意愿，制定出切实可行的公共卫生政策。其关键在于证据的获取，核心强调证据的评价，目的在于能够为科学决策提供依据。循证公共卫生决策作为一种基于"证据"制定公共卫生政策的研究方法，其强调健全的循证公共卫生决策不仅可以提高卫生体系工作的质量和效率，还可以减少因决策失误而造成的危害。

（二）循证公共卫生决策的实施步骤及实施要点

1. 实施步骤 循证公共卫生决策的实施分为 5 个步骤，①要提出需要解决的公共卫生问题。②针对提出的问题，全面查阅文献，收集证据。③根据科学文献，找到最佳证据。④结合实际情况，应用最佳证据做出决策。⑤总结上述循证决策产生的效果，指导今后的循证公共卫生政策。

2. 实施要点 循证公共卫生决策中的证据，主要包括描述性、分类性、分析性、说明或解释性，以及评估性的研究证据等。这些科学证据可分为 Ⅰ 类证据和 Ⅱ 类证据。Ⅰ 类证据是指能证明可预防风险与疾病之间存在较强联系的证据。Ⅱ 类证据是指能反映公共卫生干预措施或项目相对成效的证据。

公共卫生决策实质是公共政策，是以保护和增进人民群众健康为最终目的，以全体社会成员为服务对象。公共卫生政策影响的人群更加广泛，应用的背景和环境更加复杂，因此公共卫生政策的制定不只是简单、粗暴地应用目前最优的循证证据，还要结合当地的社会、经济、政治、文化、法规等。具体的实施步骤中有以下要点需要着重注意：需要解决的是什么问题；需要优先考

虑的事项是什么；什么策略比较有效；策略和哪些人员关系密切，涉及的部门有哪些，实施的障碍有哪些。需要着重强调的是，社会学、经济学、教育、伦理、司法等非医学领域方面的证据同样对循证公共卫生决策起着较为关键的作用。

（三）我国循证公共卫生决策的实施中面临的问题

1. 结合国内现状，无论是循证公共卫生政策的研究者还是政策的制定者，循证意识均有待加强。
2. 证据来源严重缺乏，是面临的最主要的问题。
3. 卫生资源匮乏导致有效公共卫生领域的资源更加匮乏。
4. 经济发展不平衡导致循证公共卫生政策的制定难度进一步加大。

五、中医药在循证公共卫生领域中的应用

《中医药法》第十八条规定："县级以上人民政府应当发展中医药预防、保健服务，并按照国家有关规定将其纳入基本公共卫生服务项目统筹实施。县级以上人民政府应当发挥中医药在突发公共卫生事件应急工作中的作用，加强中医药应急物资、设备、设施、技术与人才资源储备。医疗卫生机构应当在疾病预防与控制中积极运用中医药理论和技术方法。"该条款为中医药参与国家公共卫生奠定了最为核心的法制基础。在此次突发公共卫生事件——新型冠状病毒肺炎防治中，中医药深度介入、全程救治，为抗击疫情发挥了重要作用，公共卫生部门意识到应推动中医药融入公共卫生领域。但中医药和现代医学有着不同的医学理论体系，中医药领域应将几千年应用的临床经验与循证医学要求的证据结合起来，构建科学合理的中医药公共卫生循证研究评价体系，形成具有说服力的高级别证据体，积极融入循证公共卫生服务体系。

> **本章小结**：循证医学的核心思想是，任何医学决策的实施应尽量以客观科学的研究结果为依据，包括临床医疗方案的确定和处理、公共医疗卫生决策的制定，都应依据当前最好、最新的研究成果，同时结合专业人士的医学经验，充分考虑患者或者群众的权利、期望和价值取向，兼顾医疗卫生环境的实际情况。循证临床实践的方法，实际上是针对某一具体问题所进行的个体化决策。实践过程包括五个步骤：提出问题（Ask）、检索证据（Acquire）、评价证据（Appraise）、应用证据（Apply）和后效评价（Assess），简称为"5A"模式。提出一个有价值且可回答的临床或预防医学问题是循证临床实践和科研的重要起点。通常我们建议根据 PICO 原则来构建临床问题。能进行 meta 分析的系统综述为定量系统评价。对 meta 分析结果形成的证据进行质量等级 GRADE 评价，是帮助我们客观认识证据质量的重要环节。GRADE 工作组对证据的推荐建议强度分强弱两级。循证医学在临床医学领域得到了广泛应用，在公共卫生事业服务和科学决策管理等领域也逐渐受到更广泛的关注。循证公共卫生决策强调公共卫生决策也需要基于最新、最全、最适用的证据，同时考虑实施环境、条件和人力资源，以及政策相关方的价值观和选择性偏好。

思考题

1. 如何理解循证医学的概念、核心思想？
2. 传统经验医学与循证医学有何不同？
3. 系统综述、叙述性文献综述和 meta 分析的区别和联系？
4. 证据等级与推荐强度如何制定？
5. 如何进行循证临床实践？
6. 在制作系统综述时该如何检索？在进行循证临床实践时该如何检索？

参考文献

［1］傅华. 预防医学. 7 版. 北京：人民卫生出版社，2018.

［2］沈红兵，齐秀英. 流行病学. 9 版. 北京：人民卫生出版社，2018.

［3］李兰娟，任红. 传染病学. 9 版. 北京：人民卫生出版社，2018.

［4］朱启星. 卫生学. 9 版. 北京：人民卫生出版社，2018.

［5］詹思延. 流行病学. 8 版. 北京：人民卫生出版社，2017.

［6］孙长颢，凌文华，黄国伟. 营养与食品卫生学. 8 版. 北京：人民卫生出版社，2017.

［7］杨克敌. 环境卫生学. 8 版. 北京：人民卫生出版社，2017.

［8］邹堂春. 职业卫生与职业医学. 8 版. 北京：人民卫生出版社，2017.

［9］凌文华，许能锋. 预防医学. 4 版. 北京：人民卫生出版社，2017.

［10］顾婉先. 预防医学概论. 上海：上海科学技术出版社，1995.

［11］申杰. 预防医学. 上海：上海科学技术出版社，2012.

［12］张雪飞. 预防医学. 北京：中国中医药出版社，2012.

［13］史周华. 预防医学. 2 版. 北京：中国中医药出版社，2016.

［14］王琦，田原. 解密中国人的九种体质. 北京：中国中医药出版社，2009.

［15］广州中医药大学《中医预防医学》编委会. 中医预防医学. 广州：广东科学技术出版社，2002.

［16］麻仲学. 中国医学预防方法大全. 济南：山东科学技术出版社，1991.

［17］黄象安. 传染病学. 2 版. 北京：中国中医药出版社，2017.

［18］卢洪洲，梁晓峰. 新发传染病. 3 版. 北京：人民卫生出版社，2018.

［19］詹思延. 流行病学. 8 版. 北京：人民卫生出版社，2018.

［20］谭晓东. 循证公共卫生与案例分析. 武汉：武汉大学出版社，2015.

［21］陈静静，潘琳敏，周波. 循证公共卫生决策的发展与应用. 智慧健康，2020，6（8）：51-54.

［22］刘月姣.《中国居民营养与慢性病状况报告（2020 年）》发布. 中国食物与营养，2020，26（12）：2.

［23］王秀峰. 健康中国战略背景下强化全民健康管理的若干思考. 中华健康管理学杂志. 2020，14（2）：105-109.

［24］张帆，张敏清，过甦茜，等. 上海社区应对重大公共卫生风险的规划思考. 上海城市规划，2020（2）：1-7.

［25］黄晓燕，陆殷昊，陆韬宏，等. 上海市应对新型冠状病毒肺炎疫情综合防控策略. 中国卫生资源，2021，24（1）：1-4.

［26］The Joint United Nations Programmeon HIV/AIDS. UNAIDSDATA 2020［EB/OL］.（2020-07-06）［2021-02-26］. https：//www. unaids. org/en/resources/documents/2020/unaids-data.

［27］中国疾病预防控制中心. 艾滋病防治宣传教育核心知识.（2019-10-24）［2021-02-26］. http：//www. chinacdc. cn/jkzt/crb/zl/azb/zstd/201910/t20191024_ 206462. html.

［28］郑文科，张俊华，张军，等. 2135 例新型冠状病毒肺炎患者中医证候调查分析. 中医杂志. https：//

kns. cnki. net/kcms/detail/11. 2166. R. 20210507. 1642. 002. html.

[29] 张彩霞. 发挥中医药在新发传染病防控中的重要作用. 中国卫生法制, 2020, 28 (6): 80-86.

[30] 夏文华, 张政. 中医与防疫: 近代公共卫生事件的地方应对——以山西鼠疫的防治为例. 山西高等学校社会科学学报, 2021, 33 (2): 71-75.

[31] 陈静静, 潘琳敏, 周波. 循证公共卫生决策的发展与应用. 智慧健康, 2020, 6 (8): 51-54.

[32] 汪业胜, 王建美, 王伟炳. 2004-2016 年我国结核病流行的时空特征分析. 中华流行病学杂志, 2020, 41 (4): 526-531.

[33] 世界卫生组织. 2019 年全球结核病报告. 日内瓦: 世界卫生组织, 2020.

[34] 侯赛; 卢思琦, 孙衰芳, 等. 安徽省新型冠状病毒肺炎流行病学特征分析. 安徽预防医学杂志, 2020, 26 (4): 245-249.

附：预防医学实验目录

全国中医药行业高等教育"十四五"规划教材

全国高等中医药院校规划教材（第十一版）

教材目录（第一批）

注：凡标☆号者为"核心示范教材"。

（一）中医学类专业

序号	书　名	主　编		主编所在单位	
1	中国医学史	郭宏伟	徐江雁	黑龙江中医药大学	河南中医药大学
2	医古文	王育林	李亚军	北京中医药大学	陕西中医药大学
3	大学语文	黄作阵		北京中医药大学	
4	中医基础理论☆	郑洪新	杨　柱	辽宁中医药大学	贵州中医药大学
5	中医诊断学☆	李灿东	方朝义	福建中医药大学	河北中医学院
6	中药学☆	钟赣生	杨柏灿	北京中医药大学	上海中医药大学
7	方剂学☆	李　冀	左铮云	黑龙江中医药大学	江西中医药大学
8	内经选读☆	翟双庆	黎敬波	北京中医药大学	广州中医药大学
9	伤寒论选读☆	王庆国	周春祥	北京中医药大学	南京中医药大学
10	金匮要略☆	范永升	姜德友	浙江中医药大学	黑龙江中医药大学
11	温病学☆	谷晓红	马　健	北京中医药大学	南京中医药大学
12	中医内科学☆	吴勉华	石　岩	南京中医药大学	辽宁中医药大学
13	中医外科学☆	陈红风		上海中医药大学	
14	中医妇科学☆	冯晓玲	张婷婷	黑龙江中医药大学	上海中医药大学
15	中医儿科学☆	赵　霞	李新民	南京中医药大学	天津中医药大学
16	中医骨伤科学☆	黄桂成	王拥军	南京中医药大学	上海中医药大学
17	中医眼科学	彭清华		湖南中医药大学	
18	中医耳鼻咽喉科学	刘　蓬		广州中医药大学	
19	中医急诊学☆	刘清泉	方邦江	首都医科大学	上海中医药大学
20	中医各家学说☆	尚　力	戴　铭	上海中医药大学	广西中医药大学
21	针灸学☆	梁繁荣	王　华	成都中医药大学	湖北中医药大学
22	推拿学☆	房　敏	王金贵	上海中医药大学	天津中医药大学
23	中医养生学	马烈光	章德林	成都中医药大学	江西中医药大学
24	中医药膳学	谢梦洲	朱天民	湖南中医药大学	成都中医药大学
25	中医食疗学	施洪飞	方　泓	南京中医药大学	上海中医药大学
26	中医气功学	章文春	魏玉龙	江西中医药大学	北京中医药大学
27	细胞生物学	赵宗江	高碧珍	北京中医药大学	福建中医药大学

序号	书 名	主 编		主编所在单位	
28	人体解剖学	邵水金		上海中医药大学	
29	组织学与胚胎学	周忠光	汪 涛	黑龙江中医药大学	天津中医药大学
30	生物化学	唐炳华		北京中医药大学	
31	生理学	赵铁建	朱大诚	广西中医药大学	江西中医药大学
32	病理学	刘春英	高维娟	辽宁中医药大学	河北中医学院
33	免疫学基础与病原生物学	袁嘉丽	刘永琦	云南中医药大学	甘肃中医药大学
34	预防医学	史周华		山东中医药大学	
35	药理学	张硕峰	方晓艳	北京中医药大学	河南中医药大学
36	诊断学	詹华奎		成都中医药大学	
37	医学影像学	侯 键	许茂盛	成都中医药大学	浙江中医药大学
38	内科学	潘 涛	戴爱国	南京中医药大学	湖南中医药大学
39	外科学	谢建兴		广州中医药大学	
40	中西医文献检索	林丹红	孙 玲	福建中医药大学	湖北中医药大学
41	中医疫病学	张伯礼	吕文亮	天津中医药大学	湖北中医药大学
42	中医文化学	张其成	臧守虎	北京中医药大学	山东中医药大学

（二）针灸推拿学专业

序号	书 名	主 编		主编所在单位	
43	局部解剖学	姜国华	李义凯	黑龙江中医药大学	南方医科大学
44	经络腧穴学☆	沈雪勇	刘存志	上海中医药大学	北京中医药大学
45	刺法灸法学☆	王富春	岳增辉	长春中医药大学	湖南中医药大学
46	针灸治疗学☆	高树中	冀来喜	山东中医药大学	山西中医药大学
47	各家针灸学说	高希言	王 威	河南中医药大学	辽宁中医药大学
48	针灸医籍选读	常小荣	张建斌	湖南中医药大学	南京中医药大学
49	实验针灸学	郭 义		天津中医药大学	
50	推拿手法学☆	周运峰		河南中医药大学	
51	推拿功法学☆	吕立江		浙江中医药大学	
52	推拿治疗学☆	井夫杰	杨永刚	山东中医药大学	长春中医药大学
53	小儿推拿学	刘明军	邰先桃	长春中医药大学	云南中医药大学

（三）中西医临床医学专业

序号	书 名	主 编		主编所在单位	
54	中外医学史	王振国	徐建云	山东中医药大学	南京中医药大学
55	中西医结合内科学	陈志强	杨文明	河北中医学院	安徽中医药大学
56	中西医结合外科学	何清湖		湖南中医药大学	
57	中西医结合妇产科学	杜惠兰		河北中医学院	
58	中西医结合儿科学	王雪峰	郑 健	辽宁中医药大学	福建中医药大学
59	中西医结合骨伤科学	詹红生	刘 军	上海中医药大学	广州中医药大学
60	中西医结合眼科学	段俊国	毕宏生	成都中医药大学	山东中医药大学
61	中西医结合耳鼻咽喉科学	张勤修	陈文勇	成都中医药大学	广州中医药大学
62	中西医结合口腔科学	谭 劲		湖南中医药大学	

（四）中药学类专业

序号	书 名	主 编		主编所在单位	
63	中医学基础	陈 晶	程海波	黑龙江中医药大学	南京中医药大学
64	高等数学	李秀昌	邵建华	长春中医药大学	上海中医药大学
65	中医药统计学	何 雁		江西中医药大学	
66	物理学	章新友	侯俊玲	江西中医药大学	北京中医药大学
67	无机化学	杨怀霞	吴培云	河南中医药大学	安徽中医药大学
68	有机化学	林 辉		广州中医药大学	
69	分析化学（上）（化学分析）	张 凌		江西中医药大学	
70	分析化学（下）（仪器分析）	王淑美		广东药科大学	
71	物理化学	刘 雄	王颖莉	甘肃中医药大学	山西中医药大学
72	临床中药学☆	周祯祥	唐德才	湖北中医药大学	南京中医药大学
73	方剂学	贾 波	许二平	成都中医药大学	河南中医药大学
74	中药药剂学☆	杨 明		江西中医药大学	
75	中药鉴定学☆	康廷国	闫永红	辽宁中医药大学	北京中医药大学
76	中药药理学☆	彭 成		成都中医药大学	
77	中药拉丁语	李 峰	马 琳	山东中医药大学	天津中医药大学
78	药用植物学☆	刘春生	谷 巍	北京中医药大学	南京中医药大学
79	中药炮制学☆	钟凌云		江西中医药大学	
80	中药分析学☆	梁生旺	张 彤	广东药科大学	上海中医药大学
81	中药化学☆	匡海学	冯卫生	黑龙江中医药大学	河南中医药大学
82	中药制药工程原理与设备	周长征		山东中医药大学	
83	药事管理学☆	刘红宁		江西中医药大学	
84	本草典籍选读	彭代银	陈仁寿	安徽中医药大学	南京中医药大学
85	中药制药分离工程	朱卫丰		江西中医药大学	
86	中药制药设备与车间设计	李 正		天津中医药大学	
87	药用植物栽培学	张永清		山东中医药大学	
88	中药资源学	马云桐		成都中医药大学	
89	中药产品与开发	孟宪生		辽宁中医药大学	
90	中药材加工与炮制	王秋红		广东药科大学	
91	人体形态学	武煜明	游言文	云南中医药大学	河南中医药大学
92	生理学基础	于远望		陕西中医药大学	
93	病理学基础	王 谦		北京中医药大学	

（五）护理学专业

序号	书 名	主 编		主编所在单位	
94	中医护理学基础	徐桂华	胡 慧	南京中医药大学	湖北中医药大学
95	护理学导论	穆 欣	马小琴	黑龙江中医药大学	浙江中医药大学
96	护理学基础	杨巧菊		河南中医药大学	
97	护理专业英语	刘红霞	刘 娅	北京中医药大学	湖北中医药大学
98	护理美学	余雨枫		成都中医药大学	
99	健康评估	阚丽君	张玉芳	黑龙江中医药大学	山东中医药大学

序号	书名	主编		主编所在单位	
100	护理心理学	郝玉芳		北京中医药大学	
101	护理伦理学	崔瑞兰		山东中医药大学	
102	内科护理学	陈燕	孙志岭	湖南中医药大学	南京中医药大学
103	外科护理学	陆静波	蔡恩丽	上海中医药大学	云南中医药大学
104	妇产科护理学	冯进	王丽芹	湖南中医药大学	黑龙江中医药大学
105	儿科护理学	肖洪玲	陈偶英	安徽中医药大学	湖南中医药大学
106	五官科护理学	喻京生		湖南中医药大学	
107	老年护理学	王燕	高静	天津中医药大学	成都中医药大学
108	急救护理学	吕静	卢根娣	长春中医药大学	上海中医药大学
109	康复护理学	陈锦秀	汤继芹	福建中医药大学	山东中医药大学
110	社区护理学	沈翠珍	王诗源	浙江中医药大学	山东中医药大学
111	中医临床护理学	裘秀月	刘建军	浙江中医药大学	江西中医药大学
112	护理管理学	全小明	柏亚妹	广州中医药大学	南京中医药大学
113	医学营养学	聂宏	李艳玲	黑龙江中医药大学	天津中医药大学

（六）公共课

序号	书名	主编		主编所在单位	
114	中医学概论	储全根	胡志希	安徽中医药大学	湖南中医药大学
115	传统体育	吴志坤	邵玉萍	上海中医药大学	湖北中医药大学
116	科研思路与方法	刘涛	商洪才	南京中医药大学	北京中医药大学

（七）中医骨伤科学专业

序号	书名	主编		主编所在单位	
117	中医骨伤科学基础	李楠	李刚	福建中医药大学	山东中医药大学
118	骨伤解剖学	侯德才	姜国华	辽宁中医药大学	黑龙江中医药大学
119	骨伤影像学	栾金红	郭会利	黑龙江中医药大学	河南中医药大学洛阳平乐正骨学院
120	中医正骨学	冷向阳	马勇	长春中医药大学	南京中医药大学
121	中医筋伤学	周红海	于栋	广西中医药大学	北京中医药大学
122	中医骨病学	徐展望	郑福增	山东中医药大学	河南中医药大学
123	创伤急救学	毕荣修	李无阴	山东中医药大学	河南中医药大学洛阳平乐正骨学院
124	骨伤手术学	童培建	曾意荣	浙江中医药大学	广州中医药大学

（八）中医养生学专业

序号	书名	主编		主编所在单位	
125	中医养生文献学	蒋力生	王平	江西中医药大学	湖北中医药大学
126	中医治未病学概论	陈涤平		南京中医药大学	